危重病抢救与监护

主 编 王 生 苏 琳 甄秀霞 张仁芝
李 霞 陈际英 刘 红

四川科学技术出版社

图书在版编目(CIP)数据

危重病抢救与监护/王生等主编. —成都:四川
科学技术出版社,2023.8
ISBN 978 - 7 - 5727 - 1096 - 4

Ⅰ.①危… Ⅱ.①王… Ⅲ.①险症—急救②险症—护
理 Ⅳ.①R459.7②R472.2

中国国家版本馆 CIP 数据核字(2023)第 144465 号

危重病抢救与监护

WEIZHONGBING QIANGJIU YU JIANHU

主　编　王　生　苏　琳　甄秀霞　张仁芝　李　霞　陈际英　刘　红

出 品 人　程佳月
责任编辑　谌媛媛
封面设计　刘　蕊
责任出版　欧晓春
出版发行　四川科学技术出版社
　　　　　成都市锦江区三色路 238 号　邮政编码 610023
　　　　　官方微博:http://weibo.com/sckjcbs
　　　　　官方微信公众号：sckjcbs
　　　　　传真：028 - 86361756
成品尺寸　185mm×260mm
印　　张　21.5
字　　数　500 千
印　　刷　成都博众印务有限公司
版　　次　2023 年 8 月第 1 版
印　　次　2023 年 8 月第 1 次印刷
定　　价　88.00 元

ISBN 978 - 7 - 5727 - 1096 - 4

邮　　购：成都市锦江区三色路 238 号新华之星 A 座 25 层　邮政编码：610023
电　　话：028 - 86361770

本书编委会

主　编　王　生　苏　琳　甄秀霞　张仁芝　李　霞
　　　　陈际英　刘　红
副主编　丁怀飞　李宁宁　潘利萍　王　烁　夏范翠
　　　　王　振　张淋淋　高超超　高建玲　薛红芹
编　委　（排名不分先后）
　　　　王　生　潍坊医学院附属医院
　　　　苏　琳　枣庄市立医院
　　　　甄秀霞　枣庄市胸科医院
　　　　张仁芝　滨州医学院烟台附属医院
　　　　李　霞　山东省公共卫生临床中心
　　　　陈际英　曹县人民医院
　　　　刘　红　巨野县中医医院
　　　　丁怀飞　新泰职工医院
　　　　李宁宁　菏泽市第六人民医院
　　　　潘利萍　曹县梁堤头中心卫生院
　　　　王　烁　滨州医学院附属医院
　　　　夏范翠　滨州医学院附属医院
　　　　王　振　桓台县人民医院
　　　　张淋淋　滨州医学院附属医院
　　　　高超超　石家庄市新乐市医院
　　　　高建玲　山东大学齐鲁医院德州医院
　　　　薛红芹　威海市中医院
　　　　徐红艳　海军青岛特勤疗养中心

前　言

　　危重病医学是一门研究危重病发生、发展规律及其诊治的学科，在治疗中突出应急治疗措施，是一门较新的医学学科，它又是处于基础医学、临床医学、生物医学工程和药物学互相渗透的边缘学科，其任务是运用最新的研究成果和医学观念，以及最先进的医用设备和技术，为危重病人提供最有效的救治措施。近年来，危重病医学领域进展迅速，为了更快更好地掌握危重病医学新的知识，提高医务人员临床急救水平，我们广泛收集国内外近期文献，认真总结自身经验，编写成《危重病抢救与监护》一书。

　　全书共分 16 章，内容包括内科、外科、妇科、眼科等危重病的抢救与监护，以"突出临床，注重实用"为编写原则，努力体现当代危重病急救监护学的专业特点。

　　本书是全体编者辛勤劳动的结晶。由于水平有限，书中不妥之处在所难免，请读者给予批评指正。

编　者

2023 年 6 月

目　录

第一章 绪 论

危重病医学作为一门综合医学新型学科，是医学科学和社会经济发展的必然产物。普及有关知识和提高救治水平，培养危重病医学专业人才是我国医疗卫生面向 21 世纪的一项重要任务。本章结合与重症医学有关的一般概念，对危重病急救医学的范畴以及国内外发展历史做简单介绍。

一、危重病医学的基本概念

危重病医学是以危重病为主要研究对象，以基础医学与临床医学相互结合为基础，以应用现代化的监测及干预性技术为方法，对危重病进行更全面的研究，通过对危重患者进行有效的治疗而最终提高危重患者生存率的医学专业学科。危重病医学是现代医学的重要组成部分，具有多学科交叉、渗透的特点，狭义的危重病医学所涉及的主要是急性危重患者，包括由于各种疾病或创伤等所引起的机体内环境严重失衡、单个或多个脏器功能衰竭者，而广义的危重病医学则包括一切随时可能危及生命的疾病或综合征。

二、危重病医学的发展史

与其他学科一样，危重病医学是随着客观需要和其他学科的发展逐步成熟起来的。如重症加强护理病房（ICU）首先在欧美出现，从 20 世纪 30 年代到 60 年代，历时 30 余年的开拓和耕耘，于 1968 年由少数麻醉科、外科与内科医生发起、酝酿，经 Weil 大力倡议，美国重症医学会于 1970 年成立，同年纽约市将救护车集中管理，成立急诊医疗体系，主要负责院外急救。1972 年美国正式承认急诊医学是医学领域中的一门新学科。1976 年由国际著名的麻醉科和内外科医生在德国美茵茨（Minze）发起成立了急救、灾害医学俱乐部，不久更名为世界灾难与急诊医学会（WAEDM）。1979 年急诊医学正式列为独立的医学科学。1983 年美国国立卫生研究院把复苏治疗与复苏后的延续性重要器官功能的支持治疗联结起来，称之为"重症医学体系"，对现代化医院建设和医学发展提出了更新的概念。1990 年在挪威 Ustein Abbey 召开了首届急诊医学会议，讨论并制定了心肺急症院前急救指南。2000 年美国心脏协会及国际复苏联盟以循证医学为准则，制定了更具科学性、准确性的心肺复苏及心血管急救指南。

中国危重病医学发展的历史源远流长。中医经典《黄帝内经》早已对"卒心痛""暴厥""猝死"准确、详细地进行了阐述。公元前就有扁鹊用针、砭石和草药进行急救复苏的记载。东汉张仲景《金匮要略方论》及东晋葛洪《肘后备急方》均载有对自缢者的抢救方法，类似现今的人工呼吸。在魏晋时期还有针刺人中对包括心搏骤停、昏迷患者进行急救的方法。隋代巢元方《诸病源候论》对多种急症有详尽叙述，如对胸痹之描述囊括了现代急性冠脉综合征的各种表现。至今，这些治疗大多数仍在发挥积极的作用，是我国危重病医学的辉煌历史。自 1949 年以来，危重病医学逐步得到中央政府的关注和支持。20 世纪 70 年代有了重症医学方面的研究室、研究所。20 世纪 80 年代初期，各医学院校教学医院及省、市立医院分批派出人员进修学习，目前这些人多已成为本专业业务骨干。自 1983 年起全国有少数几家较大的医院设立了第一批急诊科。1985 年在杭州举办急诊医学研讨会，会上提出如何结合我国实际发展急诊医学问题。1987 年"中华医学会急诊医学分会"成立。该分会的成立为推广我国的急诊医学起了重要作用。20 世纪 80 年代开始相继创办了《中国危重病急救医学》等多种刊物。1992 年急诊医学会下共设 6 个专业组：院前急救、复苏、小儿急救、危重症、灾害医学和成人继续教育。在急诊医学分会常委会的领导下，每个专业组可自行决定举办全国性学习班或专题讨论会。近年来，随着医学科学的发展，大、中城市的综合医院和某些专科医院都相继设置了急诊科或鱼诊室及院内 ICU，并配备了医生、护士等医务人员，使危重病医学得到了进一步的发展。

三、危重病医学的范畴

（一）院前急救

院前急救也称初步急救及途中急救，是指患者自发病或受伤开始到医院就医这一阶段的救护，是在厂矿、农村、事故现场或在家等处所对患者进行的初步急救。其特点是院前急救要社会化，这就要求应大力开展急救知识的普及工作，使人们都能掌握或了解急救常识，一旦目击危重患者都能进行必要的院前急救，为患者争取最初的抢救时机。现场救护的原则包括：①立即使患者脱离险区；②先救命再救伤；③就地取材，争分夺秒；④正确保留离断肢体或器官，如断肢、断指等；⑤及时安全转送到医院，并加强途中监护及记录。

（二）院内急救

院内急救可粗分为急诊科和 ICU，其特点是专业化，应由受过专门培训的医护人员在备有先进监护及急救设备的急诊科和 ICU，接受院前急救后的急危重症患者，对多种严重疾病或创伤以及继发于多种严重疾病或创伤的复杂并发症进行全面监护及治疗。急诊科是抢救患者的前哨，院内 ICU 是抢救患者的基地，总的说来，院前急救、医院急诊科与 ICU 都应密切联系，组成一个完善的急诊医疗体系，为急症和危重患者提供最好的医疗服务，并可以在发生意外灾难时立即提供应急服务。

（三）院后康复

危重患者经过及时、有效的院前急救及院内的强化救治，虽有部分患者能够痊愈，但仍有部分患者留有终身残疾或后遗症，给患者造成一定的痛苦，这就需要院后康复，其特点是家庭社会化。近年来，国内已成立了少数康复中心，但尚未与院前急救和院内急救形成一条龙的联系，有待进一步发展。

（王生）

第二章　院前急救与急诊

第一节　院前急救的概念和意义

院前急救是急诊医疗体系中的主要组成部分。急诊医学是一门综合医学边缘学科，是研究和处理各类疾病急性发病阶段的病因、病理和抢救治疗的专业。

现代急诊医学的发展，已改变了过去坐等患者上门、使急病不急的传统应诊方式，而是把紧急救治护理措施送到患者家中或现场，使急症患者能在最短时间内接受专业人员的诊治、护理和生命支持，这就是院前急救医疗护理体制。它不是处理疾病的全过程，而是把工作重点放在救治伤病时的急性阶段，为患者接受进一步的诊治创造条件。

院前急救的急重症范围广泛而复杂，涉及内、外、妇、儿、五官等科，病种囊括人体多个系统，如中枢神经系统、循环系统、呼吸系统、消化系统、内分泌和代谢系统、生殖系统、泌尿系统及骨与关节系统等。

另外，院前急重症病种及数量随季节的变化而呈现出一定规律。如春季以心血管和脑血管病居多，夏秋季节以洪水灾害及各种传染病为主，冬季呼吸道疾病增多。四季中，如遇阴、雨、雾、雪天气则创伤和骨折患者明显增多。掌握这一规律，可使急救人员提前进行相应的学习和准备，以最佳的精神状态和精湛的抢救技术救治患者。

此外，近年来我国的交通事业发展迅速，交通事故伤亡数量随之剧增。综上所述，我国迫切需要建立一支庞大而完善的院前急救队伍，并在社会中努力普及初级生命急救知识，提高全民的急救意识，才能真正地降低院前死亡率。

（苏琳）

第二节　院前急救的现状与任务

一、国内院前急救现状

目前，我国急救医疗服务中心的模式大致可分为下面 5 种。

（一）独立的急救中心模式

该模式有现代化水平的、专业配套的独立型的急救中心，实行院前急救—急诊科—ICU—急救一条龙的急诊医疗体系。为缩短我国与发达国家急救服务的差距，如北京急救中心还在新建社区和近邻区扩建、兴建急救网点，努力达到急救半径 3～5 km，急救反应时间 5～10 分钟。

（二）以院前急救为主要任务的模式

该模式在行政管理上直接隶属当地卫生健康委员会（简称卫健委）。如上海市医疗救护中心市内设 10 个救护分站，郊县有 11 个救护分站，院前急救系统拥有近 200 辆救护车，组成了急救运输网，市区急救半径为 4.5 km，平均反应时间为 10 分钟，全市均使用"120"急救电话，随车人员多为急救医士。采用此模式的城市有上海、天津、南京、武汉等。

（三）重症模式

依托于一所综合性医院的院前急救模式，有人称为重症模式。该模式具有强大的急救医疗支持力量，形成了院前急救、医疗监护运送、院内急救、ICU 等完整的急救医疗功能，随车人员均为医院内的医护人员。其特点是将院前、院内急救有机地结合起来，有效地提高了伤病员的抢救成功率。该模式明显地增加了现行医务人员的负担，急诊患者的集中导致急救中心超负荷运行，难以发挥技术优势，但该模式有利于迅速发展院前急救事业。采用该模式的城市有重庆、青岛、邯郸、金华等。

（四）分片出诊模式

建立全市统一的急救通信指挥中心，院前急救由各医院分片出诊的形式。其优点是有效合理地利用现有的医疗资源，提高了急救的反应时间和抢救效率，避免了不论轻重急症集中到某一大医院造成其医疗负担过重而影响救治效果。

（五）市县三级急救网络模式

Ⅰ级急救中心设在市县综合性医院的急救中心，Ⅱ级急救站设在区卫生院，Ⅲ级急救点设在乡、镇卫生所。三级急救组织之间有机地联系起来。此模式类似于某些大企业的三级抢救网络模式，如企业的中心急救站、分厂保健站、车间受过培训的卫生员。

二、院前急救的主要任务

确定院前急救的主要任务的目的在于明确院前急救在整个急救过程中的工作范围。它既反映急救的需要，也是检验一个部门急诊医疗工作好坏和管理水平的重要标志。主要任务有几个方面：

（一）承担平时呼救患者的急救

这是主要和经常性的任务。呼救患者一般分两种类型：一类为短时间内有生命危险的患者，如心肌梗死、窒息、休克等，称为急救患者。此类患者约占呼救患者的 10%，其中进行就地心肺复苏抢救的特别危重患者 <5%。对此类患者必须现场抢救，目的在于挽救患者生命或维持其生命体征。另一类为短时间内尚无生命危险的患者，如骨折、急腹症、重症哮喘等患者，称为急诊患者。此类患者约占呼救患者的 90%，现场处理的目的在于稳定病情、减轻患者在运送过程中的痛苦和避免并发症的发生。

（二）承担对灾害或战争时幸存者的急救

对幸存者除应做到平时急救要求外，还要注意在现场与其他救灾专业队伍的密切配合以及自身的安全。若遇特大灾害或因战争有大批伤员时，应结合实际情况执行有关抢救预案。无预案时须加强现场指挥、现场伤员分类和现场救护，应区别不同情况，做到合理分流运送。

（三）承担特殊任务时的救护

特殊任务指当地的大型集会、重要会议、国际比赛、外国元首来访等。执行此项任务要求加强责任心，严防擅离职守。若意外遇有伤病员，可按上述两条处理。

（四）承担通信网络中心的枢纽任务

通信网络一般由3个方面构成。一是市民与急救中心（站）的联络；二是急救中心（站）与所属分中心（站）、救护车、急救医院即应急医疗服务体系（EMSS）内部的联络；三是中心（站）与上级领导、卫生行政部门和其他救灾系统的联络。在通信网络结构中，急救中心（站）承担承上启下、沟通信息的枢纽任务。

（五）承担急救知识的普及

急救知识的普及教育可提高急救服务的成功率，平时可通过广播、电视、报纸杂志等对公众普及急救知识，开展有关现场急救及心肺复苏的教育。

三、院前急救的必备条件

院前急救不同于医院急诊科（室）或病区抢救，其特点是在紧急情况下，不管条件多么差，环境多么恶劣，病情多么复杂，设备多么简陋，都要牢记"救命"二字。抢救原则应以维持生命与对症治疗为主，最大限度地救护伤病员、降低死亡率、减轻伤残率、提高成功率。院前急救必须具备下列条件：

（一）健全完善的急救网络

国内现在通常由急救中心、急救站形成急救网络，作为专业院前急救机构，随着市场经济体制的建立完善，现代化都市不断兴起，我国的急救网络必将得到进一步发展和完善。据统计，我国目前大、中城市都建立了规模不一的急救中心或急救站，在急诊、急救工作中，它是全城最高指挥者和组织者，把全城有条件的医院组织成急救网，分区负责，大大缩短了抢救半径。有的城市还根据本城面积和人口密集分布情况，划区分段设立急救分中心或分站。我国各地急救中心模式不一，有的依托在一个有条件的综合性大医院，这样的模式具有强有力的综合实力，有利于全城急诊工作的指挥和协调，有利于患者分流，有利于抢救复杂疑难疾病的垂危患者。这种模式比较适用于中等城市。

（二）优良的通信设备

通信是院前急救三大要素之一。建立健全灵敏的通信指挥机构是提高急救应急能力的基础。我国已启用"120"全国统一急救电话，利用无线电话联络系统，具有快速、机动灵活、免干扰功能。它可以快速联结患者所在地、急救中心（站）和各网络医院急诊科（室）。经过训练有素的调度员的迅速分诊和调度，一条现场急救、安全运输和接收医院急诊科（室）之间的绿色通道即已接通。遇到特大灾难时，这个系统能充分显示它的优越性。

（三）先进的急救、监护设备和技术

准备好心电图机、持续心电监护、吸引器、给氧设备、呼吸机、气管切开物品、心脏起搏及除颤器等，随时处于临战状态。

（四）快捷的转运工具

将普通型救护车改装成急救监护型救护车，并配备现代急救、监护设备。救护车应定位、定人、定职，专车专用，24 小时值班。必要时可以动用直升机。

（五）训练有素的急救人员

院前急救人员原则上要求有较丰富的临床经验和较强的应急能力，由急救操作熟练、基本功过硬、具有独立作战能力、身体素质好和热爱急救事业的人员组成。急救人员应以急诊、内科、外科医生和护士为主。如现场灾害范围大、伤员多、伤势重，急救医疗指挥部应组织调集第二梯队急救人员到现场参与抢救。院前急救人员要求固定或相对固定，定期轮训、培训和演练，以提高其抢救水平和应急能力。急救人员平时可以在岗不脱产，一旦接到命令，就要按要求立即到达现场。

（六）社会急救意识

在日常生活中，第一个接触危重伤患者的多是社会人员，而不是医务工作者。垂危濒死伤病员在发病起初几分钟内是生命攸关的时刻，此时如抢救正确、及时，就可能挽救伤病员生命，反之则造成伤残甚至死亡。所以，应向广大人民群众普及基本急救知识与技能。

（苏琳）

第三节　院前急救的组织与实施

为了最大限度地做好灾害事故后的医疗救护、卫生防疫工作，保障国家建设和人民生命财产安全，建立一个强有力的、统一领导的院前急救组织机构是必要的。

一、救灾医疗防疫工作领导小组

可由省（市）卫健委（局）、省（市）医药总公司、军区后勤部卫生部等有关领导组成救灾医疗防疫工作领导小组。设组长一名、副组长和组员若干名。工作职责：

1. 负责全省（市）救灾医疗防疫的领导工作。

2. 平时督促检查重点监视区抗灾救灾方案的制订及落实情况。

3. 灾害时根据灾情及时派出医疗救护队和卫生防疫队进行现场急救、卫生防疫和做好药品器材供应、后勤保障等有关部门的协调工作。

4. 对医疗救护和卫生防疫等工作中的重大问题做出决策。

5. 省（市）救灾医疗防疫工作领导小组办公室设在省（市）卫生厅（局）。

二、救灾医疗防疫指挥部

在救灾医疗防疫工作领导小组的直接领导下，灾区设医疗防疫指挥部。可由省（市）卫健委（局）医政处、防疫处、药政局、军区后勤部卫生部医疗处、省（市）医药总公司药品器材供应处、地（市）救护站等部门及当地卫生行政部门有关领导组成，设总指挥一名、副总指挥和成员若干名。工作职责：

1. 根据领导小组的指示，负责现场救护、卫生防疫等工作的指挥。

2. 指挥部下设办公室、医疗救护组、卫生防疫组和后勤保障组。

三、救灾医疗防疫指挥部办公室

办公室一般由 3～5 人组成，实行 24 小时值班，工作职责：

1. 负责收集、研究、整理有关救护、防疫等工作中的动态情况。

2. 必要时将动态情况整理成书面材料，准确及时向指挥部领导报告和建议。

3. 拟订各种指挥文电，传达指挥部命令和指示，协调各组工作，督促检查执行情况。

（四）医疗救护组

医疗救护组一般由 3～5 人组成。工作职责：

1. 根据灾情负责组织本地区以至外地若干医疗队（包括灾区医院）。

2. 负责并组织医疗救护任务的实施。

3. 做好伤病员的分诊、现场急救、治疗以及分流后送等工作。

五、卫生防疫组

卫生防疫组一般由 3 人组成。工作职责：

1. 根据疫情负责组织若干卫生防疫队。

2. 负责灾区的水源监测和消毒、保护环境卫生。

3. 负责现场消毒杀虫、灭蚊灭蝇、预防接种以及急性传染病防治等工作。

六、后勤保障组

后勤保障组一般由 3～5 人组成。工作职责：

1. 负责管理急救药品、器材、转送伤病员的车辆、通信器材。

2. 负责各种救灾物资及生活物资的保障供应工作。

在救灾医疗防疫指挥部的统一领导下，各组应明确工作职责，按各自的分工努力工作，以保障现场医疗救护、卫生防疫等工作的实施。

（苏琳）

第三章　重症监护

第一节　监护病房的组织与管理

一、ICU 的设置

（一）ICU 模式

ICU 分为综合性 ICU 和专科性 ICU 两种类型。综合性 ICU 是医院内唯一跨学科集中人力、物力对各科危重症患者集中监测、治疗和护理的场所。综合性 ICU 不仅相对节省人力、物力，也符合 ICU 的特定目的。专科性 ICU 为各专科设置的 ICU，承担收治本科危重患者的任务。按重症监护对象所属科别分为内科 ICU、外科 ICU、神经内科 ICU、神经外科 ICU、儿科 ICU、新生儿 ICU、妇产科 ICU 等。依据重症患者主要病变部位和性质分为呼吸 ICU、冠心病 ICU、心脏病 ICU、肾病 ICU、血液病 ICU、代谢病 ICU、神经系统疾病 ICU、烧伤 ICU、中毒 ICU、创伤 ICU 等。专科性 ICU 有利于熟悉本专业的医护人员对患者做更好的观察和处理，患者转送也较方便。近年来，有些发达国家的 ICU 已从综合性逐渐向专科性转化。

（二）ICU 规模

1. ICU 的位置

综合性 ICU 因患者来源于各大专科，跨科病种十分多见，ICU 的位置应与患者来源最多的科室相邻近，以缩短危重患者的转运时间。专科 ICU 则应设立在本专科病房内。另外，还应与化验室、血库、手术室、急诊室、放射科和电梯相邻近。

2. ICU 的房间布局

ICU 的房间布局有两种类型：一种是中心型的环形结构，中心监测台在中间，四周分隔成小房间，每间房的墙壁用玻璃隔开；另一种是周围型的长方形结构，房间面积比普通病房大，护士监测站在中间，对面一排是病床。ICU 内每张床的占地面积比普通病室要大，保证能容得下各种监护仪，而且便于医生、护士操作。病床应易于推动，以能使患者有多种卧床姿势的多功能病床为佳。床头应配备中心供氧、中心负压吸引、压缩空气等装置。

3. 床位要求

ICU 床位数要根据医院总的床位数或某一部分（病区）有多少患者需要监护来确定。一般综合医院可占总床位数的 1% ~ 2%，最多 12 张。ICU 每个单元最好设 2 ~ 4 张床，床边有多插头电源板，每张床配备一台多功能床边监护仪和一台人工呼吸机。现代化的 ICU 病床单位设计日趋向空中发展，且尽可能减少地面上物品堆集，以方便临床抢救护理工作的开展。

（三）监护设备

1. 中心监护站

中心监护站的设计原则为：在护士站能直接观察到所有病床，护士站内应有中心监测显示仪、电子计算机，病历柜内有各种监护记录本、药物储存柜、联系电话等。

2. 计算机网络监护系统

根据情况选择由 6～10 台床边监护仪组成的网络监护系统，中心监测显示仪置于护士中心监护站，床边监护仪应安装在墙壁的适当位置，既利于护士操作、观察，又保证患者不易触碰。

3. 闭路电视监控系统

中心监护站尽可能安装较大屏幕的显示器，各室内安装转式搜寻器，可同时监控多个患者动态，以利于全面观察、护理。

4. 仪器设备

除普通病室所备仪器之外，ICU 尚需备有多功能监护仪、中心监护仪、床边监护仪、闭路电视监控系统、呼吸机、除颤器、起搏器、心肺复苏机、输液泵、心电图机、床边 X 线机、血气分析仪，以保证顺利完成各种监护及抢救任务。

5. 监测和治疗条件

ICU 应具备的监测和治疗条件包括：①有专业医护人员负责危重患者的收入、转出与 24 小时连续监测和紧急处理；②有进行心肺复苏的设备和技术条件；③连续的心电监护、直流电复律和心脏电起搏等；④血流动力学监测，包括中心静脉压、动脉压、肺动脉压、肺动脉楔压（PAWP）和心排血量监测；⑤呼吸监测；⑥血气、电解质、肝功能、肾功能、心肌酶等测定的综合实验条件；⑦辅助呼吸机治疗；⑧胃肠道外高营养导管的放置和维持；⑨透析治疗条件；⑩应用输液泵进行药物滴注治疗；⑪体外反搏及主动脉内气囊反搏的设备和技术。此外，ICU 内每个床头均应设氧气、负压吸引器、压缩空气等管道装置，要有多插头电源和可移动的床头灯等设施。

二、ICU 管理

（一）ICU 组织管理

危重患者的救治成功率是衡量一个医院医疗水平的重要指标。由于 ICU 集中了全院最危重的患者，因此，从院长到每一个专业医务人员都要十分关注 ICU 的建设和发展。医疗行政的主管部门应该特别关注全院危重患者的流向，专科与 ICU 患者危重程度、数量及比例，制定相应政策，促使危重患者正常地输送到 ICU。

对 ICU 的组织管理大致可分为三个层次：

1. 战略管理

应由医院的最高领导层决定，包括 ICU 的工作性质、建设规模和经费投入。

2. 组织管理

主要目的是保证实施战略管理的有效性和高效率。结合我国的实际情况，这一层次的职能部门应该是医疗行政主管部门，如医务部、处或医政科，其具体工作是负责 ICU 与各专科的协调以及对 ICU 的保障。

3. 战术管理

由 ICU 主任和护士长实施完成，如制定 ICU 工作的阶段规划、年度计划，组织实施日常医、教、研和行政的管理工作。

衡量组织管理工作的好坏，主要有两个指标：一是预算投入与产出效益的比值，即要用较少的资源投入而获得较大的社会和经济效益。对此，要排除那种以赢利为目的的商业性活动，并以完成 ICU 的目标为前提。因此，第二个指标就是减少危重患者的死亡率和各种严重并发症的发生率。

（二）ICU 的病室管理

1. 探视管理

ICU 病室内无家属陪住。患者进入 ICU 后，家属可留下电话号码，以保障有情况随时能与家属联系。设计现代化的 ICU，其外常有一圈玻璃窗与走廊，在家属休息室有闭路电视可以观察 ICU 病区内患者情况，因而可减少因探视给 ICU 病区带来污染及对正常医护工作的干扰。

2. 感染控制

ICU 收治患者病情危重，自身抵抗力和保护能力均较差，给治疗及护理工作带来极大困难。同时，由于 ICU 患者流动性大，常会随着患者的转出而造成医院内感染流行。因此，ICU 内的感染控制是一个很重要的问题。

（1）严格管理制度，如严格控制流动人员的管理制度。

（2）严格护理操作，控制交叉感染。

3. 常规更衣制度

专科医生及进修、实习生应穿专用隔离服；接触患者应戴套袖，ICU 护士必须穿专用隔离服，所有装饰物品一律不应佩戴；探视、来访人员进入 ICU，应穿隔离服，并更换专用拖鞋或鞋套。探视时间，每个患者只允许两名探视人员进入，12 岁以下儿童一般谢绝探视。拒绝患有感冒、咽炎的探视人员进入 ICU。

4. 严格的无菌操作技术

在 ICU 内进行的操作都要严格遵循无菌操作原则，如气管切开、留置导尿管、动静脉插管、鼻饲等。ICU 内的工作人员应每半年至 1 年定期体检，防止各种交叉感染，每月做空气培养 1 次。ICU 内的病室须每日湿扫、吸尘。使用消毒剂擦地，单间 ICU 病室应使用独立空调、空气过滤装置，而不应加入医院的中央空调，防止交叉感染。

5. 合理使用抗生素及消毒剂

安全使用抗生素，慎用广谱抗生素，防止菌群失调，必须要有细菌培养及药物敏感试验指导用药。

（三）医护人员的素质要求

ICU 医护人员应具备的素质包括要有多专科疾病的医疗、护理知识，掌握人体主要生命器官病理生理改变过程，同时掌握对患者病情的总体分析与认识；掌握各种监护仪器的使用、管理，监护参数与图像的各临床意义分析；熟悉 ICU 病区特殊的危重患者监护记录方法；ICU 的护士还应掌握心肺脑复苏技术和复苏药物的使用，更重要的是要具有吃苦耐劳、勤于思考、应变力强、冷静沉着的个人素质。

（四）ICU 工作程序

1. 接收患者入 ICU

ICU 转入患者，必须经 ICU 专科医生确诊认可后方可转入。转入时，应由 ICU 医生陪同，ICU 护士要掌握患者的诊断、治疗、病情发展及转入目的，准备相应的物品。患者进入 ICU 要进行基本体检，并给予基础监护。

1）基本体检：检查患者神志、意识如何，回答问题是否正确，肢体活动是否正常，测生命体征如瞳孔对光反射、血压、脉搏、呼吸、体温；观察周围循环、皮肤色泽、有无压疮；观察呼吸状态，了解最近一次水和电解质、血糖、血气分析结果；检查静脉通路，掌握用药情况；观察各种管路是否通畅、引流液量及颜色，单位时间流出量等；了解药物过敏史、专科护理要求和患者心理状态；向患者及家属介绍主管医生、责任护士，交代病室环境和探视管理制度。

2）基础监护：即持续的胸前综合导联，心电图示波，做全导联心电图，测生命体征；吸氧，保持气道通畅；建立静脉通路；导尿并保留导管；抽血做血 K^+、Na^+、Cl^-、血糖、血肌酐（Cr）、尿素氮（BUN）检查和血液气体分析；重新检查并固定所有管道；做护理记录。

2. 医嘱处理原则

ICU 医生根据患者病情权衡各脏器功能状况，参考原专科医生意见开出医嘱，患者病情有变化时，随时更改。医嘱要由每个患者的责任护士进行处理和完成。

（五）ICU 工作制度

监护病房应有一套完整的工作制度，方能保证监护工作质量和水平，如监护病房工作制度、观察记录制度、物品管理制度、仪器使用及管理制度、交接班制度、查房制度、病历书写制度、各级人员职责及岗位责任制度、陪患者探视制度、消毒隔离制度等。

（李霞）

第二节　监护内容

一、一般监护

1. 对清醒患者，医护人员应通过观察了解患者情绪，向患者解释每次监测的目的及对患者的有利作用，以消除其紧张和恐惧的心理。应以良好的语言、严谨的工作态度、细致周到的基础护理和生活护理，取得患者和家属的信任，让患者尽快适应新环境。

2. 通过必要的病史询问和体格检查，迅速全面地了解病情，对患者存在的主要问题和重要脏器功能状态做出初步判断，明确护理诊断，制订、实施护理计划，完成护理记录，书写护理病历。

3. 根据病情决定常规的生命体征和特殊监测项目及监测频度，按时监测、准确记录。

4. 由于监护病房取消家属陪伴且危重患者需卧床或绝对卧床休息，因此，基础护理、生活护理一定要及时到位，如口腔护理、皮肤护理、雾化吸入、饮食、大小便。根据情况适当鼓励和协助翻身、拍背、做四肢活动，以防止并发症的发生。

5. 根据病情需要确定饮食方式和饮食种类，不能进食者适当选择肠外营养。

6. 准确记录出入量，保持体液平衡，每6~8小时记录一次，并计算24小时总量，并及时调整。

7. 完成各种实验室检查，包括常规血、尿常规、大便检查，血电解质，肝、肾功能，血糖等。

8. 根据病情定期进行必要的心电图检查和床边X线检查。

9. 根据病情随时决定给氧方式、浓度、流量；静脉通路情况、输液量、速度，危重患者最好使用静脉留置针输液及静脉三通建立多通道输液，既可避免因反复穿刺困难影响抢救，又可减轻患者的痛苦和紧张情绪，同时也减轻护理人员的工作负担。

10. 严密观察病情变化，判断分析病情变化原因，及时采取处理措施。

二、加强监护

（一）体温监测

危重患者要定时测量体温（腋温或肛温），持续监测中心温度和四肢皮肤温度并适当对比，可协助观察病情危重程度、并发症的发生和外周循环情况。

（二）心血管系统

心血管系统的监护包括心电监护及血流动力学监护。心电监护能反映心肌细胞电活动的指标，为危重患者常规的监测，对认识心律失常或传导障碍、心肌损害或心肌梗死及电解质失衡等很有帮助。

（三）呼吸系统

正常的呼吸是维持生命及机体内外环境稳定的重要生理活动之一。其功能障碍，将不同程度地影响患者的生命状况，使病情趋于恶化，导致病死率增高。为危重患者行呼吸监护是判断其呼吸功能状况、防治并发症和评估预后的必要手段。

呼吸系统监护包括呼吸形式、血气分析及呼吸功能监测。

（四）神经系统

神经系统监护包括意识状态、瞳孔大小及对光反射、对疼痛刺激的反应、其他各种反射、脑电图及颅内压监测等。应用肌肉松弛剂的患者，应监测肌张力恢复的情况。

（五）肾功能

危重患者的肾功能对维持液体平衡及循环功能都有密切的影响。要评估肾功能、液体平衡及循环功能状态，尿液是一项十分重要的监测资料，因此，危重患者需插留置导管连续观察分析尿量及尿质的变化，包括血、尿生化，Cr 和 BUN 的测定，尿比重，尿酸碱度，尿蛋白定量分析及代谢废物清除率，每小时及24小时尿量的监测等。

（六）水和电解质平衡与代谢

水电解质监测包括血生化，K^+、Na^+、Cl^- 测定，24 小时水和电解质出入平衡的计算，监测摄入热量、氮平衡、血糖、血浆蛋白、血清乳酸及胶体渗透压等。

（七）血液系统

以检查血红蛋白、血细胞比容、白细胞计数和分类、血小板计数等为基本监测。出凝血机制监测，包括试管法凝血时间和血栓弹力图、3P 试验、纤维蛋白原半定量和优球蛋白溶解时间等。

（八）肝功能

该项监测主要有血胆红素、白蛋白、球蛋白、血丙氨酸氨基转移酶及球蛋白的絮状试验等。

（九）胃肠系统

该项监测主要有胃液 pH 值测定及大便潜血试验。

（十）细菌学监测

该项监测主要包括各种可能感染部位的细菌学检查，有指征时及时送检。

三、监测指标

不同性质的监护，需要不同的监测指标。监测指标一般分三类：生理性指标、生化指标和感染性监测指标。

（一）生理性监测指标

体温、心率、呼吸节律、心电活动、中心静脉压、动脉压、肺毛细血管楔压、心排血量及尿量等。

（二）生化监测指标

血气分析、Cr、酶等，有时也可包括血红蛋白、血细胞比容、凝血和抗凝血指标的监测。

（三）感染性监测指标

对气管插管、各类导管引流物和伤口分泌物的细菌培养以及对环境、器械的细菌培养监测。

（李霞）

第四章　心搏骤停与心肺脑复苏

第一节 概 述

心搏骤停是指心脏射血功能的突然终止，大动脉搏动与心音消失，重要器官（如脑）严重缺血、缺氧，导致生命终止。引起心搏骤停最常见的是心室纤维颤动。若呼唤患者无回应，压迫眶上、眶下无反应，即可确定患者已处于昏迷状态。再注意观察患者胸腹部有无起伏呼吸运动。如触颈动脉和股动脉无搏动，心前区听不到心跳，可判定患者已出现心搏骤停。

一、心搏骤停的原因

导致心搏骤停的原因可分为两大类，即心源性心搏骤停和非心源性心搏骤停。

（一）心源性心搏骤停

1. 冠状动脉粥样硬化性心脏病（简称冠心病）

急性冠状动脉供血不足或急性心肌梗死常引发心室颤动或心室停顿，这是造成成人心搏骤停的主要病因。由冠心病所致的心搏骤停，男女人数比例为（3~4）:1，大多数发生在急性症状发作1小时内。

2. 心肌病变

急性病毒性心肌炎及原发性心肌病常并发室性心动过速或严重的房室传导阻滞，易导致心搏骤停。

3. 主动脉疾病

主动脉瘤破裂、夹层动脉瘤、主动脉发育异常，如马方综合征、主动脉瓣狭窄。

（二）非心源性心搏骤停

1. 呼吸停止

如气管异物、烧伤或烟雾吸入致呼吸道组织水肿，淹溺和窒息等所致的呼吸道阻塞，脑血管意外、巴比妥类等药物过量及头部外伤等，均可致呼吸停止。此时人体气体交换中断，心肌和全身器官组织严重缺氧，可导致心搏骤停。

2. 严重的水、电解质紊乱及酸碱平衡失调

体内严重缺钾和严重高血钾均可致心搏骤停。血钠和血钙过低可加重高血钾的影响。血钠过高可加重缺钾的表现。严重高血钙也可致传导阻滞、室性心律失常甚至发生心室颤动。严重高血镁也可引起心搏骤停。酸中毒时细胞内钾外移，减弱心肌收缩力，又使血钾增高，也可发生心搏骤停。

3. 药物中毒或过敏

锑剂、氯喹、洋地黄类、奎尼丁等药物的毒性反应可致严重心律失常而引起心搏骤停。在体内缺钾时，上述药物毒性反应引起心搏骤停常以心室颤动多见。静脉内较快注射苯妥英钠、氨茶碱、氯化钙、利多卡因等，可导致心搏骤停。青霉素、链霉素、某些

血清制剂发生严重过敏反应时，也可导致心搏骤停。

4. 电击、雷击或淹溺

电击伤可因强电流通过心脏而引起心搏骤停。强电流通过头部，可引起生命中枢功能障碍，导致呼吸和心搏骤停。淹溺多因氧气不能进入体内进行正常气体交换而发生窒息。溺水较常引起心室颤动。

5. 麻醉和手术意外

如呼吸道管理不当、麻醉剂量过大、硬膜外麻醉药物误入蛛网膜下隙、肌肉松弛剂使用不当、低温麻醉温度过低、心脏手术等，也可引起心搏骤停。

6. 其他

某些诊断性操作如血管造影、心脏导管检查，某些疾病如急性胰腺炎、脑血管病变等。

二、心搏骤停的类型

心搏骤停时心脏可能处于心室颤动状态，也可能完全停止活动。导致心搏骤停的电生理机制最常见的为心室颤动（VF）或无脉性室性心动过速（VT），其次为缓慢性心律失常或心室静止（VA），较少见的为无脉性电活动（PEA）。

（一）心室颤动

心室颤动简称室颤。心室肌发生极不规则的快速而又不协调的颤动，心电图表现为QRS波群消失，代之以大小不等、形态各异的颤动波，频率为每分钟 200～400 次。若颤动波波幅高且频率快，较容易复律；若颤动波波幅低且频率慢，则复律可能性小，多为心搏骤停的先兆。

（二）心电—机械分离

心电—机械分离（EMD）心电图可呈缓慢（每分钟 20～30 次）、矮小、宽大畸形的心室自主节律，但无心排血量，即使采用电除颤也常不能获得效果，为死亡率极高的一种心电图表现，易被误认为心脏仍在跳动。

（三）心脏停搏

心脏停搏（VS）又称心室静止。心房肌、心室肌完全失去电活动能力，心电图上心房、心室均无激动波可见，呈一条直线，或偶见 P 波。

上述 3 种类型以心室颤动为最常见，复苏成功率最高。心室颤动多发生于急性心肌梗死早期或严重心肌缺血时，是冠心病猝死的常见原因，也见于外科心脏手术后。EMD 多为严重心肌损伤的结果，常为左心室衰竭的终期表现，也可见于人工瓣膜急性功能不全、张力性气胸和心包填塞时。心脏停搏多见于麻醉、外科手术、缺氧、酸中毒、休克等。

三、病情评估

准确及时地做出诊断是复苏成功的关键。要求尽可能在 30 秒内确定诊断。正在接受心电图或直接测动脉血压者，其心搏骤停可即刻发现。但在大多数情况下，须凭借以下征象确定。

1. 意识突然消失，呼之不应（在全身麻醉下无法察觉）。

2. 大动脉搏动消失，颈动脉或股动脉搏动摸不到，血压测不到，心音听不到。

3. 自主呼吸在挣扎一两次后停止，但在全身麻醉过程中应用骨骼肌松弛药后无挣扎表现。

4. 组织缺氧后会出现瞳孔散大，对光反射消失，可作为间接判断心搏骤停的指征。在听不到心音或测不到血压时特别有参考价值。须注意瞳孔变化受多种因素的影响，如用过散瞳药（阿托品或东莨菪碱）或缩瞳药（吗啡类、氯丙嗪）者，但对于老年人，其瞳孔大小并不能准确反映脑缺氧状态。

5. 突然出现皮肤、黏膜苍白，手术视野血色变暗发绀，应高度警惕心脏停搏。

（王振）

第二节　基础生命支持

基础生命支持（BLS）是指患者心搏骤停后，为挽救其生命在发病现场进行的徒手心肺复苏技术，即心肺脑复苏中的第一个阶段的心脏按压（circulation，C）—开放气道（airway，A）—人工呼吸（breathing，B）三步。基础生命支持又称初期复苏处理或现场救护，其主要目标是向心脏、脑及其他重要器官供氧，延长机体耐受临床死亡时间（临床死亡时间指心跳、呼吸停止，机体完全缺血，但尚存在心肺复苏及脑复苏机会的一段时间，通常约4分钟）。基础生命支持的基本内容包括立即识别心搏骤停、启动急救医疗服务体系、早期心肺复苏（CPR）和迅速使用自动体外除颤器（AED）进行电除颤。根据《2015年美国心脏协会心肺复苏及心血管急救指南》，成人基础生命支持操作包括心跳与呼吸停止的判定、建立有效循环（C）、畅通呼吸道（A）、人工呼吸（B）和转运等环节，概括为心肺复苏的C—A—B步骤。

一、判断并启动急救医疗服务体系

1. 判断患者反应

在判定事发地点宜于就地抢救后，救护人员在患者身旁快速判断有无损伤，是否有反应。可轻拍或摇动患者，并大声呼叫。以上检查应在10秒钟以内完成，不可耗费太长时间。摇动肩部不可用力过重，以防加重骨折等损伤。如果患者有头颈部创伤或怀疑有颈部损伤，切勿轻易搬动，以免造成进一步损伤。

2. 检查循环体征

检查颈动脉搏动，时间不要超过10秒钟。1岁以上的患者，颈动脉比股动脉易触及，方法是患者头后仰，救护人员一只手按住前额，用另一只手的示指、中指找到气管，两指下滑到气管与颈侧肌肉之间的沟内即可触摸到颈动脉搏动。1岁以下的婴儿则触摸肱动脉。

3. 启动急救医疗服务体系

一旦判定患者意识丧失，无论有无循环，在确定周围环境安全后救护人员都应立即实施心肺复苏。同时，立即呼救，呼喊附近的人参与急救或帮助拨打当地的急救电话启动急救医疗服务体系。经过培训的救护人员应位于患者一侧，或两人分别位于患者两侧，便于急救时人工通气和胸外心脏按压。

4. 患者体位

迅速将患者安置于硬的平面上，即硬的地面或硬板床，或在患者胸背部下方安插复苏板，使患者的头部、颈部、躯干呈一条直线，避免扭曲，双上肢分别放置于身体两侧。如果患者面朝下时，应将患者整体翻转以保护颈椎，即头部、肩、躯干同时转动，头部、颈部应与躯干始终保持在同一个轴面上。

二、早期实施心肺复苏

（一）第一步——C 步骤：建立有效循环

救护人员紧靠患者一侧。为确保按压力垂直作用于患者的胸骨，救护人员应根据个人身高及患者位置高低，采用踩踏脚凳或跪式等相应姿势。

1. 按压部位

正确的胸外心脏按压部位为胸部中央胸骨下半部分，可通过胸前两乳头连线的中点或剑突上两横指来定位。

2. 按压手法与姿势

救护人员一只手掌根部紧贴按压部位，另一只手重叠其上，指指交叉或并拢翘起；双臂伸直并与患者胸部呈垂直方向，用上半身重量及肩臂肌力量向下用力均匀而有节律地按压；救护人员双手在原位放松，使胸廓完全回弹，但手掌不要离开胸壁，以免再次按压时力量分散。儿童可用单手掌根按压法，婴儿可用拇指重叠环抱法或示指、中指两指按压法。

3. 按压深度

成人需使胸骨下陷至少 5 cm，但不超过 6 cm。儿童和婴儿需使胸骨下陷距离至少为胸部前后径的 1/3，即分别为 5 cm、4 cm。

4. 按压频率

按压频率至少为每分钟 100~120 次。

5. 注意事项

1）按压部位要准确。如果按压部位太低，可能损伤腹部脏器或引起胃内容物反流；如果按压部位太高，可伤及大血管；如果按压部位不在中线，则可能引起肋骨骨折、肋骨与肋软骨脱离等并发症。

2）按压力度要均匀适度。按压力度过轻达不到效果，按压力度过重易造成损伤。

3）按压姿势要正确。救护人员注意肘关节伸直，双肩位于双手的正上方，手指不应加压于患者胸部。在按压间隙的放松期，救护人员不加任何压力，但手掌根仍置于胸骨中下部，不离开胸壁，以免移位。

4）患者头部应适当放低，以避免按压时呕吐物反流至气管，也可防止因头部高于心脏水平而影响血液回流。

5）当现场有多人时，鼓励两人或多人交替按压，以避免按压者疲劳，保证按压效果。一般每隔 2 分钟交换按压职责，尽可能将中断控制在 10 秒钟以内。

按压期间，密切观察病情，判断效果。胸外心脏按压有效的指标：按压时可触及颈动脉搏动及肱动脉收缩压不小于 60 mmHg*；患者有知觉反应、呻吟或出现自主呼吸。

（二）第二步——A 步骤：畅通呼吸道

患者无意识时，肌张力下降，舌和会厌可能使咽喉部阻塞。舌后坠又是造成呼吸道阻塞最常见的原因。有自主呼吸者，吸气时呼吸道内呈负压，也可将舌、会厌或二者同时吸附到咽后壁，产生呼吸道阻塞。因此，使下颌上抬，即可防止舌后坠，使呼吸道打开。如无颈部创伤，可以采用仰头抬颏法开放呼吸道，清除患者口中的异物和呕吐物，用指套或指缠纱布清除口腔中的液体分泌物；清除固体异物时，一只手压开下颌，另一只手食指抠出异物。

1. 仰头抬颏法

对于没有头部或颈部创伤的患者，使用仰头抬颏法开放呼吸道。为完成仰头动作，应把一只手放在患者前额，用手掌把额头用力向后推，使头部向后仰，另一只手的手指放在靠近颏部的下颌骨的下方，向上用力使下颏向上抬动。勿用力压迫下颌部软组织，否则有可能造成呼吸道梗阻，避免用拇指抬下颏。开放呼吸道后有助于患者自主呼吸，也便于心肺复苏时人工呼吸。如果患者牙齿松动，应取下，以防脱落阻塞呼吸道。

2. 托颌法

怀疑患者有颈椎损伤时，应该使用托颌法开放呼吸道，不能拉伸头部。把手放置在患者头部两侧，肘部支撑在患者躺的平面上，握紧下颌角，用力向上托下颌。如患者紧闭双唇，可用拇指把口唇分开。如果需要行口对口呼吸，则将下颌持续上托，用面颊贴紧患者的鼻孔，以防自鼻孔漏气。此法效果明确，但费力，有一定技术难度。对于怀疑有头部、颈部创伤的患者，此法更安全，不会因颈部动作而加重颈部损伤。

（三）第三步——B 步骤：人工呼吸

人工呼吸是用人工方法（手法或机械）借外力来推动肺、膈肌或胸廓的活动，使气体被动进入或排出肺，以保证机体氧的供给和二氧化碳的排出。心肺复苏时常用的呼吸支持方法包括口对口人工呼吸、口对鼻人工呼吸、简易呼吸器人工呼吸等。一般胸外心脏按压与人工呼吸按 30∶2 的频次反复进行。若救护人员只进行人工呼吸，则成人通气频率应为每分钟 10～12 次，婴儿通气频率为每分钟 20 次，8 岁以下儿童通气频率为每分钟 15 次。

1. 口对口人工呼吸

口对口人工呼吸是一种快捷有效的通气方法。进行人工呼吸时，要确保呼吸道通畅。捏住患者的鼻孔，防止漏气，救护人员用口唇把患者的口全罩住，呈密封状，缓慢吹气，每次吹气应持续 1 秒钟以上，吹气量为每次 400～600 ml，避免过度通气。

---

* 1 mmHg = 0.133 kPa。

2. 口对鼻人工呼吸

在患者不能经口呼吸时（如牙关紧闭不能开口、口唇创伤、口对口人工呼吸难以实施），应推荐采用口对鼻人工呼吸。救治淹溺水患者最好应用口对鼻人工呼吸方法，只要患者头部一露出水面即可行口对鼻人工呼吸。口对鼻人工呼吸时，救护人员将一只手置于患者前额后推，另一只手抬下颌，使患者口唇紧闭。用嘴封罩住患者鼻，深吹气后口离开鼻，呼气时气体自动排出。必要时，间断使患者口开放，或用拇指分开口唇，这对有部分鼻腔阻塞的患者呼气非常重要。在对婴儿进行人工呼吸时，救护人员的嘴必须将婴儿的口及鼻一起盖严。

3. 简易呼吸器人工呼吸

提倡尽早使用简易呼吸器代替口对口人工呼吸。单人操作时一只手以"EC"手法开放气道及固定面罩，另一只手挤捏气囊使每次吸气量在 400～600 ml，可连接供氧装置以提高吸入氧气浓度。

三、快速除颤

所有基础生命支持施救者都应该接受电除颤的培训，因为心室颤动是成人心搏骤停最常见的原因，而电除颤是治疗心室颤动的重要措施。对于心室颤动患者，如果旁观者能够在其倒下的 5 分钟内立即施行心肺复苏和电除颤，患者存活率最高。对于发生短时间心室颤动的患者，如院外心搏骤停患者或在心电监护的住院患者，迅速电除颤是首选的治疗方法。无论院外救护还是院内救护，一旦除颤器准备好了，救护人员应该尽快使用。当现场有不止一名救护人员时，一名救护人员应该进行胸外心脏按压，同时另一名救护人员启动急救医疗服务体系和拿取除颤器。

四、复苏有效的指征

1. 患者大动脉搏动恢复。

2. 患者面色、口唇、甲床由发绀转为红润。

3. 患者出现自主呼吸（规则或不规则），或由机械通气到呼吸恢复正常，经皮动脉血氧饱和度（SpO_2）>95%。

4. 患者瞳孔由大变小，并有对光反射或眼球活动。

心肺复苏终止指标：①患者已恢复自主呼吸和心跳；②确定患者已死亡；③心肺复苏进行 30 分钟以上，检查患者仍无反应、无呼吸、无脉搏、瞳孔无回缩。

根据《2015 年美国心脏协会心肺复苏及心血管急救指南》，如施救者未接受专门的心肺复苏培训，在判定患者无反应同时没有呼吸或不能正常呼吸（仅仅是喘息）时，应立即进行单纯胸外按压的心肺复苏，即仅为突然倒下的成人患者进行胸外按压，并强调在胸部中央"用力快速按压"，或者按照急救调度的指示操作，直至除颤器到达且可供使用，或者救护人员或其他相关施救者已接管患者。

（王振）

第三节　高级心脏生命支持

高级心脏生命支持（ACLS）主要是在基础生命支持基础上应用辅助设备及特殊技术，建立和维持有效的通气和血液循环，识别及治疗心律失常，建立有效的静脉通道，改善并保持心肺功能及治疗原发疾病。ACLS 是心搏骤停后 5 ~ 10 分钟的第二个处理阶段，一般在医疗单位中进行，包括建立静脉输液通道、药物治疗、电除颤、气管插管、机械通气等一系列维持和监测心肺功能的措施。高级心脏生命支持应尽可能早开始，如人员足够，基础生命支持与高级心脏生命支持应同时进行，可取得较好的临床疗效。

一、明确诊断

尽可能迅速地进行心电监护和必要的血流动力学监测，明确引起心搏骤停和心律失常的病因，以便及时采取相应的救治措施。

二、控制气道

心肺复苏时救护人员可采用口咽气道、鼻咽气道及其他可选择的辅助气道（如食管—气管导管、喉罩气道），气管插管，环甲膜穿刺，气管造口术等建立人工气道，以保证人工呼吸顺利进行。

三、呼吸器的应用

利用器械或呼吸器进行人工呼吸，其效果较徒手人工呼吸更有效。凡便于携带至现场施行人工呼吸的呼吸器，都属简易呼吸器，或称便携式人工呼吸器。呼吸囊—活瓣—面罩装置为最简单且有效的人工呼吸器，已广泛应用于临床。使用时应清除上呼吸道分泌物或呕吐物，使患者头向后仰，托起下颌，扣紧面罩，挤压呼吸囊，空气由气囊进入肺部。当松开呼吸囊时，胸廓和肺被动弹性回缩而将肺内气体"呼"出。由于单向活瓣的导向作用，使呼出气体只能经活瓣排入大气。呼吸囊在未加压时能自动膨起，并从另一活瓣吸入新鲜空气，以备下次挤压所用。呼吸囊上还附有供氧的侧管，能与氧气源连接，借以提高吸入氧浓度。便携式呼吸器种类较多，有的以高压氧作为动力，也有以蓄电池作为动力驱动呼吸器进行自动机械通气，其供氧和通气效果较好，也可节省人力，尤其适用于有气管内插管者和患者的转运。多功能呼吸器是性能完善、结构精细的自动机械装置，可按要求调节多项呼吸参数，并有监测和报警系统。使用这种呼吸器可进行有效的机械通气，且能纠正患者的某些病理生理状态，起到呼吸治疗的作用，主要在 ICU 或手术室等固定场所使用。

四、监测

在后期复苏期间，尤应重视对患者呼吸、循环和肾功能的监测。在人工呼吸或机械通气时，都应维持血氧分压（PaO_2）在正常范围，至少不低于 60 mmHg；动脉血二氧化碳分压（$PaCO_2$）在 36 ~ 40 mmHg。应密切监测血压并维持其稳定，在条件允许时应监测直接动脉压，也便于采取动脉血样行血气分析。此外，应尽快监测心电图，因为心脏停搏时的心律可能是心跳停止，也可能是心室纤颤，心电图可明确性质，为治疗提供极其重要的依据。留置导尿管监测尿量、尿比重及镜检，有助于判断肾的灌注和肾功能改变，也为输液提供参考。对于循环难以维持稳定者，应放置中心静脉导管监测中心静脉压（CVP），也便于给药和输液。

五、开胸心脏按压

实验证实开胸心脏按压心排血量比胸外心脏按压的心排血量约高一倍，心、脑灌注也高于后者，其患者长期存活率高 28%。适应证：胸部创伤引起心搏骤停的患者；胸廓畸形或严重肺气泡、心包填塞患者；经常规胸外心脏按压 10 ~ 15 分钟（最多不超过 20 分钟）无效的患者；动脉内测压条件下，胸外心脏按压时的舒张压小于 40 mmHg 的患者。

六、心肺复苏药物的应用

目前认为用于心脏复苏的药物以气管内或静脉内给药最为理想，但循环中断时宜做心内注射。切忌在心脏严重缺氧状态下，过早应用心脏复苏药物，通常在心脏按压下 1 ~ 2 分钟，心脏仍未复跳时才考虑用药。用于心肺复苏的药物较多，包括肾上腺素、利多卡因、碳酸氢钠等，肾上腺素常为首选药物。这些药物的选用可达到以下目的：①提高按压效果，激发心脏复跳，增强心肌收缩力。②提高周围血管阻力，增加心肌血流灌注量和脑血流量。③纠正水、电解质紊乱及酸碱平衡失调，使其他血管活性药物更好地发挥作用。④降低电除颤阈值，为电除颤创造条件，同时防止心室颤动的发生。给药途径包括心腔内注射、静脉注射、气管内给药等，因心腔内注射给药有许多缺点，一般不主张采用。

七、电除颤

救护车内配备有心电监测和除颤器。一旦明确病情为室颤，应速用除颤器除颤，它是针对室颤最有效的治疗方法。目前强调除颤越早越好。用一定能量的电流使全部或绝大部分心肌细胞在瞬间同时发生除极化，并均匀一致地进行复极，然后由窦房结或房室结发放冲动，从而恢复有规律的、协调一致的收缩。室颤发生早期一般为粗颤，此时除颤易于成功，故应争取在 2 分钟内进行，否则心肌因缺氧由粗颤转为细颤则除颤不易成功。在除颤器准备好之前，应持续心脏按压。一次除颤未成功，应创造条件重复除颤。

1. 方法

1）在准备电击除颤同时，做好心电监护以确诊室颤。

2）有交流电源时，接上电源线和地线，并将电源开关转至"交流"位置。若无交流电源，则用机内镍铬电池，将电源开关转至"直流"位置。近年来以直流电击除颤为常用。

3）按下胸外除颤按钮和非同步按钮，准备除颤。

4）按下充电按钮，注视电功率数的增值，当增加至所需数值时，即松开按钮，停止充电。

5）电功率的选择。成人首次电击，可选用200 J，若失败，可重复电击，并可提高电击能量，但最大不超过360 J。

6）将电极板涂好导电膏或包上浇有生理盐水的纱布。将一电极板放于左乳头下（腋下线心尖部），另一电极板放于胸骨右缘第2肋间（心底部）。或者将一电极板放于胸骨右缘第2肋间，另一电极板放在背部左肩胛下。电极板需全部与皮肤紧贴。

7）嘱其他人离开患者床边。操作者两臂伸直固定电极板，使自己的身体离开床缘，然后双手同时按下放电按钮，进行除颤。

8）放电后立即观察心电示波，了解除颤效果。如除颤未成功，可加大功率数值，再次除颤，同时寻找失败原因并采取相应措施。

2. 注意事项

1）除颤前应详细检查器械和设备，做好一切抢救准备。

2）电极板放的位置要准确，并应与患者皮肤密切接触，保证导电良好。

3）电击时，任何人不得接触患者及病床，以免触电。

4）对于细颤型室颤者，应先进行心脏按压、氧疗及药物等处理，使之变为粗颤，再进行电击，以提高成功率。

5）电击部位皮肤可有轻度红斑、疼痛，也可出现肌肉痛，3~5天可自行缓解。

6）开胸除颤时，电极直接放在心脏前后壁。除颤功率一般为5~10 J。

八、体外无创临时起搏

心脏停搏者，在心肺复苏的基础上应考虑立即进行无创体外起搏。心率严重缓慢的心律失常，如心率小于每分钟60次，有严重症状者，可按次应用阿托品0.5~1 mg静脉滴注，每分钟静脉滴注异丙肾上腺素2~10 mg，再行体外无创临时起搏。如二度Ⅱ型或三度房室传导阻滞，应准备经静脉起搏，并先用体外无创临时起搏过渡。

（王振）

第四节　持续生命支持

持续生命支持（PLS）的重点是脑保护、脑复苏及复苏后疾病的防治。

心搏、呼吸骤停患者经抢救后，虽然心脏已复跳，呼吸已恢复，患者的紧急病情已得到改善，但这并不意味着患者已经脱离了危险。由于严重的缺氧和代谢障碍，使脑、心、肾等重要脏器受到不同程度的损害，仍然严重地威胁着患者的生命。所以，复苏后的处理是否得当，对患者的预后效果是否良好具有非常重要的意义。复苏后应给予患者重点监护，密切观察患者的生理功能。复苏后应根据病情，持续或间断观察血压、心电图、中心静脉压，以及电解质、酸碱平衡和血液气体分析等。

一、维持循环功能

患者心跳恢复后，心血管功能处于不稳定状态，主要表现为低血压和组织器官灌注不足。此时应进一步通过监测，了解患者有无休克、心律失常、血容量不足、酸碱失衡和电解质紊乱，判断有无心包填塞（可由心内注射引起）、肺水肿、张力性气胸等。

1. 纠正低血压

通常造成患者血压不稳定或持续低血压状态的原因主要是：①有效循环血量不足。②心肌收缩无力。③酸碱失衡及电解质紊乱。④CPR 导致的并发症。

因此纠正低血压的主要措施是保持充足的血容量、改善心肌收缩力和纠正酸碱平衡失调与电解质紊乱。

2. 处理高血压

患者心肺复苏后，也可突然出现高血压。通常是由于进行 CPR 时注入的肾上腺素或其他儿茶酚胺类药物的持续作用，表现为一过性血压增高，可用硝普钠或硝酸甘油降压。

3. 处理心律失常

患者心跳恢复后亦可发生心律失常，对于频发的室性心律失常，可用利多卡因静脉输注；若为严重的心律失常或房室传导阻滞，则可应用阿托品或异丙肾上腺素。

4. 应常规留置导尿管

观察患者尿量，进行尿液分析以了解肾功能。

二、维持呼吸功能

患者心搏恢复后，自主呼吸未必恢复，或即使恢复但不正常，故仍需加强呼吸管理，继续进行有效的人工通气，及时行血气监测，促进自主呼吸尽快恢复正常。自主呼吸出现的早晚，提示脑功能的损害程度，若长时间不恢复，应设法查出危及生命的潜在因素，给予相应的治疗，如解除脑水肿、改善脑缺氧等。

注意防治肺部并发症，如肺炎、肺水肿导致的急性呼吸衰竭，除加强抗感染治疗外，用机械通气，对通气参数和通气模式要选择合适，在氧合良好的前提下，务必使平均气道压尽可能低，以免阻碍静脉回流，加重脑水肿或因胸腔内压增高而导致的心排血量减少等不良影响。

三、纠正酸中度及电解质紊乱

根据二氧化碳结合力、血 pH 值及剩余碱等检测结果补充碳酸氢钠，一般患者复苏后头 2～3 日仍需每日给予 5% 碳酸氢钠 200～300 ml，以保持酸碱平衡。根据血钾、钠、氯结果做相应处理。

四、防治急性肾衰竭

患者在心肺复苏后早期出现的肾功能衰竭多为缺血再灌注损伤所致，其防治在于维持心脏和循环功能，避免使用对肾脏有损害的药物（如氨基糖苷类抗生素）及大剂量收缩血管药物（特别是去甲肾上腺素）等。心脏复跳后，宜留置导尿管，记录每小时尿量。如每小时尿量少于 30 ml，则需鉴别肾性或肾前性少尿（由于有效循环血量的不足），可试用 20% 甘露醇 100～200 ml 在 30 分钟内快速静脉输入。若注射后 1 小时尿量仍在 20～30 ml，可再试用呋塞米静脉注射；若注射后尿量仍未增加，则提示肾脏急性缺氧性损害，出现急性肾衰竭。肾前性少尿一般经上述处理后，尿量即增加。如为急性肾衰竭，则应严格限制入水量，防治高血钾，必要时考虑透析治疗。待恢复排水量后需及时补充水和钠。

五、脑复苏

为了防治心脏停搏后缺氧性脑损伤所采取的措施称为脑复苏。

（一）缺氧性脑损害的病理生理

心跳停止后 2～3 分钟，脑血管内红细胞沉积，5～10 分钟形成血栓，10～15 分钟血浆析出毛细血管。脑血流停止 15 分钟以上，即使脑循环恢复，95% 的脑组织可能出现"无血流"现象，主要是由于血管周围胶质细胞、血管内皮细胞肿胀和血管内血栓形成堵塞微循环，故有人提出应立即于颈动脉内进行脑灌注（脑灌注疗法）。

脑组织在人体器官中最容易受缺血伤害，这是由于脑组织的高代谢率、高氧耗和对高血流量的需求。整个脑组织重量只占体重的 2%，但静息时，它需要的氧供却占人体总摄取量的 20%，血流量占心排出量的 15%。

正常脑血流（CBF）为每 100 g 脑组织 45～60 ml/min，低于 20 ml/min 即有脑功能损害，低于 8 ml/min 即可导致不可逆损害，前者称为神经功能临界值，后者为脑衰竭临界值。

脑内的能量储备很少，所储备的三磷酸腺苷（ATP）和糖原在心跳停止后 10 分钟内即完全耗竭，故脑血流中断 5～10 秒患者就会发生晕厥，继而抽搐，如超过 5 分钟，就有生命危险。研究认为，心搏停止后的能量代谢障碍易于纠正，而重建循环后发生或发展的病理生理变化，即上述所谓无血流现象给脑组织以第二次打击，可能是脑细胞死亡的主要原因。心搏停止和重建循环后低血压的时间越长，无血流现象越明显。此外，脑生化方面的紊乱，在缺血期间活性自由基等的形成，可损伤细胞膜，甚至导致细胞死亡，因而有人主张用自由基清除剂治疗。缺氧后导致组织损害的另一重要激活因素是细胞内钙离子增加，有人认为细胞质中钙离子浓度增加是引起缺血、缺氧后脑细胞死亡的因素之一。

因缺血、缺氧，脑组织内的毛细血管因有过多氧化物自由基蓄积和局部酸中毒的作用而通透性增加，加之静水压升高，血管内液体与蛋白质进入细胞外间隙而形成脑水肿。脑水肿的防治与提高脑复苏成功率有很大关系。低温、脱水疗法的疗效已被公认为良好。

（二）脑复苏措施

脑复苏主要针对4个方面：降低脑细胞代谢率，加强氧和能量供给，促进脑循环再流通及纠正可能引起继发性脑损害的全身和颅内病理因素。

1. 调节平均动脉压

要求立即恢复并维持正常或稍高于正常的调节平均动脉压（MAP）（90~100 mmHg），要防止突然发生高血压，尤其不宜超过自动调节崩溃点（MAP 130~150 mmHg）。若血压过高，可用血管扩张剂如阿福那特、氯丙嗪和硝普钠等。预防低血压，可用血浆或血浆代用品提高血容积，或用药物如多巴胺等支持 MAP。多数心搏骤停患者可耐受增加10%左右的血容积（1%体重），有时可用胶体代用品如右旋糖酐 - 40 或低分子右旋糖酐，最好根据 PAWP 监测进行补容。

2. 呼吸管理

为预防完全主动过度换气引起患者颅内压升高，对神志不清的患者应使用机械呼吸器。应用呼吸器过度通气，使 PaO_2 和脑微循环血氧分压明显提高，对缺氧性损伤起到恢复作用。保证脑组织充分供氧是非常必要的。

3. 低温疗法

低温可降低脑代谢，减少脑耗氧，减慢缺氧时 ATP 的消耗率和乳酸血症的发展，有利于保护脑细胞，减轻缺氧性脑损害。此外，低温尚可降低大脑脑脊液压力，减小脑容积，有利于改善脑水肿。

1）降温开始时间：产生脑细胞损害和脑水肿的关键性时刻，是循环停止后的最初10分钟。因此降温时间越早越好，1 小时内降温效果最好，2 小时后效果较差，心脏按压的同时即可在头部用冰帽降温。

2）降温深度：低温能减少脑组织耗氧量。一般认为：33~34℃低温对脑有较大的作用，降至 28℃ 以下，脑电活动明显呈保护性抑制状态。但体温降至 28℃ 易诱发室颤等严重心律失常，故宜采用头部重点降温法。

3）降温持续时间：一般需 2~3 天，严重者可能要 1 周以上。为了防止复温后脑水肿反复和脑耗氧量增加而加重脑损害，故降温持续至中枢神经系统皮质功能开始恢复，即以听觉恢复为指标，然后逐步停止降温，让体温自动缓慢上升，绝不能复温过快。

4. 脱水疗法

脱水疗法可提高血浆胶体渗透压，使血液、脑脊液、组织细胞之间形成渗透压差，进而使脑细胞内的水分进入血液而排出体外，引起脑体积缩小，脑压降低。心肺复苏成功后，应给予20% 甘露醇 125~250 ml，快速静脉滴入，或呋塞米、利尿酸钠 40~100 mg 静脉注射。也可用地塞米松 5 mg 静脉注射，每 6 小时 1 次，一般连用 3~5 天。

5. 巴比妥类药物疗法

巴比妥类药物能增加神经系统对缺氧的耐受力，可以抑制脑灌流复苏后脑氧代谢率的异常增加，具有稳定脑细胞膜的作用。巴比妥类药物还可减轻脑水肿，改善局部血流的分布异常，缩小梗死面积。此外，巴比妥类药物还可防治抽搐发作，强化降温对脑代谢率的抑制能力，提高低温疗法的效果。一般强调在心脏复跳后 30~60 分钟内开始应用，迟于24小时则疗效显著降低。可选用2%硫喷妥钠5 mg/kg即刻静脉注射，每小时2 mg/kg（维持血浓度2~4 mg），以脑电图达到正常为宜，总量不超过30 mg/kg。或苯妥英钠7 mg/kg静脉注射。必要时重复给药。硫喷妥钠多用于昏迷患者，属于深度麻醉药，应在麻醉医生指导下进行。下列情况暂停给药：①维持正常动脉压所需血管收缩药物剂量过大时。②心电图出现致命性心律失常时。③中心静脉压及PAWP升至相当高度或出现肺水肿。

6. 促进脑细胞代谢

ATP可供应脑细胞能量，恢复钠泵功能，有利于减轻脑水肿。葡萄糖为脑获得能量的主要来源。此外辅酶A、细胞色素C、多种维生素等与脑代谢有关的药物均可应用。

7. 高压氧的应用

高压氧可提高脑组织的氧分压，降低氧耗及颅内压，促进脑功能的恢复。尤其对心肺复苏后脑损害严重、脑复苏比较困难、反复抽搐、持续呈昏迷状态且病情逐渐恶化者可行高压氧治疗。

8. 肾上腺皮质激素的应用

肾上腺皮质激素在心肺脑复苏过程中具有多方面的良好作用。一般地讲，单独应用肾上腺皮质激素仅适于轻度脑损害者；多数情况下，常与脱水剂、低温疗法同时应用。其用量要大，如地塞米松每次5~10 mg，静脉注射，每4~6小时1次，一般情况下应连用3~5天。

9. 钙拮抗剂的应用和关于应用钙剂的问题

脑缺血后脑内Ca^{2+}的移行，关系到细胞内代谢、细胞内释放游离脂肪酸、产生氧自由基的异常，以及脑微血管无复流现象，这些异常均会导致神经元的损害，钙拮抗剂可改变这些过程。脑完全缺血后血流恢复，可有短暂10~20分钟的高灌流合并血管运动麻痹而破坏血脑屏障，形成水肿，之后有6~18小时的低灌流。钙拮抗剂为强的脑血管扩张剂，可降低此种缺血后的低灌流状态。

脑缺血缺氧后进行复苏，再灌流不足和神经细胞死亡部分起因于Ca^{2+}进入血管平滑肌和神经元。

关于心搏骤停后钙剂的应用，近年来的文献指出：①休克、缺氧或缺血时，有迅速而大量的Ca^{2+}内流进入细胞；②细胞质内钙升高可降低腺苷酸环化酶的活性，引起类似肾上腺素能阻滞剂的应用；③细胞质内Ca^{2+}增多，可使线粒体氧化磷酸化失偶联，抑制ATP的合成；④细胞质内Ca^{2+}升高导致心肌纤维过度收缩，抑制合适的左室充盈，减低最大收缩力。因此说明Ca^{2+}内流入细胞质有代谢和机械两方面作用。故复苏时禁忌常规应用钙剂治疗，并必须仔细地重新评价。

10. 抗自由基药物的应用

该类药物有阻断自由基作用的超氧化歧化酶、过氧化氢酶、谷胱甘肽过氧化物酶和自由基清除剂。如甘露醇、维生素C、维生素D、辅酶Q_{10}、丹参、莨菪碱等。

（三）脑复苏的结局

根据患者脑损伤程度和CPCR的成效，脑复苏的结局可能有4种。

1. 患者经过若干天昏迷，逐渐清醒且恢复正常智力和工作能力。

2. 患者清醒后可能有一定的精神行为障碍或导致某种程度的残疾等后遗症。

3. 植物状态或皮质下存活，或社会死亡，或大脑死亡，可延续数年，最后因并发症而死亡。

4. 脑死亡，无呼吸、无反射、无循环功能，短期内死亡。

因此，脑保护措施宜全程进行，不可轻易放弃。若脑复苏失败，应适时终止治疗。

六、密切观察患者的症状和体征

1. 患者出现呼吸困难、鼻翼扇动、呼吸频率明显增快或呼吸形态明显不正常时，应注意防止呼吸衰竭。

2. 患者出汗或大汗淋漓、烦躁不安、四肢厥冷是休克体征，应采取相应措施。

3. 观察患者意识状态，发现定向障碍、表情淡漠、嗜睡、发绀（其范围从手指、足趾向手和足扩展），说明脑缺血、缺氧，应采取紧急措施，防止脑损伤。

4. 如患者瞳孔缩小，对光反射恢复，角膜反射、吞咽反射、咳嗽反射等也逐渐恢复，说明心肺脑复苏有效。

七、积极治疗原发病因

如为外伤患者需清创、止血、扩容，对中毒患者应用解毒剂等。

八、防治继发感染

心搏骤停的患者由于昏迷及体内环境紊乱、营养供应困难、机体防御能力降低、抢救时一些无菌操作不够严格及应用糖皮质激素等，容易导致并发感染，应及时防治。

1. 保持室内空气新鲜，注意患者及室内清洁卫生。

2. 应注意无菌操作，器械和物品必须经过严格消毒、灭菌。

3. 如病情许可，应勤翻身、拍背，防止压疮及继发感染的发生。但患者如处于低心排血量状态时，则不宜翻身，防止引起心搏骤停的再次发生。

4. 注意口腔及五官护理。眼部可滴入抗生素滴眼液或用凡士林纱布覆盖，防止患者角膜干燥、溃疡及角膜炎的发生。

5. 气管切开吸痰及更换气管内套管时，应无菌操作。吸引气管内分泌物时，负压不宜过大，防止患者鼻咽黏膜破损。

（王振）

第五章 休 克

第一节 概 述

休克是机体遭受强烈的致病因素侵袭后,由于有效循环血量锐减,组织血流灌注广泛、持续、显著减少,致全身微循环功能不良,生命重要器官严重障碍的综合症候群。此时机体功能失去代偿,组织缺血缺氧,神经—体液因子失调。其主要特点是:重要脏器组织中的微循环灌流不足,代谢紊乱和全身各系统的功能障碍。简言之,休克就是机体对有效循环血量减少的反应,是组织灌流不足引起的代谢和细胞受损的病理过程。多种神经—体液因子参与休克的发生和发展。所谓有效循环血量,是指单位时间内通过心血管系统进行循环的血量。有效循环血量依赖于充足的血容量、有效的心搏出量和完善的周围血管张力三个因素。当其中任何一个因素的改变超出了人体的代偿限度时,即可导致有效循环血量的急剧下降,造成全身组织、器官氧合血液灌流不足和细胞缺氧而发生休克。在休克的发生和发展过程中,上述三个因素常都累及,且相互影响。

一、病因和分类

(一)心源性休克

原因为急性心肌梗死、心律失常、主动脉窦瘤破裂、心房黏液瘤、重度充血性心力衰竭、大面积肺栓塞、心脏压塞、急性主动脉瓣关闭不全、急性二尖瓣关闭不全、急性室间隔穿孔。

(二)低血容量性休克

原因为出血、大面积烧伤、呕吐、腹泻、肠梗阻、骨折。

(三)感染中毒性休克

1. 休克型肺炎。

2. 暴发性流行性脑脊髓膜炎。

3. 中毒性菌痢。

4. 流行性出血热。

5. 急性胆囊炎、急性梗阻性化脓性胆管炎。

6. 急性肾盂肾炎。

(四)过敏性休克

主要是药物(如青霉素等)和血清制品引起。

(五)神经源性休克

见于创伤、剧烈疼痛、脊髓横断、麻醉、药物过量等。

(六)其他原因所致的休克

1. 艾迪生病危象。

2. 黏液水肿。

二、病理生理学改变

（一）微循环改变

微循环是指微动脉与微静脉之间微血管的血液循环，是血液和组织间进行物质代谢交换的最小功能单位，是组织摄氧和排出代谢产物的场所，其变化在休克发生、发展过程中起着重要作用。休克时有效循环血量不足，全身的循环状态发生了一系列变化，约占总循环血量20%的微循环也相应地发生不同阶段的变化。

休克早期，由于有效血容量降低，引起动脉血压下降、组织灌注减少和细胞缺氧。此时机体通过一系列代偿机制调节和矫正所发生的病理变化，包括：通过位于主动脉弓和颈动脉窦的压力感受器引起血管舒缩中枢加压反射，交感—肾上腺轴兴奋导致大量儿茶酚胺释放以及肾素—血管紧张素分泌增加等，使心率增快和心排出量增加。同时通过选择性收缩外周（皮肤、骨骼肌）和内脏（如肝、肾、胃、肠）的小血管，使循环血量重新分布，以保证心、脑、肾等重要器官的灌注，使这些重要器官的血液供应在全身循环血量减少的情况下基本维持正常。此时若能去除病因，休克较易纠正。

休克中期，微血管广泛扩张，动静脉短路进一步开放，原有的组织缺氧更为严重，细胞缺氧导致无氧代谢增加，出现能量产生不足，乳酸类产物蓄积以及血管舒张物质（如组胺、缓激肽）释放。这些物质可直接引起毛细血管前括约肌舒张，而后括约肌对其敏感性低，仍处于收缩状态，造成毛细血管静水压增高、血液滞留、血管通透性增加和血浆外渗、血液浓缩、血液黏稠度增加，进而使回心血量降低，有效循环血量锐减，心排出量和血压下降，心、脑等器官灌注不足，休克加重。

休克晚期，病情继续发展，多不可逆。微血管发生麻痹性扩张，淤滞在微循环内的黏稠血液在酸性环境中处于高凝状态，红细胞和血小板容易发生聚集并在血管内形成微血栓，甚至引起弥散性血管内凝血（DIC），同时由于严重的组织灌注不足、细胞缺氧和能量供应不足，亦可导致细胞内的溶酶体膜破裂及多种酸性水解酶溢出，引起细胞自溶，最终造成大片组织损伤及多器官功能衰竭（MODS）。

（二）代谢的改变

休克时的代谢变化非常明显，表现为组织灌注不足和细胞缺氧，无氧糖酵解过程成为获得能量的主要途径，此外糖原、脂肪和蛋白质分解代谢增强，合成代谢减弱。葡萄糖经无氧糖酵解所获的能量仅为有氧代谢的6.9%，机体的能量极度缺乏。

随着无氧代谢的加重，乳酸产生增加，同时微循环障碍而不能及时清除酸性代谢产物，肝脏对乳酸的代谢能力也下降，使乳酸积聚，导致代谢性酸中毒。组织缺氧、能量产生不足、代谢产物的堆积都可引起细胞膜的离子泵功能障碍，导致易损器官细胞严重损伤，甚至死亡（坏死或凋亡）。

（三）炎性介质释放和细胞损伤

严重创伤、感染、休克可引起炎性细胞激活和大量炎性递质的释放，导致强烈的全身炎性反应，进而影响全身各系统器官的广泛损伤和功能改变。主要炎性递质包括：肿瘤坏死因子α（TNF-α）、白细胞介素（IL-1、IL-2、IL-6、IL-8、IL-10等）、血栓素、前列腺素、心肌抑制因子等。

休克导致的细胞损伤取决于休克的持续时间和严重程度。活性氧代谢产物可引起脂质过氧化和细胞膜破裂，同时代谢性酸中毒和能量不足还造成细胞膜的屏障功能障碍，引起膜离子转运功能障碍，致使细胞内 K^+ 减少，Na^+、Ca^{2+} 增多，细胞水肿。组织细胞肿胀可压迫微血管，内皮细胞肿胀可使微血管管腔狭窄，加剧微循环障碍，并加重代谢性酸中毒。线粒体肿胀、破坏，造成 ATP 合成减少，细胞能量生成严重不足，进一步影响细胞功能。休克时缺血、缺氧和酸中毒等可致溶酶体酶释放，加重微循环障碍，导致细胞损伤和多器官功能障碍。

（四）内脏器官的继发性损害

休克期间由于循环障碍引起细胞缺血、缺氧，细胞功能发生明显改变，从而导致器官功能障碍。任何器官在血流灌注不足时，其功能都可受到不同程度的损害，长时间的低灌注状态可导致器官功能不可逆性损害。

（五）心脏

由于有效循环血容量不足，回心血量减少，交感神经系统的兴奋性增加，可使心率增快，心肌收缩力增加，代偿性心排血量增加。如果休克继续发展，可导致冠状动脉灌注不足及心肌抑制因子的释放，使心肌收缩力严重抑制。心肌严重缺血可导致心肌梗死以及严重心律失常。

（六）脑

由于应激反应引起儿茶酚胺释放而导致中枢神经系统兴奋，随着脑血流的进一步减少，脑功能可呈进行性损害。最终可因脑细胞缺血导致局部的乳酸增加、脑细胞水肿、细胞膜结构破坏、神经传递功能丧失和不可逆性脑损害。患者表现为躁动不安、神志淡漠、昏迷，脑干损伤可引起呼吸和循环衰竭。

（七）肺脏

循环血容量不足可使肺循环灌注减少，有通气而无灌流的肺泡增加，结果使肺泡无效通气增加，气体交换功能严重受损，可导致低氧血症和 CO_2 的蓄积。长时间的肺循环低灌流和缺氧，可促进肺毛细血管的微血栓形成，并可损伤毛细血管内皮细胞和肺泡上皮细胞，结果进一步损害肺泡的灌注，引起肺毛细血管通透性增加和肺间质水肿，肺泡表面活性物质的生成减少。严重者导致急性呼吸衰竭或急性呼吸窘迫综合征（ARDS）。

（八）肾脏

低血容量引起心排出量降低时，肾脏也发生代偿性功能变化，表现为肾血流量下降、肾小球滤过率降低、醛固酮与抗利尿激素分泌增加以增加肾脏对钠和水的再吸收。结果使尿浓缩、尿量减少和尿钠含量降低。如不及时纠正，可导致肾小管坏死，严重者可引起肾皮质坏死和不可逆性急性肾衰竭。在感染性休克或创伤性休克时，除了肾脏灌注不足外，常伴有毒性代谢产物对肾小管的损伤，导致急性肾衰竭。

（九）肝脏

肝血流量减少可引起肝细胞缺血、缺氧，导致肝脏的代谢功能障碍。早期肝糖原降解和糖原代谢加速，可引起血糖升高。但到晚期，因碳水化合物的摄取障碍和糖原消耗增加，可导致低血糖。因蛋白和脂肪的代谢增加，导致肝脏对乳酸的代谢能力降低，结果可加重已存在的代谢性乳酸血症或酸中毒。肝脏对胆红素、细菌毒素及代谢产物（如氨）的代谢能力降低，肝细胞的解毒功能也受损，结果导致肝衰竭。

（十）胃肠道

全身有效血容量不足和组织灌注压明显降低时，机体为了保证重要生命器官（如心、脑）的血流灌注，胃肠道、皮肤及骨骼肌的血管首先发生代偿性收缩，血管阻力显著增加，使胃肠道处于缺血、缺氧状态。结果损害黏膜上皮细胞的屏障功能，导致肠道内的细菌或毒素进入血液循环；胃肠蠕动功能减弱导致肠麻痹；严重的黏膜缺血可导致胃肠溃疡；损害胃肠道对碳水化合物和蛋白的吸收功能；胰腺缺血还可释放心肌抑制因子而损害心肌功能。

三、病情评估

（一）临床表现

根据临床过程分为 3 个阶段。

1. 休克早期（低血压代偿期）

表现为过度兴奋，烦躁不安，面色及皮肤苍白、湿冷，口唇、甲床轻度发绀，脉搏快而有力，血压正常或偏高，舒张压稍升高，但脉压减小。

2. 休克中期（低血压失代偿期）

除早期表现外，神志尚清楚，表情淡漠，全身无力，反应迟钝，意识模糊，脉搏细数，收缩压降至 80 mmHg 以下，脉压小于 20 mmHg，浅静脉萎陷，口渴，尿量减少至每小时 20 ml 以下。

3. 休克晚期（器官功能衰竭期）

嗜睡或昏迷、面色青灰、发绀明显、皮肤呈花纹状、脉细难以摸清、血压很低甚至测不出、呼吸困难、尿闭，伴 DIC 者可有皮肤、黏膜、呼吸道、消化道、泌尿道等多器官多脏器出血。

（二）实验室及其他检查

1. 化验

休克的实验室检查应当尽快进行，为全面了解内环境紊乱状况和各器官功能并帮助判断休克原因和休克程度，还应当注意检查内容的广泛性。一般应注意的项目包括：

1）血常规：其中白细胞增多往往提示感染性休克、贫血提示出血性休克、嗜酸性粒细胞增多提示过敏性休克。

2）血生化：包括电解质、肝功能、肾功能等检查，BUN、Cr、转氨酶等指标在休克末期是器官损害的证据，同时对休克的病因也具有指导意义。

3）血气分析：血乳酸值可以提供器官氧供应不足的证据，一般乳酸值 > 2 mmol/L 即可提示休克，而 > 4 mmol/L 的患者病死率明显增高。对于所有疑诊休克的患者，推荐连续监测，以指导、监测以及评价休克。

4）出凝血指标检查：包括与 DIC 有关的项目的检查，可以检测 D – 二聚体以排除肺栓塞，凝血酶原时间（PT）、活化的部分凝血酶原时间（APTT）增高提示出血性休克，同时也可为脓毒血症和 DIC 末期。

5）包括 CK – MB 在内的血清酶学和肌钙蛋白（cTnT 或 cTnI）、肌红蛋白（Myo）等心肌损伤相关指标的检查，检查结果异常往往提示心源性休克。

6）各种体液、排泄物等的培养，病原体检查和药敏测定等。

2. 感染和炎症因子的血清学检查

通过血清免疫学检测手段，检测血中降钙素原（PCT）、C 反应蛋白（CRP）、念珠菌或曲霉菌特殊抗原标志物或抗体以及 LPS、TNF、PAF、IL－1、IL－6 等因子，有助于快速判断休克是否存在感染因素，可能的感染类型以及体内炎症反应紊乱状况。及时收集患者痰液进行病原微生物培养、患者高热时采集血液进行培养，并及时做药物敏感实验，及时调整抗生素。

（三）鉴别诊断

首先应与体质性、体位性、内分泌功能紊乱性、营养不良性及慢性疾病、心血管疾病、高山疾病引起的低血压及虚脱相鉴别。

四、急救措施

休克的治疗是综合性措施，应早期发现，及时给予病因根治，迅速补充血容量，改善微循环，纠正血流动力学紊乱，恢复组织和器官的缺氧状态，保护重要脏器功能。

尽管各类休克病因不同，但治疗原则及方法基本相似，主要包括：迅速扩充及补充血容量，改善心排血量，适当使用血管活性药物，纠正酸中毒，改善微循环的血液灌注，治疗脏器功能障碍。防治 DIC，进行彻底的病因根治。

（一）病因治疗

应针对不同病因进行，祛除引起休克的因素。早期休克如能积极控制原发病，将使休克得以终止。

感染性休克时应首先控制感染，在病原菌未明确之前，按感染的途径和临床经验判断最可能的致病菌，选择广谱抗生素。主张大剂量、联合静脉用药、首剂加倍的冲击疗法。用药前先进行血、骨髓、局部渗出液的培养。对明确致病菌者按药物敏感程度指导用药。

心源性休克者应维持心排血量，保证心肌血液供应，改善心功能，防治心律失常等。

低血容量性休克时应根据血容量丧失的原因治疗，如控制呕吐、腹泻，防止血浆外渗，应根据不同出血部位给予迅速、有效的止血。过敏性休克时首先终止抗原物质的继续接触，配合抗过敏治疗。神经源性休克应采取迅速止痛、使用血管活性药物等措施。

（二）一般措施

患者取平卧或头与下肢均抬高 30°，或两种体位交替。立即供氧，流量 2 ~ 4 L/min，缺氧或发绀明显者为 4 ~ 6 L/min，必要时面罩或正压给氧直至休克改善。快速静脉扩容改善微循环，注意保暖，暂禁食。不应远距离运送，短程运送亦应在血压稳定后。

（三）休克时的监测

休克是一种严重的临床危重症，加强临床监测为抢救提供了数字化依据，从而更准确判断生理功能紊乱的程度，有条件者应进入 ICU 集中监护，根据病情变化进行重点治疗。监护内容包括：心电监护、血流动力学监测、呼吸功能监测、肾功能监测、生化指标的监测、微循环灌注的监测。

1. 血流动力学监测

包括血压、脉压、CVP、心率、PAWP、心排血量、动脉压。

1）动脉压测定：休克时动脉压更能真实反映血压下降的程度，对使用血管活性药物具有指导意义。有条件者应做动脉插管测压。

2）CVP 测定：CVP 是指接近右心房之腔静脉内的压力，正常值为 8 ~ 10 cmH₂O *，可反映血容量、静脉紧张度及右心功能情况。如血压降低、CVP < 5 cmH₂O，表示血容量不足；CVP > 15 cmH₂O 则提示心功能不全、静脉血管床过度收缩或肺循环阻力增加。在治疗过程中，连续测定 CVP，可调整补液量及补液速度。但应注意，使用大量血管活性药或正压性辅助呼吸可影响 CVP。

3）PAWP：反映左心房平均压，与左心室舒张末期压密切相关。在无肺血管疾病或二尖瓣病变时，测定 PAWP 有助于了解左心室功能，是估计血容量和监测输液速度，防止发生肺水肿的一个良好指标。

PAWP 正常值为 6 ~ 12 mmHg。过低示血容量不足；PAWP > 18 mmHg，提示输液过量、心功能不全；如 PAWP > 30 mmHg，将出现肺水肿。

4）心排血量：在休克的情况下，心排血量较低，但感染性休克的心排血量有时较正常值高。用带有热敏电阻的漂浮导管，通过热稀释法可测出心排血量。然后可采用冷稀释法持续监测心排血量。

5）休克指数：休克指数 = 脉率 ÷ 收缩压，其正常值是 0.5，表示血容量正常。如指数为 1，表示丢失血容量 20% ~ 30%。如指数 > 1，表示丢失血容量 30% ~ 50%。估计休克指数对指导低血容量性休克和创伤性休克的急救治疗很有参考价值。

2. 呼吸功能监测

包括呼吸的频率、幅度、节律、动脉血气分析指标的动态观察，呼吸机通气者可以直接反映其他指标（详见呼吸衰竭）。

3. 肾功能监测

动态尿量监测、尿比重、Cr、BUN、血电解质、尿量是反映腹腔器官灌注量的间接指标，休克时应留置导尿管动态观察尿量情况。抗休克治疗有效平均每小时尿量应大于 20 ml。每日尿量少于 400 ml 称少尿，少于 50 ml 称无尿。休克时出现少尿首先应判断肾前性或肾性少尿。

尿比重，主要反映肾血流与肾小管功能关系的指标。

4. 生化指标的监测

血电解质、动脉血气分析、血糖、丙酮酸、乳酸在休克时明显增高，血转氨酶升高提示肝细胞功能受损严重，血氨增加预示出现肝衰竭，DIC 时应监测有关指标。

---

* 1 cmH₂O = 0.1 kPa。

5. 微循环灌注的监测

1）体表温度与肛温：正常时两者之间相差约 0.5℃，休克时增至 1~3℃，两者差值愈大预后愈差。

2）红细胞比容：末梢血比中心静脉血的红细胞比容 > 3 vol%，提示有周围血管收缩，应动态观察变化幅度。

3）甲皱微循环：休克时变化为小动脉痉挛，毛细血管缺血、血管袢减少、直径缩小，血管模糊不清，苍白，小静脉扩张、色暗红、淤血、渗出、流速减慢。

（四）补充血容量

在低血容量休克时丧失的主要是血液，先抽血送检查血型和做交叉配血试验，可快速输入 5%~10% 葡萄糖液、生理盐水及 5% 葡萄糖盐水，待交叉配血出结果后再输入相应血型的血。一般输鲜血，如大量快速输入库存血时，应注意补充钙剂、碳酸氢钠及新鲜血浆，以避免发生并发症。输入平衡液，因每升液体含钠及氯各 154 mmol，输入体内后 1/3 保留在血管内，2/3 在间质液。因与细胞内液的晶体渗透压相等，故水不进入细胞内。大量的盐水或葡萄糖盐水可以扩充血管内液及间质液，以达扩容的目的，但可发生高氯血症及肺水肿，林格溶液除含有钠、氯外，尚含有钙和钾，其含氯较少，但每升含乳酸钠为 28 mmol，在患者已有高乳酸血症的情况下，不应大量输入，可使血浆胶体渗透压降低。

（五）血管活性药物的应用

在充分的容量复苏后，血流动力学仍不稳定，血压仍不能维持时，需要使用血管活性药物，以维持脏器灌注压，临床常用的升压药物有多巴胺、去甲肾上腺素等。条件许可时，应用升压药的患者可留置动脉导管，监测动脉血压。

（六）改善微循环

微循环功能障碍是休克进展和组织、器官功能障碍非常重要的原因之一，在排除患者有明显出血倾向，有使用肝素抗凝的禁忌证后，在应用其他抗休克治疗措施同时，早期给予小剂量的肝素治疗，可以改善微循环障碍。必要时可使用抗纤溶药物和抗血小板黏附与聚集的药物。

（七）纠正酸碱平衡紊乱

纠正酸碱紊乱的根本措施是恢复有效循环血量。常用药物为 5% 碳酸氢钠，可直接提供碳酸氢根，作用迅速明显。首次可于 30 分钟至 1 小时静脉滴注 100~200 ml，以后再酌情决定是否继续应用。输碱性药物过多过快时，可使血钙降低，发生手足搐搦，可补以 10% 葡萄糖酸钙。

（八）肾上腺皮质激素的使用

对过敏性休克用肾上腺皮质激素可改善机体反应能力，提高升压疗效，改善血管通透性，解除血管痉挛及抗过敏作用。方法：氢化可的松 200~600 mg 或地塞米松 20~40 mg 加 10% 葡萄糖 500 ml 静脉滴注。若停用升压药时应同时停用肾上腺皮质激素。因易诱发水、电解质紊乱，故一般不超过连续 3 天用药。

（九）改善心功能

心源性休克及休克并发心力衰竭者，可酌情使用洋地黄类强心剂，同时注意减慢输液速度，适当限制输入水量。

（十）防治并发症

休克最常见并发症包括休克肺、ARDS、心肾衰竭、MODS 及 DIC 等，其诊断与治疗见有关章节。

（陈际英）

第二节　心源性休克

心源性休克（CS）是指心脏泵功能受损或心脏血流排出道受阻引起的心排血量快速下降［CI < 2.2L/（min·m²）］，而代偿性血管收缩不足所致的有效循环血量不足、低灌注和低血压状态。与其他休克一样，其共同特征是有效循环血量不足，组织和细胞的血液灌注虽经代偿仍受到严重限制，从而引起全身组织和脏器的血液灌注不良。其主要临床表现除有原发性心脏病的表现外，尚伴有血压下降、面色苍白、四肢湿冷和肢端发绀、浅表静脉萎陷、脉搏细弱、全身乏力、尿量减少、烦躁不安、反应迟钝、神志淡漠，甚至昏迷等。

一、病因

（一）心室射血功能受损或机械障碍

广泛心肌梗死、各种重症心肌炎、各类晚期心脏疾病，严重主动脉瓣或肺动脉瓣狭窄等。

（二）心室充盈的机械障碍

急性心脏压塞、心房黏液瘤或球瓣样血栓、重度二尖瓣或三尖瓣狭窄等。

心源性休克虽可并发于以上任何一种严重心脏疾病，但最常见的仍是急性心肌梗死（AMI）以后，由于大量缺血、坏死的心肌丧失功能，使心室功能严重减退，引起心排血量减少和组织灌注不足，一般前壁心肌梗死比下壁心肌梗死多见，尤其是广泛心肌梗死以后，或伴有严重机械并发症时，如乳头肌功能紊乱或断裂、室间隔穿孔、室壁瘤形成及心脏破裂等，绝大多数发生在起病 24 小时内，晚期出现则多为梗死面积不断扩大，或伴有心律失常、心力衰竭者。

二、病理生理

（一）泵衰竭

大面积心肌梗死时，左心室心肌严重损害，使心脏泵功能下降，左心室收缩功能降低，心排血量及心搏率减少，泵功能损害程度与心肌损伤范围成正比。AMI 并发心源性休克常表示有 40% 以上的左心室壁受损，以冠状动脉而言则多为三支病变。

（二）左室充盈压升高

左室充盈压升高与左室收缩功能减退和舒张期末容量增加有关，但更重要的是缺血心肌的顺应性或扩张性降低的缘故。在 AMI 伴有乳头肌断裂或功能紊乱时，常可致急性二尖瓣反流，使心排血量急剧下降。广泛心肌梗死伴有室间隔穿孔，造成严重左向右分流时，均可使左心室容量负荷过度，左心室舒张末期的内径（LVDP）增高，被动引起左心房与肺静脉压力升高，诱发肺淤血、肺水肿，迅速导致全心衰竭、心源性休克，甚至死亡。尤其是并发右冠状动脉闭塞与下壁心肌梗死时，右心功能还可直接受到损害。

（三）相对性低血容量

即左心室充盈压正常或轻度升高时导致的休克状态，其血流动力学改变类似失血性休克。据文献报道，有 10% ~ 15% 的 AMI 患者有相对性低血容量，在 AMI 发生的 24 小时内，血容量可减少 20%。

（四）周围血管调节机制障碍

由血管舒缩功能障碍引起，不一定有泵衰竭。后一种血流动力学改变的原因多由于剧痛、大汗淋漓、精神紧张、恐惧等引起，如能针对病因及时调整则预后良好。

三、病情评估

（一）临床表现

1. 原发病的表现

急性心肌梗死引起心源性休克的患者，大多有严重心前区疼痛、濒死感，可伴有恶心、呕吐、大汗、精神不振、虚弱、烦躁不安，大多数患者伴发各种心律失常。心脏压塞患者可见颈静脉怒张、肝大、肝颈反流征阳性、心音减弱且有遥远感及奇脉等。

2. 休克的体征

表现为血压下降、脉搏细速；因器官灌注不足而出现皮肤湿冷、苍白或发绀、出汗、神志障碍或尿量减少等。

（二）实验室及其他检查

1. 血常规检查

红细胞、血红蛋白及血细胞比容有助于判断血容量不足或心功能不全，有助于判断有无血液浓缩。

2. 尿量及尿常规检查

尿量的多少与肾脏灌注有关，也可反应内脏的血液循环，每小时尿量 < 30 ml，表示微循环不良，组织灌注差。尿呈酸性反应，镜检有蛋白、管型及红细胞等。

3. 血气分析

定期测定动脉血的 pH 值、血氧饱和度、氧分压、二氧化碳分压等指标，以观察水、电解质和酸碱平衡，并了解肺的通气与换气功能。

4. 动脉血乳酸含量测定

正常 < 2 mmol/L，休克时增高；如持续明显升高，表示预后不良。

5. 血流动力学监测

有条件时可由静脉插入三腔漂浮导管（Swan – Ganz 导管），测定心排出量、肺毛细血管楔压（PCWP）、肺动脉舒张末期压（PAEDP）、CVP 等各项指标，以观察、判断心源性休克的程度及补液情况。

6. 心电图监测

多提示有原发疾病的心电图变化。

7. 其他

肝、肾功能检查，血生化检查，胸片及眼底检查等。

（三）诊断标准

1. 有原发疾病。

2. 有周围循环衰竭症状，如肢凉、神志淡漠、烦躁、尿少等。

3. 收缩压下降到 80 mmHg 以下。如原有高血压的患者，则收缩压较原来低 20% 以上。

4. 排除其他原因引起的血压下降（如心律失常、药物影响、临终前等）。

（四）鉴别诊断

本病应与大量肺栓塞、急性心脏压塞及其他原因引起的休克相鉴别。

四、急救措施

（一）一般处理

1. 体位

患者平卧、抬高下肢 15°~30°。若有明显呼吸困难或肺水肿，可将头、胸部抬高。

2. 吸氧

氧流量一般每分钟 2~6 L，必要时使用呼吸机辅助呼吸。

3. 监护

1）连续监测心电图及时发现各种心律失常。

2）监测动脉血压。有条件时最好直接测量动脉内压、监测中心静脉压或毛细血管嵌楔压。

3）放置导尿管，记录每小时尿量。

4）对严重病例，有条件时应测定心排出量、血清 pH 值、电解质、动脉氧分压和二氧化碳分压等。

（二）病因治疗

某些心源性休克通过对其病因的治疗，可使休克得到缓解，甚至治愈，如严重心律失常的抗心律失常治疗，急性心脏压塞的心包穿刺放液、放血术或手术治疗等，均可使休克迅速得到纠正。

（三）镇静和止痛

忧虑、不安等使患者精神紧张，均可增加患者对氧的需求，使心肌缺氧进一步加重。可选用对呼吸和循环无明显抑制的镇静剂，如安太乐 50~100 mg 静脉注射，或异丙嗪 25~50 mg 肌内注射。心肌梗死患者，严重胸痛可使休克加重，可用吗啡 5~10 mg

皮下注射。如疼痛未见缓解，10 分钟后可再次给予。因反复应用吗啡而发生呼气抑制者，可用烯丙吗啡加以对抗，其剂量为 2.5 ~ 5.0 mg，必要时每 2 小时重复给药 1 次。

（四）给氧

由于肺动脉短路、肺水肿等因素，致使患者缺氧。当患者出现烦躁不安、气短、定向障碍、心律失常等症状时，均为缺氧的表现。但是部分患者动脉氧分压虽已有所降低，临床却无缺氧症状。所以心源性休克患者均应常规给氧，按 5 ~ 6 L/min 的流量经由面罩或鼻管给予均可。

（五）补充血容量

在心源性休克的早期，血容量减少不明显。此后由于微循环功能障碍、血液的淤积、渗出等往往继发血容量不足。如果此时伴有休克所致的大汗淋漓，血容量减少更为显著。因此，补充血容量是必需的，但是由于心功能严重障碍，补液必须谨慎从事。为了更好地指导补液，测定中心静脉压是非常必要的。液体的补充量，开始按 10 ml/（kg·次），静脉缓慢滴注，于 2 小时内滴完。在滴注过程中，保持中心静脉压在 8 ~ 12 cmH$_2$O。输注的液体以中分子右旋糖酐、低分子右旋糖酐或羟乙酰淀粉溶液较好，它不仅能有效地补充血容量，而且还可以防止血小板、红细胞的凝集，避免血栓形成，有助于改善微循环。如果患者伴有显著的显性出汗，还应适当地补充平衡盐水，改善细胞间液循环状态，维持细胞的正常代谢。输液中应严密观察心肺情况，以防肺水肿。

（六）应用血管活性药物

当初次测量中心静脉压其读数即超过 12 cmH$_2$O 或在补充血容量过程中有明显升高而患者仍处于休克状态时，需考虑选用血管活性药物。

1. 儿茶酚胺类药物

心源性休克应用该类药物的目的为：恢复适当的血压；增加心排出量和调整血液的分布，以保证重要脏器的血液灌注。多巴胺以每分钟 20 ~ 200 μg 静脉滴注，或多巴酚丁胺以每分钟 2.5 ~ 10 μg/kg 静脉滴注，或去甲肾上腺素 0.5 ~ 1.0 mg 加入 5% 葡萄糖液 100 ml 中以每分钟 5 ~ 10 μg 静脉滴注，或间羟胺 10 ~ 30 mg 加入 5% 葡萄糖液中静脉滴注，使收缩压维持在 91 ~ 98 mmHg。

2. 血管扩张剂

血管扩张剂应用的目的为降低心脏的前、后负荷和扩张微循环以增加循环血流量，常与儿茶酚胺类药物联用，应用时应严密观察血流动力学，以免血压下降。常用硝普钠 10 mg 加入 5% 葡萄糖液 500 ml 以每分钟 25 μg 静脉滴注，或妥拉苏林 10 ~ 20 mg 加入 5% 葡萄糖液 100 ml 中以每分钟 0.3 ~ 0.5 mg 静脉滴注，酚苄明以 0.2 ~ 1.0 mg/kg 加入 5% 葡萄糖液 200 ml 中静脉滴注，硝酸甘油 10 mg 加入 5% 葡萄糖液 500 ml 以每分钟 10 μg 静脉滴注。

（七）纠正水、电解质紊乱及代谢性酸中毒

休克时微循环灌注不良，组织缺氧，无氧代谢增加，再加上肾小球滤过率降低，故可致代谢性酸中毒。酸中毒可影响细胞内外 Na$^+$、K$^+$ 交换，导致电解质紊乱。休克晚期肾衰竭和胃肠功能紊乱又加重水、电解质及酸碱平衡紊乱。

在血气分析等监测下应用碳酸氢钠来纠正酸中毒。常用 5% 碳酸氢钠 2 ~ 4 ml/kg，使血液 pH 值恢复至 7.3 以上。

（八）强心剂的应用

CVP 或 PAWP 增高、室上性心动过速或心力衰竭时，可应用强心药毛花苷 C 0.2 ~ 0.4 mg 加入 50% 葡萄糖液 40 ml 中，静脉注射；或用毒毛花苷 K 0.125 ~ 0.25 mg 加入 50% 葡萄糖液 40 ml，静脉注射。

（九）营养心肌

可用极化液、能量合剂、1，6 二磷酸果糖（FDP）等，以增加心肌细胞的能量供应。

（十）肾上腺皮质激素的应用

肾上腺皮质激素的应用目前尚有不同的意见，如要使用应早期大剂量使用。如地塞米松 10 ~ 20 mg 或氢化可的松 100 ~ 200 mg 加入 5% ~ 10% 葡萄糖液中静脉滴注。

（十一）抗生素

并发感染者应及时应用有效抗生素。

（十二）预防肾衰竭

血压基本稳定后，在无心力衰竭的情况下，可在 30 分钟内快速静脉滴注 20% 甘露醇或 25% 山梨醇 100 ~ 250 ml，以防发生急性肾衰竭。如有心力衰竭，不宜用上述药物静脉滴注，可静脉注射呋塞米 40 mg 或依他尼酸钠 50 mg。

（十三）机械辅助循环

主动脉内气囊反搏术（IABC）宜用于心源性休克的早期，可提高冠状动脉和脑动脉的血流灌注，降低左室后负荷，提高每搏血量，有条件可选用。另外，还可行体外反搏术。

（十四）中医中药

可选用参麦注射液、生脉注射液、参附注射液、参附青注射液等。

（丁怀飞）

第三节　感染性休克

感染性休克是指各种病原微生物及其代谢产物（如内毒素、外毒素），导致的机体免疫抑制、失调，微循环障碍及细胞、器官代谢、功能损害的综合征，死亡率为 40% ~ 85%。

一、病因

造成感染性休克的病原体有细菌、病毒、真菌、立克次体、原虫等，其中最常见的是革兰阴性杆菌，如大肠埃希菌、绿脓杆菌等。感染来源有：①消化系统，如胆管感染、胃肠道穿孔引起的全腹膜炎、胰腺炎；②呼吸系统；③泌尿生殖系统；④烧伤；

⑤动、静脉内各种导管，尿管，静脉输液及高营养等。

高龄、营养状况差、使用激素及化疗、创伤及手术后并发症等情况，均可致免疫力低下，易发生感染性休克。

二、发病机制

当机体感染（如革兰阴性杆菌）后，细菌内毒素和其细胞壁的脂多糖复合物进入循环：①刺激肾上腺释放儿茶酚胺类物质；②兴奋交感神经；③增加机体对儿茶酚胺的敏感性，引起静脉收缩，继而小动脉收缩，外周血管阻力增加，心排血量下降，称"低排高阻型"即"冷休克"。此时，血液淤滞在微循环，出现组织缺氧，酸中毒等代谢障碍及引起 DIC 而促成器官的损害。革兰阳性菌产生外毒素，能使细胞蛋白溶解，形成血浆激肽，有类似组胺和 5 - 羟色胺的血管麻痹作用，出现包括动脉扩张、脉压、心排出量增加和周围阻力降低，称"高排低阻型"即"暖休克"。当革兰阳性菌血症患者开始出现低血压时，其表现常是发热和肢暖，随着病程进展，可转成"冷休克"。

三、病情评估

（一）临床表现

感染性休克的血流动力学有高动力型和低动力型两种。前者外周血管扩张、阻力降低，心排血量正常或增高，有血流分布异常和动静脉短路开放增加，细胞代谢障碍和能量生成不足。患者皮肤比较温暖干燥。低动力型外周血管收缩，微循环淤滞，大量毛细血管渗出致血容量和心排血量减少，患者皮肤湿冷。表 5 - 1 列出感染性休克的临床表现。

表 5 - 1 感染性休克的临床表现

临床表现	冷休克（低排高阻型）	暖休克（高排低阻型）
神志	躁动、淡漠或嗜睡	清醒
皮肤色泽	苍白、发绀或花斑样发绀	淡红或潮红
皮肤温度	湿冷或冷汗	比较温暖、干燥
毛细血管充盈时间	延长	1～2 秒
脉搏	细速	慢、搏动清楚
脉压（mmHg）	<30	>30
尿量（ml/h）	<25	>30

（二）实验室及其他检查

1. 实验室检查

1）细菌学检查：应尽早进行病原菌检查并及时进行抗感染治疗。血培养及药敏试验对所有感染患者都是必需的。除非胸片完全排除肺部感染，否则呼吸道分泌物的革兰染色及培养也是必需的。其他培养包括粪、尿、伤口、导管、置入假体、胸水、腹水、脓肿或窦道的引流液、关节腔积液等细菌性检查均有助于感染的病原学诊断。对于有脑膜刺激征、头痛及意识障碍的患者应该行腰穿及脑脊液培养。可使用 1、3 – β – D 葡聚糖、甘露聚糖和抗甘露聚糖抗体检测鉴别侵袭性念珠菌感染。

2）血象：脓毒性休克其白细胞总数多升高，中性粒细胞增加，核左移。但如感染严重，机体免疫抵抗力明显下降时，其白细胞总数可降低。血细胞比容和血红蛋白增高，提示血液浓缩。感染中毒严重或并发 DIC 时，血小板进行性下降。

3）心功能：利用心肌酶谱、脑钠肽（BNP）等有助于判断患者心室容量大小、有无心肌梗死，对于预后意义重大。

4）肝脏评价：包括血清总胆红素、血丙氨酸氨基转移酶、门冬氨酸氨基转移酶、血白蛋白等。

5）肾功能：肾衰竭时，尿比重由初期偏高转为低而固定，血肌酐和 BUN 升高，尿与血的 Cr 浓度之比 <1∶5，尿渗透压降低，尿/血浆渗透压的比值 <1.5，尿钠排出量 >40 mmol/L。临床上，尤其应该警惕尿量多、比重低，BUN、Cr 增高的"非少尿性肾衰"。

6）血气分析：$PaCO_2$ 早期由于呼吸代偿而可有轻度下降呈呼吸性碱中毒，常有低氧血症、代谢性酸中毒。呼吸性碱中毒合并代谢性酸中毒见于各类型休克。动脉血乳酸浓度是反映休克程度和组织灌注障碍重要指标，需 2~4 小时监测一次。

7）血清电解质：血钠和氯多偏低，血钾高低不一。

8）止凝血指标：多有异常改变，应动态监测，高度警惕 DIC 发生。

2. 影像学检查

包括便携式 X 线检查、CT、便携式超声等，可以对休克类型的确定提供依据；连续几日的胸片对比对病情进展有很大的帮助；CT 还可以有效地提供特殊病原体的诊断提示；床边超声利于医务人员行穿刺抽胸水、腹水，行细菌培养，明确病原体类型。

四、急救措施

治疗的目的是提高组织的氧供，即增加心排出量，改善组织灌注和氧合，以纠正组织缺氧状态，改善组织对氧的利用能力，增加氧耗量。临床上首先是病因治疗，原则是休克未纠正前应着重治疗休克，同时抗感染治疗；在休克纠正后，则应着重治疗感染。主要治疗措施包括：

1. 控制感染和原发病的治疗

有明确感染灶者应尽可能手术清除，如清创、引流或切除等，并根据细菌学培养结果或可能的感染源尽早选择有效的抗生素。

2. 早期复苏

早期复苏应在确定组织存在低灌注的第一时间进行，而不是延迟到患者入 ICU 后实施。在感染期间，由于外周血管扩张和毛细血管通透性增加而使大量体液转移到血管外间隙，结果导致严重的低血容量。因此，液体治疗对感染性休克仍然是首要的。一旦临床诊断严重感染，应尽快进行积极的液体复苏，6 小时内达到复苏目标，即早期目标导向治疗（EGDT），包括：①CVP 5~12 cmH_2O，机械通气时 CVP 可维持在 12~15 cmH_2O；②MAP≥65 mmHg；③尿量≥0.5 ml/（kg·h）；④中心静脉（上腔静脉）

氧饱和度（SCVO$_2$）≥70%，混合静脉氧饱和度（SvO$_2$）≥65%。如在最初 6 小时复苏过程中，尽管 CVP 已达到目标，但对应的 SCVO$_2$ 与 SvO$_2$ 未达到 70% 或 65% 时，需输入浓缩红细胞使血细胞比容达到 30%，和（或）输入多巴酚丁胺来达到目标。

复苏液体包括天然的或人工合成的晶体或胶体液。感染性休克时液体首选晶体液，如果需要超大剂量晶体液来维持血压时，可加用白蛋白。对于疑有低容量状态的严重感染者，初始可补充 30 ml/kg 晶体液或者更多，同时根据患者反应性（血压升高和尿量增加）和耐受性（血管内容量负荷过多）来决定是否继续补液。

3. 改善心肌收缩力

由于感染性休克早期即可发生心肌抑制，即使容量、血细胞比容及氧合均达正常水平，但要使心排出量和 CI 进一步增加则很困难，难以使机体通过循环系统在单位时间内向外周组织提供的氧的量（DO$_2$）达到正常值水平。在灌注压正常而组织低灌注状态仍未改善时（如血乳酸高，尿量少），可能与心肌抑制及心排血量降低有关。这时可选用多巴酚丁胺。多巴酚丁胺主要兴奋 β 受体，能增加心肌收缩力，改善心排出量，用量为 2 ~ 10 μg/（kg·min），最大剂量不超过 20 μg/（kg·min）。如增加多巴酚丁胺用量仍不能改善组织灌注时，表明低血容量仍未有效纠正，应及时补足。

4. 血管活性药物的应用

1）去甲肾上腺素：成人剂量为 1 ~ 8 μg/min，并将多巴胺剂量降至 41 μg/（kg·min）以下，以减轻肾血管的收缩。去甲肾上腺素是纠正感染性休克低血压的首选升压药，必要时可加用肾上腺素或者血管加压素。

2）多巴胺：剂量为 2.5 ~ 10 μg/（kg·min），发挥其兴奋多巴胺受体的效应；如剂量 >10 μg/（kg·min）仍不能将血压维持在正常范围，应考虑加用强效肾上腺素能受体激动药。

3）多巴酚丁胺：常用剂量为 2 ~ 10 μg/（kg·min），与多巴胺合用可改善心肌做功。

4）出现低排高阻或心力衰竭表现时，可应用血管扩张药物。

5. 加强呼吸管理和呼吸治疗

1）昏迷患者应建立人工气道（气管内插管或气管切开）以保护呼吸道通畅，避免发生误吸和呼吸道梗阻。

2）吸氧：提高吸入氧浓度和 PaO$_2$，避免发生低氧血症。

3）急性呼吸衰竭者（如 ARDS），应尽早进行机械通气治疗。ARDS 患者机械通气时，使用低潮气量（<6 ml/kg）、限制吸气平台压，使用较低水平的 PEEP；对于感染性休克导致的中重度 ARDS，可使用更高水平的 PEEP。

6. 纠正电解质紊乱和酸碱平衡失常

感染性休克常伴有严重的酸中毒，需及时纠正，可在补充血容量的同时根据动脉血气分析结果，从另一条静脉通路滴注 5% 碳酸氢钠，并根据随后的动脉血气分析结果，再决定是否需追加用量。

7. 糖皮质激素

对于糖皮质激素在感染性休克中的应用价值，目前存在争议。糖皮质激素应尽量在病程的早期使用。一般主张短期使用，不超过 48 小时。

（丁怀飞）

第四节　低血容量休克

低血容量休克是指各种原因引起的循环容量丢失而导致的有效循环血量与心排血量减少、组织灌注不足、细胞代谢紊乱和功能受损的病理生理过程。

一、病因

（一）外源性丢失

循环容量直接丢失到体外，如创伤、烧伤、外科大手术的失血、消化道溃疡、食管静脉曲张破裂及宫外孕破裂等，也可由呕吐、腹泻、脱水、多尿等原因导致。

（二）内源性丢失

循环容量丢失到循环系统之外，其主要原因是过敏、低蛋白血症和内分泌功能紊乱等引起血管通透性增高，导致循环容量外渗到组织间隙或胸腹腔内形成"第三间隙液体"。

二、病情评估

（一）临床表现

继发于体内、外急性大量失血或体液丢失，或有严重创伤、液体（水）严重摄入不足。

1. 患者从兴奋、烦躁不安，进而出现神志淡漠、意识模糊及昏迷等。

2. 检查肤色苍白或发绀，呼吸浅快，表浅静脉萎陷，脉搏细速，皮肤湿冷，体温下降。

3. 收缩压低于 90 mmHg，或高血压者血压下降 20% 以上，脉压在 20 mmHg 以下，尿量减少（每小时尿量少于 30 ml）。

4. 胃肠道失液时，可出现水、电解质及酸碱平衡失调，且发展较快，原因是腹泻或呕吐之前已有大量的水及电解质渗入胃肠道。

（二）诊断

低血容量休克的早期诊断对预后至关重要。传统的诊断主要依据为病史、症状、体征，包括精神状态改变、皮肤湿冷、收缩压下降（< 90 mmHg 或较基础血压下降大于20%）或脉压减少（< 20 mmHg）、尿量 < 0.5 ml/（kg·h）、心率 > 100 次/分、中心静脉压（CVP）< 5 cmH_2O 或 PAWP < 5 mmHg 等指标。然而近年来，随着研究的进展，人们已充分认识到传统诊断标准的局限性，发现氧代谢与组织灌注指标对低血容量休克早期诊断有更重要的参考价值，血乳酸和碱缺失在低血容量休克的监测和预后判断中发

挥重要作用。此外,在休克复苏中每搏量(SV)、心排血量、DO_2、氧消耗(VO_2)、胃黏膜二氧化碳张力和 pH 值、混合静脉血氧饱和度(SvO_2)等指标也具有一定的临床意义,但尚需要进一步循证医学证据支持。

三、急救措施

治疗原则是补充血容量和处理原发病两个方面。其他措施也不容忽视。

(一)补充血容量

其目的是:①尽快恢复血流动力学平衡;②恢复细胞外液的容量;③降低血液浓度及其高黏稠度,改善微循环的血液淤滞;④补充丢失的蛋白质,恢复血液的胶体渗透压;⑤纠正酸中毒。

失血量的估计有时很难,临床估计往往偏低,一般可根据血压和脉率的变化来估计。失血性休克的患者,虽然是以血液丢失为主,但在补充血容量时,并不全补充血液,而是以快速静脉滴注等渗盐水或平衡盐溶液为主。如在 45 分钟内输 1 000~2 000 ml,患者的血压恢复正常,休克的症状和体征明显好转,表明失血量在 800 ml 以内或出血已停止,如失血量大或继续失血,除输入等渗盐水或平衡盐溶液外,应补充新鲜血或浓缩红细胞,以提高血的携氧能力,改善组织氧供。补晶体液主要是补充功能性的细胞外液的缺失,降低血液的黏稠度,改善微循环灌注,改善肾功能。补晶体液的量大约为估计丧失量的 3 倍,其中约有 2/3 移至组织中去补充细胞外液的容量。

为了解心脏对输液的负荷情况,可测定 CVP。动脉压较低、CVP 偏高,提示补液过多或有心功能不全,继续补液必将增加心脏负担,导致右心衰竭和肺水肿。此时应注射毛花苷 C 0.2~0.4 mg,加强心肌收缩或减慢输液速度。用强心苷后 CVP 可逐渐下降到正常。下降明显表明血容量仍有不足,可在监测 CVP 的同时继续补充血容量。

(二)止血

遇有不断出血的患者,除急速补充血容量外,应尽快止血。表浅伤口的出血、四肢动脉性出血时,按解剖部位上止血带,待休克初步纠正后,再进行根本的止血措施。肝脾破裂有难以控制的出血时,可在补充血容量的同时手术止血。在休克状态下手术会增加危险,但不止血休克不能纠正。因而要在快速输血、输液、补充血容量的同时,迅速做好术前准备,尽早手术止血,不能因血压过低,犹豫不决,而失去抢救时机。

(三)呼吸循环功能的维持

严重休克、昏迷者应给予气管插管正压人工呼吸,并注意保持呼吸道通畅。心泵和血管张力的维持对稳定血压至关重要。出血性休克时,血管活性药物的应用须适时、适当,在补充血容量的同时,应尽量选用兼有强心和升压作用,同时兴奋 α 和 β 受体的药物,如间羟胺、多巴胺。当血容量已补足、休克好转时,为改善微循环和组织灌注量可应用舒血管药物,如酚妥拉明、氯丙嗪、海得琴等。出现心力衰竭时,应给予强心药物,如毛花苷 C、毒毛花苷 K。快速扩容引起肺水肿、心力衰竭时,应给予利尿药物,如呋塞米。

(四)纠正酸中毒

低血容量休克历时较长而严重者,同样有内脏、血管和代谢的变化。多有酸中毒。

在休克比较严重时，可考虑输碱性药物，以减轻酸中毒对机体的损害。酸中毒的最后纠正，有赖于休克的根本好转。常用碱性药物为4%和5%的碳酸氢钠溶液。

（丁怀飞）

第五节 过敏性休克

过敏性休克是外界某些抗原性物质进入已致敏的机体后，通过免疫机制在短时间内触发的一种严重的全身性过敏性反应，多突然发生且严重程度剧烈，若不及时处理，常可危及生命。昆虫刺伤及服用某些药品（特别是含青霉素的药品）是最常引发过敏性休克的原因，某些食物（如花生、贝类、蛋和牛奶）也会引起严重过敏性反应。

一、病因

绝大多数的过敏性休克属 I 型变态反应。外界的抗原性物质（某些药物是不全抗原，进入人体后与蛋白质结合成为全抗原）进入体内能刺激免疫系统产生相应的 IgE 抗体，其中 IgE 的产量因体质不同而有较大差异。这些特异性 IgE 有较强的亲细胞特质，能与皮肤、支气管、血管壁等的"靶细胞"结合。此后当同一抗原物质再次与已致敏的机体接触时，就能激发广泛的 I 型变态反应，其中各种炎性细胞释放的组胺、血小板激活因子等是造成组织器官水肿、渗出的主要生物活性物质。

二、病情评估

（一）临床表现

有明确的过敏物质接触史，最常见的是使用过容易致敏的药物。临床上以青霉素过敏性休克最常见。

大多在接触过敏源数分钟内发病，表现为颜面苍白、烦躁不安、全身出冷汗、心悸、气急、脉搏细速、血压降低等；同时或相继出现呼吸急促、气管水肿、肺部啰音及神志不清、抽搐或肌软无力等。其过程常较其他性质的休克更为迅速，休克好转后还可存留皮肤表现，如荨麻疹、红斑、瘙痒等。

（二）诊断

过敏性休克的诊断，主要依据病史、临床症状及体征。凡在接受注射、口服药物或其他特殊物品后立即发生全身反应，出现休克症状者，应首先考虑发生过敏性休克。术中发生的过敏性休克，尤其是全身麻醉患者，应高度注意，因患者处于无意识状态，且被无菌单覆盖，休克早期症状易被忽略，术中出现呼吸、循环同时受累时，其原因多为过敏、气胸、肺栓塞，需要结合体格检查、气道阻力、呼气末二氧化碳分压（$P_{ET}CO_2$）等综合因素进行诊断。

三、急救措施

过敏性休克的治疗流程：

1. 即刻处理

1）呼救、记录时间。

2）气道（A）—呼吸（B）—循环（C），识别危及生命的过敏事件："A"指肿胀、声嘶、喘鸣；"B"指呼吸急促、喘息、乏力、发绀，$SpO_2 < 92\%$，意识障碍；"C"指皮肤苍白、湿冷、低血压、意识模糊、昏睡/昏迷。

3）脱离所有可能的过敏原。

4）维持气道通畅，纯氧吸入，必要时行气管插管机械通气。

5）静脉注射或皮下注射肾上腺素。

6）扩容治疗：停止输注人工胶体，晶体液扩容，成人 500 ~ 1 000 ml，儿童20 ml/kg。

2. 后期处理

1）抗组胺治疗：苯海拉明或氯苯那敏，肌内注射或静脉缓慢注射。

2）糖皮质激素，肌内注射或静脉注射氢化可的松 1 ~ 5 mg/kg，或地塞米松 10 ~ 20 mg，或泼尼松龙 80 mg（儿童 2 mg/kg）。

3）酌情使用血管活性药物（如去甲肾上腺素、间羟胺等）。

4）处理持续的支气管痉挛：0.3% 沙丁胺醇和 0.03% 异丙托溴铵喷雾，肾上腺素持续泵入。

5）转运患者至 ICU。

全麻下过敏性休克的处理原则为：去除过敏原、扩容、注射肾上腺素、补充糖皮质激素、抗组胺药物、葡萄糖酸钙等。

（丁怀飞）

第六节　休克的监护

一、一般监护

1. 不同病因引起的休克患者有不同的心理状态，如突然发病或创伤引起的休克，起病突然、凶险，患者多缺乏心理准备，有强烈的求生欲望，同时也容易出现对急性起病转归不利的心理反应。因此，掌握休克患者心理护理的时机很重要。因为只有患者意识清楚时（即休克早期）才有可能接受心理护理。要求护士在抢救休克过程中，做到情绪稳定，技术熟练，以取得患者的充分信任，减轻患者心理压力，稳定患者情绪。用通俗易懂的语言解释休克的可治性和采取各项护理措施的必要性，使患者克服依赖心理，以良好的心态安全度过休克兴奋期。

2. 及时清理气管分泌物，帮助翻身、拍背，鼓励深呼吸和咳嗽，呼吸道梗阻时，应及时行气管插管或气管切开。严重低氧血症（$PaO_2 < 60$ mmHg）、高碳酸血症（$PaCO_2 < 50$ mmHg）、并发颅脑伤患者宜及早在监护下应用机械辅助呼吸，并调整好呼吸机参数。

3. 饮食上可用高热量、高维生素的流质饮食，不能进食者可给予鼻饲。消化道出血休克时，应禁食，出血停止后给予温流质饮食。

4. 对神志不清患者应摘除假牙，防止误吸。每日做口腔护理，动作要轻柔，棉球蘸水不可过多，严防将溶液吸入呼吸道，对所用纱布或棉球要清点数目，防止遗留在口腔内。对长期应用抗生素患者，必须警惕口腔黏膜霉菌感染。

5. 保持床铺清洁、干燥，定时翻身，受压处可用气圈、棉垫等保护，防止发生压疮。

二、病情观察与监护

1. 注意观察患者的神志变化，早期休克患者处于兴奋状态，烦躁而不合作，应耐心护理，并注意患者的安全，必要时加以约束。当缺氧加重，从兴奋转化为抑制，出现表情淡漠、感觉迟钝时，应警惕病情恶化。如经过治疗，患者从烦躁转为安静，由昏迷转为清醒，往往是休克好转的标志。

2. 休克时体温大多偏低，但感染性休克可有高热。应每小时测量 1 次体温，对高热者应给予物理降温，一般降至 38℃ 以下即可，不要太低。注意药物降温不宜采用，以防出汗过多，加重休克。体温低于正常应予以保温，但不要在患者体表加温（如热水袋），因体表加温将使皮肤血管扩张，破坏了机体的调节作用，减少生命器官的血液供应，对于抗休克不利。

3. 根据病情每 15～30 分钟测 1 次脉搏，注意脉搏的频率、节律与强度。脉搏过快提示血中儿茶酚胺增多；脉搏快而细，血压低，表示心脏代偿失调，趋向衰竭。相反，脉搏由快变慢，脉压由小变大，说明周围循环阻力降低，表示休克好转。

血压应每 15～30 分钟测量 1 次，加以记录。休克最早表现之一为脉压缩小，如收缩压降至 90 mmHg，或脉压降至 20 mmHg 时，应引起注意。

4. 尿量能正确反映组织灌流情况，是观察休克的重要指标。危重及昏迷患者需要留置尿管（注意经常保持通畅，预防泌尿系统逆行感染），记录每小时尿量。成人尿量要求每小时至少 30 ml（小儿每小时至少 20 ml），如能达 50 ml 则更好；倘若尿量不足 30 ml 时，应加快输液；如过多，应减慢输液速度。倘若输液后尿量持续过少，且中心静脉压高于正常，血压亦正常，则必须警惕发生急性肾衰竭。

5. 观察面颊、耳垂、口唇、甲床、皮肤，如患者皮肤由苍白转为发绀，表示从休克早期进入中期。从发绀又出现皮下淤点、淤斑，则提示有 DIC 可能；反之，如发绀程度减轻并转为红润、肢体皮肤干燥温暖，说明微循环好转。如四肢厥冷表示休克加重，应保温。

6. 可帮助判断病情和采取正确的治疗措施

1）CVP：可作为调整血容量及心功能的标志，这对于指导输液的质和量及速度，指导强心剂、利尿剂及血管扩张剂的使用有重要意义。CVP 正常值为 5 ~ 12 cmH₂O，CVP 降低常表明血容量不足，CVP 增高常见于各种原因所致的右心功能不全或血容量过多。由于 CVP 只能反映胸腔上下腔静脉和右心房的情况，而不能反映左心功能状态，对左心的监测现在采用 PAWP 测定，适用于心源性休克及各型休克并发左心衰竭者，指导输液、强心药及利尿剂的使用。方法是用一种特制导管，自右肘静脉插入，通过上腔静脉达右心，再到肺动脉，"楔入"肺动脉的分支，可以监测左心功能状态。由于设备条件的限制，目前还只限于大城市医院中使用。

2）PAWP：CVP 不能直接反映肺静脉、右心房、左心室的压力，因此可测定肺动脉压和 PAWP，可了解肺静脉和左心房的压力，以及反映肺循环阻力情况。根据测定压力的结果，可以更好地指导血容量的补充，防止补液过多，以免引起肺水肿。导管留在肺动脉内的时间，一般不宜超过 72 小时，在抢救严重的休克患者时才采用此法。PAWP 的正常值为 6 ~ 15 mmHg，增高表示肺循环阻力增加。肺水肿时，PAWP 超过30 mmHg。

3）心排出量和心脏指数：休克时，心排出量一般降低；但在感染性休克时，心排出量可比正常值高，必要时需测定可指导治疗。心脏指数的正常值为 3.2 L/(min · m²)。

4）动脉血气分析：PaO₂ 正常值为 80 ~ 100 mmHg，动脉血 PaCO₂ 正常值为 35 ~ 45 mmHg，动脉血 pH 值正常为 7.35 ~ 7.45。休克时 PaCO₂ 一般都较低或在正常范围。如超过 45 mmHg，往往是严重肺功能不全征兆。

5）动脉血乳酸盐测定：正常值为 12 mg。休克时间愈长，血液灌流障碍愈严重，动脉血乳酸盐浓度也愈高。乳酸浓度持续升高，表示病情严重。

7. 根据休克类型及病情还需进行心电监测、电解质、肝肾功能及有关 DIC 的各项检查，有些项目需动态监测才能及时了解病情，以指导治疗。

三、用药监护

根据医嘱给药。因休克时用药较多，须注意配伍禁忌；由于循环不良、吸收障碍，为保证疗效及防止药物蓄积中毒，一般不宜采用肌内及皮下注射，而采用静脉给药法；及时记录输入药物的名称、输入通路、滴速及患者的情况。

1. 使用血管活性药物时从小剂量、慢滴速开始；准确记录给药时间、剂量、速度、浓度及血压变化；保证液体的均匀输入，停药时要逐步减量，不可骤停以防血压波动过大；患者平卧，每15 分钟观察一次血压、脉搏、呼吸，据此调整滴速；使用血管收缩剂时要防止药物外渗，以免引起局部组织坏死，尽量选择大静脉给药，外周给药时应经常更换静脉，一旦发生外渗，可用盐酸普鲁卡因或扩血管药物局部封闭。

2. 使用强心苷类药物前了解患者近 2 周内是否有强心苷类药物服用史；准确把握药物剂量；密切观察心率和心律的变化；严防低血钾发生。

3. 抗生素的选用须考虑对肾功能的影响；青霉素类药物使用前要询问过敏史并做

过敏试验；严格按给药方法使用，保证药物在血液中的有效浓度以充分发挥疗效；注意观察使用过程中的不良反应。

（丁怀飞）

第六章　呼吸功能的监护与危重病的抢救

第一节　呼吸功能的监护

呼吸和循环支持着一个人的生命，因此呼吸功能的支持和治疗是 ICU 医务工作者的主要工作，有的 ICU 甚至配备专门的呼吸道治疗物理师。在 ICU 内接受呼吸支持治疗的有两类患者：一类是初期复苏成功的患者，另一类是危重患者，由于原发或继发的肺部损害而表现出呼吸功能不全。对于这两类患者，只有努力改善肺的通气和氧合能力，才能使病情好转。因此，ICU 的呼吸护理以临床观察，呼吸功能监测，保持呼吸道通畅及机械呼吸的护理为重点。其中，根据病情观察、血气分析结果及呼吸功能监测指标，来调节呼吸机参数，保持呼吸道通畅，保证 PaO_2 和 $PaCO_2$ 在正常范围，是 ICU 呼吸监测的重点工作内容。

一、一般监护

注意患者呼吸困难和发绀的程度，咳嗽、咳痰及痰量和痰液性质，呼吸的气味，咯血和胸痛的情况等。要观察患者的呼吸运动，呼吸的频率、节律，球结膜有无充血和水肿，肺部叩诊音和呼吸音的变化，肺部啰音增多或减少，有无三凹征和水肿等。

二、呼吸功能测定

呼吸功能的监测项目很多。根据测定呼吸生理功能的性质分为肺容量、通气功能、换气功能、呼吸动力功能、小气道功能监测、血气分析及特殊检测项目等。不同监测指标对于诊断与治疗的意义各有侧重，实际工作中不可能同时对所有项目进行监测，临床上应根据情况灵活运用。常用呼吸功能监测参数见表 6－1。

表 6－1　常用呼吸功能监测参数

参　　数	正常值	机械通气指征
潮气量（V_T、ml/kg）	5～7	—
呼吸频率（RR，BPM）	12～20	＞35
死腔量/潮气量（V_D/V_T）	0.25～0.40	＞0.60
二氧化碳分压（$PaCO_2$，mmHg）	35～45	＞55
氧分压（PaO_2，mmHg）	80～100	＜70（吸 O_2）
血氧饱和度（SaO_2,%）	96～100	—
肺内分流量（Q_s/Q_r,%）	3～5	＞20
肺活量（VC，ml/kg）	65～75	＜15
最大吸气力（MIF，cmH_2O）	75～100	＜25

三、脉搏氧饱和度（SpO_2）监测

SPO_2监测是利用脉搏氧饱和度仪（POM）测得的患者的血氧饱和程度，从而间接判断患者的氧供情况，被称为第五生命体征监测，且能够无创持续经皮监测血氧饱和度，临床上SpO_2与SaO_2有显著的相关性，相关系数为0.90~0.98，故被广泛应用于多种复合伤及麻醉过程中的监测。

（一）监测方法

利用氧合血红蛋白和还原血红蛋白吸收光谱的不同而设计的脉搏氧饱和度仪测定。氧饱和度仪随着动脉搏动吸收光量，故当低温（<35℃）、低血压（<50 mmHg）或应用血管收缩药使脉搏搏动减弱时，可影响SpO_2的正确性。另外当搏动性血液中存在与氧合血红蛋白和还原血红蛋白可吸收光一致的物质和亚甲蓝、高铁血红蛋白（MetHb）、碳氧血红蛋白（COHb）时也影响其结果的正确性。此外，不同测定部位、外部光源干扰等也影响其结果，因此临床应用时应注意干扰因素的影响。

（二）意义

脉搏氧饱和度监测能及时发现低氧血症，指导机械通气模式和吸入氧浓度的调整。正常SpO_2 >94%，<90%常提示有低氧血症。

四、呼气末二氧化碳监测

$P_{ET}CO_2$比脉搏氧饱和度仪早问世几十年，目前临床使用的一系列的CO_2监测仪主要根据红外线原理、质谱原理、拉曼散射原理和图—声分光原理而设计，主要测定呼气末CO_2。

（一）监测方法

最为常用的有红外线旁气流和主气流测定法，其他有质谱仪法和比色法等。

（二）意义

对于无明显心肺疾病的患者，$P_{ET}CO_2$的高低常与$PaCO_2$数值相近，可反映肺通气功能状态和计算二氧化碳的产生量。另外，$P_{ET}CO_2$也可反映循环功能、肺血流情况、气管导管的位置、人工气道的状态，及时发现呼吸机故障、指导呼吸机参数的调整和撤机等。

（李霞）

第二节 氧治疗

循环功能的好坏是输送氧的关键，而氧供取决于血液在肺内氧合的程度，血液携带氧的能力，心排出量以及组织细胞利用氧的能力。PaO_2是决定氧供的重要因素，低氧

血症是指 PaO_2 低于正常。氧治疗是通过不同的供氧装置或技术，使患者的吸入氧浓度（FiO_2）高于大气的氧浓度以达到纠正低氧血症和提高氧供的目的。氧治疗可使 FiO_2 升高，当肺通气功能无障碍时，有利于氧由肺泡向血流方向弥散，升高 PaO_2。但当肺泡完全萎陷或肺泡的血液灌流完全停止，氧治疗的效果很差。轻度通气障碍、肺部感染等，对氧治疗较为敏感，疗效较好；对于贫血性缺氧或心排血量降低者，必须治疗病因，而氧治疗是必需的辅助治疗方法。

一、供氧方法

（一）高流量系统

患者所吸入的气体都由该装置供给，气体流速高，FiO_2 可以稳定控制并能调节。常用的有文丘里面罩。为维持 FiO_2 的稳定，应调节氧与空气的比例，并保持足够的氧流量。

（二）低流量系统

所提供的气流量不能满足患者吸气总量，因而在吸入一定氧的同时还吸入一定量的空气。因此 FiO_2 不稳定，也不易控制，适用于不需要精确控制 FiO_2 的患者，常用方法有：鼻导管吸氧、面罩吸氧、带贮气囊面罩吸氧。

二、氧治疗效果的估计

（一）监测全身状况

如吸氧后患者由烦躁变为安静，心率变慢，血压上升且能维持平稳，呼吸转为平静，皮肤红润、干燥、变暖，发绀消失，表明效果良好，反之，血压降低，脉压减少，出现心律失常，则表明病情恶化，说明氧治疗未起到效果。

（二）脉搏氧饱和度及动脉血气分析

这是估价氧治疗效果最客观的方法。一般吸氧后，SpO_2 可立见上升，如缺氧非给氧所能改善，则 SpO_2 可不上升或上升有限。如有条件，可检查血气以得到较多的科学数据，如 PaO_2 反映肺摄氧能力，表示呼吸功能的好坏；$PaCO_2$ 反映肺通气情况；而 pH 值、HCO_3^- 等可反映体内因缺氧所致的代谢有无改变。

（三）混合静脉血血氧饱和度测定

可深入了解组织利用氧的改善情况。

（李霞）

第三节　呼吸衰竭

呼吸衰竭是指各种原因引起的肺通气或换气功能严重障碍，以致在静息状态也不能进行有效的气体交换，导致缺氧伴（或不伴）二氧化碳潴留，从而引起一系列生理功能和代谢紊乱的临床综合征。如在海平面大气压下，于静息条件下呼吸室内空气，动脉血氧分压低于 60 mmHg，或伴有二氧化碳分压高于 50 mmHg，即为呼吸衰竭。

呼吸衰竭有急性和慢性之分，急性呼吸衰竭是指原来肺功能正常，由于突发原因，如溺水、电击、外伤、药物中毒或物理化学刺激以及 ARDS 等，使呼吸功能突然衰竭的临床表现。慢性呼吸衰竭主要是在原有慢性阻塞性肺疾病（COPD）等基础上，呼吸功能障碍逐步加重而引起缺氧和二氧化碳潴留。在临床上慢性呼吸衰竭较为常见。由于发病过程缓慢，机体通过代偿适应，尚能保持一定的工作和生活自理能力时，称为代偿性慢性呼吸衰竭。若并发呼吸道急性感染或由于其他原因，加重呼吸功能损害，代偿丧失，则称为失代偿性慢性呼吸衰竭。

慢性呼吸衰竭

慢性呼吸衰竭是在原有肺部疾病基础上发生的，最常见病因为 COPD，早期可表现为 I 型呼吸衰竭，随着病情逐渐加重，肺功能愈来愈差，可表现为 II 型呼吸衰竭。慢性呼吸衰竭稳定期，虽 PaO_2 降低和 $PaCO_2$ 升高，但患者通过代偿和治疗，可稳定在一定范围内，患者仍能从事一般的工作或日常生活活动。一旦由于呼吸道感染加重或其他诱因，可表现为 PaO_2 明显下降，$PaCO_2$ 显著升高，此时可称为慢性呼吸衰竭的急性发作，这是我国临床上最常见的慢性呼吸衰竭类型。

一、病因

（一）支气管、肺疾病

如慢性支气管炎、阻塞性肺气肿、支气管哮喘、慢性肺心病、重症肺结核、广泛肺纤维化和尘肺等。其中，COPD 最为常见。

（二）神经及肌肉疾病

常见的有脑部疾病（炎症、肿瘤、外伤、药物麻醉和中毒等）损及延髓呼吸调节中枢；颈胸段脊髓炎、脊髓灰质炎、急性多发性神经根炎、肌萎缩侧索硬化症、重症肌无力等，影响呼吸运动。

（三）胸廓病变

胸部手术、外伤、广泛胸膜增厚和脊柱严重后侧突等。

二、发病机制

（一）通气不足

在静息呼吸空气时，总肺泡通气量（V_A）约为 4 L/min，才能维持正常的肺泡氧分压（P_AO_2）和二氧化碳分压（P_ACO_2）。肺泡通气量减少，则肺泡氧分压下降，CO_2 分压上升。呼吸空气条件下（吸入氧浓度为 20.93%，CO_2 接近零），肺泡 CO_2 分压与肺泡通气量（V_A）和 CO_2 产生量（VCO_2）的关系亦可以用下列公式反映：$P_ACO_2 = 0.863 \times VCO_2/V_A$。由于 P_ACO_2 直接影响 $PaCO_2$，可见通气不足（V_A 下降）时 $PaCO_2$ 升高。

（二）通气/血流（V̇/Q 比例失调

肺泡通气和灌注周围毛细血管的血流比例必须协调，才能保证有效气体交换。正常人 V̇/Q 为 0.8，如 V̇/Q > 0.8，表示肺泡通气量在比率上大于血流量，形成生理死腔增加，即为无效腔效应。V̇/Q < 0.8，表示肺泡通气量在比率上小于血流量，使肺动脉的混合静脉血未经充分氧合进入肺静脉，形成肺动静脉样分流。

单纯 V̇/Q 比例失调在临床上最终导致缺氧而无二氧化碳潴留，这是因为：①混合静脉血与动脉血的氧分压差较二氧化碳分压差大得多，前者为 60 mmHg，而后者仅 6 mmHg，相差 10 倍；②氧解离曲线和二氧化碳解离曲线的特点，正常肺泡毛细血管中的血液，其血氧饱和度已处于曲线的平坦部分，即使再增加通气，吸入空气时，肺泡氧分压虽有所增加，但 SO_2 上升甚少，因此通过健全的肺泡过度通气难以代偿通气不足肺泡所致的摄氧不足。而二氧化碳解离曲线几乎是直线，通气不足的肺泡中潴留的二氧化碳完全可由肺毛细血管血液携带，运至通气良好的肺泡排出体外。因此单纯的 V̇/Q 比例失调最终引起低氧血症，一般无二氧化碳潴留。

（三）肺内分流增加

正常情况下肺内右至左分流仅占 5%，称为生理性分流。但在严重的慢性支气管—肺疾病时，肺泡及毛细血管破坏，气道阻塞，使肺血分流量明显增加，成为病理性分流，由于肺血流没有与氧交换，故可造成严重的低氧血症，即使吸入高浓度的氧气，也难以纠正，为肺内分流的临床特征。

（四）氧耗量

氧耗量增加是加重缺 O_2 的原因之一。发热、寒战、呼吸困难和抽搐均增加氧耗量。寒战耗氧量可达 500 ml/min；严重哮喘，随着呼吸功的增加，用于呼吸的氧耗量可为正常的十几倍。氧耗量增加，肺泡氧分压下降，正常人借助增加通气量以防止缺氧。

（五）弥散功能障碍

肺泡和毛细血管之间的气体交换是一种物理弥散过程，通常肺泡—毛细血管膜（呼吸膜）分六层，即肺泡表面活性物质、肺泡上皮、肺泡基膜、肺间质、毛细血管基底膜和毛细血管内皮细胞。呼吸膜平均厚度 0.7 μm，气体的弥散效果取决于以下因素：

1. 呼吸膜面积（A）。
2. 呼吸膜厚度（T）。
3. 气体的弥散系数（d）。
4. 肺泡与毛细血管内气体的分压差（$P_1 - P_2$）。

用公式表示为：

D（弥散量）$= d \times A \times (P_1 - P_2) T$

在 COPD 患者中，由于大量肺泡受损，呼吸面积减少；肺水肿、肺间质纤维化时，呼吸膜厚度增加，上述因素均可使 d 下降。由于 CO_2 的弥散系数为氧的 20 倍，故一般不出现弥散障碍。

三、病理生理

呼吸衰竭对机体的影响主要为低氧血症、高碳酸血症和酸中毒。

（一）缺氧对机体的影响

1. 对中枢神经的影响

中枢神经对缺氧的程度和发生的急缓可出现不同的临床表现。一般轻度缺氧患者表现注意力不集中，智力减退，定向力障碍。随着缺氧加重可出现烦躁不安，神志恍惚，谵妄乃至昏迷。若突然中断氧气供应，20秒内患者即出现深昏迷和全身抽搐。

2. 对呼吸的影响

呼吸中枢对缺氧不如缺二氧化碳敏感。当吸入气的氧浓度降低时，通过颈动脉窦与主动脉体化学感受器的反射作用刺激通气，如果缺氧程度缓慢加重，这种反射作用即很迟钝。

3. 对心血管的影响

缺氧可刺激心脏，使心率和搏出量增加和血压升高。缺氧时冠状动脉和脑动脉扩张，而肺动脉收缩。急性严重缺氧可致血压、脉率和心搏出量下降而发生心肌缺氧、坏死，心律失常，心室纤维颤动和心脏骤停。

4. 对酸碱平衡的影响

严重缺氧可抑制细胞能量代谢而主要依靠无氧代谢，丙酮、乳酸增加，引起代谢性酸中毒，无机磷不能组成三磷酸腺苷而造成堆积，加重了代谢性酸中毒。因能量供应不足，破坏了细胞离子泵和离子交换功能，使钠和氢离子向细胞内转移，钾离子移向细胞外，形成细胞内酸中毒和高血钾，加剧了电解质和酸碱失衡。

5. 对肾、肝功能的影响

动脉血氧降低时，肾血流量、肾小球滤过率、尿排出量和钠排出量等均有增加，当氧分压低于40 mmHg时，肾血流量减少，肾功能受抑制，尿量减少。此外，缺氧亦可使谷丙转氨酶上升，但可随呼吸衰竭的缓解而恢复正常。

（二）二氧化碳潴留对机体的影响

1. 中枢神经系统

少量二氧化碳可兴奋呼吸中枢，但超过一定浓度，发生二氧化碳潴留时，则起抑制作用。脑血管扩张、血流量增加是二氧化碳潴留早期代偿现象；晚期则颅内压升高，并出现脑水肿。当 $PaCO_2$ 增至正常2倍以上时，患者逐渐陷于昏迷，出现肺性脑病。引起肺性脑病的常见原因有高碳酸血症、低氧血症、酸碱平衡失调等，而呼吸道感染、使用镇静剂或给氧不当等常为其发生的诱发因素。

2. 循环系统

二氧化碳潴留对循环系统最突出的影响是血管扩张，如周围皮肤血管、脑血管、冠状动脉血管等。一定程度 $PaCO_2$ 升高，也可刺激心血管运动中枢和交感神经，使心率加快，心肌收缩力增强，心输出量增高，内脏血管收缩，血压升高。

3. 呼吸系统

二氧化碳虽然是强有力的呼吸中枢兴奋剂，但当 $PaCO_2$ 明显增加，超过80 mmHg时，呼吸中枢反而受到抑制。慢性呼吸衰竭二氧化碳潴留的患者，呼吸中枢已适应了 $PaCO_2$ 增高的体液环境，二氧化碳已不能再兴奋呼吸中枢。此时呼吸中枢的兴奋性主要靠缺氧刺激颈动脉窦及主动脉体化学感受器来维持。这些患者一旦接受高浓度氧治疗，即可因解除了缺氧对呼吸中枢的兴奋，使呼吸中枢完全转为抑制，通气量减少。因此，在临床上，对Ⅱ型呼吸衰竭患者进行氧疗，主张吸入氧浓度 <33%。

4. 对酸碱平衡的影响

二氧化碳潴留使血中碳酸增多，血液酸碱度降低，出现呼吸性酸中毒。急性呼吸衰竭或慢性呼吸衰竭失代偿期，由于肾脏未失代偿或因失代偿使 pH 值明显下降，肾血管痉挛，肾血流量减少，尿量减少，因而呼吸性和代谢性酸中毒同时存在，并伴有电解质失衡。

5. 对肾功能的影响

轻度二氧化碳潴留，肾血管扩张，肾血流量增加，尿量随之增加。呼吸性酸中毒失代偿，pH 值明显下降时，肾血管出现明显痉挛，肾血流量和尿量减少。

四、病情评估

（一）临床表现

慢性呼吸衰竭的临床表现包括原发病原有的临床表现和缺氧、二氧化碳潴留所致的各脏器损害。缺氧和二氧化碳潴留对机体的危害不仅取决于缺氧和二氧化碳潴留的程度，更取决于缺氧和二氧化碳潴留发生的速度和持续时间，因此当慢性呼吸衰竭急性加剧时，因缺氧和二氧化碳潴留急剧发生，所以临床表现往往尤为严重。缺氧和二氧化碳潴留造成的损害不尽相同，但有不少重叠，对于一个呼吸衰竭患者来讲，所显示的临床表现往往是缺氧和二氧化碳潴留共同作用的结果。因此下面将缺氧和二氧化碳潴留所引起的临床表现综合在一起加以阐述。

1. 呼吸困难

呼吸困难是临床最早出现的症状，轻者仅感呼吸费力，重者呼吸窘迫、大汗淋漓，甚至窒息。呼吸可浅速或深缓，节律呈潮式、间歇或抽泣样等。中枢性呼吸衰竭的呼吸困难主要表现在节律和频率方面的改变；呼吸器官病变引起的呼吸困难，呼吸辅助肌多参与活动，表现为点头或抬肩呼吸。呼吸衰竭并不一定有呼吸困难，如中枢神经药物中毒时呼吸匀缓，表情淡漠或昏睡；严重肺气肿并发呼吸衰竭或肺性脑病，进入二氧化碳麻醉阶段，也可能没有明显呼吸困难表现。

2. 发绀

发绀是缺氧的典型症状。发绀与局部血流情况有关。血流淤积、毛细血管及静脉血氧饱和度偏低，容易出现发绀，故临床上常观察口唇与口黏膜等血流量较大的部位较为可靠，但缺氧不一定都有发绀。因为发绀主要取决于血液中还原血红蛋白的绝对值。

3. 神经精神症状

轻度缺氧可有注意力不集中、定向障碍；严重缺氧者特别是伴有二氧化碳潴留时，可出现头痛、兴奋、抑制、嗜睡、抽搐、意识丧失甚至昏迷等。慢性胸肺疾患引起的呼吸衰竭急性加剧，低氧血症和二氧化碳潴留发生迅速，因此可出现明显的神经精神症状，此时，可称为肺性脑病。

4. 心血管功能障碍

严重的二氧化碳潴留和缺氧可引起心悸、球结膜充血水肿、心律失常、肺动脉高压、右心衰竭、低血压等。

5. 消化系统症状

①溃疡病症状；②上消化道出血；③肝功能异常。上述变化与二氧化碳潴留、严重低氧有关。

6. 血液系统异常

慢性缺氧可使红细胞代偿性增多，出现继发性红细胞增多症，并引起高黏血症，易诱发肺动脉栓塞及加重心负荷发生心力衰竭。严重缺氧、酸中毒、感染、休克等可致循环淤滞，诱发 DIC，进而发生多器官损害。

7. 肝、肾等器官损害

肝、肾等器官损害可表现为转氨酶增高，血清白蛋白减低，血液 BUN 和 Cr 增高，肾上腺皮质功能障碍等。

8. 其他表现

呼吸衰竭时二氧化碳潴留导致血碳酸增加，pH 值降低，引起呼吸性酸中毒；由于缺氧，机体无氧酵解代谢增强，产生大量酸性中间代谢产物，引起代谢性酸中毒；在抢救处理过程中也可因措施不当引起呼吸性或代谢性碱中毒。随着酸碱代谢紊乱，引起电解质平衡失调，如代谢性酸中毒时，"钠泵"功能障碍，使 Na^+ 和 H^+ 转入细胞内，而 K^+ 移出细胞外等，形成高钾血症；呼吸性酸中毒时，肾小管排 Cl^- 保 HCO_3^- 等，形成低氯血症；此时也可因肾脏代偿作用，使远曲肾小管泌 H^+ 保 Na^+，引起高血钠症；酸中毒时，血中游离钙可增高而出现高血钙症；碱中毒时，血钙可降低而引起低血钙症。

酸碱平衡紊乱、电解质代谢失调而出现相应临床症候，是呼吸衰竭过程中极常见的临床表现，必须严密观察，及时纠正。

缺氧、酸碱平衡失调、电解质代谢紊乱等也可引起 DIC，出现 DIC 相应的临床表现。

（二）实验室及其他检查

1. 实验室检查

本病血常规检查可见白细胞总数及中性粒细胞增高。尿常规常见蛋白、红细胞、白细胞及管型。

2. X 线检查

胸部摄片常可发现引起呼吸衰竭的肺、胸原发疾病的征象。

3. 血液气体分析

1）Ⅰ型呼吸衰竭时，PaO_2 低于 60 mmHg；Ⅱ型呼吸衰竭时，除 PaO_2 高于 50 mmHg，当 $PaCO_2$ 升高至 60 mmHg 时出现中枢兴奋症状，升至 80 mmHg 以上时，出现嗜睡、谵妄或昏迷。

2）动脉血氧饱和度（SaO_2）低于 70%。

3）pH 值低于 7.35 为失代偿性酸中毒，高于 7.45 为失代偿性碱中毒，代偿性的酸中毒或碱中毒时，pH 值在 7.35～7.45 的正常范围内。

4）碱过剩（BE）为反映代谢性酸碱失平衡的指标，正常值为（0±2.3）mol/L。代谢性酸中毒时，BE 负值增大；代谢性碱中毒时，BE 正值增大。

5）标准碳酸氢盐（SB）和实际碳酸氢盐（AB）：SB 是在标准条件下所测得血浆 HCO_3^- 的含量，不受呼吸因素影响，正常值为 22～27 mol/L，其数值的增减反映体内碳酸氢盐储备量的多少。AB 为血浆中 HCO_3^- 的实际含量，可受呼吸因素影响。正常人两者无差异，两者的差数可反映呼吸对血浆 HCO_3^- 影响的程度，如 SB > AB，表示 CO_2 排出增加；SB < AB，表示 CO_2 潴留。

（三）诊断

1. 病史

有慢性支气管、肺部疾病或其他导致呼吸功能障碍的基础疾病。近期内有促使肺功能恶化的诱因，如并发呼吸道急性感染，不恰当地使用镇静、安眠药等。

2. 临床表现

有缺氧和二氧化碳潴留的临床表现。

3. 结合血液气体分析

动脉血氧分压 < 60 mmHg，动脉血二氧化碳分压正常或降低为 I 型呼吸衰竭；动脉血氧分压 < 60 mmHg，动脉血二氧化碳分压 > 50 mmHg 为 II 型呼吸衰竭。

在上述 3 项中，血气分析是诊断的主要依据。

五、急救措施

慢性呼吸衰竭的治疗原则包括病因治疗，去除诱因，保持呼吸道通畅，治疗与防止缺氧和二氧化碳潴留及其所引起的各种症状，同时积极处理心力衰竭，纠正电解质紊乱和酸碱平衡失调。

（一）建立通畅的气道

1. 清除呼吸道分泌物

可用祛痰剂如氯化铵、碘化钾、溴己新或沐舒坦，也可用蒸汽吸入或 α - 糜蛋白酶 5 mg 加生理盐水 10 ml 雾化吸入等措施促进痰液咳出。咳痰无力的患者，可采用翻身、叩背、体位引流等措施帮助排痰。咽喉部和气管内痰液，可用吸痰器抽吸。痰液干结、有脱水表现者，应适当补液，稀释痰液，以利排痰。

2. 解除支气管痉挛

对于 COPD 或有支气管痉挛者，应使用支气管解痉剂解除支气管痉挛，减少气道阻力，改善通气功能。常用 0.5% 沙丁胺醇溶液 1～5 mg 或特布他林 2.5～10 mg 雾化吸入治疗；氨茶碱 0.25～0.5 g 加入生理盐水 250 ml 静脉滴注。

（二）氧疗

通过增加吸入氧浓度，从而提高 PaO_2，提高动脉血氧分压和 SaO_2，增加可利用氧的方法。合理的氧疗还能减轻呼吸做功和降低缺氧性肺动脉高压，减轻右心负荷。

1. 氧疗的适应证

1）因神经或呼吸肌病变所致的呼吸衰竭，导致通气不足的低氧血症，氧疗能有效地改善低氧血症，但对二氧化碳潴留无效。

2）肺炎、轻度肺栓塞、支气管哮喘急性发作所致的低氧血症，吸入低浓度的氧，有利于改善临床症状。

3）严重的肺水肿，如 ARDS 时，此时吸入高浓度的氧，有时可使低氧血症改善。

4）COPD 患者由于肺内感染而病情恶化，造成肺泡通气不足，通气/血流分布不均和弥散功能障碍，氧疗能改善患者的病情，提高动脉血氧分压，但可加重二氧化碳的潴留。

2. 氧疗的方法

常用的氧疗法为双腔鼻管、鼻导管或鼻塞吸氧。吸入 FiO_2 与吸入氧流量大致呈如下关系：$FiO_2 = 21 + 4 \times$ 吸入氧流量（L/min）。然而，这只是粗略的估计值。在同样吸氧流量下，FiO_2 还与潮气量、呼吸频率、每分通气量和吸呼比等因素有关。总的来说，每分通气量小时，实际 FiO_2 要比计算值高；相反则较计数值低。

对于慢性 II 型呼吸衰竭患者，特别是伴有肺源性心脏病者，长期夜间氧疗（1～2 L/min，每日 10 小时以上）有利于降低肺动脉压，减轻右心负荷，提高生活质量及 5 年存活率。

在呼吸衰竭过程中器官组织缺氧，不一定完全是由于肺通气或氧合功能不全所致。若因器官灌注不足所致，则必须同时改善循环功能；若因严重贫血所致，则需及时输血；若因严重代谢性碱中毒，导致血红蛋白解离曲线左移，使氧与血红蛋白亲和力增强而降低其在组织中的释放，则应纠正碱中毒。

3. COPD 患者的氧疗原则

长期持续吸入低浓度氧对 COPD 患者有特殊的治疗意义。这种方法自从 1967 年美国丹佛高原地区首次报告以来，已普遍引起临床工作者的重视。实验证明长期持续吸低浓度氧可改善 COPD 患者智力、记忆力、运动肺协调能力，改善高血红蛋白血症减少肺循环阻力，缓解因缺氧而引起的肺血管收缩，降低肺动压，可预防或延缓肺心病的发生。长时间的连续观察证明，每日 24 小时持续吸氧比 12 小时效果更佳。

COPD 患者多有长期二氧化碳潴留，呼吸中枢对二氧化碳的敏感性降低，呼吸兴奋性主要靠低氧对周围化学感受器的刺激来维持。如吸入高浓度氧，迅速解除缺氧对呼吸中枢的兴奋作用，继之发生的是通气减低，$PaCO_2$ 进一步升高。也有人认为氧合血红蛋白携带二氧化碳的能力只有还原血红蛋白的 1/3，因而吸氧可使血中滞留的二氧化碳增多。在不增加通气的条件下，单纯吸高浓度氧，对 COPD 患者是危险的，甚至可致命。

（三）呼吸兴奋剂的应用

缺氧伴有二氧化碳潴留患者若出现神经精神症状，即肺性脑病时，可以使用呼吸中枢兴奋剂。II 型呼吸衰竭患者当 $PaCO_2 > 75$ mmHg 时，即使无意识障碍也可酌情使用呼吸中枢兴奋剂。呼吸兴奋剂可刺激呼吸中枢或主动脉体、颈动脉窦化学感受器，在气道通畅的前提下提高通气量，从而纠正缺氧并促进二氧化碳的排出。此外，还能使患者清醒，有利于咳嗽、排痰。呼吸兴奋剂需与氧疗、抗感染、解痉和排痰等措施配合应用，方能更好地发挥作用，常用洛贝林或尼可刹米静脉滴注。

（四）建立人工气道

应用上述治疗及呼吸兴奋剂 12 小时仍无效，痰液壅塞，患者陷入昏迷或半昏迷状态，应考虑做气管插管或气管切开，建立人工气道。

（五）机械辅助通气

最简单的是手动呼吸气囊加压呼吸。目前临床常用的呼吸机有定容型、定压型、定时型3种。定容型呼吸机能保证足够的通气量，而不受气道阻力和肺组织弹性变化的影响，适合于COPD的呼吸衰竭。

（六）控制感染

呼吸道或肺部感染是诱发呼吸衰竭的常见原因，控制感染对改善通气和换气功能，减轻心脏负担意义重大。慢性呼吸衰竭患者病原菌大多为革兰阴性杆菌、耐甲氧西林金黄色葡萄球菌（MRSA）和厌氧菌，并且细菌的耐药性明显增高。临床可首选喹诺酮类或氨基糖苷类联合下列药物之一：①抗假单胞菌β-内酰胺类，如头孢他啶、头孢哌酮钠（先锋必）、哌拉西林、替卡西林、美洛西林等；②广谱β-内酰胺类/β内酰胺酶抑制剂（替卡西林/克拉维酸、头孢哌酮钠/舒巴坦钠、哌拉西林/他唑巴坦）；③碳青霉烯类（如亚胺培南）；④必要时联合万古霉素（针对耐甲氧西林金黄色葡萄球菌）；⑤当估计真菌感染可能性较大时，应选用有效的抗真菌药物。有条件者应尽快行痰培养及药物敏感试验，明确致病菌和选用敏感有效的抗生素。

（七）纠正酸碱平衡和电解质紊乱

1. 呼吸性酸中毒

靠增加通气来纠正。

2. 呼吸性酸中毒伴代谢性酸中毒

发生于急性加重期、低氧血症严重时，除充分供氧、改善通气外，严重酸中毒可用碱性药物3.64%氨基丁二醇150 ml加5%碳酸氢钠100 ml静脉滴注。

3. 呼吸性酸中毒伴代谢性酸中毒

多发生于治疗过程中应用利尿剂及糖皮质激素之后，应避免二氧化碳排出过快和补充碱性药物过量。轻者可补以氯化钾、氯化钠，若不见好转者，$PaCO_2$ 不太高时，可小量使用醋氮酰胺1~2天。若 $PaCO_2$ 明显升高时，使用氯化铵口服，或静脉滴注1%氯化铵溶液，以提高血氯，降低血液酸度。

4. 呼吸性碱中毒

应用呼吸机通气量过大，二氧化碳排出过快，可引起呼吸性碱中毒，应调节通气量，充分供氧。

5. 代谢性酸中毒

多发生于大量使用利尿剂及糖皮质激素，进食少或频发呕吐者，可补充氯化钾及氯化铵。

（八）心力衰竭的治疗

1. 利尿剂的应用

呼吸衰竭并心肺功能不全时利尿不宜过快，以免发生血液浓缩、痰液变稠和电解质紊乱等不良反应。一般应用氢氯噻嗪，可并用氨苯蝶啶，无效时可更换安体舒通。口服利尿剂无效或严重右心衰竭时可静脉注射或肌内注射呋塞咪或利尿酸钠。

2. 强心剂的应用

一般呼吸衰竭患者无须使用强心剂，但在呼吸道感染基本控制而心功能不全仍未改善时应继续使用强心剂。一般选用毒毛旋花子苷 K 或毛花苷 C 静脉注射，或口服地高辛，剂量一般为常用剂量的 1/3～1/2。

（九）防治消化道出血

严重缺氧和二氧化碳潴留的患者，应常规给予西咪替丁或雷尼替丁口服，预防消化道出血，出血时采用静脉注入。若出现大量呕血或柏油样便，应输新鲜血。防治消化道出血的关键在于纠正缺氧和二氧化碳潴留。

（十）休克

引起休克的原因繁多，如酸碱平衡失调和电解质紊乱、血容量不足、严重感染、消化道出血、心力衰竭以及机械通气使用压力过高等，应针对病因采取相应措施。经治疗未见好转，应给予升压药如多巴胺、间羟胺等以维持血压。

（十一）其他

如精神症状明显时，可给予小量地西泮肌内注射，或水合氯醛保留灌肠。禁用对呼吸中枢有抑制作用的吗啡、哌替啶、巴比妥类、氯丙嗪或异丙嗪等药物。有心力衰竭和水肿者，可酌情使用利尿剂和强心剂，以及营养支持疗法。

急性呼吸衰竭

急性呼吸衰竭是指患者肺脏原有呼吸功能正常，由于各种病变的影响，如迅速发生、进展的呼吸道阻塞性病变、肺组织病变、肺血管疾病、胸廓胸膜病变、神经中枢及神经肌肉疾病等，在短时间内发生严重的气体交换障碍，出现缺氧或合并二氧化碳潴留，导致机体发生生理功能的严重紊乱。

一、病因

呼吸系统疾病如严重呼吸系统感染、急性呼吸道阻塞性病变、重度或危重哮喘、各种原因引起的急性肺水肿、肺血管疾病、胸廓外伤或手术损伤、自发性气胸和急剧增加的胸腔积液，导致肺通气或（和）换气障碍；急性颅内感染、颅脑外伤、脑血管病变（脑出血、脑梗死）等直接或间接抑制呼吸中枢；脊髓灰质炎、重症肌无力、有机磷中毒及颈椎外伤等可损伤神经—肌肉传导系统，引起通气不足。上述各种原因均可造成急性呼吸衰竭。

二、病情评估

（一）临床表现

急性呼吸衰竭的临床表现主要是低氧血症所致的呼吸困难和多器官功能障碍。

1. 缺氧

1）中枢神经系统：大脑耗氧量较大，为 30 ml/（min·kg），停止供氧达 6 分钟即可发生脑组织不可逆损伤。缺氧表现：轻度，烦躁；中度，谵妄；重度，昏迷。

2）心血管系统：缺氧可诱发各类心律失常。

3）呼吸系统：缺氧使 PaO_2 下降，通过刺激外周化学感受器（主动脉体、颈动脉体）和对呼吸中枢的直接作用，使呼吸加深加快来加强代偿。在脑部疾患、心力衰竭、尿毒症、代谢性酸中毒等发生时，患者呼吸加强加快和减慢减弱来交替周期出现即出现潮式呼吸（陈—施呼吸）以及间歇停顿（毕奥式呼吸）呼吸。

4）血液系统：慢性缺氧可刺激造血，而急性缺氧常无此代偿，反可造成凝血机制障碍、造血系统衰竭、DIC。

5）消化系统：呼吸衰竭引起缺氧以及脑反射性的微血管痉挛，加重胃肠道组织缺血、缺氧，常发生应激性溃疡出血及肝细胞功能损害。

6）肾脏：缺氧使肾血管收缩，血流量减少，易发生肾功能不全，致 BUN、Cr 增高，代谢性酸中毒等。

7）细胞代谢及电解质：可导致代谢性酸中毒、高钾血症和细胞内酸中毒。

2. 二氧化碳潴留

1）中枢神经系统：急性二氧化碳潴留可使脑血管扩张，血流量增加，颅内压升高，因而出现头痛、扑翼样震颤、嗜睡、昏迷等表现。

2）酸碱失衡和电解质紊乱：血中二氧化碳潴留产生呼吸性酸中毒，导致细胞外液 H^+ 与细胞内 K^+ 互换，使血清 K^+ 升高，细胞内 H^+、Na^+ 增加。过量补充碱性药物和应用呼吸兴奋剂或机械辅助呼吸以及激素、利尿剂，可引起血 K^+ 和 Cl^- 减低，此时易发生呼吸性酸中毒和代谢性酸中毒。

3）心血管系统：当缺氧合并二氧化碳潴留时，可出现肺动脉收缩，肺高压，右室肥厚、扩大，心率快，心衰，血压上升，脉洪大，外周血管扩张，皮肤潮红、温暖、出汗等。

4）呼吸系统：吸入 <15% 二氧化碳时，二氧化碳每升高 1 mmHg，则每分通气量可升高 2 L。中枢对二氧化碳刺激常呈抑制状态，而呼吸兴奋性主要靠缺氧维持。

（二）实验室及其他检查

1. 动脉血气分析

呼吸衰竭的诊断标准是在海平面、标准大气压、静息状态、呼吸空气条件下，60 mmHg，伴或不伴 50 mmHg。单纯 $PaCO_2$ < 60 mmHg 为 Ⅰ 型呼吸衰竭；若伴有 50 mmHg，则为 Ⅱ 型呼吸衰竭。pH 值可反映机体的代偿状况，有助于急性或慢性呼吸衰竭加以鉴别。当 $PaCO_2$ 升高、pH 值正常时，称为代偿性呼吸性酸中毒；若 $PaCO_2$ 升高、pH 值 <7.35，则称为失代偿性呼吸性酸中毒。

2. 肺功能检测

尽管在某些重症患者，肺功能检测受到限制，但肺功能检测有助于判断原发疾病的种类和严重程度。通常的肺功能检测是肺量测定，包括肺活量（VC）、用力肺活量（FVC）、第 1 秒用力呼气量（FEV_1）和呼气峰流速（PEF）等，这些检测简便易行，有助于判断气道阻塞的严重程度。呼吸肌功能测试能够提示呼吸肌无力的原因和严重程度。

3. 胸部影像学检查

胸部影像学检查包括普通 X 线胸片、胸部 CT 和放射性核素肺通气/灌注扫描等，有助于分析引起呼吸衰竭的原因。

（三）诊断

诊断标准如下：

1. 原来的肺脏是健康的，由于突发原因，如溺水、电击、外伤、药物中毒或物理化学刺激及成人型 ARDS 等，使呼吸功能突然衰竭，引起缺氧、呼吸急促和发绀。

2. 静息时 PaO_2 小于 60 mmHg，伴或不伴有 $PaCO_2$ 高于 50 mmHg。

判定：具备第 1 项即可诊断，兼有第 2 项即可确诊。

三、急救措施

对呼吸衰竭总的治疗原则是在保持呼吸道通畅的条件下，纠正缺氧、CO_2 潴留和酸碱失衡所致的代谢功能紊乱，从而为基础疾病和诱发因素的治疗争取时间和创造条件。急性严重呼吸衰竭应针对呼吸衰竭本身和原发疾病同时进行治疗，并配合适当的支持治疗。具体措施应结合患者的实际情况而定。其治疗原则包括下述几个方面：

（一）改善通气

急性呼吸衰竭大多突然发生，故应及时采取抢救措施，防止和缓解严重缺氧、二氧化碳潴留和酸中毒，注意保护心、脑、肾等重要系统和脏器的功能。纠正缺氧的主要方法是改善通气，迅速清理口腔分泌物，保持呼吸道通畅，并立即开始人工呼吸，可行口对口人工呼吸、胸外按压人工呼吸、经面罩或气管插管接简易人工呼吸器，必要时做气管插管行机械通气，如发生心搏骤停，还应采取有效的体外心脏按摩等有关心肺复苏的抢救措施。

（二）高浓度给氧

对于急性呼吸衰竭的患者，必须及时使用高浓度或纯氧以缓解缺氧。纠正缺氧是保护重要器官和抢救能否成功的关键，但要注意吸氧浓度和持续时间，以避免长时期高浓度给氧引起氧中毒。氧中毒会导致急性肺损伤和急性呼吸窘迫综合征，其发生机制可能与吸入高浓度氧后超氧阴离子的生成增多有关。

（三）高压氧治疗

在急性呼吸衰竭中应用机会较少，而在治疗一氧化碳中毒时应用较多，在肺部厌氧菌感染引起的低氧血症中偶有应用。

（四）膜肺

以膜式氧合器在体外进行气体交换，替代严重损害的肺，为组织提供氧。但由于操作较复杂，花费较大，目前尚不能广泛开展。

（五）监测血气

以此指导临床呼吸机的各种参数调整和酸碱紊乱的处理。

（六）肾上腺皮质激素

在急性呼吸衰竭中应用较广泛，能有效防止诱发 ARDS 的补体激活、中止白细胞裂解、防止氧自由基的产生和释放、避免毛细血管损伤导致渗漏等，但在复杂创伤、严重感染时需同时采取有效抗感染措施，防止二重感染。故肾上腺皮质激素剂量要适当，使用时间宜短。

（七）一般支持疗法

电解质紊乱和酸碱平衡失调的存在，可以进一步加重呼吸系统及至其他系统器官的功能障碍，并可干扰呼吸衰竭的治疗效果，因此应及时加以纠正。急性呼吸衰竭较慢性呼吸衰竭更易合并代谢性酸中毒，应积极纠正。对重症患者常需转入 ICU，集中人力、物力积极抢救。危重患者应监测血压、心率，记录液体出入量。采取各种对症治疗，预防和治疗肺动脉高压、肺源性心脏病、肺性脑病、肾功能不全和消化道功能障碍等。特别要注意防治多器官功能障碍综合征（MODS）。

呼吸衰竭的监护

一、一般监护

1. 迅速将患者安置在安静、清洁的呼吸监护室（RICU）内。注意保持室内空气新鲜、温暖、流通。定时消毒，防止交叉感染。室内空气干燥或天气炎热时，可经常向地面洒水，以降低室温和湿化空气。定时进行空气消毒，可用 0.05% 苯扎溴铵、0.01%~0.05% 过氧乙酸、1:2 000 洗必泰等溶液作为空气喷雾消毒，每周 1 次，定期做空气细菌培养，监测空气污染和空气消毒效果，以减少呼吸道感染机会。要减少探视患者，防止交叉感染。

2. 昏迷患者应取平卧位，头偏向一侧。有呼吸困难者，可采取坐位或半坐位。

3. 鼓励神志清醒患者自行进食，给予高蛋白、高热量、含多种维生素易消化食物。不能进食者，可静脉补充液体。昏迷患者应鼻饲流质食物，并保证有足够的营养和水分。

4. 注意口腔和皮肤清洁，昏迷和危重患者，应做好口腔护理。清醒合作的气管切开或经鼻气管插管患者，每日用 3% 硼酸水或 3% 过氧化氢清洁口腔 2 次。对不合作的患者，可用上述溶液冲洗口腔，并用清水洗净，每日 2 次。同时，做好基础护理及生活护理，预防发生压疮。

5. 危重患者应设专人护理。要关心体贴患者，及时和患者及其家属进行交谈。发现病情变化，应安慰患者，消除其恐惧心理，并向家属解释和交代，以取得患者家属的密切配合。

二、病情观察与监护

1. 严密观察呼吸的变化

注意呼吸节律和频率的改变，防止发生呼吸骤停。一旦发生呼吸骤停，需迅速吸痰，行气管插管或气管切开术。

1）潮式呼吸：当患者出现潮式呼吸时，表明呼吸中枢功能降低，是呼吸中枢缺氧引起，常见于中枢神经系统疾病，如脑膜炎、脑血管意外等，护理上要及时观察，正确迅速给氧，改善缺氧状况。

2）毕奥式呼吸（即间歇呼吸）：是呼吸停止前的表现，常见重症脑循环障碍，如脑膜炎、尿毒症等，护理上要严密观察呼吸变化，及时通知医生，并做好抢救准备。

3）中枢性呼吸：中枢性呼吸是呼吸衰竭中期的表现，呼吸深而均匀，一般每分钟30～60次，常见于脑栓塞，护理上应仔细观察呼吸的变化。

4）延髓呼吸：延髓呼吸是呼吸衰竭的晚期表现，呼吸的幅度及间隔时间不规则，每分钟小于12次，常见于延髓和脊髓高位颈段水平的锥体系损伤的患者。易发生呼吸骤停，应严密观察，随时进行抢救。

5）叹息样呼吸：临床常见于脑血管栓塞、出血和脑肿瘤，应做好抢救准备。

2. 观察心率、心律、血压的变化

如患者心率增加、呼吸加快是缺氧的早期表现。如心率减慢、心律不齐，表明缺氧进一步加重。应正确用氧，警惕心搏骤停的发生，及时报告医生，给予处理。

3. 观察肝肾功能变化

当患者出现尿量减少，24 小时少于 500 ml，尿中有蛋白、管型，提示为肾缺氧引起肾衰竭。护理中应明确记录尿量，及时检查，预防肾功能进一步恶化，并协助医生做好抢救准备。肝大或肝功不良为肝损害，注意保肝治疗。

4. 观察意识障碍和精神状态

当患者出现白天嗜睡、晚上失眠，神志模糊，定向力减退，精神失常或昏迷，瞳孔小，对光反应迟钝等二氧化碳潴留的表现时，应立即通知医生，并给予低流量吸氧。

5. 观察发绀情况

在护理观察中发现患者有口唇、耳轮、指（趾）端有发绀，及时给氧气吸入，改善缺氧症状，发绀可减轻或好转。

6. 酸碱平衡失调和电解质紊乱的观察

如发现患者有恶心、呕吐、食欲缺乏、全身无力、低血压时应考虑水、电解质平衡失调，应通知医生及时给予纠正。

7. 观察痰量和颜色

发现患者痰量增多，呈黄色或脓样痰，多为继发感染，应按医嘱给予有效抗生素治疗。发现痰量突然减少，呼吸及发绀明显加重，说明痰液黏稠阻塞细支气管，故一面要报告医生进行处理，一面应迅速清除痰液。对无力咳嗽，痰不易咳出的患者，应定时帮助患者翻身，一般 1～2 小时翻身一次。为了使痰液排出通畅，可同时以手掌轻叩患者的背部和前胸部，以震动附着于管壁上的痰栓，使痰易于排出。叩背时动作要轻巧，不可用力过大，可自外向内，自上而下，边叩背边鼓励患者尽量咳嗽，以使痰液排出。如痰液仍不能排出，可口服祛痰剂或超声雾化吸入治疗。吸痰时严格遵守无菌操作规程，插入吸痰管时阻断负压，吸痰动作要轻柔、迅速，左右旋转，向上提拉，避免黏膜损伤，每次吸痰时间不超过 15 秒，以免加重缺氧。

8. 观察大便及呕吐物的变化

发现患者大便呈黑色或呕吐咖啡样物，常提示消化道出血，可按消化道出血予以护理。

9. 呼吸兴奋剂的应用及观察

呼吸兴奋剂刺激呼吸中枢或周围化学感受器，通过增强呼吸中枢兴奋，增加呼吸频率和潮气量以改善通气。①尼克刹米可直接兴奋呼吸中枢和通过刺激颈动脉窦化学感受器，反射性兴奋呼吸中枢，增加通气量，亦有一定的苏醒作用。用药过程中，密切观察患者的睫毛反应，神志改变，以及呼吸频率、幅度和节律的改变。如果出现多汗、呕吐、面色潮红、面肌抽搐、烦躁不安提示药物过量，应及时减量或停药。②山梗菜碱可刺激颈动脉体化学感受器，反射性兴奋呼吸中枢，作用快，不良反应少，维持时间短，过量时可致心动过速、呼吸麻痹、血压下降等。③氨茶碱除有利尿、解痉、降低肺动脉高压作用外，还有兴奋呼吸中枢的作用，剂量过大可引起恶心、呕吐、心动过速，静脉滴注时宜缓慢。

10. 抗生素使用的观察

肺、支气管感染绝大部分是引起呼吸衰竭的主要原因，而呼吸衰竭时，呼吸道分泌物积滞，又易继发感染，故及时控制感染十分重要。因此，在进行痰标本采集时，应注意严格无菌操作，并要求患者用力咳出气管深处的痰液，装入无菌培养盒内，即刻送检。进行血培养标本采集应在应用抗菌治疗之前，操作中注意严格无菌。

临床上常用的抗生素为青霉素，一般每日 160 万~480 万 U，也可用庆大霉素每日 16 万~24 万 U 联合治疗。一般使用抗生素时间长，用药期间需密切注意不良反应的观察。如使用庆大霉素应观察尿量，输入液体或饮水量须充足。

11. 碱剂使用的观察

呼吸衰竭失代偿常伴有酸碱失衡，而酸中毒更为常见。酸中毒可能继发于通气不足，二氧化碳潴留，也可能是组织缺氧而引起代谢性酸中毒。主要应迅速解决通气和氧疗，原则上不宜补碱。但临床上出现呼酸并发代酸且 pH 值 <7.20 者，可以少量多次静脉注射 5% 碳酸氢钠，要求每次注射前后进行动脉血气分析，动态监测各项指标变化。一旦出现 $PaCO_2$ 升高，则应停用碱剂，增加通气量。同时，要进行电解质的监测，防止出现严重低钾、低钠、低氯。

12. 呼吸机使用的护理观察

当氧疗及其他综合治疗仍不能改善重度缺氧和二氧化碳持续增加时，需通过气管插管或气管切开使用人工呼吸机等方法缓解症状，护士应做好气管插管和气管切开的护理，熟悉所使用呼吸机的性能和特点，做好呼吸机的管道管理及消毒工作，及时清除报警，保障呼吸机的正常工作。对建立人工气管和使用呼吸机的患者，护士应经常询问患者的自然感受，可用手势、点头或摇头、睁闭眼等方法交流，也可做一些卡片和患者交流，以便及时了解患者的心理活动，必要时也可请患者家属与患者进行交流，有时会使患者获得更大的精神支持。

13. 其他

出现肺水肿或脑水肿应用利尿剂和脱水药时，注意观察药物的不良反应，并记录出入液量。仔细观察瞳孔、结合膜水肿的变化，以确定脱水剂的用量，同时及时抽血检查钾、钠、氯等电解质变化，以防发生脱水及低钾、低钠、低氯性碱中毒。发现异常，及时报告医生。心功能不全的患者，静脉输液量不宜过多，滴速不宜过快，以免发生肺水肿。中心静脉压测定对输液的速度有指导意义。

（李霞）

第七章　循环功能的监护与危重病的抢救

第一节　循环功能的监护

循环系统是由心脏和全身血管组成的一个密闭的管道系统。血液在心血管系统中循环，通过心脏的收缩和舒张，以及全身大、中、小血管的运输，到达全身各重要脏器和组织，起着提供血液、氧和营养物质，排泄废物的作用。因此，评价心血管功能的良好与否，可从心脏的舒缩能力、全身血管的压力和阻抗、周围脏器和末梢的灌注情况等几个方面加以判断。

一、一般监护

要观察危重患者意识和表情，呼吸困难和发绀程度，胸痛的性质和持续时间，咳嗽、咳痰、咯血以及痰的性质和咯血量等。要注意心率、心律、心音和杂音的变化，肺部啰音增多或减少，水肿减轻或加重，尿量，肢端温度等。

二、心电监护

心电监护应用综合监护导联，在荧光屏上连续地显示出心电图的波形，必要时能运用冻结、记录、储存及自动报警的功能，以此及时了解并完整反映心脏的电活动状态和心脏应激状态。因而心电监护是循环功能监测的重要指标。

（一）适应证

1. 各种心血管疾病患者，如急性心肌梗死、心律失常、心肌病等。

2. 其他脏器疾病导致急性循环衰竭者，如严重创伤、感染、大量失血，电解质紊乱引起急性脏器衰竭。

3. 心脏或其他脏器大手术后的患者。

（二）心电监护的意义

1. 及早发现心律失常或其先兆。

2. 了解心肌供血情况。

3. 心律及心肌供血改善的估价指标。

（三）心电监测仪的种类及临床意义

1. 种类

1）心电监测系统和心电图监测仪：ICU 内常配备心电监测系统，心电监测系统由一台中心监测仪通过导线、电话线或遥控连接多台床旁 ECG 监测仪。中心或床边 ECG 监测仪具有以下功能：①显示、打印和记录 ECG 波形和 HR 数字；②一般都有 HR 上下限声光报警，报警时同时记录和打印，具有心律失常分析的 ECG 监测仪，当室性期前收缩每分钟 >5 次，即发生警报；③图像冻结，可使 ECG 波形显示停留在显示屏上，以供仔细观察和分析。双线 ECG 显示，接连下来的第二行 ECG 波形，可以冻结，并能及时记录；④数小时到24小时的趋向显示和记录；⑤高级的ECG监测仪配有电子计算机，可对多种心律失常做出分析，同时可识别T波、测量ST段、诊断心肌缺血；⑥ECG监测仪也常与除颤器组合在一起，以便同步复律和迅速除颤，从而更好地发挥ECG监测的作用。

2）动态心电图监测仪（Holter心电图监测仪）：可分为记录及分析仪两部分。第一部分为随身携带的小型ECG磁带记录仪，通过胸部皮肤电极慢速并长时间（一般24小时）记录ECG波形，可收录心脏不同负荷状态时的ECG，如在术前、术中及ICU的患者，汇集白天或夜间、休息或活动时的ECG变化，便于动态观察。第二部分为分析仪，可用微处理机进行识别，省时省力；也可人工观察，由于Holter记录仪在记录或放像时可产生伪差，所以最好能两者结合。Holter监测仪主要用于冠心病和心律失常诊断，也可用于监测起搏器的功能，寻找晕厥原因及观察抗心律失常药的疗效，常用于术前诊断。

3）遥控心电图监测仪：该仪器不需用导线与心电图监测仪相连，遥控半径一般为30 m，中心台也可同时监测4位患者。

2. 临床意义

1）及时发现和识别心律失常：危重患者的各种有创的监测和治疗、手术操作、酸碱失衡和电解质紊乱等均可引起心律失常，严重时可引起血液动力学改变，心电图监测对发现心律失常、识别心律失常性质、判断药物治疗的效果均十分重要。

2）及时发现心肌缺血或心肌梗死：严重的缺氧、高CO_2血症、酸碱失衡等诸多因素，均可导致心肌缺血、心律失常发生。心率的增快和血压的升高，均可使心肌耗氧增加，引起或加重心肌缺血的发生。因此，持续的心电图监测可及时发现心肌缺血。

3）监测电解质改变：危重患者在治疗过程中，很容易发生电解质紊乱，最常见的是低钾和低钙，持续心电监测对早期发现有重要意义。

4）判断心脏起搏器的功能。

三、血流动力学监测

血流动力学的监测是ICU中的重要监测内容，随着对循环生理的认识不断深入和现代监测仪器的发展，临床监测参数越来越多，在危重患者的治疗和抢救中起到了重要作用。

（一）监测项目

1. 外周动脉血管内压。

2. 肺动脉球囊漂浮导管监测数据：包括中心静脉压、右房压、右室压、肺动脉压和PAWP；心输出量测定及不同部位血标本的血气分析等。

3. 利用上述数据，通过计算可获得的一些资料，包括左室做功、血管阻力（肺及全身）及有关氧的转运、氧的供需等资料。

（二）血液动力学主要参数

1. 中心静脉压

中心静脉压（CVP）反映右心室功能，临床上将CVP降低作为血容量不足、CVP

升高作为心功能不全或肺血管阻力增高的重要指标，CVP 的动态观察常用于鉴别脱水、休克、输液等的监护及心功能判断。CVP 正常值为 $1 \sim 10$ cmH$_2$O，均值为 6 cmH$_2$O，一般认为，CVP 低于 6 cmH$_2$O 表示血容量不足，高于 15 cmH$_2$O，表示心功能不全或（和）肺血管阻力升高。

2. PAWP

通过 Swan - Ganz 漂浮导管观测 PAWP 比 CVP 更能正确反映左心室充盈压。正常值为 $12 \sim 18$ mmHg，同时可观测心每搏输出量和 CI。心脏指数值通常为 3.2 ± 0.2 L/（min·m^2），休克时若 CI 低，则按心衰处理；若 CI 高，则按血液分布紊乱处理。

3. 肺动脉压

肺动脉压（PAP）正常值为 $18 \sim 30/6 \sim 12$ mmHg。PAP 增高为肺动脉高压，见于左心室衰竭、二尖瓣病变、肺原性心脏病，左向右分流先天性心脏病等。

4. 平均动脉压

平均动脉压（MAP）指舒张压 + 1/3 脉压，当周围动脉测不到时，可做桡动脉插管，直接测量动脉压。

5. 心输出量

心输出量（CO）是指左或右心室每分钟射入主动脉或肺动脉的血容量。测定心输出量对于心功能的判断，计算出血液动力学其他参数，如心脏指数、外周血管总阻力等，以指导临床治疗都具有十分重要的意义。因而 CO 是重症患者监测的重要参数。测定的方法主要有：氧消耗法、染料稀释法和温度稀释法。随着 Swan - Ganz 漂浮导管的临床应用，温度稀释法在临床应用广泛。该方法使用方便，安全可靠，可重复测定，而且并发症也少。在正常情况下，左、右心室的输出量基本相等，但在分流量增加时可产生较大误差。正常成人的 CO 为 $5 \sim 6$ L/min，每搏输出量（SV）为 $60 \sim 90$ ml。对于判断心功能、诊断心力衰竭和低心输出量综合征都具有重要意义。

6. 每搏排出量

每搏排出量（SV）指一次心搏由一侧心室射出的血量。成年人在安静、平卧时，每搏排出量为 $60 \sim 90$ ml。SV 与心肌收缩力有关，也取决于心脏前负荷、心肌收缩力及后负荷的影响。

7. 心脏指数（CI）

心脏指数（CI）是每分钟每平方米体表面积的心排出量。CI < 2.5 L/（min·m^2），提示可能出现心力衰竭；CI < 1.8 L/（min·m^2）则提示为心源性休克。

8. 体循环阻力指数

体循环阻力（SVR）表示心室射血期作用于心室肌的负荷，是监测左心室后负荷的主要指标，是指每平方米体表面积的 SVR。当血管收缩剂使小动脉收缩或因左心室衰竭、心源性休克、低血容量性休克等原因使心搏血量减少时，体循环阻力/体循环阻力指数（SVR/SVRI）均增高；相反，血管扩张剂、贫血、中度低氧血症可导致 SVR/SVRI 降低。

9. 肺循环阻力指数

肺循环阻力指数（PVRI）是监测右心室后负荷的主要指标。正常情况下，肺循环阻力（PVR）只是 SVR 的 1/6。当肺血管病变时，PVR/PVRI 增高，从而增加右心室后负荷。

10. 左心室做功指数

左心室做功指数（LVSWI）指左心室每次心搏所做的功，是左心室收缩功能的反映。正常值为 44 ~ 68 g/(m·m²)。LVSWI 降低提示可能需要加强心肌收缩力，而 LVSWI 增高则意味着耗氧量增加。

11. 右心室做功指数

右心室做功指数（RVSWI）指右心室每次心搏所做的功，是右心室收缩功能的反映，其意义与 LVSWI 相似。正常值为 4 ~ 8 g/(m·m²)。

12. 氧输出

氧输出（DO₂）指单位时间内由左心室输送到全身组织氧的总量，或者是单位时间内动脉系统所送出氧的总量。DO₂ 的表达式为：$DO_2 = CI \times$ 动脉血氧含量（CaO₂）。CaO₂ 主要取决于动脉血氧饱和度（SaO₂）和血红蛋白含量（Hb）。DO₂ 主要受循环系统（CI）、呼吸系统（SaO₂）和血液系统（Hb）的直接影响。正常人在静息状态下的 DO₂ 为 520 ~ 720 ml/(min·m²)。

13. 氧耗量

氧耗量（VO₂）指在微循环水平，血液中所携带的一部分氧被组织细胞摄取，动脉血中的氧含量逐渐减少，动脉血随之逐渐变成静脉血。在此过程中，组织细胞实际消耗氧的量称为氧耗量。正常静息状态下 VO₂ 为 100 ~ 180 ml/(min·m²)。正常时，VO₂ 应与组织的氧需要量相等。一旦 VO₂ 小于需要量则提示组织缺氧。

14. 氧摄取率

氧摄取率（O₂ext）是氧输出与氧耗量之比，氧的摄取率大小主要与组织氧需求有关。正常值为 22% ~ 30%。常用于分析全身的氧输送和氧耗量关系来估价机体总的组织氧合情况。

（四）监测时注意事项

1. 导管使用前要严格检查气囊，注意注气后的形态。套管膜的牢度，防止气囊在血管中破裂，发生空气栓塞。

2. 严格执行无菌技术操作，防止术后继发感染。

3. 导管通过三尖瓣进入右室时应加强心电监测，注意有无心律失常，对原有室性早搏患者可先用利多卡因 50 mg 静脉推注。

4. 在测得 PAWP 后，导管气囊要迅速排尽气体，使导管在肺动脉处于游离状态，以免气囊压迫肺动脉分支时间过长，产生肺栓塞或血管壁受损引起大出血等并发症。

5. 推送导管时动作轻巧敏捷，注意导管长度、压力曲线、心电图改变，避免导管打结，一旦发生打结，严禁硬拉，可在 X 线下取出。

6. 监测中严密观察病情变化，定时记录体温、脉搏、呼吸、血压、心率、心律变化。长时间监护者，注意有无静脉栓塞形成，发生栓塞症状应及时拔除导管。

7. 导管可保留 7～10 天，留置期间，每小时用肝素生理盐水冲洗导管，防止栓塞。避免导管被拉出，注意局部有无渗血、消毒胶纸敷贴情况。

8. 导管用毕取出后气囊排空，禁止用水冲洗气囊，忌用乙醚擦洗导管，管腔反复冲洗清洁，晾干后用双层塑封，环氧乙烷气体消毒备用。

（高超超）

第二节 急性心力衰竭

心力衰竭是在静脉回流正常的情况下，由于心肌收缩或（和）舒张功能障碍，使心排血量绝对或相对低于全身组织代谢需要的综合征。心力衰竭根据其发生的速度分为急性心力衰竭和慢性心力衰竭。急性心力衰竭（AHF）是指心力衰竭体征和症状逐渐地和急促地改变的结果，需要紧急处理。这些症状最开始是由于提高了左室充盈压（伴随或不伴随心脏低输出量）而产生严重的肺水肿。急性心力衰竭可以发生在射血分数稳定和减少的住院患者，同时伴随心血管事件，如冠心病、高血压病、瓣膜性心脏病、房性心律失常、和（或）没有发生心血管事件（包括肾功能不全、糖尿病、贫血）而导致急性心力衰竭的出现和产生。

一、病因和发病机制

任何突发的心脏解剖或功能的异常，无论是心脏有无基础病变，均可使心排出量急剧而显著地下降，肺静脉压升高，发生急性左心衰竭。常见的病因有：①由于急性大面积心肌梗死及急性弥漫性心肌炎，导致急性心肌收缩力减弱；②急性瓣膜反流（急性心肌梗死或感染性心内膜炎等原因引起瓣膜穿孔、乳头肌断裂或功能不全、腱索断裂等）或输液过多过快所致急性容量负荷过重；③高度二尖瓣狭窄或主动脉狭窄、左室流出道梗阻、高血压危象等导致狭窄负荷过重，排血受阻；④缓慢（<35 次/分钟）或快速性（>180 次/分钟）心律失常及大量心包渗液或积血所致急性心脏压塞，心室舒张受限。

二、病情评估

（一）症状

发病急骤，患者突然出现严重呼吸困难，端坐呼吸，频繁咳嗽、咳粉红色泡沫痰。

（二）体征

呼吸急促，烦躁不安，面色苍白，口唇发绀，大汗淋漓；心尖冲动向下移位，可出现交替脉，可出现心界扩大；双肺满布湿性啰音，可伴哮鸣音，心率加快，心尖部可闻及奔马律。血压可升高，但伴心源性休克时血压降低。

（三）实验室及其他检查

1. 动脉血气分析

早期 PaO_2 轻度下降或正常，肺水肿期 PaO_2 明显下降，$PaCO_2$ 增高。

2. X 线胸片

X 线胸片可见两肺大片云雾状影、肺门阴影呈蝴蝶状。

3. 血流动力学监测

左心室舒张末压增高，PCWP18～20 mmHg 出现轻度肺淤血，20～25 mmHg 为中度肺淤血，26～30 mmHg 时为严重肺淤血，>30 mmHg 出现肺水肿。

（四）诊断

1. 根据病史及典型临床表现即可诊断。

2. 诊断标准

（1）有引起急性左心衰竭病因。

（2）发病急骤，突发严重呼吸困难，咳粉红色泡沫痰，大汗淋漓。

（3）双肺可闻满布湿性啰音，心率加快，奔马律。

（4）X 线两肺大片云雾状影、肺门阴影呈蝴蝶状，左心室舒张末压增高，PCWP > 18 mmHg。

（五）鉴别诊断

心功能不全的某些症状如呼吸困难、水肿、肝大、肺底啰音等并非心功能不全所特有的表现，应与有类似症状的疾病鉴别。急性左心功能不全所致的劳力性呼吸困难，应与阻塞性肺气肿、肥胖、神经性呼吸困难、身体虚弱鉴别；夜间呼吸困难心源性哮喘应与支气管哮喘相鉴别；肺底湿啰音应与慢性支气管炎、支气管扩张、肝炎鉴别；急性右心功能不全，应与心包积液或缩窄性心包炎相鉴别。

三、急救措施

急诊处理目标是改善症状，稳定血流动力学状况。另一治疗客观目标是减轻心力衰竭时的临床体征。有效的治疗可以改善预后，提示预后改善的指标包括静脉持续扩血管药物应用时间的缩短，住院时间的缩短，再次入院率的下降以及需再次入院治疗的间期延长。治疗的主要目标还包括住院期间和远期死亡率的下降。

到达急诊室后，急性心力衰竭患者应尽快接受监护，同时应进行相关的检查以尽早明确原发病因。监测的内容与严密程度取决于患者的病情、治疗反应和急诊室的条件。

所有危重患者常规监测内容包括：体温、呼吸、心跳、血压及心电图。有些实验室检查应反复重复，动态观察，如电解质、Cr、血糖、感染指标或其他代谢性疾病指标。必须严格控制高血钾或低血钾，这些指标都可通过自动检测仪快速准确的监测。监测的频率应随病情变化而调整。

（一）减少静脉回流

立即使患者取坐位，两腿下垂，或四肢结扎血带。方法：用软的橡胶止血带或气囊袖带（血压计袖带），扎束于四肢躯干部（肩及腹股沟以下），袖带内压力大约充气至舒张压以下 10 mmHg 为度（或用触诊法，止血带远端动脉搏动仍存在，而静脉充盈怒张），使四肢静脉回流受阻，而保持动脉供血畅通。每 15～20 分钟按一定顺序（顺钟向或逆钟向）将一肢止血带放松，即每个肢体加压 45 分钟，放松 15 分钟，以免局部组织的血流过分淤滞，引起不良后果。

（二）高流量氧气吸入

高流量氧气吸入（10～20 ml/min 纯氧或鼻管吸入 6～8 ml/min 的流量）是治疗急性肺水肿的有效措施。面罩吸氧可将 30%～40% 乙醇放入湿化瓶内，以使泡沫的表面张力降低而破裂，以利肺泡通气改善。一次使用时间不宜超过 20 分钟。鼻导管吸氧，乙醇浓度为 70%～80%，若患者不能耐受，可选用 20%～30% 的乙醇，以后逐渐增加。或开始用低流量吸氧，待患者适应后再逐渐提高氧流量，此法适用于清醒患者，如以95% 乙醇 5 ml 置鸭嘴喷雾管中，用氧雾化吸入。或用 20%～40% 乙醇，经超声雾化吸入，疗效比上述两种方法更为确实。

（三）吗啡

吗啡 5～10 mg 静脉缓注不仅可以使患者镇静，减少躁动所带来的额外的心脏负担，同时也具有小血管舒张的功能而减轻心脏的负荷。必要时每间隔 15 分钟重复一次，共2～3 次。老年患者可酌减剂量或改为肌内注射。

（四）快速利尿

呋塞米 20～40 mg 静注，于 2 分钟内推完，10 分钟内起效，可持续 3～4 小时，4小时后可重复一次。除利尿作用外，本药还有静脉扩张作用，有利于肺水肿缓解。

（五）血管扩张剂

以硝普钠、硝酸甘油或酚妥拉明静脉滴注。

1. 硝普钠

一般起始剂量 20 μg/min，根据血压每 5 分钟调整用量，收缩压维持在 100 mmHg左右，原有高血压患者收缩压降低幅度不得超过 20%，否则会引起心、脑、肾等重要器官灌流不足。维持量多为 50～100 μg/min，但应根据个体情况而定。

2. 硝酸甘油

起始剂量 10 μg/min，根据血压每 10 分钟调整一次，每次增加 5～10 μg/min，以血压达上述水平为度。维持量多为 50～100 μg/min，但该药个体差异大，故应根据具体情况而定。

3. 酚妥拉明

酚妥拉明为 α 受体阻断剂，静脉滴注以 0.1 mg/min 开始，每 5～10 分钟调整一次，维持量一般为 1.5～2.0 mg/min，监测血压同硝普钠。

（六）氨茶碱

0.25 g 加入 50% 葡萄糖液 20～40 ml 中缓慢静注，以减轻呼吸困难。

（七）强心药

如发病 2 周内未用过洋地黄或洋地黄毒苷，1 周内未用过地高辛，可予速效洋地黄制剂，以加强心肌收缩力和减慢心率，此对伴有房性快速性心律失常的急性肺水肿特别有效，但对重度二尖瓣狭窄而伴有窦性心律的急性肺水肿忌用。如发病 2 周内曾用过洋地黄，则强心药的应用需根据病情，小剂量追加，用法同慢性心力衰竭。

（八）糖皮质激素

地塞米松 10～20 mg 加入 5% 葡萄糖液 500 ml 中，静脉滴注。糖皮质激素可扩张外周血管，增加心排血量，解除支气管痉挛，改善通气，促进利尿，降低毛细血管通透性，减少渗出。对急性肺水肿和改善全身情况有一定价值。

（九）氯丙嗪

国外报导氯丙嗪治疗急性左心衰竭有迅速改善临床症状的作用，国内亦有人用小剂量氯丙嗪治疗急性左心衰竭。用法：5～10 mg 肌内注射，仅有左心衰竭者用 5 mg，伴有急性肺水肿者用 10 mg，肌注后 5～10 分钟见效，15～30 分钟疗效显著，作用持续4～6 小时。氯丙嗪扩张静脉作用大于扩张动脉，因此更适合以前负荷增高为主的急性左心衰竭，其镇静作用能很好地解除患者焦虑。

（十）静脉穿刺放血

可用于上述治疗无效的肺水肿患者，尤其是大量快速输液或输血所致的肺水肿，放血 300～500 ml，有一定效果。

（十一）确定并治疗诱因

急性肺水肿常可找到诱因，如急性心肌梗死、快速心律失常及输液过多过快等。由高血压危象引起者应迅速降压，可用硝普钠。如器质性心脏病伴快速性心律失常对抗心律失常药物无效，而非洋地黄引起，应迅速电击复律。

（十二）急性右心衰竭的治疗

1. 病因治疗

右心衰竭是由多种病因如急性心包填塞、肺栓塞等引起的心功能不全综合征，因此，其治疗的关键首先是快速认识并纠正病因和稳定血流动力学状况。

2. 控制右心衰竭

治疗的基本措施是：①维持正常的心脏负荷，特别是前负荷；②增强心肌收缩力，使心排血量增加；③维持心肌供氧和耗氧的平衡；④由于一氧化氮（NO）能选择性的降低肺血管阻力，近年来已被广泛用于治疗右心衰竭；⑤上述治疗效果不佳时，有条件的情况下可考虑肺动脉内球囊反搏或右心辅助治疗。

3. 注意事项

①只要没有明显的体液负荷过量的表现，一般应维持合理的补液速度；②颈静脉压并不能很好的表示左室充盈压，颈静脉压升高并不排除体液量的缺乏；③没有右心室壁的特征性 ECG 改变并不能排除右心室心肌梗死；④肺动脉漂浮导管对右心室心肌梗死诊断很有帮助，表现为右房压及右室压 > PAWP；⑤利尿剂和血管扩张剂对右心室心梗患者无益而有害；⑥在负荷量充足的情况下，多巴胺 4～5 μg/（kg·min）通常可维持血压平稳，如需要可增加至 15 μg/（kg·min），或与肾上腺素复合使用。

四、监护

（一）一般监护

1. 安置患者于危重监护病房，监测心电、呼吸、血压、尿量等变化，并做详细记录；同时测量脉搏、心率的变化（不能以脉率代替心率）。

2. 立即协助患者取坐位，双腿下垂，以利于呼吸和减少静脉回心血量。

3. 给予高流量（6～8 L/min）经30%～50%乙醇湿化的氧气鼻导管吸入。使用乙醇吸氧可使肺泡内泡沫的表面张力降低而破裂，有利于改善通气。必要时可加压吸氧，以增高肺泡内压力，减少浆液的渗出，但吸氧时间不宜过长，应间歇吸入。如给予机械通气辅助呼吸，采用呼气末正压通气。

4. 宜用低钠、低脂肪、低盐、富含维生素、富于营养易消化的低热量饮食。采用低热量（每日1 200～1 500 kcal）饮食可降低基础代谢率，减轻心脏负荷，但时间不宜过长。低盐饮食可控制水钠潴留，从而减轻心脏负荷，根据水肿程度忌用或少用含钠量高食物，如发酵面食、点心、咸肉、咸菜、海鱼虾、含钠饮料、调味品和含盐的罐头等。进含量少或利尿明显者可适当放宽钠盐的限制。心力衰竭时因胃肠道淤血、呼吸困难、疲乏、焦虑而影响食欲和消化功能，应给予易消化食物，少食多餐，可减少胃肠消化食物所需的血液供应，使心脏负荷减轻。

5. 因急性心功能不全起病急，患者无思想准备，病情较重，所以患者易出现烦躁、紧张、焦虑、恐惧、失望等心理现象。应加强对患者的心理护理，对患者态度和蔼、诚恳热情，耐心细致地做好思想工作，体贴入微地帮助患者增强信心及配合治疗。

（二）病情观察与监护

1. 观察体温、脉搏、呼吸、血压的变化。注意心力衰竭的早期表现，夜间阵发性呼吸困难是左心衰竭的早期症状，应予警惕。当患者出现血压下降、脉率增快时，应警惕心源性休克的发生，并及时报告医生处理。

2. 观察神志变化，由于心排血量减少，脑供血不足缺氧及二氧化碳增高，可导致头晕、烦躁、迟钝、嗜睡、晕厥等症状，及时观察以利于医生综合判断及治疗。

3. 观察心率和心律，注意心率快慢、节律规则与否、心音强弱等。有条件时最好能做心电监护并及时记录，以利及时处理。出现以下情况应及时报告医生：①心率＜40次/分钟或＞130次/分钟；②心律不规则；③心率突然加倍或减半；④患者有心悸或心前区疼痛的病史而突然心率加快。

4. 注意判断治疗有效的指标，如自觉气急、心悸等症状改善，情绪安定，发绀减轻，尿量增加，水肿消退，心率减慢，原有的期前收缩减少或消失，血压稳定。

5. 注意观察药物治疗的效果及不良反应，如使用洋地黄类药物时，应注意观察患者心率、心律的变化，观察药物的毒性反应，并协助医生处理药物的毒副反应。此外，迅速建立良好的静脉通道，以保证药物的顺利应用，严格控制静脉输液速度。做好各种记录，发现异常及时报告医生，配合处理。备好一切抢救药品、器械。

洋地黄制剂毒性反应的处理：①立即停用洋地黄类药物，轻度毒性反应如胃肠道神经系统和视觉症状，一度房室传导阻滞，窦性心动过缓及偶发室性期前收缩等心律失常表现，停药后可自行缓解。中毒症状消失的时间，地高辛为24小时内，洋地黄毒苷需7～10天。②酌情补钾，钾盐对治疗由洋地黄毒性反应引起的各种房性快速心律失常和室性期前收缩有效，肾功能衰竭和高血钾患者忌用。③苯妥英钠：是治疗洋地黄中毒引起的各种过早搏动和快速心律失常最安全有效的常用药物，但有抑制呼吸和引起短暂低血压等不良反应，应注意观察。

（三）健康教育

1. 向患者及家属介绍急性心力衰竭的诱因，积极治疗原有心脏疾病。急性肺水肿发作过后，如原发病因得以去除，患者可完全恢复；若原发病因继续存在，患者可有一段稳定时间，待有诱因时又可再发心功能不全症状。

2. 嘱患者在静脉输液前主动告诉护士自己有心脏病史，便于护士在输液时控制输液量及速度。

（高超超）

第三节　重症心律失常

重症心律失常是可以导致心脏骤停的严重心律失常，心电图常见有：室性心动过速、心室颤动、窦性停搏、高度房室阻滞、心室内阻滞和心室静止。绝大多数致命性心律失常并发于器质性心脏病，只有少数特殊类型为原发，如先天性 QT 延长综合征、Brugada 综合征、特发性心室颤动等。

一、病因和发病机制

心律失常的主要病因包括：①各种原因的器质性心脏病，如冠心病、风湿性心瓣膜病、心肌病，尤其是发生心力衰竭、心肌梗死和心肌炎时；②内分泌代谢病与电解质紊乱：以甲状腺功能亢进、血钾过高或缺乏多见；③药物的毒性作用：如洋地黄、胺碘酮等抗心律失常药物及咪康唑等；④房室旁道引起的预激综合征；⑤心脏手术或诊断性操作；⑥其他如脑血管病、感染、自主神经功能紊乱等。心律失常也可发生于无明显心脏疾患和健康者，原因常不完全明确。

心律失常的发生机制主要是冲动起源异常和冲动传导异常以及二者联合存在。

（一）冲动起源异常

1. 窦性心律失常

是由于窦房结的冲动频率过快、过慢、不规则而形成的。

2. 异位性心律

冲动是由窦房结以外的起搏点发出，如房室结、希氏束（浦肯野纤维网的细胞发出）。

（二）冲动传导异常

1. 传导阻滞

冲动到某处传导障碍或延缓、部分下传称之。

2. 折返现象

冲动沿一条途径下传，但从另一条途径又折返回原处，恰到其反应期，使该处再一次进行冲动传递，形成环形传递，可表现为各种期前收缩、阵发性心动过速、扑动、颤动。

3. 传导紊乱

除正常途径传导外，在心房和心室间即房室结区有一部分异常激动过快地传到心室，使部分心室肌提前激动，出现传导紊乱，易引起阵发性室上性心动过速、心房颤动等。

对心脏功能影响大，常可危及生命的有阵发性室上性心动过速、心房扑动与快速心房颤动、阵发性室性心动过速扑动与心室颤动。

二、心律失常的分类

（一）快速性心律失常

1. 窦性心动过速

①窦性心动过速；②窦房结折返性心动过速。

2. 异位快速性心律失常

1）期前收缩：①房性期前收缩；②交界性期前收缩；③室性期前收缩。

2）心动过速

（1）房性心动过速：①自律性房性心动过速；②折返性房性心动过速；③紊乱性房性心动过速。

（2）交界性心动过速：①房室结折返性心动过速；②房室折返性心动过速；③非阵发性交界性心动过速。

（3）室性心动过速：①非持续性室性心动过速；②持续性室性心动过速；③尖端扭转型室速；④加速性心室自主节律。

3）扑动与颤动：①心房扑动；②心房颤动；③心室扑动；④心室颤动。

3. 房室间传导途径异常

预激综合征。

（二）缓慢性心律失常

1. 窦性缓慢性心律失常

①窦性心动过缓；②窦性心律不齐；③窦性停搏。

2. 传导阻滞

①窦房传导阻滞；②房内传导阻滞；③房室传导阻滞；④室内传导阻滞。

3. 逸搏与逸搏心律

1）逸搏：①房性逸搏；②房室交界性逸搏；③室性逸搏。

2）逸搏心律：①房性逸搏心律；②房室交界性逸搏心律；③室性逸搏心律。

三、病情评估

快速心律失常可使心脏病的患者发生心绞痛、心力衰竭、肺水肿、休克。心率过于缓慢的心律失常可发生阿—斯综合征，引起晕厥或抽搐。严重心律失常时如不及时处理会加重病情，甚至危及生命。

（一）病史

详尽的病史常能提供对诊断有用的线索，如：①心律失常的存在及其类型；②心律失常的诱发因素；③心律失常发作的频率与起止方式；④心律失常对患者造成的影响等。体格检查应包括心脏视、触、叩、听的全面检查，部分心律失常依靠心脏的某些体征即能基本确诊，如心房颤动等。

（二）症状和体征

1. 快速型心律失常

快速型心律失常大致可分为快速室性心律失常和室上性心律失常。前者又可分为阵发性室性心动过速、心室扑动或颤动；后者可分为阵发性室上性心动过速、快心室率型心房颤动和心房扑动。现分别叙述。

1）阵发性室上性心动过速（PST）：阵发性室上性心动过速简称室上速，是指连续3次以上室上性过早搏动。按发病机制可分为：①心房性心动过速；②房室交界处性心动过速；③具有旁路传导的心动过速，即预激综合征合并心动过速；④阵发性折返性心动过速。临床上以前两种最常见。多见于无器质性心脏病的年轻人，常反复发作，亦见于风湿性心脏病、冠心病、高血压及甲状腺功能亢进性心脏病。呈阵发性发作，突然发作突然停止，心率一般在150～220次/分钟，心律规则，脉细速，可有心悸、胸闷、头晕、乏力等症状，长时间发作可引起血压下降、休克、晕厥、心绞痛及心力衰竭。

2）阵发性室性心动过速：阵发性室性心动过速是发生于希氏束分叉以下的一组快速性室性心律失常，频率＞100bpm，自发至少连续2个，心电程序刺激诱发的至少连续6个室性搏动。本病以冠心病为主要病因，其中约半数发生于急性心肌梗死，其次为洋地黄中毒、急性心肌炎、严重低血钾、风心病、奎尼丁昏厥、介入性心脏检查及心脏手术、严重感染、拟交感药物过量，如异丙肾上腺素及肾上腺素过量、嗜铬细胞瘤或过度惊吓等。心动过速突然发作，突然终止。由于发作时心房与心室收缩不协调，引起心室充盈减少，心排血量降低，可出现心脑等器官供血不足的症状，如头晕、乏力、呼吸困难、心绞痛、晕厥等。原来的心脏情况越差，心动过速发作时频率越快，持续时间越长，对血流动力学的影响也越大，常引起休克、心功能不全等。体征：心律轻度不齐，心率多在每分钟140～160次。第一心音强度轻重不一。脉搏细弱快速。持续性发作时常有休克或心功能不全的体征。

3）心房扑动：心房扑动多为阵发性，每次历时数分钟至数日，慢性持续者少见，多转变为房颤。本病仅见于器质性心脏病者，最多为风湿性二尖瓣病及冠心病，亦可发生于病窦综合征、高血压、肺心病、心肌病、慢性心包炎等，急性的病因有风湿热、急性心肌梗死、药物中毒等。临床特点是可有心悸、气急、心前区不适、头晕、乏力等症状，如房室传导比例呈2:1，心律可绝对规则且不受自主神经张力影响者，心室率约为每分钟150次；若房室传导比例为4:1或3:1，则心室率可减慢到每分钟75～100次。压迫颈动脉窦或眼球，可使心率暂时减慢，有时突然减慢一半。心室率不甚快的房扑，运动后可成倍增加。

4）心房颤动：房颤是心房各部分发生极快而细的乱颤，每分钟350～600次，心室仅能部分接受由心房传下的冲动，故心室率常在每分钟110～160次，且快而不规则。

临床上也有阵发性和持久性两种之分。

房颤与房扑两者相同，多见于各种器质性心脏病，且以风心病二尖瓣狭窄最为常见。其次为冠心病、高血压性心脏病、甲亢性心脏病、肺心病、心肌病、心衰，亦可见于慢性缩窄性心包炎、预激综合征、洋地黄中毒等。有些患者虽有心房颤动反复发作，而心脏检查不出任何器质性病变者，称为特发性房颤（又称孤立性房颤）。临床特点：常有心悸、气急、胸闷、自觉心跳不规则，可伴有心功能不全征象。原有窦性心律心脏病患者，突然发生房颤有时可诱发心力衰竭，而长期房颤者有心脏内易形成血栓，一旦血栓脱落可产生相应脏器栓塞现象。体检：心率一般在每分钟 100～160 次，心音强弱不一，心律绝对不规整，脉搏短绌。此外，可有原发性心脏病的相应症状及体征。

5）心室扑动与颤动：心室扑动与颤动是最严重的异位心律，各部分的心肌进行快而不协调的乱颤，心室丧失有效的整体收缩能力，对循环功能的影响相当于心室停搏，常为临终前的一种心律变化。多见于①各种器质性心脏病：如冠心病，尤其是急性心肌梗死、心肌炎、心肌病、先心病、主动脉瓣狭窄。②突发性意外事故：溺水、电击伤、自缢、严重创伤、大出血等。③急性疾病：严重感染、脑出血、肺梗死、严重休克等。④手术及麻醉意外：各种介入性心脏检查，胸腔手术，支气管造影，心血管手术对心脏过度激惹、牵拉、损伤，低温麻醉过低，麻醉药物过量或不当。⑤电解质紊乱：如血钾过高或过低、缺氧、严重酸中毒。⑥药物中毒：如洋地黄、奎尼丁、安眠药、过量钾盐、锑剂、氯喹、肾上腺素等，以及药物过敏。⑦神经原性反射：颈动脉窦综合征。临床特点：①先兆症状：多数在发生室颤与室扑前有先兆征象，肢乏、寒冷、心前区不适、心慌、心悸及原发病表现。进一步发展出现发绀、血压下降、呼吸急促、胸闷、心跳改变、意识障碍及烦躁不安。心电示波可见频发性多源性或连续出现的室早，尤其是可见 RonT 现象、短阵室速、TDP、QT 间期延长、传导阻滞、多种严重的心律失常。②发生室颤或室扑如不及时抢救，即出现心脏骤停。由于血液循环中断，可引起意识丧失、抽搐、呼吸停止、四肢冰冷、发绀、无脉搏、无心音、无血压、瞳孔散大。

2. 严重过缓型心律失常

严重过缓型心律失常属于严重的或致死的心律失常范畴。根据心脏内激动起源或者激动传导不正常引起整个或者部分心脏活动的变化，可将严重过缓心律失常分为两型：停搏型过缓心律失常和阻滞型过缓心律失常。

停搏是指某一起搏点在一定时间内不能形成并发出激动，称该起搏点停搏。分为窦性、房性、交界性、室性以及心室和全心停搏。窦性停搏常见且重要，而全心停搏和心室停搏更重要。心脏的激动在传导过程中发生障碍称为传导阻滞，按其部位可分为：窦房传导阻滞、心房内传导阻滞、房室传导阻滞和室内传导阻滞。房室传导阻滞又可分为一度及二度莫氏Ⅰ型和莫氏Ⅱ型、三度（完全性）房室传导阻滞。心室内阻滞分为单束支、双束支、三束支传导阻滞。其中二度Ⅱ型、三度房室传导阻滞、双束支和三束支室内阻滞为严重的致命性传导阻滞，需急诊处理。

1）病态窦房结综合征：病态窦房结综合征是由于窦房结或其周围组织的器质性病变导致机能障碍，从而产生多种心律失常和多种症状的综合病征。本病男女均可发病，发病年龄平均在 60～70 岁，常患有不同类型的心脏病，在此基础上发生心动过缓、心律失常或心脏停搏致使心排血量降低，出现不同程度的脑、心、肾供血不足的临床表现。临床特点：起病隐匿。由于病变程度轻重不一，病情发展的快慢也有差异，但一般进展缓慢。主要临床表现是器官灌注量不足的表现，由于心室率缓慢及可伴有反复发作的快速性心律失常，导致心排血量下降所致。受累的器官主要为心、脑、肾，脑血流减少引起头晕、乏力、反应迟钝等，严重者可引起阿—斯综合征反复发作。心脏供血不足可引起心悸、心绞痛、心功能不全，甚至心脏停搏。体征：体检窦性心动过缓，心率常慢于每分钟50次，心尖第一心音低钝及轻度收缩期杂音。窦性停搏时，心率及脉搏可有明显间歇；双结病变出现完全性房室传导阻滞时，可闻及大炮音及第四心音；发生心房颤动或室上性心动过速时，心率变快，心律不规则或规则。

2）窦性停搏：又称窦性静止。临床特点：头晕，甚至出现阿—斯综合征。

3）心室停搏与全心停搏：临床特点是短暂者引起头晕，停搏时间长者可出现阿—斯综合征而死亡。

4）房室传导阻滞：一度及二度Ⅰ型房室传导阻滞偶可见正常人或迷走神经张力过高、颈动脉窦过敏者。对慢性或持久性房室传导阻滞，多见于冠心病心肌硬化者，其次见于慢性风心病、心肌病、克山病、心肌炎后遗症及先天性心脏病等。而一过性或暂时性房室传导阻滞，多见于风湿热、冠心病、AMI、洋地黄中毒、心肌缺氧、急性感染（流感、白喉）等。一度房室传导阻滞临床特点：可无自觉症状，或有原发病症状。二度房室传导阻滞：心率慢时，有心悸、头晕、乏力等症状。Ⅰ型（文氏型）临床特点：听诊心率呈周期性的逐渐增快，然后出现一较长的间歇，此后又逐渐增快，周而复始。Ⅱ型（莫氏Ⅱ型）临床特点：心室脱落时，可有头晕、心悸，听诊每隔1次至数次规律的心脏搏动后有一间歇。三度房室传导阻滞临床特点：自觉心跳缓慢，感头晕，乏力，有时可出现阿—斯综合征。一般心率慢而规则，每分钟20~40次，第一心音强弱不等，有大炮音。

（三）心电图检查

心律失常根据其临床表现可以做出早期诊断，但最后诊断主要依靠心电图。

1. 室性心动过速

①3个或以上连续出现的室性期前收缩，频率在100~200次/分，心律规则或不规则。②QRS波群宽大畸形，时间>0.12秒，ST-T方向与QRS主波方向相反；P波与QRS波群无固定关系，形成房室分离，偶见P波下传心室，形成心室夺获，表现为在P波之后，提前发生一次正常的QRS波群。③常突然发作。④特殊类型的室速：加速性室性自主心律，尖端扭转型室速。

2. 心室扑动/颤动

两者常为连续的过程。①无正常的QRS-T波，代之出现连续、快速、规则的大振幅连续波动。②频率200次/分以上，心脏无排血功能，可很快恢复，也可转为室颤。③室颤为QRS-T波完全消失，出现大小不等、极不规则的颤动样波。④频率250~500次/分。⑤心室静止前的心电征象。

3. 窦性停搏

心电图可见规律的PP间距中突然出现P波脱落，形成长PP间距，且长PP间距与正常 PP 间距无倍数关系。

4. 高度房室阻滞或完全房室阻滞伴低位室性逸搏

心室率 <40 次/分，或长 RR >3 秒，或发生心室停搏。

（四）诊断和鉴别诊断

心律失常本身不是一个独立的疾病，而是一组症群。其病因多数是病理性的，但亦可见生理性的。因此心律失常的诊断必须是综合分析的结果，诊断和鉴别诊断时应结合病史、体格检查及心电图检查。

四、急救措施

重症心律失常的治疗原则：尽管心律失常种类很多，但许多心律失常本身并不需紧急处理，有下列情况之一者被认为是具备心律失常的治疗指征：①快速心律失常引起明显血流动力学改变和心脏功能损害时，如心室纤颤、室性心动过速以及部分心房纤颤伴快速心室反应者。②虽然心律失常不会立即导致心功能障碍，但持续时间较长，则可能引起心功能受损，如房速、房室结折返性室上速，房室折返性室上速等。③在特定条件下，心律失常可引起更恶性的心律失常，从而使心脏功能恶化，如急性心肌梗死条件下的 RonT 室性期前收缩或连续的多源性室性期前收缩，如不及时控制，有导致室速或室颤的危险。④尽管表面上危害性不大，但可引发其他疾病，如多原房性期前收缩等。⑤虽无明显的血流动力学障碍，但治疗可明显改善患者的生存质量，如慢性完全性房室传导阻滞者。

（一）快速型心律失常

1. 阵发性室上性心动过速

1）刺激迷走神经的方法

（1）用压舌板刺激悬雍垂，诱发恶心、呕吐。

（2）深吸气后屏气再用力做呼气动作（Valsalva 法），或深呼气后屏气再用力做吸气动作（Müller 法）。

（3）颈动脉按摩，患者取仰卧位，先按摩右侧约 5～10 秒，如无效再按摩左侧，切忌两侧同时按摩，以防引起脑缺血。

2）抗心律失常药物的应用

阵发性室上速的药物治疗，比较合理的方法是通过电生理检查选择有效药物，但电生理检查在临床应用中有不便之处，特别是急症患者，因此临床多应用经验治疗，常用药有：

（1）异搏定静脉注射，每次 5 mg 加葡萄糖液 10～20 ml 中缓慢静注，总量不超过 20 mg。

（2）西地兰 0.4 mg 稀释后缓注，常用于伴心衰者。预激综合征不宜应用。

（3）三磷酸腺苷（ATP）20 mg 快速静注，3～5 分钟可重复。老年人、病笃者禁用。

3）电复律

当患者发生了低血压、肺水肿或胸痛等情况时，应以直流电复律，能量不超过 50J

多可奏效。

2. 阵发性室性心动过速

由于室速多发生于器质性心脏病者，故室速尤其是持续性室速往往导致血流动力学障碍，甚至发展为室颤，应严密观察，并予以紧急处理，终止发作。如伴有休克，可先给予或同时给予升压药物，并做好同步直流电复律的准备。

1）首选治疗

（1）利多卡因：由于疗效确切，为首选药物。利多卡因只抑制钠通道的激活和失活状态，抑制作用中等，且钠通道抑制恢复较快，利多卡因还明显促进 K^+ 外流。一般剂量对窦房结没有影响，对希—浦系统正常或异常自律性，以及早期和延迟后除极均有抑制作用，当心肌处于缺血损害或心率较快时，利多卡因对浦肯野纤维的 Na^+ 通道抑制作用加强，而起到明显的抗心律失常的作用，使单向阻滞变为双向阻滞，预防室速和室颤的发生。利多卡因在治疗浓度对传导速度影响不大，但在细胞外 K^+ 浓度较高、pH值降低时，则能减慢传导。利多卡因对心房和旁路几乎没有作用。

有起搏和传导功能障碍时，利多卡因可能加重这种障碍，可能与抑制交感神经有关。利多卡因很少引起血流动力学的不良反应，除非心功能严重受损或药物浓度过高。

利多卡因虽口服吸收良好，但肝的首过效应明显，仅 1/3 进入血液循环，且口服易导致恶心、呕吐，因此一般为静脉给药。静脉给药 15～30 秒即可见效，平均清除半衰期 1～2 小时，几乎完全被肝脏清除，清除速度与肝血流有关，肝功能障碍、心力衰竭、使用 β 受体阻滞药均提高药物的血浆浓度。

利多卡因主要治疗严重的快速型室性心律失常，对房性心律失常无效，特别适用于危急室性心律失常，如急性心肌梗死及洋地黄中毒所致的室性期前收缩室性心动过速及心室纤颤。静注 50～100 mg，每 5～10 分钟重复 1 次，共 250～300 mg，用药 45～90 秒即可起效，有效后以 1～3 mg/min 维持。肌内注射 100～300 mg 可于 15 分钟内起效，持续 90 分钟。现在不推荐心肌梗死患者预防性使用。

利多卡因不良反应小，主要是中枢神经系统症状，可引起嗜睡、眩晕，剂量过大时导致视力模糊，语言、吞咽障碍和抽搐，甚至呼吸抑制等，严重者可导致左室功能下降、传导阻滞和窦性静止。

（2）同步直流电复律：药物治疗无效时或出现休克，以及阿—斯综合征者应首选同步直流电复律。可立即采取心前区捶击法，因为捶击可产生 5～10 J 的电能或产生早搏，以求中断折返激动达到终止室速的目的。有条件者应采用同步直流电复律或人工心脏起搏超速抑制。洋地黄毒性反应引起者禁用。

（3）苯妥英钠及钾盐：适用于洋地黄中毒引起室性心动过速。苯妥英钠 125～250 mg 加入注射用水或生理盐水 20 ml 中，于 5～10 分钟静脉注入。必要时可隔 10 分钟后再注 100 mg，直至有效或总量 ≤1000 mg 为止。氯化钾 3.0 g 加入 5%～10% 葡萄糖 500 ml 中静脉滴注。或用门冬氨酸钾镁 10～20 ml，以 10 倍量液体稀释后缓慢静脉滴注。

2）次选治疗

（1）美西律：用量为 100～200 mg 加入 5%～10% 葡萄糖 20 ml，5～10 分钟静脉注

入，有效后以 1~2 mg/min 静滴维持，24 小时用量为 0.5~1.0 g。

（2）普鲁卡因酰胺：可用 0.1 g 加入葡萄糖液 40 ml 中静注 2 分钟注完，也可用 0.5~1 g 加入 5% 葡萄糖液 100~200 ml 中静滴，每分钟 1~2 ml，24 小时不超过 2 g。用药期间心电图 QRS 增宽大于 30% 或血压下降应立即停药。

（3）安搏律定：初量 0.1~0.2 g 加入 5% 葡萄糖液 100~200 ml 中静滴，滴速为 2~5 mg，以后每 6~8 小时滴入 50~100 mg，24 小时总量不超过 0.3 g，维持量 50 mg，每日 1~2 次。对扭转型室速无效。

（4）溴苄胺：可用 125~250 mg 加入 40 ml 葡萄糖液中稀释，5~10 分钟缓慢静注。也可 125~250 mg 肌注，每 6 小时 1 次。可有恶心、呕吐、低血压等副作用。

（5）心律平：35~70 mg 加入 50% 葡萄糖液 20 ml 中缓慢静注，5~10 分钟注完，若无效 15~20 分钟再注射 35 mg，直至复律或总量达 350 mg，必要时以每分钟 0.5~1 mg 速度静滴维持。严重心衰、低血压、完全性房室传导阻滞及肝、肾功能不全者忌用。

（6）慢心律：50~100 mg 加入 50% 葡萄糖液 20 ml 中缓慢静注，5~10 分钟后可重复 1 次，5~10 分钟注完。

（7）丙吡胺：100 mg 加入 50% 葡萄糖液 20 ml 中缓慢静注，10 分钟注完，但一般不主张静脉给药。

（8）维拉帕米：对无器质性心脏病、运动诱发的室速有效，用法见室上速治疗。

（9）其他：也可选用氟卡胺、英卡胺及妥卡胺治疗。

（10）心脏起搏：如病情允许，经药物治疗无效可经静脉导管快速起搏法起搏心室，以终止室速的发作。

（11）消融术：包括经导管消融术和经冠状动脉灌注消融术，是近年来随着电生理学的研究开展起来的。前者通过直流电、射频、激光等产生的热凝固、气压伤或膜击穿等造成组织坏死、损伤，破坏维持心动过速所必须的折返环路或异位兴奋灶，从而消除室速。

（12）手术治疗：外科多选择心功能降低、室速频率快、易发生室颤的高危患者做治疗。目前常采用心内膜切除和（或）冷冻凝固。

急性发作控制后，可口服普鲁卡因酰胺 0.5 g 或奎尼丁 0.2 g，每 6 小时 1 次以防复发。对冠心病、心肌梗死者，如出现 Lown Ⅲ 级以上的室早，应连用利多卡因数日。治疗反应不佳时要检查血钾、血镁给以补足。对心肌缺血及心力衰竭是否改善，酸碱平衡是否纠正应加以注意，尤其注意抗心律失常药物所致的心律失常，并给予及时的处理，避免奎尼丁与洋地黄、氟卡胺与胺碘酮并用，以免导致扭转型室速的发生。

3. 心房扑动

1）病因治疗：积极治疗原发病。

2）药物治疗

（1）控制心室率：心室率快者，宜先用洋地黄制剂，次选维拉帕米。无效可试用奎尼丁、普鲁卡因酰胺或胺碘酮。

（2）房扑伴 1:1 房室传导，大多存在有旁路传导，治疗和预激综合征伴房颤相同，禁用洋地黄，维拉帕米也应慎用。

（3）复律：可选用奎尼丁（见房颤）。

3）电复律：对预激综合征合并心房扑动，或伴明显血流动力学障碍者，宜首选电复律治疗。

4）预防复发：预防心房扑动可用地高辛、心律平、维拉帕米、胺碘酮、氨酰心安等。

4. 心房颤动

对急性心房颤动应治疗引起房颤的病因，如治疗发热、心功能不全、甲亢等，同时减慢心室率或转复为窦性心律。急性房颤的心室率很快时，患者会感到心慌、气短、胸闷、恐惧等，应尽快减慢心室率，其治疗为：

1）控制心室率：①紧急处理：初发房颤未经药物治疗心室率显著快者，或原有房颤心室率突然增快者，或重度二尖瓣狭窄合并快速房颤者，均需紧急处理。首选西地兰 0.4 mg 加 10% 葡萄糖 20 ml 中缓慢静脉注射，2 小时后如效果不满意可再用 0.2 ~ 0.4 mg，使心室率控制在 100 次/分以下，部分阵发性心房颤动患者有可能转复为窦性心律。无心功能不全时，亦可选用维拉帕米或 β 受体阻滞剂静脉注射。预激综合征合并快速房颤者禁用洋地黄。②慢性房颤治疗：对慢性心房颤动不宜转复心律的患者，需长期服药控制房颤心室率。要求是安静时维持心室率在 70 次/分左右，轻度活动后不超 90 次/分。常用地高辛 0.25 mg，每日 1 次口服。无心功能不全者，亦可选用维拉帕米或 β 受体阻滞剂口服，或与地高辛合用。有报道，维拉帕米不仅能控制安静时的心室率，而且也能良好控制活动时的心室率。应用地高辛不能控制活动后心室率者，可改用维拉帕米治疗。

2）转复心律：及时使房颤转复为窦性心律，不但可增加心排血量，且可防止心房内血栓形成和栓塞现象。

3）抗凝治疗：心房颤动不论是否伴二尖瓣狭窄均易致动脉栓塞，尤为脑栓塞。常见于房颤发生初期数日至数周以及转复后，故应使用活血化淤的药物减少血液黏滞度，如阿司匹林 50 ~ 300 mg，每日 1 次口服。如果发生了动脉栓塞，急性期可以滴注肝素，恢复期常用新抗凝或华法林等药物口服，使凝血酶原时间延长至对照值的 2 倍。

5. 心室扑动和颤动

1）病因治疗：严重心脏病者应绝对卧床休息，一旦发现先兆应对症处理，给予吸氧、镇静。首先应做到积极治疗原发病，因为发生室扑或室颤后，由于心肌的协调性丧失，故无一致性的心室收缩，此时心室电活动虽未完全静止，但心排血量已不存在，如不及时抢救会造成死亡。应特别警惕危险性较高的室早，以免落在心动周期的"易损期"引发室颤。为了防止发生室颤，需要及时使用利多卡因控制此种室早。AMI 发生原发性室颤，用足量利多卡因静滴可使心跳复苏率明显提高，应视为常规。

2）电除颤：治疗室颤与室扑的最有效的手段，是采用胸外非同步直流电击除颤。当心电示波器显示颤动波为高大频繁时，可应用 150 ~ 360 J 的电能，除颤电极板一个置于胸骨右缘第 2 肋间，另一个放在心尖或其外侧缘紧贴胸壁进行电击。一次不成功还可重复。一般心室颤动仅在颤动波粗大时，除颤才能成功，如颤动波纤细稀疏时，应心腔内注射 1:1 000 肾上腺素 0.5 ml，同时静脉内注射摩尔乳酸钠 40 ml 后，再采用胸外挤压，待颤动波变为粗大后，再行电击除颤，以便奏效。

3）药物除颤

（1）溴苄胺：目前认为是有效并较安全的抗颤药之一。每次可用 250 mg 静脉注射。临床多用于 CAD 猝死的治疗，不宜用于 CAD 猝死的预防。

（2）安搏律定：为Ⅰc类药物，具有钠通道阻滞作用及细胞膜抑制作用，降低 Na^+ 通透性，对预防室颤有较好的疗效。始量 0.1 ~ 0.2 g 用 5% 葡萄糖液 200 ml 稀释静滴，滴速为每分钟 2 ~ 5 mg，24 小时总量不宜超过 0.3 g；维持量 50 mg，每日 1 ~ 2 次，口服。

（3）β受体阻滞剂：为Ⅱ类药，具有抗交感神经作用，有确切的抗颤作用。这是由于交感神经活动增加而引起室颤易感性升高，局部心肌释放的儿茶酚胺活性直接作用结果。对 AMI 后猝死的发生有明显降低效应。可选用心得安、吲哚洛尔等。

（4）胺碘酮：为Ⅲ类药，具有延长整个动作电位时程作用，对反复发生室颤的患者，其可预防大多数室颤患者室颤的发作。口服每日 0.6 ~ 1.2 g，分 3 次服，1 ~ 2 周后根据需要改为每日 0.2 ~ 0.6 g 维持。也可静脉使用。

（5）心律平：为Ⅰc类药物，具有膜稳定及钠通道阻滞作用。临床应用较为普遍，对室性心律失常有较好的疗效。口服 0.1 ~ 0.2 g，6 ~ 8 小时 1 次。1 周后改为 0.1 ~ 0.2 g，每日 3 次维持。每日极量 0.9 g。静脉滴注：1 次 1 ~ 1.5 mg/kg，稀释后静滴，每日总量不宜超过 0.35 g。

4）其他：心律转复后不稳定者，可安装临时起搏器或永久起搏器。心室颤动导致的心脏骤停的其他抢救措施，详见心肺脑复苏术。

（二）严重过缓型心律失常

除病因治疗及消除诱因外，主要治疗是以提高心室率为主。

1. 药物治疗

1）异丙基肾上腺素：轻者给以 5 ~ 10 mg 舌下含服，重者给 1 ~ 2 mg 加入 10% 葡萄糖液 500 ml 中静脉点滴，控制滴速使心室率维持在 60 次/分左右，该药增加心肌收缩力，增加心肌耗氧量，且会引起心律失常，故急性心肌梗死患者一般不宜用。

2）阿托品：该药主要适用于迷走神经张力过高引起的心动过缓，轻者口服 0.3 mg，每日 3 次；重者 1 ~ 2 mg 加入 10% 葡萄糖 500 ml 静脉点滴，控制滴速，使心率维持在 60 次/分左右。阿托品主要提高窦性心率，故在房室传导阻滞患者应用时应注意观察。

3）糖皮质激素：常用于急性窦房结功能不全或急性房室传导阻滞，地塞米松 10 ~ 20 mg，静脉滴注，可促进病变的恢复。

2. 起搏器治疗

对急性窦房结功能不全、二度Ⅱ型、三度房室传导阻滞，伴晕厥或心源性休克者，应及时给以临时心脏起搏，为治疗原发疾病创造机会。

五、监护

（一）一般监护

1. 患者宜安置在安静的单人房间，保持病房的安静，减少各种刺激。谢绝探视。一般患者可平卧，呼吸急促和血压不正常者可采用半卧位，休克者可采用仰卧中凹位。心律失常可因精神激动、烦躁而加重，护理人员应嘱患者安静勿躁，心情舒宽，并耐心听取患者诉述每次诱发的病因与处理经过，转告医生，以便做治疗参考。

2. 若患者清醒可给予高热量、高蛋白饮食。昏迷患者靠输入营养药物通常不能满足机体的需要，故一般须给予鼻饲。

3. 立即行心电监测，以明确紧急抢救失常的类型、发作频度，及时报告医生，争取早确定诊断，早定紧急抢救方案并协助处理。

4. 快速建立静脉通道，立即给予氧气吸入。

5. 急诊心律失常者，由于症状严重，病情凶险，患者多焦虑不安、惊恐、惧怕、有濒死感，加之原发病及血流动力学的影响，致使患者过度紧张，因此，应加强心理护理，耐心与患者交谈，并详细了解患者病情变化的原因，给患者讲明治疗方法和应该注意的事项，消除恐惧心理，使其积极配合治疗和护理，以利早日康复。

（二）病情观察与监护

1. 评估心律失常可能引起的临床症状，如心慌、胸闷、乏力、气短、头晕、晕厥等，注意观察和询问这些症状的程度、持续时间以及给患者日常生活带来的影响。

2. 密切观察患者的意识状态、心率、呼吸、血压、皮肤黏膜状况等。一旦出现猝死的表现，如意识丧失、抽搐、大动脉搏动消失、呼吸停止，立即进行抢救。

3. 严密监测心率、心律的变化。监测心律失常的类型、发作次数、持续时间、治疗效果等情况。当患者出现频发、多源室性早搏，RonT 现象，阵发性室性心动过速，二度 Ⅱ 型及三度房室传导阻滞时，应及时通知医生。

4. 抗心律失常的药物常有一定的不良反应，甚至是毒性作用。护士应熟悉各种抗心律失常药物的作用机制、用法及注意事项等，并严格执行医嘱。在用药过程中，严密观察疗效及可能发生的药物副作用。

5. 有些心律失常的发生常可能和电解质紊乱，尤其是钾或者酸碱失平衡有关。因此，须紧急采血做血钾和血气分析的测定，以利及时纠正，使心律失常得到迅速地控制。

6. 应随时准备好有关药物、仪器、器械、吸引器等抢救物品和器材。对可能出现快速的威胁生命的心律失常，应备好除颤器。对可能出现高度或三度房室传导阻滞者，事先做好浸泡消毒临时起搏导管电极及附件，并备好临时起搏器。

（三）健康教育

1. 向患者及家属讲解心律失常的常见病因、诱因及防治知识。

2. 嘱患者注意劳逸结合、生活规律，保证充足的休息和睡眠，保持乐观、稳定的情绪。戒烟酒，避免摄入刺激性食物，如咖啡、浓茶等，避免饱餐和用力排便。避免劳累、情绪激动、感染，以防止诱发心律失常。

3. 嘱患者遵医嘱用药，严禁随意增减药物剂量、停药或擅用其他药物。教会患者观察药物疗效和不良反应，发现异常及时就诊。

4. 教会患者及家属监测脉搏的方法以利于自我监测病情，对反复发生严重心律失常危及生命者，教会家属心肺复苏术以备急用。

（陈际英）

第八章　神经系统功能的监护与危重病的抢救

第一节　中枢神经系统功能监护

中枢神经系统或脑与人的知觉、记忆、情感、思维、语言、行为等心理过程息息相关，是人体一切意识和行为的唯一控制系统，其结构和功能十分复杂也十分重要。临床上各种原因或各种疾病的终末期均可造成中枢神经系统的严重损害，甚至是不可逆性的损伤。

一、一般监护

内容包括生命体征的监测，以神经系统功能监测为主。其中，意识水平的监测更为重要。

（一）意识

意识变化的观察是病情观察的重要内容。意识表示大脑皮质功能状态是疾病严重与否的标志之一，如肝昏迷、脑出血、脑炎、脑肿瘤都可以引起程度不同的意识障碍。意识清醒的患者，思维有条理，语言清晰，表达准确，对时间、地点、人物判断记忆清楚。意识障碍可根据其程度不同分为下列几种：

1. 意识模糊

为轻度意识障碍，表情淡漠，对周围漠不关心，反应迟钝，对时间、地点、人物的定向力完全或部分发生障碍。

2. 谵妄

意识模糊，知觉障碍，表现为语无伦次，幻视、幻听，躁动不安，对刺激反应增强，但多不正确，多见于感染性高热或昏迷之前。

3. 嗜睡

患者整日处于睡眠状态，但可以唤醒，醒后可以回答问话，但很快又入睡。

4. 昏迷

高度的意识障碍，按其程度分为浅昏迷和深昏迷。浅昏迷是随意识丧失，对周围事物无反应，压迫眶上神经可出现痛苦表情，各种反射均存在。深度昏迷对外界任何刺激均无反应，各种反射均消失，全身肌肉松弛，血压下降，呼吸不规则，大小便失禁。

（二）瞳孔变化的观察

瞳孔是虹膜中央的小孔，正常直径为 2～5 mm。瞳孔变化是许多疾病，尤其是颅内疾病、药物中毒等病情变化的一个重要指征。认真观察瞳孔的变化，对某些疾病的诊断、治疗及重危患者的抢救都有极其重要的意义，观察瞳孔主要是观察其对光反应与瞳孔异常。

1. 瞳孔对光反应

对光反应是检查瞳孔功能活动的测验。正常人瞳孔对光反应灵敏，用电筒光直接照射瞳孔，瞳孔立即缩小，移去光线或闭合眼睑后瞳孔增大。垂危和昏迷的患者可出现迟钝和消失。

2. 瞳孔异常

正常人瞳孔等大正圆，自然光下直径为 2.5~3 mm，小于 2 mm 为缩小，大于 6 mm 为扩大。双侧瞳孔散大多见于颅内压增高，颠茄类药物中毒等。双侧瞳孔缩小多见于有机磷农药中毒，吗啡、氯丙嗪等药物中毒。单侧瞳孔扩大、固定见于同侧硬脑膜外血肿等。危重患者突然瞳孔散大，常表示病情加重与恶化。

（三）生命体征

一般应 0.5~1 小时测 1 次血压、脉搏、呼吸、体温，并详细记录，以便动态观察。颅内血肿的典型生命体征变化是脉搏缓慢而洪大，血压升高，呼吸慢而深（简称为两慢一高），尤其以前二者更为显著。颅后窝血肿呼吸障碍明显，可突然停止呼吸。

脑疝晚期失代偿阶段，出现脉快而弱，血压下降，呼吸异常，体温下降，一般呼吸先停止，不久心跳也很快停止。

闭合性颅脑损伤早期一般不出现休克表现，若出现血压下降，心律加快，要尽快查明有无合并损伤，尤其应除外胸腹腔内脏出血。

伤后很快出现高热，多因视丘下部损伤或脑干损伤所致，为中枢性体温调节障碍。而伤后数日体温逐渐增高，多提示有感染性合并症，最常见的是肺炎。

（四）呕吐

发生于颅脑损伤后 1~2 小时，由于迷走神经刺激而出现呕吐，多为一过性反应。如频繁呕吐，持续时间长，并伴有头痛者，应考虑有蛛网膜下隙出血，颅内血肿或颅内压增高的可能。

（五）局部症状

脑挫裂伤后常出现肢体乏力，单瘫、偏瘫或运动性失语等大脑半球局部功能障碍。如出现共济失调，去大脑强直等症状，说明损伤位于中脑或小脑。下视丘损伤多表现为尿崩症，中枢性高热和血压的改变，视力、视野、听力障碍表示神经的局部损伤。

二、昏迷指数测定

昏迷指数（GCS）是衡量颅脑损伤后意识状态的记分评价标准，是 Glas gow 大学制定的观察头部损伤患者的意识状态的标准，目前已被 WHO 定为颅脑损伤昏迷状态测定的国际统一方法。实践证明此标准是评定颅脑损伤意识状态的一种准确、简便、快速的方法，对急性脑外伤的病情发展、预后，指导临床治疗等提供了较为可信的数字依据。

（一）测评方法

1. GCS 法

临床采用的国际通用的格拉斯哥昏迷分级，简称昏迷指数法，不仅可以统一观察标准，在外伤患者中还有预测预后的意义。GCS 的分值愈低，脑损害程度愈重，预后亦愈差，而意识状态正常后应为满分。

按此评分法，患者总分 13~15 分时，昏迷时间一般小于 30 分钟，相当于我国头部外伤定型标准的轻型；总分在 9~12 分，伤后昏迷 0.5~6 小时，相当于中型颅脑外伤；

总分 3~8 分，伤后昏迷时间大于 6 小时者，相当于重型颅脑外伤；其中总分 3~5 分属特重型；总分 3 分，相当于脑死亡。

2. GCS-PB 法

在 GCS 的临床应用过程中，有人提出须结合临床检查结果进行全面分析，同时又强调脑干反射的重要性。为此，Pittsburgh 在 GCS 昏迷评定标准的基础上，补充了另外 4 个昏迷观察项目，即对光反射、脑干反射、抽搐情况和呼吸状态，合计为 7 项 35 级，最高为 35 分，最低为 7 分。在颅脑损伤中，35~28 分为轻型，27~21 分为中型，20~15 分为重型，14~7 分为特重型脑损伤，此法不仅可判断昏迷程度，亦反应了脑功能受损的水平。

（二）意义

GCS 法可估价中枢神经系统状况，判断脑功能水平。GCS 法简便易行，应用于临床时，对急救、移运、接收新患者都可按此估计，严重者做好抢救准备。GCS 法还可用于护理病历书写以及任何护理记录，如特别护理记录单，还可用于病区护理交班报告。GCS 法对 3 岁以下幼儿、听力丧失老人、不合作者、情绪不稳定者、语言不通时可能打出低分，因此，要结合病史、体检和其他有用的检查进行综合考虑。

三、颅内压监测

（一）测压方法

1. 脑室内测压

在无菌条件下，经颅骨钻孔后，将头端多孔的硅胶导管插入侧脑室，然后连接换能器，再接上监护仪即可测试颅内压。

2. 硬膜外测压

将压力换能器放置于硬膜外，避免压迫过紧或过松，以免读数不准，一般高 1~3 mmHg，此法使颅内感染的机会大大减少，可做长期监测，但装置昂贵，不能普遍应用。

3. 腰部蛛网膜下隙测压

即腰椎穿刺法，此法操作简单，但有一定危险，颅内高压时不能应用此法。同时颅内高压时，脑室与蛛网膜下隙间可有阻塞，测出的压力不能代表颅内压。

4. 纤维光导颅内压监测

是一种比较先进的监测仪器。颅骨钻孔后，将传感器探头以水平位插入 2 cm，放入硬脑膜外，此法操作简单，可连续监测，活动时对压力影响不大，常使用。

正常成人平卧时颅内压为 10~15 mmHg。

轻度增高为 15~20 mmHg。

中度增高为 20~40 mmHg。

重度增高为 >40 mmHg。

（二）颅内压监测的适应证

迄今尚无一致接受的适应证。神经科领域内，适于有较显著的颅内高压，而病情不稳定，需要严密观察，以便及时处理者：

1. 头部外伤，特别是广泛脑挫裂伤，弥漫性轴索损伤，颅内血肿清除术后病情尚不稳定。

2. 蛛网膜下隙出血，有助于观察再出血。

3. 脑瘤术后。

4. 脑室出血。

5. 高血压脑出血术后。

6. 隐源性脑积水。

7. 巴比妥昏迷治疗。

8. Reye 综合征及其他中毒性脑病。

9. 其他原因的颅内高压，病情不稳定者。

（三）影响颅内压监测的因素

1. $PaCO_2$

脑血管反应不受 CO_2 直接影响，而是由于脑血管周围细胞外液 pH 值的变化而产生作用。$PaCO_2$ 下降时，pH 值升高，脑血流量减少，颅内压下降；$PaCO_2$ 增高时，pH 值下降，脑血流和脑容量增加，颅内压增高。脑外科手术时，如用过度通气以降低 $PaCO_2$，使脑血管收缩，脑血流量减少，颅内压降低。但若 $PaCO_2$ 过低，致使脑血流量太少，则可引起脑缺血、缺氧，导致脑水肿，其损害加重。

2. $PaCO_2$

$PaCO_2$ 下降至 50 mmHg 以下时，脑血流量明显增加，颅内压增高。如长期有低 O_2 血症，常伴有脑水肿，即使提高 PaO_2 至正常水平，颅内压也不易恢复正常。PaO_2 增高时，脑血流及颅内压均下降。

3. 其他方面影响

气管内插管、咳嗽、喷嚏均可使颅内压升高。颈静脉受压，也能使颅内压升高。颅内压与体温高低有关，体温每降低 1℃，颅内压下降 5.5% ~ 6.7%。其他影响还有血压，颅内压随着血压的升高而升高。

四、其他辅助检查项目

（一）颅骨 X 线平片

通过颅骨 X 线平片可以了解有无骨折、颅缝分离、颅内积气、金属异物，有无松果体钙斑移位等。急性颅脑损伤患者，只要病情允许均应争取做此项检查。常用的投照位置如下：

1. 正位

可显示全颅，尤其是颅顶部颅骨，并可经眼眶观察岩骨及内听道。

2. 侧位

可显示全颅的密度及结构、颅缝、蝶鞍、颅内钙斑和颅底的侧面观。

3. 视神经孔位

主要显示视神经孔有无骨折及变形。

4. 切线位

主要显示颅骨凹陷骨折的凹陷深度。

5. 汤氏位（30°前后位）

可显示枕骨鳞部、人字缝、岩骨、内耳孔及枕大孔后部。

（二）腰椎穿刺

腰椎穿刺术可采取脊椎液以助诊断，还可以测定颅内压并了解蛛网膜下隙内有无阻塞，从鞘内注射药物及进行腰椎麻醉，或进行脊髓腔内造影或气脑造影等。

1. 注意事项

1）严格无菌操作，避免交叉感染。

2）穿刺时要缓慢进针，不可用力过猛，以免断针及损伤马尾神经。

3）有颅内压增高或疑有颅内压增高者，暂不要做腰穿，如果必须要做，当针头刺入蛛网膜下隙后，应谨慎向外拔针芯，留取脑脊液时，不宜过快，以免脑脊液压力突然降低，形成脑疝。

4）在穿刺过程中，要注意观察患者的呼吸、脉搏、瞳孔及神志，发现异常立即停止操作，进行抢救。

5）留取脑脊液的标本应及时送检，放置时间长会影响检查的结果。

2. 术后护理

术后去枕平卧4~6小时，最好24小时内勿下床活动，并多饮水，以防穿刺后反应如头痛、恶心、呕吐等发生。颅内压较高者不宜多饮水。此外，应严密观察意识、瞳孔及生命体征的变化，以及早发现脑疝前驱症状。

（三）脑血管造影术

通过脑血管造影以判断颅内占位性病变的位置及血管的形态和病变。

1. 适应证和禁忌证

1）适应证：脑血管疾病、颅内占位性病变。

2）禁忌证：对碘过敏，全身有严重性疾病，如肾脏功能较差、严重高血压及动脉硬化者禁用。

2. 术前准备

1）物品准备：常规皮肤消毒用品一套。脑血管造影包（脑血管穿刺针2个，巾钳4个，孔巾，纱布，5 ml和10 ml注射器，7号、9号、16号针头各2个）。如行全脑血管造影，另备切开缝合包，动脉穿刺针以及相应型号的导管、无菌手套。其他用品包括2%普鲁卡因、血管造影剂（泛影钠、泛影葡胺、碘肽葡胺等，浓度35%~60%）、生理盐水、肝素及急救物品。

2）患者准备：①向患者解释脑血管造影的意义，并嘱在穿刺及注射造影剂时，保持头部固定勿乱动。②穿刺部位的皮肤要求清洁，如行全脑血管造影经肱动脉或股动脉插管，应按外科手术前的要求准备皮肤。③术前6~8小时禁食。做普鲁卡因和碘过敏试验，术前按医嘱给药。

3. 操作方法

1）颈或椎动脉造影，患者取仰卧位，肩下稍垫高，使颈部适当过伸，充分暴露颈动脉。全脑室造影患者仰卧位，肩下勿需垫高。

2）常规消毒穿刺部位，协助局麻，固定患者头部使其保持一定卧位，当穿刺成功注入造影剂后，注意患者意识、面色、脉搏、呼吸变化。

3）造影完毕，拔出针头时，立即压迫穿刺部位5～10分钟。

4. 注意事项

术后患者平卧12～24小时。肱动脉穿刺点应用砂袋压迫止血6～24小时。观察穿刺部位，是否有血肿形成，如血肿引起呼吸困难，做好清除血肿或气管切开的准备。

（四）脑电图监测

脑的自发性电生理活动可从头皮上记录，称为脑电图（EEG）；也可从暴露的皮层记录，称为皮质电图；还可用深部电极从脑的深部记录。

1. 监测方法

考虑到连续脑电监测应便于床旁使用，便于阅读分析，同时不干扰正常医疗和护理工作，常采用10导联系统，即双耳、双顶、双额、双颞及双枕共10个电极。由于单极导联波幅高而恒定，便于标准化和阅读分析，故选择单极导联。监测时间根据临床需要而定。

2. 临床意义

脑电对脑细胞缺血、缺氧、代谢紊乱，以及脑细胞间突触活动变化异常敏感，其反应脑功能损伤状态远远早于临床症状体征的观察，并能跟踪脑功能损伤演变的全过程。由于脑电的敏感性、非侵入性、可操作性、可阅读性和可预测性，成为NICU不可缺少的脑功能监督项目。

（五）脑诱发电位检查

1. 脑干听觉诱发电位（BAEP）

短声刺激可以在头颅表面记录到一个包括脑干成分的听觉诱发电位，这种电位是对第Ⅷ脑神经和脑干听觉通路的神经电反应的一种远场记录，也称远场电位，因为记录电极和脑干内实际电活动之间，距离相对较远。正常人BAEP的特征是在刺激传入后最初数微秒（<10 μs）后发生的5～7个垂直的正波：Ⅰ波起源于听神经，可能主要是乳突骨质内接近耳蜗神经节的一段；Ⅱ波起源于听神经颅内段和（或）耳蜗神经核；Ⅲ波起源于桥脑上橄榄核；Ⅳ波起源于外侧丘系；Ⅴ波起源于中脑四叠体小丘；Ⅵ波起源于丘脑内侧膝状体；Ⅶ波起源于丘脑皮质听放射。

脑干听觉诱发电位除常用于听神经瘤、肿瘤压迫脑干病变的诊断外，急诊可用于监测脑外伤及其他各种原因导致的脑死亡。

2. 体感诱发电位（SEP）

SEP是指给皮肤或末梢神经以刺激，神经冲动沿传入神经传至脊髓感觉通路、丘脑至大脑皮层感觉区（中央后回），在刺激对侧相应部位的头皮上所记录到的大脑皮质电位活动。

正常波形是一组多相电位。把向下的波用P、向上的波用n表示，按先后顺序命名为P1，P2，P3，P4……及n1，n2，n3……P4以后波峰变动较大，较难判断。也有以峰潜伏期命名的，即刺激开始到出现第一个正性波P潜伏期平均14 ms，第一个负性波n

潜伏期平均 18 毫秒，依次命名为 P14，n18 等。

急诊用于判断脊髓病变及末梢神经病变，可见波峰潜伏期延长，严重者 SEP 缺如。运动神经元疾病 SEP 正常。

（六）脑血流监测

脑是对缺血、缺氧最敏感的器官，脑血流供应对维持脑功能极为重要。目前，临床上应用最多的是经颅多普勒超声（TCD）技术，通过测定脑动脉血流速度间接了解脑血流量变化。

1. 监测方法

将 2 MHz 脉冲式探头放在颅骨较薄处（颞部、眼眶及枕骨大孔），当声波抵达血管时，可反射出红细胞流动的信号，入射频率与反射频率之差，与红细胞的运动速度成正比，根据多普勒方程式即可计算出红细胞的运动速度，即血流速度。现已证明，血流速度与血流量之间有显著相关性，脑血流速度的变化能较准确地反映脑血流量，并能间接地反映脑血流自动调节能力和对 CO_2 的反应性。

2. 临床意义

TCD 可对任何原因引起的重症脑功能损伤，特别对影响到脑血管、脑血流、脑灌注的患者进行连续监测，并反馈治疗信息。此外，TCD 还可反映颅内压增高情况，指导降颅压治疗。当 TCD 显示颅内循环停止时，则提示预后不良。

（七）CT 检查

CT 在颅脑损伤救治中已成为极为重要的检查手段。它可以直接迅速而准确地显示出脑内、外损伤的部位、程度，例如血肿的位置、大小、形态、范围、数量以及有无脑疝发生等情况。除此之外，还可判断预后，CT 提示预后不良的表现有：①广泛脑挫裂伤、脑干挫伤、多发性颅内血肿；②中线结构移位 >1.2 cm；③基底池和第三脑室受压消失。

CT 检查时常用的 CT 正常值如下：空气 -1 000 Hu，脑脊液 3 ~ 14 Hu，白质 28 ~ 32 Hu，灰质 32 ~ 40 Hu，血肿 60 ~ 80 Hu，骨 1 000 Hu。

（八）磁共振成像（MRI）

目前所用磁共振扫描仪按磁产生的机制分为三型，即电阻磁体、永久磁体和超导磁体。电阻磁体价格便宜，目前主要用于低场强（0.15 ~ 0.20 T）及普及型。永久磁体优点是不耗电力，不需维护，安全可靠，缺点是温度性能差，重量太大，场强为 0.3 ~ 0.4 T。超导磁场需要液氮冷却系统，造价维护费都高，但能产生很高的磁场强度（0.5 ~ 2T）。

中枢神经系统位置固定，不受呼吸、心跳、胃肠蠕动及大血管搏动的影响，运动伪影很少，而磁共振又无骨质伪影的干扰，所以 MRI 对观察脑与脊髓病变的效果最佳。一般来说，中枢神经系统的器质性病变往往都有相应的磁共振特征，有的表现为形态学改变，有的表现为信号异常，有的信号与形态都有改变，结合病史、临床改变与化验检查，大多数病例可以做出定位与定性诊断。

（薛红芹）

第二节　脑出血

脑出血是指原发性脑实质出血，占全部脑卒中的10%～30%。

一、病因

高血压脑出血是非创伤性颅内出血最常见的病因，是高血压伴发脑小动脉病变，血压骤升使动脉破裂所致。其他病因包括脑动脉粥样硬化，血液病（白血病、再生障碍性贫血、血小板减少性紫癜、血友病、红细胞增多症和镰状细胞病等）以及脑淀粉样血管病、动脉瘤、动静脉畸形、Moyamoya病、脑动脉炎、硬膜静脉窦血栓形成、夹层动脉瘤、原发性或转移性肿瘤、梗死后脑出血、抗凝或溶栓治疗等。

二、病情评估

（一）临床表现

1. 高血压脑出血

常发生于50～70岁，男性略多，冬春季易发。通常在活动和情绪激动时发病，出血前多无预兆，50%的患者出现头痛并很剧烈，常见呕吐，出血后血压明显升高。临床症状常在数分钟至数小时达到高峰，临床症状、体征因出血部位及出血量不同而异，基底节、丘脑与内囊出血引起轻偏瘫是常见的早期症状；约10%的病例出现癫痫发作，常为局灶性，重症者迅速转入意识模糊或昏迷。

2. 常见临床类型及特点

1）基底节区出血：壳核和丘脑是高血压性脑出血的两个最常见部位，它们被内囊后肢所分隔，下行运动纤维、上行感觉纤维以及视辐射穿行其中，外侧（壳核）或内侧（丘脑）扩张血肿压迫这些纤维产生对侧运动、感觉功能障碍，典型可见三偏体征（病灶对侧偏瘫、偏身感觉缺失和偏盲等），大量出血可出现意识障碍，也可穿破脑组织进入脑室，出现血性脑脊液，直接穿破皮质者不常见。

（1）壳核出血：主要是豆纹动脉外侧支破裂，通常引起较严重的运动功能缺损，持续性同向性偏盲，可出现双眼向病灶对侧凝视不能，主侧半球可有失语。

（2）丘脑出血：由丘脑膝状体动脉和丘脑穿通动脉破裂所致，产生较明显感觉障碍，短暂的同向性偏盲；出血灶压迫皮质语言中枢可产生失语症，丘脑局灶性出血可出现独立的失语综合征，预后好。丘脑出血特点是：上下肢瘫痪较均等，深感觉障碍较突出；大量出血使中脑上视中枢受损，眼球向下偏斜，如凝视鼻尖；意识障碍多见且较重，出血波及丘脑下部或破入第三脑室则昏迷加深，瞳孔缩小，出现去皮质强直等；累及丘脑底核或纹状体可见偏身舞蹈—投掷样运动；如出血量大，使壳核和丘脑均受累，难以区分出血起始部位，称为基底节区出血。

（3）尾状核头出血：较少见，表现为头痛、呕吐及轻度脑膜刺激征，无明显瘫痪，颇似蛛网膜下隙出血，有时可见对侧中枢性面舌瘫，临床常易忽略，偶因头痛在 CT 检查时发现。

2）脑叶出血：常由脑动静脉畸形、Moyamoya 病、血管淀粉样变性和肿瘤等所致。常出现头痛、呕吐、失语症、视野异常及脑膜刺激征，癫痫发作较常见，昏迷较少见。顶叶出血最常见，可见偏身感觉障碍、空间构象障碍；额叶可见偏瘫、Broca 失语、摸索等；颞叶可见 Wernicke 失语、精神症状；枕叶出现对侧偏盲。

3）脑桥出血：多由基底动脉脑桥支破裂所致，出血灶位于脑桥基底与被盖部之间。大量出血累及脑桥双侧，常破入第四脑室或向背侧扩展至中脑，患者于数秒至数分钟内陷入昏迷、四肢瘫痪和去大脑强直发作，可见双侧针尖样瞳孔和固定于正中位、呕吐咖啡样胃内容物、中枢性高热（躯干持续 39℃ 以上而四肢不热）、中枢性呼吸障碍和眼球浮动（双眼间隔约 5 秒的下跳性移动）等，通常在 48 小时内死亡。小量出血表现为交叉性瘫痪或共济失调性轻偏瘫，两眼向病灶侧凝视麻痹或核间性眼肌麻痹，可无意识障碍，可较好恢复。中脑出血罕见，轻症表现一侧或双侧动眼神经不全瘫痪或 Weber 综合征，重症表现深昏迷、四肢弛缓性瘫痪，迅速死亡；可通过 CT 确诊。

4）小脑出血：小脑齿状核动脉破裂所致，起病突然，数分钟内出现头痛、眩晕、频繁呕吐、枕部剧烈头痛和平衡障碍等，但无肢体瘫痪。病初意识清楚或轻度意识模糊，轻症表现为一侧肢体笨拙、行动不稳、共济失调和眼球震颤。大量出血可在 12 ~ 24 小时陷入昏迷和脑干受压征象，如周围性面神经麻痹、两眼凝视病灶对侧（脑桥侧视中枢受压）、瞳孔缩小而对光反应存在、肢体瘫痪及病理反射等；晚期瞳孔散大，中枢性呼吸障碍，可因枕大孔疝死亡。暴发型发病立即出现昏迷，与脑桥出血不易鉴别。

5）原发性脑室出血：占脑出血的 3% ~ 5%，是脑室内脉络丛动脉或室管膜下动脉破裂出血所致。多数病例是小量脑室出血，可见头痛、呕吐、脑膜刺激征及血性脑脊液，无意识障碍及局灶性神经体征，酷似蛛网膜下隙出血，可完全恢复，预后好。大量脑室出血起病急骤，迅速陷入昏迷，四肢弛缓性瘫及去大脑强直发作，频繁呕吐，针尖样瞳孔，眼球分离斜视或浮动等，病情危急，多迅速死亡。

（二）辅助检查

1. CT 检查

临床疑诊脑出血时首选 CT 检查，可显示圆形或卵圆形均匀高密度血肿，边界清楚，并可确定血肿部位、大小、形态以及是否破入脑室、血肿周围水肿带和占位效应等，如脑室大量积血可见高密度铸型，脑室扩张。1 周后血肿周围可见环形增强，血肿吸收后变为低密度或囊性变。CT 动态观察可发现进展型脑出血。

2. MRI 检查

可发现 CT 不能确定的脑干或小脑小量出血，能分辨病程 4 ~ 5 周 CT 不能辨认的脑出血，区别陈旧性脑出血与脑梗死，显示血管畸形流空现象。可根据血肿信号的动态变化（受血肿内血红蛋白变化的影响）判断出血时间。

1）超急性期：血肿为 T_1 低信号、T_2 高信号，与脑梗死不易区别。

2）急性期：为 T_1 等信号、T_2 低信号。

3）亚急性期：T_1、T_2 均呈高信号。

4）慢性期：呈 T_1 低信号、T_2 高信号。

3. 数字减影脑血管造影

可检出脑动脉瘤、脑动静脉畸形、Moyamoya 病和血管炎等。

4. 脑脊液检查

只在无 CT 检查条件且临床无明显颅内压增高表现时进行，可发现脑压增高，脑脊液呈洗肉水样。须注意脑疝风险，疑诊小脑出血不主张腰穿。

（三）诊断

中老年高血压病患者在活动或情绪激动时突然发病，迅速出现偏瘫、失语等局灶性神经功能缺失症状以及严重头痛、呕吐及意识障碍等，常高度提示脑出血的可能，CT 检查可以确诊。

三、急救措施

积极合理的治疗可挽救患者生命、减少神经功能残疾程度和降低复发率。

1. 内科治疗

患者卧床，保持安静。重症须严密观察体温、脉搏、呼吸和血压等生命体征，注意瞳孔和意识变化。保持呼吸道通畅，及时清理呼吸道分泌物，必要时吸氧，动脉血氧饱和度维持在 90% 以上。加强护理，保持肢体功能位。意识障碍或消化道出血者宜禁食 24～48 小时，之后放置胃管。

1）血压紧急处理：急性脑出血时血压升高是颅内压增高情况下保持正常脑血流量的脑血管自动调节机制，应用降压药仍有争议，降压可影响脑血流量，导致低灌注或脑梗死，但持续高血压可使脑水肿恶化。舒张压降至约 100 mmHg 水平是合理的，但须非常小心，防止个体对降压药异常敏感。急性期后可常规用药控制血压。

2）控制血管源性脑水肿：脑出血后 48 小时水肿达到高峰，维持 3～5 日或更长时间后逐渐消退。脑水肿可使颅内压增高和导致脑疝，是脑出血主要死因。常用皮质类固醇减轻脑出血后水肿和降低 ICP，但有效证据不充分；脱水药只有短暂作用，常用 20% 甘露醇、10% 复方甘油和利尿药，如速尿等或用 10% 血浆白蛋白。

3）高血压性脑出血部位发生再出血不常见，通常无须用抗纤维蛋白溶解药，如需给药可早期给予抗纤溶药物，如 6 - 氨基己酸、氨甲环酸等。立止血也推荐使用。脑出血后凝血功能评估对监测止血治疗是必要的。

4）保证营养和维持水、电解质平衡：每日液体输入量按尿量 + 500 ml 计算，高热、多汗、呕吐或腹泻的患者还需适当增加入液量。注意防止低钠血症，以免加重脑水肿。

5）并发症防治

（1）感染：发病早期或病情较轻时通常不使用抗生素，老年患者合并意识障碍易并发肺感染，尿潴留或导尿易合并尿路感染，可根据经验、痰或尿培养、药物敏感试验等选用抗生素治疗；保持气道通畅，加强口腔和呼吸道护理，痰多不易咳出应及时气管切开，尿潴留可留置尿管并定时膀胱冲洗。

（2）应激性溃疡：可以引起消化道出血，可用 H_2 受体阻滞剂预防，如西咪替丁 0.2～0.4 g/d，静脉滴注；雷尼替丁 150 mg 口服，1～2 次/天；奥美拉唑 20 mg/d 口服，1～2 次/天或 40 mg 静脉注射；还可用氢氧化铝凝胶 40～60 ml 口服，4 次/天；如果发生上消化道出血可用去甲肾上腺素 4～8 mg 加冰盐水 80～100 ml 口服，4～6 次/天；云南白药 0.5 g 口服，4 次/天；保守治疗无效时可在胃镜直视下止血，须注意呕血引起窒息，并补液或输血维持血容量。

（3）稀释性低钠血症：10% 的脑出血患者可发生，因抗利尿激素分泌减少，尿排钠增多，血钠降低，可加重脑水肿，每日应限制水摄入量 800～1 000 ml，补钠 9～12 g；宜缓慢纠正，以免导致脑桥中央髓鞘溶解症。

（4）脑耗盐综合征：心钠素分泌过高导致低血钠症，治疗应输液补钠。

（5）痫性发作：常见全面性强直—阵挛发作或局灶性发作，可用地西泮 10～20 mg 静脉缓慢推注，个别病例不能控制发作可用苯妥英钠 15～20 mg/kg 静脉缓慢推注，不需长期用药。

（6）中枢性高热：宜物理降温，如效果不佳可用多巴胺受体激动剂，如溴隐亭 3.75 mg/d，逐渐加量至 7.5～15.0 mg/d，分次服用或用硝苯吡海因 0.8～2.0 mg/kg，肌内或静脉给药，1 次/6～12 小时，缓解后 100 mg，2 次/天。

（7）下肢深静脉血栓形成：常见患肢进行性水肿和发硬，勤翻身、被动活动或抬高瘫痪肢体可预防，肢体静脉血流图检查可确诊，可用肝素 100 mg 静脉滴注，1 次/天或低分子肝素 4 000 U 皮下注射，2 次/天。

2. 外科治疗

可挽救重症患者生命及促进神经功能恢复，手术宜在发病后 6～24 小时内进行，预后直接与术前意识水平有关，昏迷患者通常手术效果不佳。

1）手术适应证：①脑出血患者颅内压增高伴脑干受压体征，如脉缓、血压升高、呼吸节律变慢、意识水平下降等；②小脑半球血肿量≥10 ml 或蚓部 >6 ml，血肿破入第四脑室或脑池受压消失，出现脑干受压症状或急性阻塞性脑积水征象者；③重症脑室出血导致梗阻性脑积水；④脑叶出血，特别是 AVM 所致和占位效应明显者。

2）手术禁忌证：脑干出血、大脑深部出血、淀粉样血管病导致脑叶出血不宜手术治疗。多数脑深部出血病例可破入脑室而自发性减压，且手术会造成正常脑组织破坏。

3）常用手术方法：①小脑减压术，是高血压性小脑出血最重要的外科治疗，可挽救生命和逆转神经功能缺损，病程早期患者处于清醒状态时手术效果好；②开颅血肿清除术，占位效应引起中线结构移位和初期脑疝时外科治疗可能有效；③钻孔扩大骨窗血肿清除术；④钻孔微创颅内血肿清除术；⑤脑室出血脑室引流术。

3. 康复治疗

脑出血患者病情稳定后宜尽早进行康复治疗，对神经功能恢复，提高生活质量有益。如患者出现抑郁情绪，可及时给予药物治疗和心理支持。

四、监护

（一）一般监护

1. 患者症状无论轻或重，为避免再出血，均应卧床休息 4~6 周。卧位宜取头高斜坡位，可减轻颅内高压和头痛；昏迷患者取侧卧位，头稍向后仰，保持下颌角向前，以防舌根后坠，且可防止吸气时呼吸困难。为预防再出血，急性期的患者不宜搬动，更换体位要视病情权衡利弊，开始可做小幅度翻身，病情稳定后常规护理，注意头部不宜过屈或过度转动，以免影响脑部的血液供应。

2. 各种护理操作如吸痰、按胃管均需轻柔，防止因患者烦躁、咳嗽而加重或诱发脑出血。

3. 意识障碍不能经口进食的患者，起病 3 日内可依靠静脉输液维持营养。过早插胃管或因留置胃管等刺激会引起患者躁动不安、呕吐或使呕吐物反流入气管内，引起窒息或发生再出血。一般起病 3~4 日后，无呕吐、腹胀、肠鸣音良好，无明显消化道出血，可予鼻饲。液体摄入量每日约 2 500 ml，限制食盐摄入每日 5 g 左右，以免加重脑水肿。意识清醒的患者，进食应从健侧入口，不可过急，避免呛咳。饭后漱口，防止食物残渣存留在瘫痪侧齿颊之间引起口腔炎。

（二）病情监护

1. 密切观察病情变化，详细记录患者意识、瞳孔、体温、呼吸、血压、脉搏的变化。定时观察瞳孔、意识改变，如昏迷加深、病灶侧瞳孔散大、对光反应迟钝或消失，即为脑疝症状，应立即静脉滴注脱水降颅压药物，同时通知医生进行抢救。

2. 注意患者呼吸频率、节律及形式，如呼吸由深而慢变为快而不规则或呈双吸气、叹息样、潮式呼吸，提示呼吸中枢受到严重损坏，按医嘱给呼吸兴奋剂。呼吸过速者，注意可能引起碱中毒。

3. 观察患者心率、心律变化。观察呕吐物及大便的颜色及性质，如呕吐物为咖啡色及大便呈柏油样，应密切观察血压、脉搏变化，并做好输血准备。

4. 密切观察药物疗效及反应，如甘露醇要保持滴速不宜太慢，药液不要外渗。另外，还要及时查患者血、尿常规及血生化，防止发生水、电解质紊乱及肾功能障碍。同时输液速度不宜太快，以免增加心脏负担，影响颅内压。

5. 需开颅手术清除血肿者，要做好术前准备及术后护理。

6. 恢复期应配合针灸、按摩、理疗等，加强局部肌肉及关节的功能锻炼。

（三）对症监护

1. 意识清醒的患者头痛、呕吐为常见症状。应取头高位，减轻颅内高压、利于止血。应按时应用降低颅内压的脱水剂，忌用吗啡制剂，以防抑制呼吸。呕吐频繁的患者，应及时清除口腔内呕吐物，预防吸入性肺炎，必要时应用止吐剂。

2. 降温可使大脑耗氧量减少，增强脑组织对缺血、缺氧时发生坏死的耐受力，也可增强大脑皮质的保护性。物理降温可用温水、50% 乙醇擦澡或用冰帽、冰枕、医用制冷袋等置于患者头、颈和四肢大血管处。如用人工冬眠降温，则应做好相关的护理，如系合并感染需积极应用抗生素等。

3. 患者有呼吸困难、发绀时，应给氧、吸痰，氧流量每分钟 2～4 L，流量过大易使血中氧分压增高引起脑血流量减低。

4. 意识障碍，呈昏迷状态的患者应按昏迷常规进行护理。

5. 如因出血破入脑室或出血形成血肿致脑疝形成的患者，应迅速做好脑室穿刺体外引流或开颅清除血肿的术前转科准备，必要时先剃头、配血，做青霉素、普鲁卡因皮肤过敏试验，为转手术争取时间。

6. 对局灶性损害症状，如有失语、偏瘫、抽搐、吞咽障碍及排尿困难等的患者，应按各自的特点进行护理。

五、健康教育

预防脑出血的发生和再发，关键是控制患者高血压病，定期监测血压，有规律地接受降压药物治疗等。适当锻炼身体，如太极拳、太极剑和医疗气功等，平时应生活规律，劳逸结合，心平气和，戒除烟酒，以防止诱发高血压脑出血。脑出血的急性期病死率虽高，但如能及时抢救，合理治疗，坚持康复训练，约有半数或更多的患者可能存活，半数以上的患者可重获生活自理和工作能力。此外，要教育患者克服急躁、悲观情绪，预防再次发生脑出血。

（徐红艳）

第九章　胃肠功能的监护与危重病的抢救

第一节 胃肠功能的监护

胃肠功能的监护对于危重症患者十分重要。包括：常规的粪便监测、胃肠内容的潜血试验、胃液 pH 值和胃黏膜内 pH 值监测；对于部分高危患者，动态监测腹内压，以便及时发现腹腔内高压/腹腔间隔室综合征（IAH/ACS），并指导治疗。其他监测包括常规的体检等。

一、粪便的监测

包括粪便的颜色、形状和次数。在 ICU 的患者，肠内和肠外营养效果判断的一个重要指标就是粪便的颜色和次数。粪便的细菌培养对于 ICU 留置胃管的患者可帮助判断感染的位置和来源。

在 ICU，由于患者较长时间使用广谱抗生素，因而艰难梭菌感染导致的抗生素相关性腹泻和伪膜性肠炎的发生率较高，如没有及时诊治，可能会导致严重并发症。因此，对于 ICU 高危患者，在使用抗生素数天后，一旦出现腹泻，解大量水样便或绿色黏液、恶臭粪便，要高度怀疑抗生素相关性腹泻的可能。粪便中除白细胞外，乳铁蛋白的测定可作为白细胞的标志，用作筛选检查。

二、消化道出血的监测

粪便的潜血试验监测有助于对消化道出血的诊断。一般认为，成人每日消化道出血 $>5 \sim 10$ ml，粪便隐血试验可出现阳性，每日出血量 $50 \sim 100$ ml 可出现黑便。胃内储积血量在 $250 \sim 300$ ml 可引起呕血。

三、胃肠黏膜内 pH 值

指胃肠黏膜的酸碱度。危重症患者尤其是严重创伤、感染、休克等，随之导致的多脏器功能障碍综合征（MODS），其主要原因为组织缺血和氧供不足。

（一）液体分压测定仪监测

液体分压测定仪的基本结构包括一根细长的鼻胃导管和一个硅胶球囊，二者相连接，球囊可以通透二氧化碳。使用方法：插入鼻胃管后，向球囊内注入生理盐水，$60 \sim 90$ 分钟可达到平衡，盐水中的 $PaCO_2$ 即为胃黏膜内的 $PaCO_2$。球囊内盐水运用血气分析仪测定 $PaCO_2$（代表胃黏膜内 PCO_2，即 $PiCO_2$），同时取动脉血行动脉血气分析检查，动脉血碳酸氢根（HCO_3^-）代表胃肠黏膜内的 HCO_3^-。最后根据上述结果，运用 Henderson – Hassebalch 平衡方程式或特定的计算尺计算出。

（二）无创胃肠张力监测仪监测

无创胃肠张力监测仪（Tonocap™）能间断或连续监测。具体方法为定时向气囊内注入空气，当胃黏膜内的 CO_2 和气囊内的 CO_2 达到弥散平衡时，监护仪会自动抽取气囊内的气体样品通过红外线测量器测定 CO_2 分压，同时获得动脉血气分析数据并输入监护仪，自动算出 pHi 和 Pi－aCO_2 值（即 PiCO_2－PaCO_2 差值）。

四、胃液 pH 值

胃内 pH 值通常维持在 1~2 之间，呈显著酸性。准确监测胃内 pH 值在 ICU 对于判断制酸药物的疗效和指导用药有很大帮助。

五、体格检查

包括有无腹胀、腹痛、腹水，肠鸣音情况，以及有无胃肠蠕动波、肠型等。此外需观察局部有无出血点及淤斑，如急性胰腺炎的 Grey－Turner 征（两侧胁腹部淤斑）、Cullen 征（脐周青紫）、皮肤红色结节（皮下脂肪坏死引起）。

六、腹内压监测

对于有 IAH/ACS 高危因素的患者，建议常规行腹内压监测。腹内压的测定方法可分为直接法与间接法两种。前者是直接置管于腹腔内，然后连接压力传感器和气压计测得，后者是通过测定内脏压力来间接反映腹腔内压力。内脏测压法有以下几种：膀胱测压法、胃内测压法、下腔静脉测压法等。

七、其他监测

血循环 D－乳酸水平有助于对急性肠缺血所致肠屏障功能损伤、肠通透性增加的诊断。外周血中二胺氧化酶活性变化能反映创伤后小肠黏膜屏障功能受损和修复情况。因此，可以动态监测外周血中二胺氧化酶活性，以了解肠道黏膜病变改善情况。

（王烁）

第二节　急性上消化道出血

上消化道出血系指十二指肠悬韧带以上的消化道，包括食管、胃、十二指肠、上段空肠以及胰、胆病变引起的出血。

上消化道出血的主要临床表现是呕血和黑便，以及因出血和血容量减少引起的一系列全身改变。在数小时内失血量超过 1 000 ml 或循环血容量丢失 20% 以上者称为消化道大出血，如有呕血、黑便而无周围循环衰竭者称为湿性出血，仅仅大便隐血试验阳性而无其他表现者称为隐性出血。

本病是常见的急症，目前病死率与病因误诊率仍很高，分别在 10%、15% 以上。呕血时应和咳血相鉴别，也应和口腔、鼻咽部出血流入胃内引起的假性呕血相鉴别。黑便时应和进食某些药物（铁剂、药用炭等）及动物血、肝相鉴别。应迅速确定出血的部位，找出病因，判断其出血量多少及出血是否停止，并严密观察、积极抢救，这一切对预后有重要意义。

一、病因和发病机制

上消化道疾病及全身性疾病均可引起上消化道出血。临床上最常见的病因是消化性溃疡、食管胃底静脉曲张破裂、急性胃黏膜损害和胃癌。食管贲门黏膜撕裂综合征引起的出血亦不少见。血管异常引起的出血虽少见，但诊断有时比较困难，值得注意。现将上消化道出血的病因归纳列述如下。

（一）上消化道本身疾病

1. 食管疾病

1）食管炎症：反流性食管炎、食管憩室炎等食管炎症时，患者常有胸骨后疼痛、反酸，出血量较少。

2）食管癌：主要表现为吞咽困难等食管梗阻症状，可有少量出血。

3）食管、贲门黏膜撕裂综合征（Mallory-Weiss 综合征）：由于剧烈恶心、呕吐，腹内压急骤增加，胃内压力过大，强力冲击食管贲门交界部，使局部黏膜撕裂。其主要表现为剧烈呕吐，初为胃内容物，继则呕血、黑粪。

2. 门静脉高压致食管、胃底静脉曲张破裂

1）肝硬化：结节性肝硬化、血吸虫性肝纤维化、胆汁性肝硬化等较为常见。肝硬化门静脉高压致食管、胃底静脉曲张破裂出血在我国较为常见，约占上消化道出血的10% ~20%，居整个上消化道出血的第二位。由于食管静脉曲张增粗，门静脉压力高，周围支持组织少，故出血量常较大，不易止血，严重者迅速休克，出血停止后也易再出血，预后差。

2）门静脉阻塞：门静脉血栓形成，门静脉炎，腹腔内肿块压迫门静脉等。

3）肝静脉阻塞：肝静脉阻塞综合征（Budd-Chiari 综合征）。

3. 胃与十二指肠疾病

1）消化性溃疡：消化性溃疡最常见的一个并发症就是出血。早在十几年前北京市多家大医院联合统计分析回顾性资料，上消化道出血病例 5 000 余例，胃溃疡为438例，占8.44%；十二指肠溃疡 1 597 例，占30.76%，两者共占41.2%。本病一般诊断不难，多数有典型的周期性和节律性痛，出血前症状加重，出血后症状迅速消失或减轻。许多患者就医时，就可提示明确的既往史。但有时需注意，临床存在少数无症状的消化性溃疡患者首发症状就是出血，无病史可循，对这种患者只能依赖特殊检查来确定诊断。这类患者多见于老年人，也可见于年轻患者。若伴幽门梗阻或幽门管等特殊部位溃疡，患者也不呈典型的节律性。

2）急性胃黏膜损伤：急性胃黏膜损伤比较常见，包括急性出血性胃炎和应激性溃疡，由于急诊内镜的应用，发现其发生率越来越高。国内报告为15% ~30%，Menguy等报道这种病占上消化道出血的22% ~30%。一般认为，本病在上消化道出血的诸多病因中仅次于消化性溃疡和肝硬化。急性出血性胃炎多因服阿司匹林、保泰松、吲哚美

辛（消炎痛）等药物引起。应激性溃疡常因严重急性感染、烧伤、脑血管意外、休克、中毒、肺性脑病等引起。

3）肿瘤：常见胃癌出血。胃癌一般出血量小，患者常无溃疡病史，短期内出现上腹痛、食欲不佳、消瘦及查不到其他原因的上消化道出血等表现；其他肿瘤如淋巴瘤、平滑肌瘤、残胃癌、壶腹周围癌等均可致出血。

4）炎症：包括急性单纯性胃炎、急性糜烂性胃炎、慢性胃炎、残胃炎、十二指肠炎、十二指肠憩室炎。

5）上消化道其他疾病：胃黏膜脱垂，胃血吸虫病，胃、十二指肠结核，胃、十二指肠克隆病，膈裂孔疝，血管瘤，息肉，胃扭转等。

4. 空肠上段疾病

慢性溃疡性（非肉芽肿性）空肠回肠炎、胃肠吻合术后空肠溃疡、急性出血性坏死性肠炎等。

（二）上消化道邻近器官组织疾病

1. 胆道系统疾病引起的胆道出血

急、慢性胰腺炎，胰腺癌，乏特氏壶腹癌，异位胰腺，胰源性区域性门脉高压症，肝癌，胆管或胆囊结石，胆道蛔虫病，阿米巴肝脓肿，肝脏损伤，肝外胆管良性肿瘤，肝外胆管癌，急性化脓性胆管炎，肝动脉瘤破入胆道等。

2. 动脉瘤破入食管、胃或十二指肠

如腹主动脉瘤、肝动脉瘤、脾动脉瘤破入上消化道，以及纵隔肿瘤或脓肿破入食管。

（三）全身性疾病

急性感染（如败血症、流行性出血热等），血液病（白血病、血友病、DIC 等），尿毒症，血管性疾病（过敏性紫癜、遗传性出血性毛细血管扩张症等），脑出血及其他颅内疾病、外伤与大手术后、休克、烧伤等引起的应激性溃疡等。

引起急性上消化道出血之病理，根据其病因不同而不同，但有些疾病如胃、十二指肠溃疡，胃、十二指肠炎等都与胃酸过多有关。此外导致各疾病之病因不同，其出血病理也不同，或为胃、十二指肠糜烂性溃疡，如严重烧伤和中枢神经系统损害引起的应激性溃疡，药物和消炎痛、阿司匹林等损害胃黏膜屏障引起的黏膜糜烂出血和糜烂性溃疡；或由于肿瘤坏死侵及大血管破裂，如胃癌等的出血；或为动脉硬化破裂出血，如胃动脉硬化；或为门脉高压，导致食管、胃底静脉破裂出血；或因凝血机制改变如血液病引起之胃出血等。

二、病情评估

（一）病史

应注意询问病史，在上消化道大量出血的众多病因中，常见病因及其特点为：①消化性溃疡，有慢性、周期性、节律性上腹痛；出血以冬春季多见；出血前可有饮食失调、劳累或精神紧张、受寒等诱因，且常有上腹痛加剧，出血后疼痛减轻或缓解。②急性胃黏膜损害，有服用阿司匹林、吲哚美辛、保泰松、肾上腺皮质激素等损伤胃黏膜的药物史或酗酒史，有创伤、颅脑手术、休克、严重感染等应激史。③食管胃底静脉曲张破裂出血，有病毒性肝炎、血吸虫病、慢性乙醇中毒等引起肝硬化的病因，且有肝硬化门静脉高压的临床表现，如出血以突然呕出大量鲜红血液为特征，不易止血。大量出血引起失血性休克，可加重肝细胞坏死，诱发肝性脑病。④胃癌，多发生在40岁以上男性，有渐进性食欲不振、腹胀、上腹持续疼痛、进行性贫血、体重减轻、上腹部肿块，出血后上腹痛无明显缓解。

（二）临床表现

其症状与出血量、速度、部位和机体状况等因素有关。

1. 呕血与黑便

为其特征性表现。出血后是否发生呕血，与出血量及出血部位有关。一般情况下，幽门以上出血为呕血，幽门以下出血为黑便。但当出血量小而速度慢时，幽门以上出血也可无呕血而仅表现为黑便。反之，幽门以下出血急且量大时，血液反流至胃也可引起呕血。总之，在上消化道出血时均可有黑便但不一定有呕血，有呕血者则迟早必有黑便。

呕血和黑便的性状据出血量多少和部位而定。如食道静脉曲张破裂，一般出血量大，又因未经胃酸中和，故呕血常为鲜红色。溃疡病出血，多经胃酸中和，大量出血时为暗红色，少量出血时为咖啡色，黑便典型者呈柏油样，黏稠而发亮。大量出血时，因出血量大，肠道受刺激而蠕动增强，血在肠道的停留时间短，故粪便呈暗红色，出血量过大则可排出鲜红色血便。

2. 失血性周围循环衰竭

急性周围循环衰竭的程度与上消化道出血的出血量及速度有关。当出血量大，速度较快时，可有一系列的临床表现，如头晕、心悸、出汗、恶心、口渴、晕厥等。患者常有便意而至厕所，在排便或起立时易晕厥倒地，应特别注意。休克早期，脉搏细速，脉压变小，血压可因代偿基本正常，此时应特别注意血压的波动，收缩压在80 mmHg以下时，呈休克状态：患者皮肤湿冷，呈灰白色，施压后退色经久不见恢复。患者常感乏力，精神萎靡，烦躁不安，重者反应迟钝，意识模糊。尿少或尿闭时考虑急性肾功能衰竭。

3. 氮质血症

本病患者血中BUN浓度常增高。一般于出血后数小时血BUN开始上升，24～48小时可达高峰，3～4日降至正常。氮质血症的原因主要是上消化道大量出血后，血液中蛋白质的消化产物在肠中被吸收而引起的，称为肠性氮质血症。

4. 发热

多数患者在24小时内出现发热，一般不超过38.5℃，持续3～5日。发热的原因可能与循环血容量减少，周围循环衰竭，导致体温调节中枢的功能障碍有关。

（三）实验室及其他检查

1. 实验室检查

血液化验应包括凝血功能检查（血小板计数、凝血酶原时间和活动度），肝功能实验、血BUN，并反复检查血红蛋白和血细胞比容。

2. 内镜检查

胃镜对上消化道出血的病因确诊率达 95%。纤维乙状结肠镜检查是判定便血原因常用的第一步诊断性检查，常可发现结肠远端病变。若不能确定诊断，又出血不止，为排除上消化道出血，应做鼻胃管吸引。若结果阳性，应做胃镜检查；若阴性，则应根据便血程度做择期或急诊纤维结肠镜检查。

3. 选择性动脉造影

反复消化道出血，X 线钡餐和内镜检查未能获确诊者，可行选择性动脉造影。该项检查必须在有活动性出血，并且出血速度大于 0.5 ml/min 的情况下，才可能发现病灶。此项造影术是唯一能发现和证实胃肠道血管性疾病所致出血的检查方法。

4. 放射性核素显像

是选择性血管造影术前的筛选试验，亦应在有活动性出血的情况下，才可能有阳性发现。

5. X 线钡餐检查

仅适用于出血已停止，病情已稳定的患者或仅有大便潜血阳性者。

三、急救措施

（一）一般急救措施

应对出血性休克采取抢救措施。卧床休息，保持安静。目前不主张用头低位，以免影响呼吸功能，宜取平卧位并将下肢抬高。保持呼吸道通畅，必要时吸氧，要避免呕血时血液吸入引起窒息。对肝病患者忌用吗啡、巴比妥类药物。

应加强护理，对病情作严密观察，包括：①呕血与黑粪情况。②神志变化。③脉搏、血压与呼吸情况。④肢体是否温暖，皮肤与甲床色泽。⑤周围静脉特别是颈静脉充盈情况。⑥每小时尿量。⑦定期复查红细胞计数、血红蛋白、血细胞比容与血 BUN。⑧必要时进行中心静脉压测定。

（二）补充血容量

尽快输液、配血，必要时可先用右旋糖酐或其他血浆代用品。尽早输血以恢复和维持有效循环血容量，最好保持血红蛋白不低于 90 g/L。肝硬化患者宜输鲜血，因库存血含氮量高，易诱发肝性脑病。

（三）止血治疗

1. 药物止血

（1）去甲肾上腺素 8 mg 加入 1 000 ml 水中分次口服或经胃管注入，适用于胃、十二指肠出血。

（2）西咪替丁 400 mg 静脉滴注每 6 ~ 8 小时 1 次，也可用雷尼替丁或法莫替丁，或质子泵阻滞剂奥美拉唑（洛赛克），适用于消化性溃疡或急性胃黏膜损害引起的出血。

（3）血管加压素 10 U 加入 5% 葡萄糖液 200 ml 中缓慢静脉滴注，每日用量不宜超过 3 次，可降低门静脉压，用于食管胃底静脉曲张破裂出血。冠心病患者忌用。

（4）生长抑素的人工合成制剂奥曲肽 0.1 mg 加入 5% 葡萄糖液中静脉推注，后改为缓慢静脉滴注，其作用可减少内脏血流，降低门静脉压。

（5）其他止血药的使用，如止血敏、6 - 氨基己酸、中药等。

2. 三腔或四腔气囊管压迫止血

适用于食管、胃底静脉曲张破裂出血者。

3. 急诊内镜治疗

纤维内镜的活检通道插入导管给药，将药物在直视下直接喷洒在出血部位而止血。可用 5% 孟氏液 30 ~ 50 ml、凝血酶、去甲肾上腺素等药物；还可以插入电极电凝或插入光纤维束使用激光在直视下光凝止血；也可用特殊长针经纤维内镜直接在黏膜或静脉内注入 5% 鱼肝油酸钠、10% 乙醇等硬化剂。

4. 动脉内灌注药物疗法

在选择性内脏血管造影的同时，注入血管收缩剂，可应用的药物有垂体后叶素、去甲肾上腺素、肾上腺素、血管紧张素等，其中以垂体后叶素为首选。其作用可使胃黏膜小动脉收缩，减少黏膜和静脉充血，以达到止血或减少出血的目的。另外，通过造影导管注入栓塞剂也可取得良好的止血效果。

5. 外科手术治疗

其手术指征：①年龄在 50 岁以上，伴动脉硬化及心肾疾患，经治疗 24 小时后出血仍不止，且机体对出血的耐受性差，易影响心肾功能者。②短时间内患者失血量很大，很快出现临床休克征象者。③大量出血并发穿孔、幽门梗阻，或疑有癌变，或有梗阻、穿孔病史者。④有反复大出血，尤其近期反复出血者，其溃疡长期不愈合，出血不易自止，即使自止仍可复发者。⑤严重的出血经过积极输血及各种止血方法的应用后仍不止血，血压难以维持正常；或血压虽正常，但又再次大出血者，一般认为输血 800 ~ 1 000 ml 后仍不见好转者可考虑手术治疗。⑥以往曾有多次严重出血，而间隔时间较短后再出血者。⑦经检查发现为十二指肠后壁及胃小弯溃疡者，因其溃疡常累及较大血管及瘢痕形成影响止血。⑧胆道出血，尤以结石、脓疡所致者。⑨食管裂孔疝所引起的大出血。⑩门脉高压症反复大出血或持续出血不止，经保守治疗无效者。

四、监护

上消化道出血为急症，护理人员应及早识别，严密观察病情、估计出血量，判断出血是否停止，分秒必争进行抢救，并采取各种止血措施，以挽救患者生命。

（一）一般监护

1. 休息与体位

轻者一般休息，可下床大小便；重者绝对卧床休息，消除不良刺激，可减少出血和促进止血。患者取舒适体位，呕血时头侧向一侧，防止窒息，做好预防压疮和肛门护理。

2. 心理护理

患者见到呕血、黑便会紧张不安，产生恐惧心理，护理人员应尽快消除一切血迹，向患者说明安静休息可消除焦虑、恐惧心理，有利于止血。医护人员在旁及时照顾，使患者有安全感。

3. 饮食管理

对食管、胃底静脉曲张破裂出血，急性大出血伴恶心、呕吐者应禁食。对少量出血，有呕血或仅有黑便者，或无明显活动出血者，可给流汁，出血停止后改无渣半流饮食，开始少吃多餐，不食生拌菜、粗纤维多的蔬菜，不食刺激性食物和饮料，如咖啡、浓茶、浓汁鸡汤、肉汤等。

（二）病情观察与监护

要严密观察和判断患者病情变化，动态观察患者血压、脉搏、体温、尿量、指甲、皮肤色泽和肢端温度，呕血与黑便的量、性质、次数和速度，及时发现出血先兆，正确判断出血严重程度和出血是否停止等，并详细记录。

1. 根据临床症状判断失血量

可根据患者呕血量，便血量，临床症状如头晕、昏厥、苍白、出汗及体温、脉搏、呼吸、血压等情况来判断和估计出血量。①无全身症状：失血量为循环血量的 10% ~ 15%（估计失血量为 400 ~ 600 ml）。②轻度失血：失血 20% ~ 25%（800 ~ 1 200 ml），出现心悸、头晕、面色苍白、口干、冷汗，脉率在 100 次/分钟左右，收缩压在 90 ~ 100 mmHg 左右，脉压小。③中度失血：失血 30% ~ 40%（1 200 ~ 1 600 ml），除上述症状外，还可出现烦躁不安、肢冷、休克，心率在 100 ~ 120 次/分。④严重失血：失血 40% ~ 50%（1 600 ~ 2 000 ml），表情淡漠、意识障碍、昏迷、无尿、重度休克，心率 120 ~ 140 次/分，脉搏可触之不清。

2. 观察出血是否停止的参考

确立诊断后需观察出血量是否停止以证实治疗是否有效：①经数小时观察，无新的呕血与便血，且血压、脉搏平稳者提示出血停止。②一次上消化道出血之后 48 小时之内未再有新的出血，可能出血已停止。③中心静脉压（CVP）监护时，其值在 5 cmH$_2$O 以上者，考虑出血停止。④患者自然状态良好。

3. 具体观察项目及措施

①开始每 15 ~ 30 分钟记录一次血压、脉搏、呼吸和神志变化。②记录出入量，严密注意呕血、黑便情况。③建立静脉通路至少 2 条，做好测定中心静脉压准备。④放置导尿管，观察每小时尿量。⑤肢体湿度和温度，皮肤与甲床色泽。⑥周围静脉特别是颈静脉充盈情况。

4. 其他观察

（1）注意体温变化。出血后可有低度或中度发热，一般无须特别处理，高热时可用物理降温。

（2）由门脉高压引起食管、胃底静脉曲张破裂出血的患者，应观察是否有黄疸、腹水及患者的意识状况，发现异常要及时和医生联系。

（3）注意口腔、皮肤的清洁，清除口腔血迹，以免因血腥味引起恶心、呕吐，同时亦可减少感染的机会。

（4）静脉滴注垂体后叶素时，要注意观察药物疗效及不良反应，滴速不宜过快，严防引起心律失常、心搏骤停及其他严重副作用。

（三）三腔管监护

熟练的操作和插管后的密切观察及细致护理是达到预期止血效果的关键。对插三腔管止血的患者，护理中应注意下列几方面：

1. 放置三腔管 24 小时后应放气数分钟再注气加压，以免食管胃底黏膜受压过久而致黏膜糜烂，缺血性坏死。

2. 定时测量气囊内压力，以防压力不足或过高。

3. 防止三腔管脱落和气囊破损，发现气囊破裂应拔出三腔管，否则气囊上抬压迫气管易发生呼吸困难或窒息。患者床旁应另备一完好三腔管以便随时应用。

4. 鼻腔应清洁湿润，口唇涂石蜡油以防干裂，注意呼吸道通畅。

5. 定时抽吸管内液体和血液，抽净为止，可以减少吸收，避免诱发肝性脑病，并能观察有无继续出血。

6. 确认已止血则放气观察 24 小时，无出血后可拔管，但拔管前应先口服液状石蜡 20～30 ml，润滑黏膜和管外壁，抽尽囊内气体，最后以缓慢轻巧动作拔出三腔管。

7. 昏迷患者可于囊内气体放出后保留三腔管，从胃管内注入流质和药物。

8. 三腔管压迫期限一般为 72 小时，若出血不止可适当延长时间。

（四）配合做好内镜检查与治疗的监护

1. 内镜检查与治疗前，做内镜检查与治疗原则上应在出血后 5～48 小时进行，重症出血者应在抗休克治疗使收缩压达 80 mmHg 左右后方可进行检查。急性呕血不止又需紧急内镜检查者，可先止血后检查。检查前应向患者做好解释工作，以减轻患者的心理紧张，便于配合检查。对恶心、呕吐明显者可肌注山莨菪碱 10 mg，精神紧张者可肌注地西泮 10 mg。

2. 检查与治疗后，患者需卧床休息，每 30～60 分钟测量体温、脉搏、呼吸、血压，随病情稳定后可改为 4～6 小时测量，并详细做好记录，仔细观察有无继续出血情况，一般患者经治疗后呕血现象消失，便血可在 36～48 小时内停止。如发现患者血压下降、腹痛、烦躁，又伴有血红蛋白下降、血中 BUN 升高，提示有继续出血，视病情可行再次止血或外科手术治疗。

（五）症状监护

1. 出血前的先兆症状

头晕、恶心、口渴常是呕血前的先兆。腹内肠鸣不已、腹胀则常是便血的先兆。应注意加强床旁护理，观察呕血和黑便，严格交接病情。

2. 呕血与黑便

严密观察呕血和黑便的量、颜色和性质，以正确判断病情。如呕血 400 ml 以上，提示出血量大，可出现失血性休克；如黑便频数稀薄，提示出血在继续，应配合抢救。出血的性质、颜色可识别出血部位，如呕鲜红色血，为食管、胃底静脉破裂出血，应用三腔管压迫止血，同时应准备足够量的血积极抢救。

3. 皮肤色泽及肢端温度

应严密观察皮肤色泽及肢体温度的改变，如面色苍白，常提示有大出血，应迅速处理；口唇或指甲发绀，说明出血后微循环血流不足，应迅速给氧；四肢厥冷表示休克加重，应注意保温。

4. 尿量

应准确记录尿量。少尿或无尿一般提示出血性休克严重，血容量不足，应保证输血、输液的迅速、顺利。同时及时抽血送检，如 BUN 在 7.1 mmol/L 以上，则提示有继续出血，应及时处理；如在 17.9 mmol/L 以上，则提示预后不良。

5. 体温

应每 4 小时测量 1 次。出血 24 小时常有低度或中度发热，严重出血的可有高热。这与出血后血液分解产物的吸收、失血后贫血、体温调节中枢失调有关。高热时可物理降温，无须特殊处理。但应密切观察有无上感等其他原因引起的发热。

（王烁）

第十章　肝功能的监护与危重病的抢救

第一节　肝功能的监护

肝脏是人体内最大的实质性腺体器官，功能繁多。其最主要功能是物质代谢功能，它在体内蛋白质、氨基酸、糖、脂类、维生素、激素等物质代谢中起着重要作用，同时肝脏还有分泌、排泄、生物转化及胆红素、胆汁酸代谢等方面的功能。当肝细胞发生变性及坏死等损伤后，可导致血清酶学指标的变化；当肝细胞大量损伤后，可导致肝脏代谢功能明显变化。通过检测血清某些酶及其同工酶活性或量的变化可早期发现肝脏的急性损伤；检测肝脏的代谢功能变化主要是用于诊断慢性肝脏疾患及评价肝脏功能状态。

一、蛋白质代谢功能检查

（一）血清总蛋白和白蛋白（A）/球蛋白（G）比值测定

1. 参考值

正常成人血清总蛋白 60～80 g/L，白蛋白 40～55 g/L，球蛋白 20～30 g/L，A/G 为（1.5～2.5）：1。

2. 临床意义

血清总蛋白降低与白蛋白减少相平行，总蛋白升高常同时有球蛋白的升高。

1）血清总蛋白及白蛋白增高：主要由于血清水分减少，使单位容积总蛋白浓度增加，而全身总蛋白量并没有增加，如急性失水、肾上腺皮质功能减退等。

2）血清总蛋白及白蛋白降低：见于①肝细胞损害影响总蛋白和白蛋白合成，如亚急性重症肝炎、慢性中度以上持续性肝炎、肝硬化、肝癌等。②营养不良，如蛋白质摄入不足或消化吸收不良。③蛋白丢失过多，如肾病综合征、蛋白丢失性肠病、严重烧伤、急性大失血等。④消耗增加，如重症结核、甲状腺功能亢进及恶性肿瘤等。⑤血清水分增加，如水潴留或静脉补充过多的晶体溶液。

3）血清总蛋白及球蛋白增高：总蛋白增高主要是球蛋白增高，其中以 γ 球蛋白增高为主，常见于慢性肝脏疾病、M 蛋白血症、自身免疫性疾病、慢性炎症与慢性感染等。

4）血清球蛋白浓度降低：主要是合成减少，见于①生理性减少，小于 3 岁的婴幼儿。②免疫功能抑制，如长期应用肾上腺皮质激素或免疫抑制剂。③先天性低 γ 球蛋白血症。

5）A/G 倒置：可以是白蛋白降低，亦可因球蛋白增高引起，见于严重肝功能损伤及 M 蛋白血症，如慢性中度以上持续性肝炎、肝硬化、原发性肝癌、多发性骨髓瘤、原发性巨球蛋白血症等。

（二）血清蛋白电泳

1. 参考值

醋酸纤维素膜法：

健康人白蛋白 0.62~0.71（62%~71%）。

α_1 球蛋白 0.03~0.04（3%~4%）。

α_2 球蛋白 0.06~0.10（6%~10%）。

β 球蛋白 0.07~0.11（7%~11%）。

γ 球蛋白 0.09~0.18（9%~18%）。

2. 临床意义

1）肝脏疾病：急性及轻症肝炎时电泳结果多无异常，慢性肝炎、肝硬化、肝细胞肝癌（常合并肝硬化），白蛋白减少，α_1、α_2、β 球蛋白也有减少倾向；γ 球蛋白增加，在慢性活动性肝炎和失代偿的肝炎后肝硬化增加尤为显著。

2）M 蛋白血症：如骨髓瘤、原发性巨球蛋白血症等，白蛋白轻度降低，单克隆 γ 球蛋白明显升高。大部分患者在 γ 区带、β 区带或 β 与 γ 区带之间可见结构均一、基底窄峰高尖的 M 蛋白。

3）肾病综合征、糖尿病肾病：由于血脂增高，可致 α_2 及 β 球蛋白增高，白蛋白及 γ 球蛋白降低。

4）其他：结缔组织病伴有多克隆 γ 球蛋白增高。先天性低丙种球蛋白血症 γ 球蛋白降低。蛋白丢失性肠病表现为白蛋白及 γ 球蛋白降低，α_2 球蛋白则增高。

（三）血氨测定

健康人血液中仅有很少的游离氨，主要来自体内蛋白质代谢过程中氨基酸脱氨作用和肠道细菌产生的氨基酸氧化酶分解蛋白质而产生氨。氨有毒性，其主要去路为在肝内合成尿素而解毒，经肾脏排出体外。血液中氨的来源主要为肠道中细菌分解尿素和将氨基酸脱氨所产生。此外组织细胞中有多种脱氨酶能使氨基酸、核苷酸脱氨而生成氨，氨的测定要注意三点：①血液中浓度比较低，需用灵敏度和特异性高的方法。②血液离体后可因红细胞代谢而在体外生成氨，故血液抽出后，应立即置于冰中，并尽快离心或测定。③外界污染的可能性，故所有玻璃器皿在次氯酸盐溶液（52.5 g/L）中浸泡，并在用前充分用去离子水冲洗。

血氨测定的方法有微量扩散法、离子交换树酯法、直接法、电极法及利用谷氨酸脱氨酶的酶法等。酶法是首推方法。

1. 参考值

谷氨酸脱氢酶法 11~35 μmol/L。

2. 临床意义

（1）严重肝病时常有门脉高压，胃肠道黏膜水肿，运动迟缓，使肠内蛋白质及其水解产物等含氮物质受细菌作用，产生大量氨而被吸收。被吸收的大量氨一方面通过门体分流途径进入体循环，另一方面进入肝的氨因肝功能严重损害，不能将氨经鸟氨酸循环合成无毒的尿素，使一部分氨未经处理而进入体循环，导致血氨升高。

（2）慢性肝病可造成营养不良，使肌肉中的蛋白质和支链氨基酸分解代谢加强，造成以谷氨酰胺进入体循环，导致血氨升高。

（3）肝硬化腹水患者长期服用利尿剂，可引起水电解质紊乱及酸碱平衡失调，碱中毒能增高氨的浓度，因为在碱性条件中有利于 $NH_4^+ \rightarrow NH_3 + H^+$，氨与 NH_4^+ 不同，氨可以自由通过细胞膜，若细胞内 pH 值较血液和组织间液低时，细胞内 NH_3 回扩散受阻，使氨在组织细胞中蓄积。

二、胆红素代谢检查

（一）血清总胆红素（STB）与血清结合胆红素（SDB）测定

正常人血液中的胆红素，绝大部分是衰老的红细胞在单核—巨噬细胞系统中受到破坏，产生出来的血红蛋白逐步衍化而成；另外还有 10% ~ 20% 的胆红素是由血红蛋白以外的肌红蛋白、游离血红蛋白等在肝中生成，这种胆红素称为分路胆红素。胆红素每天生成 250 ~ 300 mg，这是一种非极性的游离胆红素（非结合胆红素），在血液中与白蛋白相结合而运转。到达肝脏后，在肝细胞膜上与白蛋白分离后，胆红素被肝细胞摄取又和肝细胞中的 Y、Z 受体蛋白相结合，移至内质网，借助于核糖体中胆红素二磷酸尿苷葡萄糖酸转移酶，使胆红素与葡萄糖醛酸结合，成为水溶性的结合胆红素，排至胆汁中，结合胆红素在小肠下部和结肠中，经肠道菌的作用而脱结合，胆红素经过几个阶段的还原作用成为尿胆原，然后随尿胆原自肠道被吸收进入门静脉，其中大部分被肝细胞摄取再排至肠道中（肝肠循环），一部分从门静脉进入体循环，经肾自尿中排出。

因此，当胆红素生成过多或在肝细胞摄取、结合、转运、排泄等过程中发生障碍，均可引起血中结合或非结合胆红素增高，从而发生黄疸。临床中通常将黄疸分为溶血性、肝细胞性和阻塞性三大类。通过胆红素测定有助于判断黄疸的程度与类型。

1. 参考值

成人总胆红素 3.4 ~ 17.1 μmol/L，结合胆红素 0 ~ 6.8 μmol/L，非结合胆红素 1.7 ~ 10.2 μmol/L。

2. 临床意义

血清总胆红素能准确反映黄疸的程度。结合胆红素、非结合胆红素定量对鉴别黄疸的类型有主要意义。

1）高胆红素血症的病因：临床上有不少疾病，如溶血、肝内外阻塞时，引起血清胆红素大于 342 μmol/L 时，称为高胆红素血症。高胆红素血症往往引起皮肤或眼结膜变黄，称为黄疸症。高胆红素血症根据增加的胆红素类型可分 3 种：

（1）未结合胆红素血症：溶血性黄疸病的总胆红素 >85.5 μmol/L，而非结合胆红素占 80% 以上，大多数属于溶血性疾病。

（2）结合胆红素血症：结合胆红素增加，尿胆红素呈阳性反应，多因胆汁滞留引起。

（3）未结合及结合胆红素血症：两种胆红素均增加，肝炎、肝硬化的黄疸症多属此型。临床上，大多数的黄疸症属于此型。

2）胆红素代谢异常的病因：胆红素代谢异常有以下几种。

（1）Gilbert 综合征：肝细胞运送缺陷，造成胆红素无法进入肝细胞膜内进行代谢，也可能因尿 UDPG 转移酶活性减少。血清胆红素少于 34.2 μmol/L，大部分属于非结合型胆红素。

（2）Crigler - Najjar 综合征：又称为先天性 UDPG 转移酶缺乏症。为极少见的严重的胆红素脑病，血中胆红素升高为 342 ~ 855 μmol/L。50% 婴儿在 1 年内死亡，余者有脑损伤后遗症。

（3）Dubin - Johnson 综合征：结合型胆红素无法从肝细胞进入胆小管排出，而增加于血清中者，为先天性黄疸病，又称为家族性慢性原因不明黄疸病。

（4）新生儿黄疸症：引发新生儿黄疸的原因，除上述先天性因素外，最常见有下面 2 种：①新生儿生理性黄疸。UDPG 转移酶在初生期数天内较为不足，以致形成新生儿的生理性黄疸。血清胆红素在 3 ~ 6 天增加到 205.2 μmol/L，早产儿甚至高达 256.5 μmol/L，但 7 ~ 10 天即逐渐恢复正常。血清未结合型胆红素占总胆红素的 80% 以上。②新生儿溶血性疾病（HDN）。少数 Rh 或 ABO 血型不合造成溶血，血清胆红素迅速增加，白蛋白无法完全结合，以致过多的未结合型胆红素（>342 μmol/L）进入脑细胞中，基底神经核的脑细胞核被胆红素染成黄色，引起神经系统的损伤，称之为胆红素脑病。

新生儿黄疸的认定标准如下：①出生第 1 天即有黄疸。②出生后，每天胆红素以 85.5 μmol/L 增加。③3 ~ 5 天间，足月胆红素超过 205.2 μmol/L，早产儿胆红素超过 273.6 μmol/L。④1 周后胆红素仍超过 171 μmol/L。

（二）尿胆红素定性试验

1. 参考值

健康人尿胆红素呈阴性反应。

2. 临床意义

一般血液中直接胆红素增高，当其含量超过肾阈（>34 μmol/L）时，可以自尿中排出。阳性多见于肝细胞性黄疸（急性黄疸型肝炎、黄疸出血型钩端螺旋体病）及阻塞性黄疸（胆石症、胰头癌）。溶血性黄疸由于结合胆红素多不增高，尿内无胆红素，故本试验一般呈阴性反应。

（三）尿胆原定性试验

1. 参考值

定量：0.84 ~ 4.2 μmol/24 h。

定性：阴性或弱阳性。

2. 临床意义

尿胆原增高见于溶血性黄疸、肝细胞性黄疸；而阻塞性黄疸则尿胆原多呈阴性反应。此外，高热、心功能不全、便秘等亦可使尿胆原稍增高。

胆红素代谢的各项检查对 3 种黄疸的鉴别见表 10 - 1。

表 10 - 1　正常人及三种黄疸的胆色素代谢检查结果

	血清胆红素 μmol/L			尿内胆色素	
	CB	UCB	CB/STB	尿胆红素	尿胆原/μmol/L
正常人	0 ~ 6.8	1.7 ~ 10.2	0.2 ~ 0.4	阴性	0.84 ~ 4.2
阻塞性黄疸	明显增加	轻度增加	>0.5	强阳性	减少或缺如
溶血性黄疸	轻度增加	明显增加	<0.2	阴性	明显增加
肝细胞性黄疸	中度增加	中度增加	0.2 ~ 0.5	阳性	正常或轻度增加

三、血清酶及同工酶检查

肝脏是人体含酶最丰富的器官，酶蛋白含量约占肝总蛋白含量的 2/3。有些酶具有一定组织特异性，根据酶活性测定用于诊断肝胆疾病。如有些酶（丙氨酸氨基转移酶、天冬氨酸氨基转移酶、乳酸脱氢酶）存在于肝细胞内，当肝细胞损伤时细胞内的酶释放入血液，使血清中的这些酶活性升高；有些酶（凝血酶）是由肝细胞合成，当患肝病时，这些酶活性降低；当胆道阻塞时，某些酶（碱性磷酸酶、γ - 谷氨酰转肽酶）的排泄受阻，致使血清中这些酶的活性升高；肝脏纤维化时，也可以使一些酶活性增高。

（一）血清氨基转移酶及其同工酶测定

1. 血清氨基转移酶

氨基转移酶简称转氨酶，在氨基酸的合成与分解代谢中起重要作用，不同转氨作用由不同的转氨酶所催化。用于肝功能检查主要是丙氨酸氨基转移酶（ALT）和天冬氨酸氨基转移酶（AST）。ALT 主要分布在肝脏，其次是骨骼肌、肾脏、心肌等组织中；AST 主要分布在心肌，其次是肝脏、骨骼肌和肾脏等组织中。

1）参考值范围

	比色法（Karmen 法）	连续监测法（37℃）
ALT	5 ~ 25 卡门氏单位	10 ~ 40 U/L
AST	8 ~ 25 卡门氏单位	10 ~ 40 U/L

ALT/AST ≤ 1

2）临床意义

（1）急性病毒性肝炎：ALT 与 AST 均显著升高，可为正常上限的 20 ~ 50 倍，甚至 100 倍，但 ALT 升高更明显，ALT/AST > 1，是诊断病毒性肝炎重要检测手段。在肝炎病毒感染后 1 ~ 2 周，转氨酶达高峰，在第 3 周到第 5 周逐渐下降，ALT/AST 比值逐渐恢复正常。在急性肝炎恢复期，如转氨酶活性不能降至正常或再上升，提示急性病毒性肝炎转为慢性。急性重症肝炎时，病程初期转氨酶升高，以 AST 升高明显，如在症状恶化时，黄疸进行性加深，酶活性反而降低，即出现"酶胆分离"现象，提示肝细胞严重坏死，预后不佳。

（2）慢性病毒性肝炎：转氨酶轻度上升（100 ~ 200 U/L）或正常，ALT/AST > 1，若 AST 升高较 ALT 显著，即 ALT/AST < 1，提示慢性肝炎进入活动期可能。

（3）乙醇性肝病、药物性肝炎、脂肪肝、肝癌等非病毒性肝病：转氨酶轻度升高或正常，且 ALT/AST < 1。乙醇性肝病 AST 显著升高，ALT 几近正常，可能因为乙醇具有线粒体毒性及乙醇抑制吡哆醛活性有关。

（4）肝硬化：转氨酶活性取决于肝细胞进行性坏死程度，终末期肝硬化转氨酶活性正常或降低。

（5）肝内、外胆汁淤积：转氨酶活性通常正常或轻度上升。

（6）急性心肌梗死后 6 ~ 8 小时，AST 增高，18 ~ 24 小时达高峰，其值可达参考值上限的 4 ~ 10 倍，与心肌坏死范围和程度有关，5 天后恢复，若再次增高提示梗死范围扩大或新的梗死发生。

（7）其他疾病：如骨骼肌疾病（皮肌炎、进行性肌萎缩）、肺梗死、肾梗死、胰腺炎、休克及传染性单核细胞增多症，转氨酶轻度升高（50 ~ 200U/L）。

2. AST 同工酶

临床意义：轻、中度急性肝炎，血清中 AST 轻度升高，其中以 ASTs 上升为主，ASTm 正常；重症肝炎、暴发性肝炎、乙醇性肝病时血清中 ASTm 升高。

（二）碱性磷酸酶及其同工酶测定

1. 碱性磷酸酶

碱性磷酸酶（ALP）为一组基质特异性很低，在碱性环境中水解磷酸单酯化合物的酶。该酶含 Zn^{2+}，Mg^{2+} 和 Mn^{2+}，是其激活剂，磷酸盐、硼酸、草酸盐和 EDTA 为其抑制剂。该酶广泛分布于人体各组织细胞，肾脏、肝脏、骨骼中含量较丰富。正常人血清中 ALP 主要来源于肝、骨和肠，以肝源性和骨源性为主。妊娠时，ALP 活性升高可能来源于胎盘。近年来认为 ALP 的真正作用是将底物中磷酸基团转移到另一含羟基基团的化合物上。

1）参考值：磷酸对硝基苯酚连续监测法（30℃）：成人 40 ~ 110 U/L，儿童 < 250 U/L。

2）临床意义

（1）ALP 在妊娠妇女、儿童可出现正常生理性增高。

（2）骨骼疾病如佝偻病、成骨细胞瘤、骨折恢复期等，血清 ALP 均可增高。

（3）阻塞性黄疸时，血清 ALP 明显增高，其增高的程度与阻塞的程度、持续的时间成正比。

（4）肝脏疾患如急性或慢性黄疸性肝炎、原发性或转移性肝癌、胆汁性肝硬化等，血清 ALP 也可增高。

（5）当急性重型肝炎出现酶—胆分离现象，血清 ALP 也随之下降。

2. 碱性磷酸酶同工酶

1）参考值：正常人血清中以 ALP2 为主，占总 ALP 的 90%，出现少量 ALP3；发育中儿童 ALP3 增多，占总 ALP 的 60% 以上；妊娠晚期 ALP4 增多，占总 ALP 的 40% ~ 60%；血型为 B 型和 O 型者可有微量 ALP5。

2）临床意义

（1）在胆汁淤积性黄疸，尤其是癌性梗阻时，100% 出现 ALP1，且 ALP1 > ALP2。

（2）急性肝炎时，ALP2 明显增加，ALP1 轻度增加，且 ALP1 < ALP2。

（3）80% 以上的肝硬化患者，ALP5 明显增加，可达总 ALP 的 40% 以上，但不出现 ALP1。

（三）γ–谷氨酰转移酶及同工酶测定

1. γ–谷氨酰转移酶

γ–谷氨酰转移酶（GGT），是催化 γ–谷氨酰基转移反应的一种酶。在体内分布较广，血清中的 GGT 主要源自于肝脏，故检测血清 GGT 活力可辅助诊断各种肝胆系统疾病。在骨骼系统疾病时也发现有 GGT 增高现象，因此，GGT 与 ALP 可互补应用于骨骼系统和肝脏系统疾病的鉴别诊断。

1）参考值：硝基苯酚连续监测法（37℃）：< 50 U/L。

2）临床意义

（1）胆道阻塞性疾病：原发性胆汁性肝硬化、硬化性胆管炎等所致的慢性胆汁淤积，肝癌时由于肝内阻塞，诱使肝细胞产生多量 GGT，同时癌细胞也合成 GGT，均可使 GGT 明显升高，可达参考值上限的 10 倍以上。

（2）急、慢性病毒性肝炎、肝硬化：急性肝炎时，GGT 呈中度升高，慢性肝炎、肝硬化的非活动期，酶活性正常，若 GGT 持续升高，提示病变活动或病情恶化。

（3）急、慢性乙醇性肝炎、药物性肝炎：GGT 呈明显或中度以上升高（300 ~ 1 000 U/L），ALT 和 AST 仅轻度增高，甚至正常。酗酒者戒酒后 GGT 可随之下降。

（4）其他：脂肪肝、胰腺炎、胰腺肿瘤、前列腺肿瘤等 GGT 可轻度增加。

2. GGT 同工酶

血清中 GGT 同工酶有 3 种形式，即 GGT1（高分子质量形式）、GGT2（中分子质量形式）和 GGT3（低分子质量复合物），但缺少理想方法加以测定。GGT1 存在于正常血清、胆道阻塞及恶性浸润性肝病中，GGT2 存在于肝脏疾病中，GGT3 无重要意义。

（四）单胺氧化酶测定

单胺氧化酶（MAO）是一组作用于不同单胺类的化合物的酶。主要作用于 – CH₂ – NH₂ 基团，在 O_2 参与下氧化脱氨生成相应的醛、氨及过氧化氢。主要分布于肝、肾、脑及各种器官的结缔组织中，大多存在于线粒体内膜，是含铜的黄素蛋白，其辅酶为 FAD。血清中的 MAO 呈水溶性，与结缔组织中的 MAO 非常相似，参与胶原纤维的形成，因此血清中 MAO 活性测定可反映纤维化的生化过程。

1. 参考值

成人正常值为：伊藤法 < 30 单位。

中野法 23 ~ 49 单位。

2. 临床意义

血清 MAO 活性与体内结缔组织增生呈正相关，因此临床上常用 MAO 活性测定来观察肝脏纤维化程度，80% 以上的肝硬化患者 MAO 明显增高。急性肝炎若 MAO 增高较明显，提示存在急性肝坏死，是肝细胞浆中线粒体遭到破坏、MAO 释放入血之故；慢性活动性肝炎约有半数患者 MAO 增高。MAO 增高还可见于糖尿病、甲状腺功能亢进症和心功能不全所致肝淤血等病。

四、血清总胆汁酸测定

胆汁酸是胆汁中固体物质含量最多的一种，是胆固醇代谢最终产物，是一大类胆烷酸的总称。近年来发现动物胆汁中有近百种胆汁酸，但最常见的不过数种。在正常人的胆汁中，存在的胆汁酸主要为胆酸（CA）、鹅脱氧胆酸（CDCA）、去氧胆酸（DCA）三种。此外，还有少量的石胆酸（LCA）及微量的熊去氧胆酸（UDCA）。在胆汁中以钠或钾盐形式存在，故又将胆汁酸与胆汁酸盐视为同义词。

测定血清中胆汁酸的方法一般有 5 种：气—液色谱法（GLC）、高效液相色谱法（HPLC），酶法，放射免疫法（RIA），酶免疫法（EIA）。

血清中胆汁酸测定时标本的采集和保存测定胆汁酸的标本，一般应用禁食血清，根据实验需要时也用餐后 2 小时血清或用胆汁酸耐量试验后的血清。无菌血清在室温中至少稳定 1 周。

（一）参考值

禁食成人血清 1 ~ 7 μmol/L（3.5 ± 1.75）。

（二）临床意义

肝胆系统与肠道处于正常状态时，胆汁酸的合成、分泌、排泄及肝肠循环都处于动态平衡，又因肝肠循环基本上属于"封闭式"的，故血液中胆汁酸的含量极微。当肝胆有疾病时，循环血液中的胆汁酸含量即有不同程度的增加。目前，胆汁酸的测定已被广泛用于临床，并认为是一种灵敏的肝功能试验。

1. 空腹血清胆汁酸测定的意义

1）肝硬化：胆汁酸的测定对肝硬化的诊断有较高价值，且较常规肝功能试验灵敏。因胆酸的合成减少，故胆酸与鹅脱氧胆酸之比 <1。

2）慢性肝炎：胆汁酸在指示疾病的活动上较常规肝功能试验灵敏可靠。当疾病复发时，胆汁酸先于 AST 升高。亦有人报道在慢性肝炎恢复期时，胆汁酸恢复正常较常规肝功能试验为晚。

3）急性病毒性肝炎：急性肝炎早期，血清中胆汁酸含量增高。胆酸与鹅脱氧胆酸之比 >1，表示有胆汁淤积。有人认为总胆汁酸 >100 mg/L，且以胆酸含量为主，常提示胆汁淤积性黄疸。

黄疸的鉴别见表 10 - 2。

表 10 - 2　胆汁淤积症和高胆红素血症的鉴别

疾病名称	胆红素	胆汁酸
胆汁淤积性黄疸	增高	增高
高胆红素血症	增高	正常
胆汁淤积病	正常	增高

2. 餐后 2 小时血清胆汁酸测定的临床意义

空腹血清胆汁酸测定对肝病的诊断有一定意义，但也有重叠现象，不利于鉴别诊断。测定餐后 2 小时血清中胆汁酸浓度更敏感，因餐后胆囊收缩，大量胆汁排入肠中，再经过肝肠循环回到肝脏，肝细胞轻度损害时胆汁酸清除率即下降，餐后 2 小时血中胆汁酸仍维持高水平，从而可观察肝细胞的微小变化，对早期肝病的诊断极有价值。当回肠切除、炎症或旁路时，患者血清胆固醇减少，餐后因回肠末端重吸收引起的胆汁酸不出现升高，此可作为回肠吸收的指征。

3. 胆汁酸耐量试验的临床意义

Cowen 提出胆汁酸耐量试验较其他试验更灵敏。急性肝病时，耐量试验的异常率可达 100%，慢性肝病时达 92%。

（甄秀霞）

第二节　急性肝功能衰竭

急性肝功能衰竭（AHF）是指原来无慢性肝病的患者起病后短期内进入肝昏迷，由肝细胞大量坏死和肝功能严重损害而引起的综合征。临床起病后 2 周内发生的肝衰竭称为暴发性肝衰竭，2 周至 3 个月内发生者称为亚暴发性肝衰竭。急性肝衰竭的特点是黄疸迅速加深、进行性神志改变直到昏迷，并有出血倾向、肾功能衰竭、血清酶值升高、凝血酶原时间显著延长等。本病原因复杂，预后恶劣，是临床医生经常遇到的棘手问题之一。

一、病因和发病机制

（一）病因

急性肝衰竭病因较多，常见者为病毒性肝炎及药物，病毒性肝炎和药物性肝损害占已有原因的 80%~85%，其他病因如毒素、代谢性疾病、血管因素等少见。部分病因不明。

1. 病毒感染

肝炎病毒感染是急性肝衰竭最常见病因，在某些地区，高达 90%，尤其是乙型肝炎病毒（HBV），其次为 HAV 和 HCV 感染。HAV 致急性肝衰竭预后相对较好，HBV 感染合并 HDV 感染率低于 10%，但是 HBsAg 阳性的暴发性肝衰竭患者中，1/3 合并 HDV 感染，HDV 可能起到促进 HBV 发生急性肝衰竭的作用。在某些地区，戊型肝炎病毒是急性肝衰竭最常见病因，妊娠妇女戊型肝炎病毒引起急性肝衰竭病死率高达 20%。其他非嗜肝病毒如 EB 病毒、CMV、单纯疱疹病毒、埃可病毒、B19 细小病毒等，在某些情况下也会引起急性肝衰竭。

2. 药物

药物是引起 AHF 的常见原因。肝脏在药物代谢中起极其重要作用，大多数药物在肝内经过生物转化而清除。肝脏的损害可以改变药物的代谢、生物效应及毒副作用，而药物本身及其代谢产物对肝脏也可造成损害。

对肝有损害的药物较多，只要在出现损害时及时处理（减量或停药）一般不引起 AHF。引起 AHF 最常见的药物是扑热息痛、苯妥英，吸入麻醉剂如氟烷、二氯丙烷、非类固醇抗炎药等。摄入毒蕈造成 AHF 及多个器官功能衰竭也不罕见。

3. 妊娠

AHF 与妊娠有关的是两种情况：一是病毒性肝炎引起，前已述及；二是妊娠脂肪肝，不常见。

4. 严重创伤、休克和细菌感染

严重外伤、休克和感染合并微循环障碍、低血流灌注状态时，随着时间延长常导致 MSOF。动物实验证明，脓毒血症导致肝、肾的 ATP 水平减低，能量代谢障碍。这种变化以肝脏出现最早、程度最严重，ATP 水平在肝内半小时即降至正常的 17.2%，肾此时仍保持有 43.4%，而肺无明显变化。严重的 MSOF 时肝脏是关键的中心器官，虽然直接死因常为呼吸衰竭。早期支持肝脏功能的治疗有利于降低 MSOF 的病死率。

5. 其他

引起 AHF 的病因还有：肝外伤、较大面积的肝切除、缺血性肝损害及淋巴肉瘤，罕见的有急性 Wilson 病及 Budd-Chiari 综合征等。

（二）发病机制

急性肝功能衰竭的发病机制错综复杂。不同病因引起急性肝功能衰竭的发病机制可不一样。肝炎病毒所致者，系因病毒对肝细胞具有直接杀伤的作用。由某些药物所诱发的，则可能涉及其在体内的代谢产物，后者可能通过与肝细胞内的巨分子成分结合而使肝细胞受损。毒蕈如瓢蕈、白毒伞、粟茸蕈等含 α、β 和 γ 瓢蕈毒，主要损害肝、脑、心、肾等脏器，以肝损害最明显。肝血管突然闭塞显然是因肝的缺血、缺氧而发生急性肝功能衰竭。至于其他病因引起肝细胞损害和功能不良的原理则迄今不明。

二、病情评估

（一）病史

详细询问病史，了解患者有无病毒性肝炎、胆汁性肝硬化、乙醇中毒、药物中毒、工业毒物中毒等病史。

（二）主要症状

急性肝功能衰竭的临床表现以起病急、黄疸迅速加深，在起病 2 周内出现不同程度的肝性脑病为特征。

1. 黄疸

是 AHF 的主要表现之一，出现早，常在无明显自觉症状时即被发现，而且很快加深。随着肝细胞的进行性大块坏死，患者迅速发生肝昏迷。

2. 发热

可低热或持续高热。

3. 消化道症状

腹痛、恶心、呕吐、顽固性呃逆。

4. 全身情况

食欲极差、倦怠、乏力、皮肤黏膜出血、鼻出血。

5. 精神神经症状

性格改变、定向力障碍、睡眠节律倒置,可出现谵妄、狂躁不安、嗜睡甚至昏迷。

6. 肝臭

体内硫醇类从肺排出所致。

(三)主要体征

扑翼样震颤是肝性脑病患者的特征性表现,肝进行性缩小、腱反射亢进、踝阵挛。昏迷后各种反射减弱或消失,肌张力从增高变为降低,瞳孔散大或明显缩小,伴有心脏受损则出现顽固性低血压及休克等体征。代谢紊乱可出现低血糖、低血钠、低血钾及各种类型的酸碱平衡紊乱。

(四)实验室及其他检查

1. 凝血酶原时间测定

如较正常延长 1/3 以上可助诊。

2. 胆红素测定

如迅速进行性升高,提示预后险恶。

3. 谷丙转氨酶

常明显升高。当胆红素明显升高而转氨酶迅速下降,呈"分离"现象时,提示预后不良。

4. 血清白蛋白

最初在正常范围内,如白蛋白逐渐下降,则预后不良。

5. 甲胎蛋白

在肝细胞坏死时常为阴性,肝细胞再生时转为阳性。

6. 乙型肝炎核心抗体 – IgM(抗 HBc – IgM)

由 HBV 引起的急性肝功能衰竭者检测抗 HBc – IgM 阳性。

(五)并发症

1. 脑水肿

有报道半数死亡患者的病理解剖中有脑水肿、脑组织肿胀、脑回纹变平、硬脑膜绷紧、脑室扩大、脑重量增加,20%～30%伴脑疝。瞳孔扩大、固定和呼吸变慢、视神经乳头水肿都是脑水肿的表现,肝昏迷有锥体束征及踝阵挛时已有不等程度的脑水肿。其发生机制为:①血脑屏障崩解,源起于脑微血管内皮细胞的紧密连接破裂。②脑细胞内线粒体的氧化磷酸化能力减低,导致钠泵功能衰退。③毒素和低氧引起细胞毒性使细胞的渗透压调节功能丢失。④细胞外间隙有扩大。⑤脑血管内凝血时有微血栓。当颅内压增高时,脑血流量及氧耗量减低。

2. 凝血障碍和出血

1)血小板的质与量的异常:血小板计数常小于 $80 \times 10^9/L$。死亡者的血小板数比存活者更低,分别平均为 $57 \times 10^9/L$。在暴发性肝衰竭血小板计数常较正常为小,凝聚时所含 ADP 浓度也低,电镜可见空泡、伪足、浆膜模糊、微管增加。无肝性脑病者血小板功能正常。血小板减少的原因有：①骨髓抑制。②脾功能亢进。③被血管内凝血所消耗。

2）凝血因子合成障碍：纤维蛋白原，凝血酶原，其他凝血因子 V、Ⅶ、Ⅸ、Ⅹ 均在肝内合成。暴发性肝衰竭时，血浆内所有这些凝血因子均见降低，其中，因子Ⅶ的半衰期仅 2 小时，比其他因子均短，其减少发生早而显著。只有因子Ⅷ在肝外合成，在暴发性肝炎反见增高，在毒蕈引起的暴发性肝衰竭为正常。凝血酶原和部分凝血活酶时间延长，凝血酶时间延长反映纤维蛋白单体聚合。

3）弥散性血管内凝血伴局部纤溶：血浆内的血浆素原和其他激活物质均低而纤维蛋白/纤维蛋白原降解产物增加，坏死融合区纤维蛋白沉积比肝窦内更多。以上提示暴发性肝衰竭有弥散性血管内凝血伴局部继发性纤溶，它的发生机制有：①是肝细胞坏死的直接结果。②内毒素激活凝血因子Ⅻ。③为伴发的感染所激发。输入凝血酶原复合物会加重已发生的弥散性血管内凝血。

常见的出血部位有皮肤、齿龈、鼻黏膜、球结膜、胃黏膜及腹膜后。

3. 感染

呼吸道感染占感染的首位。常由于昏迷、咳嗽反射消失、换气不足而发生肺炎。留置导尿管易致尿路感染。感染的原因常是由于：①多核白细胞的单磷酸己糖通路受抑制。②免疫功能障碍。③血清补体水平低。④补体缺乏引起调理素纤维结合蛋白缺陷。而 Kupffer 细胞功能并无明显障碍。

4. 肝肾综合征

是病死率最高的合并症。死亡直接原因大部分是肾外综合因素，如肝性脑病、严重感染、出血、脑水肿、脑疝及电解质严重紊乱；小部分是由于氮质血症、肾功能衰竭。强烈利尿和滥用药物常是此病的促发因素。作为 AHF 的并发症，肝肾综合征很少单独存在。

5. 酸碱失衡（ABD）

在肝细胞缺氧情况下，酸性产物形成增多并积蓄，致肝细胞内 pH 值降低。但 AHF 患者的细胞内酸中毒常与细胞外碱中毒并存，这是由于低氧血症、血氨升高等导致呼吸中枢兴奋，呈过度换气，常有原发性、呼吸性碱中毒，以及由于脱水剂、利尿剂和碱性药物的不适当使用，加上呕吐、摄入减少等易合并代谢性碱中毒。如果有某些其他因素如缺氧使血中丙酮酸、乳酸和磷酸根（实际上为血中未测定阴离子）升高，又可并发代谢性酸中毒而发生三重酸碱失衡（TABD）。但碱血症是 AHF 时 ABD 的主要改变。

6. 低血糖

40% 患者有严重低血糖，即 <2.2 mmol/L，尤其常见于儿童。低血糖常是肝细胞坏死，细胞内糖原丢失、糖释放及糖异生发生障碍，调节糖代谢的激素如胰岛素、胰高糖素及生长激素在低血糖发生机制中均有作用，特别是胰岛素灭活有障碍使血浆内浓度增高。低血糖可加重肝昏迷及脑损伤以至于成为不可逆。

7. 通气障碍、低氧血症及肺水肿

低氧血症的存在不一定伴有明显的肺部并发症，它可以危害脑功能及产生混合性脑损害。低血压加重低氧血症，长时间缺氧抑制呼吸中枢，影响通气功能。肺水肿、脑水肿会进一步加剧低氧血症对脑干的抑制。

（五）临床诊断标准

1. 暴发性肝衰竭（急性重型肝炎）急性黄疸型肝炎，起病后 10 天以内迅速出现精神神经症状而排除其他原因者，患者肝浊音界进行性缩小，黄疸迅速加深，肝功能异常（特别是凝血酶原时间延长，凝血酶原活动度低于 40%），应重视昏迷的前驱症状，以便早期诊断。

2. 亚急性肝衰竭（亚急性重型肝炎）急性黄疸型肝炎起病后 10 天以上、8 周以内，具备以下指征者：

1）黄疸迅速上升，数日内血清胆红素上升（＞170 mmol/L）。肝功能严重损害，凝血酶原时间延长。

2）高度乏力，明显食欲减退或恶心、呕吐，可有明显的出血现象。

三、急救措施

处理原则：消除病因；保持足够热量供应，限制蛋白质摄入量，维持水、电解质和酸碱平衡；禁用镇静剂和慎用利尿剂；禁用碱性液清洁灌肠；给予支链氨基酸、左旋多巴、降氨药物静脉滴入；脑水肿时应用激素和渗透性利尿剂；DIC 时应用肝素；消化道大出血时应用甲氰咪胍。

（一）内科监护

AHF 应置于重症肝病监护病房，每天检查肝脏的大小、神志变化及其他生命体征。饮食以高碳水化合物、低动物蛋白、低脂肪为宜，进液量应控制在 2 000 ml 左右，还应补充足量的维生素 B、维生素 C、维生素 K 等。保持室内空气流动，定期消毒。

（二）支持治疗

1. 供给足够热卡

每日总热量成人应在 1 200 ~ 1 600 kcal*，临床上多给 10% ~ 20% 葡萄糖，同时配给氨基酸。

2. 血制品应用

鲜血浆及白蛋白均有扩容、改善微循环，提高胶体渗透压，防止脑水肿及腹水形成的作用，亦有一定促肝细胞再生作用。血浆还有补充凝血因子、调理素和补体功能，每周 2 ~ 3 次应用，效果较好。

3. 支链氨基酸应用

有利于改善神志及促肝细胞再生作用。

（三）抗病毒治疗

目前主要选用干扰素和阿糖腺苷或两种药物联合应用。推荐剂量和用法：干扰素每日 3×10^6U，肌注，7 ~ 10 天为 1 个疗程。阿糖腺苷每日 10 mg/kg，肌注，共用 7 天，以后减量至每日 5 mg/kg，18 ~ 21 天为 1 个疗程。

＊ 1 kcal = 4.186 kJ。

（四）胰高血糖素—胰岛素（G－T）疗法

有促进肝细胞再生，阻止肝细胞进一步坏死和促进修复的作用。用法：胰高血糖素 1～2 mg，胰岛素 10～20 U 加入 10% 葡萄糖液 500 ml 内静脉滴注，每日 1 次，疗程一般 10～14 天。

（五）调节免疫功能

胸腺肽每日 20 mg 加入 10% 葡萄糖内静脉滴注，疗程 10～60 天。对黄疸急剧加深、肝性脑病Ⅰ～Ⅱ度，肝尚未明显缩小，有脑水肿征象者早期使用泼尼松龙 10～15 mg，每日 1 次或地塞米松每日 5～10 mg 静脉滴注，连用 3～5 天，见效时停用，病情恶化也不要再用。采用早、小、短的方法可以避免激素诱发的出血、感染，而保留其治疗作用。

（六）前列腺素 E_1（PGE_1）

用法：PGE_1 每日 50～150 μg，加入 10% 葡萄糖 250～500 ml，2～3 小时缓慢静脉滴注，10～30 天为 1 个疗程。滴注中多有发热、腹痛、腹泻、呕吐等副反应，皆为一过性。发热、有炎症性病灶、妊娠、青光眼时禁用。

（七）腹水及腹水感染的治疗

应限制食盐及补液，给高蛋白饮食（有肝性脑病时例外）。早期试穿探明腹水的性质，补充新鲜血浆、白蛋白，适当使用安体舒通，3～5 天反应不佳时，可加大剂量或间歇使用氢氯噻嗪，使腹水慢慢地消退。原则上不用呋塞米，在自身腹水不能回输时不可大量放腹水。腹水感染常见，但临床表现多不典型。治疗原则是选用广谱而对肝肾无毒性的抗生素，如氨苄青霉素每日 4～8 g，分 2 次静滴。

（八）肝性脑病的治疗

如给予左旋多巴，输入富含支链氨基酸溶液、降血氨等（详见肝性昏迷）。

（九）肾功能衰竭的治疗

防重于治（详见急性肾功能衰竭）。

（十）出血的治疗

针对性的补充凝血因子；酌情输新鲜血、血浆或白蛋白，亦可应用凝血酶原复合物或凝血酶等；口服甲氰咪胍对抗 H_2 受体，防止胃出血等。

（十一）改善微循环，促进肝细胞再生

1. 莨菪碱

山莨菪碱 40～80 mg 加于葡萄糖液或低分子右旋糖苷 250～500 mg 静脉滴入，每日 1～2 次。烦躁不安者静脉滴注东莨菪碱 0.6～1.2 mg，每日 1～2 次。病情缓解后用山莨菪碱或莨菪浸膏片口服。该药有改善微循环、对抗乙酰胆碱、调节免疫功能等作用。

2. 小剂量肝素

每次 1 mg/kg，每日 2 次静滴，至黄疸明显消退，病情稳定后停用。疗程一般 1～2 周，应用过程中，要定期检测凝血酶原时间、血小板、纤维蛋白原。但也有人提出肝素用于治疗急性肝衰竭时不能减轻凝血因子的消耗，故不提倡做常规治疗。

3. 潘生丁

剂量每日 5～8 mg/kg，给予最大量不超过每日 300 mg，分次鼻饲。本药除具有抑制血小板聚集作用，尚有抑制免疫复合物形成的作用。在 DIC 后期，血小板明显降低时宜暂停用。

4. 血制品

在活跃微循环及抗凝治疗的同时，应积极提供肝细胞再生的基质，可输入白蛋白，每次用量为 10~25 g，可与血浆交替输入。合并感染者，血浆用量可稍大。

5. 低分子右旋糖苷

用于治疗的前数日，可每日输入 1 次，每次 5~10 ml/kg。

（十二）肝源性脑水肿的治疗

脑水肿是病程早期主要的死亡原因，所以必须采取适当措施，如控制液体输入在每日 1 500 ml 左右；保持呼吸道通畅使其有效地氧疗（吸氧浓度 29%~33% 为宜）；抬高头部保持 10°~30° 上倾位（该体位可使颅内压降低 6 mmHg），改善静脉回流；高热者及时给予冰帽，物理降温，减少脑耗氧量；给予甘露醇脱水防止肺水肿及心力衰竭等，按 1~2 g/kg，每日 4~6 小时 1 次为宜。

（十三）肝源性肺水肿的治疗

治疗方法除呼吸末正压（PEEP）供氧外，应及时给以 10% 葡萄糖 250 ml 加雷及亭 10 mg（或苯苄胺 20 mg）静滴。可有效改善肺内 A－V 短路，使肺水肿得以有效治疗和预防。

（十四）电解质紊乱

病程早期常有呼吸性、代谢性碱中毒，宜补充氯化钾、精氨酸。长期服用安体舒通，尤其与氨苯蝶啶联用易发生高血钾，应注意防治。低血钾亦常见，多系稀释性，治疗原则为限制水分摄入而不是补充氯化钾。

（十五）生物性人工肝

近年来用经过改进的人工肝，尤其是药用炭吸附与聚丙烯腈薄膜血液透析，半透膜把血液与透析液隔开，血液中的中小分子毒性物质借助于浓度差可以弥散至透析液中，从而达到清除血液内毒性物质的作用，对治疗急性肝衰竭取得一定疗效。

（十六）交换输血

目的在于净化患者循环血中有毒物质和补充一些被损害肝脏不能合成的物质。交换输血常用量 1~2 L（有人用到 5 L），每日或隔天 1 次，重复 2~5 次。有可能发生转氨酶、胆红素一过性升高，但能逐渐恢复正常。此法在我国未见大宗病例报道。

（十七）血浆置换

应用表明血浆置换能明显改善肝昏迷患者的神志，但并不提高存活率。为了解决大量血浆的需求和防止其他病毒的重叠感染，有人把分离出的血浆经吸附剂灌洗后再输回患者体内。这种血浆灌流的办法避免了吸附剂与血液有形成分之间的接触，提高了血液相容性和吸附能力，并扩大了吸附范围。临床应用结果证明，它虽能改善肝功能衰竭患者的症状和体征，但并无显著的疗效。对病毒性 AHF 的应用前途是有限的。

（十八）肝脏移植

已经证实肝移植是治疗急性肝功能衰竭最有效的方法，肝移植已使急性肝功能衰竭患者存活率大大提高，存活率达 70%。

（十九）抗内毒素治疗

从控制肠道细菌，减少内毒素产生，促进内毒素排出等几个方面治疗。

1. 控制肠道细菌

新霉素 0.5~1 g，口服，4 次/天。硫酸巴龙霉素和新霉素类似。甲硝唑：为合成类硝基咪唑类衍生物，针对肠道厌氧菌感染。200~500 mg，口服，3 次/天。肠道不吸收的磺胺类药物：抗菌谱广，能抑制多种革兰阳性及阴性细菌生长和繁殖。包括磺胺脒 2 g，口服，4 次/天。琥珀磺胺噻唑（琥珀酰磺胺噻唑）1~3 g，口服，4 次/天。

2. 减少内毒素吸收

果糖：为人工合成不吸收的含酮双糖，可降低肠道的 pH 值，促进肠道毒物排泄，改变肠道菌群，具有抗内毒素作用。15~30 ml，口服，1~3 次/天。十六角蒙脱石：为硅酸铝土类物质，对消化道内病毒、细菌、毒素有较强的吸附能力，降低体内的内毒素。1~2 袋，冲服 1~3 次/天。

3. 促进内毒素排泄

硫酸镁口服很少吸收，在肠道内形成高渗状态，刺激肠道蠕动，排出有毒物质。10~20 g 与 100~400 ml 水同时服用。但不能长期应用，容易引起电解质紊乱。其他如甘露醇合剂、大黄、番泻叶、麻油等都有一定的临床应用价值。

（二十）高压氧

对急性肝功能衰竭有较好疗效。

四、监护

（一）一般监护

1. 绝对卧床休息，特别护理。

2. 注意安全，防止意外，谵妄、烦躁不安者应加床栏，适当约束，剪短指甲，以防外伤。

3. 禁食高蛋白饮食，鼻饲流质，保证每日 1 200~1 600 kcal 的热量供应。

4. 保持大便通畅，服用乳果糖（10 mg/次）或乳酸菌冲剂（25 mg/次，用低于 60℃ 的温水冲服），每晚保留灌肠，可用乳果糖或 1% 米醋灌肠，以减少肠道氨的吸收。

5. 保持呼吸道通畅。平卧，头偏向一侧，定时翻身、叩背、吸痰。

6. 有腹水者取半卧位休息。

（二）病情观察与监护

1. 急性肝功能衰竭者均应进入监护室，监测项目如体温、脉搏、呼吸、血压、神志、瞳孔、出入水量、血常规、血小板、凝血酶原时间、电解质、血气、BUN、胆红素、ALT、血糖、心电图、血培养、肝脏大小、眼底等。如发现患者精神欣快、行为异常、嗜睡、失眠、烦躁、幻觉、智力障碍、扑翼样震颤等或意识完全丧失，角膜、吞咽、咳嗽、压眶等各种反射消失，瞳孔进行性散大，血压下降以及脉搏、呼吸异常，有高热和严重出血倾向时应及时通知医生，并协助抢救处理。

2. 注意观察药物的疗效及不良反应

1）降氨药物护理：临床常用降血氨药物为谷氨酸钠和谷氨酸钾，每次剂量 4 支加入葡萄糖液中静脉滴注，每日 1~2 次，也可选用精氨酸 15~20 g/d。但是对于少尿、无尿、肝肾综合征或由组织细胞大量坏死而致高血钾者，忌用谷氨酸钾，对水肿严重、腹水及稀释性低钠血症者，应尽量少用谷氨酸钠；运用精氨酸时，不宜与碱性药物配用。

2）胰高糖素胰岛素（G-I）的护理：胰高糖素有促进蛋白分解作用，胰岛素则有促进氨基酸通过细胞膜的作用。这两种激素联合应用对肝细胞具有保护作用，又促进肝细胞再生。用量为胰高糖素 1 mg 加胰岛素 10 U，溶于 10% 葡萄糖 250~500 ml 内静滴，每日 1~2 次，用药时随时监测血糖水平，以调整胰高糖素的用量。

3）抗生素的护理：全身性使用有效抗生素以控制肠道和腹水感染，要求执行医嘱时严格掌握用药时间，保证血内浓度。腹水感染可在腹腔内注入卡那霉素 1.0 g/次，口服头孢氨苄（先锋霉素Ⅳ）1.0~1.5 g/d。行腹腔内注射时须严格无菌操作，预防腹膜炎发生。

4）其他：应用镇静药应观察有无过敏反应和呼吸改变；因门脉高压食管、胃底静脉破裂出血者，在出血停止后，除按常规通过胃管抽出积血及注入硫酸镁外，可用生理盐水洗肠，洗肠后用白醋 50 ml 加 1~2 倍生理盐水稀释保留灌肠，每日 2 次，以保持肠道的酸性环境，阻止氨的吸收；备好抢救药品，如双气囊三腔管、氧气、气管切开包、止血药、降血氨药、升压药、强心药等。

（三）健康教育

1. 加强心理指导，向患者讲解有关疾病的过程、治疗及预后，鼓励患者树立治疗信心，保持乐观精神，积极配合治疗。

2. 向患者及家属讲解本病的病因及诱发因素，积极防治病毒性肝炎，避免药物性肝损害、毒蕈中毒、工业毒物、急性乙醇中毒等。早期诊断，早期治疗。

3. 指导患者出院后定期门诊复诊。

（夏范翠）

第十一章 肾功能的监护与危重病的抢救

第一节 肾功能的监护

肾脏是调节体液的重要器官，它担负着保留体内所需物质，排泄代谢废物，维持水电解质平衡及细胞内外渗透压平衡，以保证机体的内环境相对恒定的作用。然而肾脏也是最易受损的内脏器官之一。因此，在危急重症的诊治过程中，加强肾功能的监护有重要的意义。需要加强肾功能监护的患者主要有三类：最常见的是休克、低血容量、低氧血症或心功能不全所致绝对或相对有效循环血量不足的患者，因为血液重新分配，优先供应心脏等重要脏器，结果导致肾脏缺血性损伤；其次是各种有毒物质导致肾脏直接损伤的患者，尤其是在合并大块肌肉组织坏死的挤压综合征或缺血肢体重建血流后；多种人工合成药物造成肾中毒的患者。

一、一般监护

有无少尿和夜尿增多、尿频、尿急、尿痛和血尿，肾区有无压痛、叩击痛，以及尿潴留等。

二、肾功能监测

（一）肾小球功能监测

肾小球的主要功能是滤过功能，反映其滤过功能的主要客观指标是肾小球滤过率（GFR）。

1. 肾小球滤过率测定

1）菊粉清除率测定：菊粉是由果糖构成的一种多糖体，静脉注射后，不被机体分解、结合、利用和破坏，因其分子量较小，可自由地通过肾小球，既不被肾小管排泌，也不被重吸收，故能准确地反应肾小球滤过率。

方法：①试验时，患者保持空腹和静卧状态；②晨 7 时饮 500 ml 温开水，放入留置导尿管，使尿液不断流出；③7 时 30 分取 10 ml 尿量和 4 ml 静脉血作为空白试验用，接着静脉输入溶于 150 ml 生理盐水的菊粉 5 g，溶液需加温至 37℃，在 15 分钟内滴完，然后再以菊粉 5 g 溶于 400 ml 温生理盐水进行维持输液，以每分钟 4 ml 的速度滴注；④8 时 30 分将导尿管夹住，8 时 50 分取静脉血 4 ml，随后放空膀胱，测定尿量，用 20 ml 温水冲洗膀胱，并注入 20 ml 空气，使膀胱内的液体排尽，将冲洗液加入尿液标本内，充分混匀后取出 10 ml 尿液进行菊粉含量测定；⑤9 时 10 分第一次重复取血和尿标本，9 时 30 分第二次重复取血和尿标本，其操作同④；⑥对④血与尿标本测定其菊粉的含量，按下列公式进行计算：

$$菊粉清除率 = \frac{尿内菊粉的含量 \times 稀释倍数}{血浆菊粉的含量} \times 尿量$$

$$稀释倍数 = \frac{实际尿量 + 冲洗液量}{实际尿量}$$

正常值：2.0~2.3 ml/s。

临床意义：急性肾小球肾炎、慢性肾功能不全、心功能不全时清除率显著降低，慢性肾小球肾炎、肾动脉硬化、高血压晚期等均有不同程度的降低；肾盂肾炎可稍有降低。由于操作复杂，又需留置尿管，故目前临床尚不能使用，多用于临床实验研究。

2）内生肌酐清除率：内生肌酐是指禁肉食3天，血中Cr均来自肌肉的分解代谢，由于人体的肌容积相对稳定，故血Cr含量相当稳定。Cr由肾小球滤过，不被肾小管重吸收，极少量由肾小管排泌，故可用作肾小球过率测定。

正常值：80~120 ml/min。

当血Cr浓度较高时，会有少量Cr由肾小管排泄，使尿中Cr量增多，故在氮质血症时，内生肌酐清除率可较肾小球滤过率大10%。

3）钠的清除率：是指每一单位时间内，肾脏清除了多少毫升血浆内的Na^+的能力。计算公式如下：

$$钠的清除率（F\% Na）= \frac{尿/血钠浓度}{尿/血肌酐浓度} \times 100$$

临床上测定某物质的清除率的意义：①测量肾血流量。②测定肾小球滤过率。③了解肾脏对某物质的处理情况。如某物质清除率大于肾小球滤过率时，表示该物质尚能被肾小管分泌，如小于肾小球滤过率时表示能被肾小管重吸收。

2. 血清BUN测定

血中非蛋白质的含氮化合物统称非蛋白氮（NPN）。其中BUN约占一半。作为肾功能的临床监测指标，BUN比NPN准确，但仍受多种因素影响。

正常值：成人为3.2~7.1 mmol/L。

BUN上升后反馈抑制肝脏合成尿素，故肾功能轻度受损或肾衰竭早期，BUN可无变化；当其高于正常时，说明有效肾单位的60%~70%已受损害，因此BUN不能作为肾脏疾病早期功能测定的指标。

BUN增高的程度与病情严重性成正比，故BUN对尿毒症的诊断、病情的判断和预后的估价有重要意义。BUN作为反映GFR的指标有其局限性。原尿中的BUN40%~80%在肾小管中被回吸收，回吸收的量与原尿量成反比。因此，血容量不足，利尿剂滥用，摄入高蛋白，严重分解代谢（甲亢、手术、烧伤、感染、癌瘤等）均可致BUN升高。

3. 血清Cr测定

机体每20 g肌肉每天代谢产生1 mgCr，日产生量与机体肌肉量成正比，比较稳定，血中Cr主要由肾小球滤过排出体外，而肾小管基本上不吸收且分泌也较少。

正常值：53~106 μmol/L。

尿肌酐/血肌酐 >40，多为肾前性氮质血症；<20为肾后性氮质血症。

（二）肾小管功能测定

1. 尿比重

尿比重是反映尿内溶质和水的比例。24 小时内最大范围在 1.003 ～ 1.035，一般在 1.015 ～ 1.025，晨尿常在 1.020 左右。

尿比重低，表示肾小管重吸收功能损害，不能浓缩尿液所致。正常肾小管可重吸收原尿中的水分 99% 以上，而急性肾小管坏死时，则只能重吸收 80% ～ 50%。

尿比重高，表示入量不足，尿浓缩所致。

2. 血、尿渗透压

血、尿渗透压是反映血尿中溶质的分子和离子浓度，正常人血渗透压在 280 ～ 310 mOsm/L；每天尿渗透压在 600 ～ 1 000 mOsm/L 水，晨尿常在 800 mOsm/L 水以上。

3. 尿、血渗透压比值

24 小时尿渗透压/血渗透压比值约 2:1。浓缩功能障碍时则比值降低，如尿渗透压高于血浆时称高渗尿，表示尿浓缩；如低于血浆时称低渗尿，表示尿稀释；如与血浆渗透压相等，表示等渗尿。如清晨第一次尿渗透压小于 800 mOsm/L 水，表示浓缩功能不全。

4. 自由水清除率

血尿渗量比值常因少尿的存在而影响结果，目前自由水清除率是最理想的肾浓缩功能测定。

正常值：−25 ～ 100 ml/h。

自由水清除率能判断其肾的浓缩功能，特别是对急性肾功能衰竭的早期诊断和病情变化具有重要意义，如急性肾功能衰竭早期自由水清除率趋于零值，此指标可出现 3 天后才有临床症状，常可作为判断急性肾功能衰竭的早期指标。自由水清除率呈现负值大小可反映肾功能恢复的程度。

三、透析监护

（一）血液透析

对于血透患者，应注意监测体重，根据病情调节其干体重及超滤量；每 30 ～ 60 分钟监测血压、脉搏一次，注意防止透析超滤过多导致低血压发生；定期监测肾功能、血生化，了解酸中毒、水与电解质紊乱情况及毒素清除效果；严密观察有无透析并发症的发生，常见并发症有：低血压、肌肉痉挛、恶心、呕吐、头痛、胸痛、瘙痒、发热等。其他可能发生的并发症有：失衡综合征、首次使用综合征、心包填塞、颅内出血、抽搐、溶血、空气栓塞。

（二）腹膜透析

对于腹膜透析患者，应严格无菌技术操作；密切监护患者的生命体征、透析效果，密切观察透析液的颜色、性质、量的变化，根据 PET 及病情来调整透析处方；加强营养指导，适当增加高蛋白摄入，准确记录 24 小时出入量；注意观察和防止腹透并发症的发生，如腹膜炎、透析管阻塞或折叠致引流不畅，营养缺乏等。

（甄秀霞）

第二节 急性肾功能衰竭

急性肾功能衰竭（简称急性肾衰竭）是由各种原因引起肾功能在数小时至数周进行性减退，使肾小球滤过功能下降在正常值的50%以下，血 BUN 及血 Cr 迅速升高并引起急性少尿或无尿，水电解质和酸碱平衡紊乱，并由之发生一系列的循环、呼吸、神经、消化、内分泌、代谢等系统功能变化的临床综合征。一部分病例表现为尿量不少，称为非少尿型急性肾衰竭。本病预后与原发病、患者年龄、诊治早晚和有否严重并发症等有关。

一、病因和发病机制

（一）病因

导致急性肾衰竭的原发疾病涉及临床多种学科，肾毒物质亦有药物及毒物之分。为便于诊断、治疗，常将急性肾衰竭的病因分为3类：肾前性、肾实质性、肾后性（梗阻性）。

1. 肾前性

多种疾病引起的血容量不足或心脏排出量减少，导致肾血流量减少、灌注不足、肾小球滤过率下降，出现少尿。这方面的原发病有：胃肠道疾病（吐、泻）、大面积创伤（渗出液）、严重感染性休克（如败血病）、重症心脏病（如心肌梗死、心律失常、心力衰竭）等。

此型肾衰有可逆性，如能及时识别，经积极处理，肾缺血得到及时改善，肾脏功能恢复，则少尿症状随之消失。反之，可因病情恶化，演变成肾实质性肾衰。

2. 肾实质性

由肾脏本身的病变引起。常见病因分肾实质病变和肾外病理因素两种。肾实质病变多为肾小球肾炎、肾盂肾炎等；肾外病理因素包括药物类（如庆大霉素、卡那霉素、新霉毒、两性霉素、磺胺类、氯仿、甲醇、四氯化碳）等、重金属类（如汞、砷、铅、银、锑、铋等）、生物毒素（如蛇毒、蕈毒、斑蝥等）、内生毒素（如挤压伤、烧伤、误输异型血等）。大量肌红蛋白、血红蛋白、肌酸及其他酸性代谢产物释出并进入血循环，造成肾小管堵塞，引起上皮细胞坏死。

3. 肾后性

由肾以下的尿路梗阻性病变所致，如双侧输尿管同时被结石堵塞，手术误扎两侧输尿管，盆腔晚期肿瘤压迫输尿管等。肾后性急性肾衰竭如能及时发现并解除梗阻，肾功能即可恢复，不发生器质性损害。

上述各种病因中，以急性肾小管坏死为引起急性肾衰竭最常见的类型，本节将重点讨论。各种病因引起急性肾小管缺血性或肾毒性损伤，导致肾功能急骤减退，其中大多数为可逆性肾衰竭，治疗得当，可获临床痊愈。

（二）发病机制

急性肾小管坏死的发病机制尚未完全阐明，目前认为主要有以下几种学说：

1. 肾小管阻塞学说

急性肾缺血、肾中毒可直接损害肾小管上皮细胞，坏死的上皮细胞及血红蛋白或肌红蛋白等可阻塞肾小管，阻塞部近端小管腔内压升高，继之肾球囊内压增高，当压力与胶体渗透压之和等于肾小球毛细血管内压时，导致肾小球滤过停止，引起少尿、无尿。如肾小管基膜完整，数日、数周后基膜上可再生出上皮细胞，使小管功能恢复。

2. 反漏学说

肾小管上皮损伤后坏死脱落，管壁破坏失去了完整性，管腔与肾间质相通，小管腔中原尿反流扩散至肾间质，引起肾间质水肿，压迫肾单位，加重肾缺血，使肾小球滤过更降低。

3. 肾血流动力学改变

急性肾衰竭时，由于神经体液调节因素，肾内血流重新分布，肾皮质部血流量降至正常的50%以下，导致肾小球滤过率明显下降，出现少尿、无尿。引起这种改变的机制：①有学者认为与肾内肾素—血管紧张素系统活性增高有关。由于入球小动脉收缩，肾灌注不足，肾小球滤过减少。②肾缺血时，毛细血管内皮细胞肿胀，管腔狭窄，血管阻力增加，肾小球滤过降低。③由于出球小动脉舒张，肾毛细血管内静水压降低，肾小球滤过减少。如果做肾动脉造影可显示自弓形动脉以下的分支均不显影，表示供应肾皮质肾小球的动脉收缩，这与肾素—血管紧张素系统激活有关，同时也与肾内前列环素减少、血栓烷 A_2 增高有关。

4. 弥散性血管内凝血

多见于创伤、休克、败血症、出血热、产后出血等原因引起的急性肾小管坏死。由于肾血管收缩、肾缺血、毛细血管内皮损伤，易发生血栓形成，同时凝血过程激活、纤溶过程障碍，致纤维蛋白及血小板沉积，聚集在肾小球毛细血管壁阻碍肾血流，加重肾缺血，严重者可发生肾皮质坏死。

二、病情评估

（一）病史

对病情的判断有非常重要的意义。致病因素有：

1. 肾前性急性肾功能衰竭原因

1）血容量不足：出血；皮肤丢失（烧伤、大汗），胃肠道丢失（呕吐、腹泻），肾脏丢失（多尿、利尿、糖尿病），液体在第三间隙潴留（腹膜炎、胸膜炎）等。

2）心输出量减少：充血性心力衰竭、心律紊乱、低流量综合征、肺动脉高压、败血症、过敏性休克等。

2. 肾实质性急性肾衰竭原因

由于各种原因所致的肾实质病变均可发生急性肾衰竭。可以急性发生，也可发生在已有肾脏疾病突然恶化。多见于急性肾小管坏死和急性肾皮质坏死、急性肾小球肾炎和细小血管炎、急性肾大血管疾病、急性间质性肾炎等。

1）肾小管病变：急性肾小管坏死（占40%），常由肾脏缺血、中毒、肾小管堵塞（血红蛋白、肌红蛋白）引起。

2）肾小球疾病：占25%～26%，见于各种类型急性肾炎，包括狼疮性肾炎、紫癜性肾炎等。

3）肾间质疾病：约占90%，由药物过敏引起的急性间质性肾炎，多由磺胺类、新型青霉素、氨基青霉素、止痛药、非激素类抗炎药等引起。

4）肾血管疾病：约占25%，诸如坏死性和过敏性血管炎、恶性高血压、肾动脉闭塞、肾静脉血栓形成、妊娠子痫、DIC等。

5）其他：移植肾的肾排斥，或慢性肾炎急性发作等。

3. 肾后性急性肾衰竭的原因

尿路单侧或双侧梗阻（结石、肿物、血凝块），单侧或双侧肾静脉堵塞（血栓形成、肿物、医源性）等。

（二）主要症状和体征

突然少尿（或逐渐减少），进入本病时期，临床经过可分为少尿期、多尿期和恢复期。

1. 少尿期

1）少尿前期或反应期

致病因素影响肾后的24小时之内的短暂阶段，也是肾功能改变的阶段，肾无（或少有）器质性改变。此期临床表现多不太明显或为致病因素所造成的主要表现所掩盖，因此过去多不特别提出，但在预防发病上有重要意义。

2）少尿或无尿期

发病24小时后开始，轻者3～5天，重者12～14天，更长者可达3周，3周以上仍不恢复者后果较严重。这一期主要表现如下：

（1）尿的变化：主要表现为少尿，尿量甚少者，说明肾病变严重。一般轻症者，24小时尿量为200～400 ml，有的更少。重症者，24小时尿量不超过50 ml。在尿量减少的同时，尿质也有变化，排出氯化物高而BUN、肌酐低，有蛋白尿，在显微镜下可见到红细胞、白细胞及管型。

（2）进行性氮质血症：由于肾功能减退，肾小球滤过率降低引起少尿，代谢产物不能由肾排出，而在体内蓄积，比较重要的有BUN、Cr等。这些物质的蓄积，可使细胞膜上的酶失去作用而影响细胞的代谢，很多系统可因之而出现异常。其升高速度与体内蛋白分解状态有关。在无并发症且治疗正确的病例，每日血BUN上升较慢，为3.6～7.1 mmol/L。但在高分解状态时，如广泛组织创伤、败血症等，每日血BUN可升高10.1～17.9 mmol/L。促进蛋白分解亢进的因素尚有热量供给不足、肌肉坏死、血肿、胃肠道出血、感染、应用肾上腺皮质激素等。

（3）水与电解质平衡紊乱、酸中毒

①水过多：见于水分控制不严格，摄入量或补液量过多。随少尿期延长，易发生水过多，表现为稀释性低钠血症、软组织水肿、体重增加、高血压、心力衰竭和脑水肿

等。未透析病例体液潴留是主要的死因之一。

②代谢性酸中毒：因肾小管排泄酸性代谢产物功能障碍及其产氨泌 H^+ 的功能丧失，故于少尿期 3～4 天发生代谢性酸中毒。表现为：库氏或潮式呼吸、昏迷、血压降低、心律失常等。

③电解质紊乱

高钾血症：肾衰时若伴有肌肉、软组织破坏，严重创伤、大血肿、重大手术、热量不足、感染、发热、溶血、酸中毒、软组织缺氧等，则血钾升高甚速。由于少尿，钾不能排出，故血钾升高，有时一日可升高 0.7 mmol/L 以上，常为少尿期死亡原因之一。

高钾血症的表现是：肌无力，烦躁不安，神志恍惚，感觉异常，口唇及四肢麻木，心跳缓慢，心律失常，心跳骤停而突然死亡。心电图中出现电轴左倾，T 波高尖，QT间期延长，ST 段下移，PR 间期延长等。若伴有低钙、低钠、酸中毒，则症状更为显著。

低钠血症：血钠常降低至 130 mmol/L 以下。除了呕吐、腹泻、大面积灼伤等丢钠产生真正的低钠之外，常由于以下因素引起纳的重新分布而致低钠血症：a. 钠进入细胞内；b. 钠与有机酸根结合；c. 饮食减少及肾小管功能不全，重吸收减少；d. 水分潴留致使钠稀释。因此，血钠虽低，但体内总钠量不少，只是钠的重新分布所致。

高磷、低钙血症：正常情况下，60%～80% 的磷由肾脏排泄，急性肾衰竭时磷不能从肾脏排出，同时组织破坏亦产生过多的磷，血清无机磷升高。高血磷本身并不产生症状，但可影响血清中钙离子浓度。由于过多的磷转向肠道排泄，与钙结合成不溶解的磷酸钙，影响了钙的吸收，出现低钙血症。但在酸中毒时钙的游离度增加，故不发生临床症状。当酸中毒纠正时，血游离钙减低引起手足抽搐。低血钙还可加重高血钾对心脏的毒性作用。

高镁血症：急性肾衰竭时，血镁与血钾常平行升高，当血镁升高至 3 mmol/L 时即可产生症状，其症状及心电图改变与高钾血症相似。所以临床上遇有高钾血症症状而血钾并不高时，应考虑高镁血症。

低氯血症：急性肾衰竭时，钠和氯以相同的比例丢失，所以低氯血症常伴有低钠血症。若患者有呕吐或持续胃管抽吸，造成大量胃液丢失，则氯与氢的丢失较多，可出现低氯性碱中毒。

（4）心血管系统的表现：较为常见，严重者常常导致死亡。

①血压增高。出现早，而且持续时间长。其发生与水、钠潴留有关，但也有肾素、血管紧张素、醛固酮的影响，容易发生心力衰竭。血压一般在 140～180/90～110 mmHg，有时可更高，甚至可出现高血压脑病。

②肺充血及肺水肿。这是心力衰竭的原因也是其后果，主要是少尿使水在体内潴留而引起，但高血压、心律失常和酸中毒均为影响因素。

③心律失常。多由高血钾引起，也可能是血液动力学改变所致和病毒感染及洋地黄的应用。若出现此症状则说明心脏功能受累颇重，预后不佳。临床上多见于窦房结暂停、窦性静止、窦室传导阻滞，不同程度房室传导阻滞和束支传导阻滞，室性心动过速、心室颤动等。如因病毒感染或洋地黄应用可出现室性早搏。

④心力衰竭。常见而又严重的原因是：a. 肺水肿，心脏负荷加大。b. 高血钾造成心脏传导阻滞。c. 贫血、心肌营养不良。d. 血压持续性增高，增加心脏负担而逐渐出现心力衰竭。

相应的症状还有厌食、恶心、呕吐、腹胀等，少数可有胃肠道出血。此外尚有头痛、嗜睡、肌肉抽搐、惊厥等神经系统并发症。并发感染，以呼吸道、泌尿道和伤口感染为多见，发生率为 30% ~ 70%，也是 ARF 的主要死亡原因。

2. 多尿期

尿量从少尿逐渐增多，是肾功能开始恢复的标志。每日尿量可达 5 000 ml，主要为体内积聚的代谢产物在通过肾单位时产生渗透性利尿作用。少数患者可出现脱水、血压下降及各种感染并发症。此期多持续 1 ~ 3 周。

3. 恢复期

患者感觉良好，尿量接近正常，血 BUN 和 Cr 基本恢复正常。肾小管功能（特别是浓缩功能）需半年以上才能恢复正常。

近年来非少尿型急性肾小管坏死有增多的趋势，即每日尿量可在 500 ml 以上，病情较轻，预后也较好。

（三）实验室及其他检查

1. 尿的改变

尿中有蛋白 + ~ + +，红、白细胞及颗粒管型，偶可见到粗大的上皮细胞管型（称肾衰管型），尿比重低（1.010 ~ 1.015），尿钠浓度则升高（>30 mmol/L），尿渗透压降低接近血浆水平。

2. 血液检查

有轻、中度贫血；血 Cr 和 BUN 进行性上升，血 Cr 每日平均增加 ≥44.2 μmol/L，高分解代谢者上升速度更快，每日平均增加 ≥176.8 μmol/L。血清钾浓度升高，常大于 5.5 mmol/L。血 pH 值常低于 7.35。碳酸氢根离子浓度多低于 20 mmol/L。血清钠浓度正常或偏低。血钙降低，血磷升高。

3. X 线检查

尿路平片：从肾影大小获知有无慢性肾疾患及输尿管结石梗阻。逆行肾盂造影：考虑有梗阻性病变的患者，应先做此检查。肾动脉造影：对肾动脉栓塞有诊断意义。

4. B 型超声检查

可测定肾脏大小以及观察肾盂或尿路系统的状况，有助于确定肾后性梗阻。

5. 同位素检查

早期肾图可显示肾前缺血、肾后梗阻及肾器质性病变、肾功能衰竭的不同曲线，对病情判断有一定意义。恢复期可通过肾图观察肾功能恢复情况。

三、急救措施

（一）病因治疗

积极控制原发病是治疗成功的关键，否则原发病可使肾损害加重而导致死亡。必须根据病因和具体情况进行及时而合理的治疗。

（二）初发期的治疗

1. 一般治疗

初发期如能及时正确处理，肾衰竭往往可以逆转，即使不能完全逆转，亦可使少尿型肾衰竭转变为非少尿型。可输注 ATP、辅酶 A 及细胞色素 C 等高能物质。

2. 扩充血容量

若中心静脉压和血压均降低，说明有效血容量不足，患者处于肾前性氮质血症或为急性肾衰竭前期，可于 30 ~ 60 分钟内输液 500 ~ 1000 ml，补液后尿量每小时增至 30 ml 以上或超过补液前 2 小时尿量，则应继续补液。若中心静脉压增加 5 cmH$_2$O 或达到 10 cmH$_2$O，应减慢或停止补液。并注意观察患者神志、心率、血压、尿量等变化。

3. 利尿剂的应用

1）甘露醇：若患者 CVP 正常或补足血容量后 CVP 恢复正常而尿量仍每小时 < 17 ml，为应用甘露醇的适应证。一般用 20% 甘露醇 100 ~ 200 ml 在短时间内快速静滴，输后尿量达每小时 30 ml 或超过前 2 小时的尿量，则可每 4 ~ 8 小时重复 1 次。若第 1 次无效，也可重复 1 次，如仍无效则停用，以免诱发急性左心衰竭。对于 CVP 高或心功能不全者，应慎用或不用，可选用呋塞米。

2）呋塞米：首剂用量 200 ~ 500 mg，缓慢静脉注射，观察 2 小时如无尿量增加，立即加倍重复应用。呋塞米每次静注超过 200 mg 时，最好稀释使用以减轻或避免消化道的不良反应。药物的副作用少，少数人可出现过敏反应、恶心、呕吐、视物模糊、体位性低血压、低血糖、眩晕，个别出现血白细胞、血小板减少，抑制尿酸排出，并可引起暂时性神经性耳聋。注药速度每小时不超过 250 mg 可减少其毒性。目前认为，呋塞米对功能性肾衰竭和器质性肾衰竭的早期是很有效的利尿剂。

4. 血管扩张剂

1）多巴胺：多主张与呋塞米联合应用。动物实验证明二者有协同保护作用，使肾血管明显扩张。Graziani 等（1984）报告对大量甘露醇和呋塞米无效的 24 例少尿性急性肾衰，用多巴胺每分钟 3 μg/kg 加速每小时 10 ~ 15 mg/kg 静滴，19 例经 6 ~ 24 小时尿量从每小时（11 ± 7）ml 增加到每小时（85 ± 15）ml。许多学者认为二药合用治疗急性肾衰早期是非常有效的方法。常用量：多巴胺 10 ~ 20 mg 和呋塞米 500 mg 加入 100 ~ 200 ml 液体中 1 小时内静滴，每日 2 ~ 4 次。

2）α 受体阻滞剂：此类药物可解除肾微循环痉挛，改善心功能，预防肾小管坏死，改善肾功能。尤适于伴有高血压及左心衰竭的患者。文献报道以大剂量酚妥拉明（每日 40 ~ 80 mg）为主治疗出血热急性肾衰竭患者 40 例，治愈率 95%，与单用呋塞米比，各项指标有非常显著差异。酚妥拉明也可与多巴胺、呋塞米合用以增加疗效。使用时应密切观察血压变化。也可选用苯苄胺口服，每日 10 ~ 20 mg。

3）巯甲丙脯酸：治疗早期急性肾衰竭，既能阻断管球反馈，又能抑制血管紧张素 Ⅱ 的生成，使缓激肽浓度增高而增加肾血流量。

4）前列腺素：前列腺素中前列环素具有较强的血管扩张作用。近年有人报告用前列环素治疗急性肾衰竭可使急性肾缺血改善，肾小球滤过率增加，制止了急性肾衰竭的发生，推荐用量为每分钟 8 ng/kg 静滴。

此外，文献报道山莨菪碱（10～20 mg）、罂粟碱（90 mg）、普鲁卡因（1 g）等血管扩张剂治疗急性肾衰竭具有一定疗效。

（三）少尿期的治疗

重点在于维持水、电解质平衡，控制感染，控制氮质血症，治疗原发病。

1. 饮食和营养疗法

高热量每日 >1 600 kcal 可使内源性蛋白质分解降低，有利于肾组织修复、再生。碳水化合物量不应少于每日 100 g，同时给予胰岛素。限制蛋白质入量每日 <0.6 g/kg，供应的蛋白质至少要有 1/3～1/2 为高效生物效价的优质蛋白。氨基酸溶液已广泛用于急性肾衰竭治疗。氨基酸即可增加营养，又能促使病变的修复，必需氨基酸还能促进体内 BUN 重新被利用以合成蛋白质。饮食中限钠及钾入量。

2. 严格控制入水量

以量出为入为原则，严格控制入水量，防止体液过多所致的肺水肿并发症。每日液体入量应为前 1 天液体出量（包括尿、大便、呕吐、引流及伤口渗出）加 300～500 ml 为宜。体温增加 1℃ 每日酌增 1.2 ml/kg。以下指标可判断补液量是否适当：

1）如每日体重减少 0.3～0.5 kg，血钠为 140～150 mmol/L，中心静脉压正常，表示补液适当。

2）如体重不减或增加，血钠 <140 mmol/L，中心静脉压升高，则表示补液过多，易发生急性肺水肿或脑水肿。

3）如体重下降每日 >1 kg，血钠 >145 mmol/L，中心静脉压低于正常，提示脱水，补液不足。

3. 保持电解质平衡

注意防治高血钾、低血钠、低血钙、高镁血症。

1）高钾血症：含钾高的食物、药物和库血均应列为严格控制的项目。积极控制感染，纠正酸中毒，彻底扩创，可减少钾离子的释出。当出现高钾血症时，可用下列液体静滴：10% 葡萄糖酸钙 20 ml，5% 碳酸氢钠 200 ml，10% 葡萄糖液 500 ml 加胰岛素 12 U。疗效可维持 4～6 小时，必要时可重复应用。严重高血钾应做透析治疗。

2）低钠血症：绝大部分为稀释性，故一般仅需控制水分摄入即可。如出现定向力障碍、抽搐、昏迷等水中毒症状，则需予高渗盐水滴注或透析治疗。如出现高钠血症，应适当放宽水分的摄入。

3）代谢性酸中毒：如血浆 HCO_3^- 低于 15 mmol/L，可根据情况选用 5% 碳酸氢钠治疗，剂量可自 100 ml 开始，以后酌情加量。对于顽固性酸中毒患者，宜立即进行透析治疗。酸中毒纠正后，常有血中游离钙浓度降低，可致手足抽搐，可给予 10% 葡萄糖酸钙 10～20 ml 静脉注射。

4）低钙血症、高磷血症：对于无症状性低钙血症，不需要处理，如出现症状性低钙血症，可临时予静脉补钙。中重度高磷血症可给予氢氧化铝凝胶 30 ml，每日 3 次口服。

4. 心力衰竭的治疗

心力衰竭最主要原因是钠水潴留，致心脏前负荷增加。由于此时肾脏对利尿剂的反应很差，同时心脏泵功能损害不严重，故洋地黄制剂疗效常不佳，合并的电解质紊乱和肾脏排泄减少，则使洋地黄剂量调整困难，易于中毒，应用时应谨慎。内科保守治疗以扩血管为主，尤以扩张静脉、减轻前负荷的药物为佳。透析疗法在短时间内可通过超滤清除大量体液，疗效确实，应尽早施行。

5. 贫血和出血的处理

中、重度贫血应注意引起肾衰竭原发病的诊断和肾衰竭合并出血的可能。治疗以输血为主。急性肾衰竭时消化道大量出血的治疗原则和一般消化道大量出血的处理原则相似，但通过肾脏排泄的抑制胃酸分泌药（如西咪替丁、雷尼替丁等）在较长期应用时，需减量使用。

6. 感染的预防和治疗

少尿期主要原因是感染，常见为血液、肺部、尿路、胆道等感染。应用抗生素时，由肾脏排泄的抗生素在体内的半衰期将延长数倍至数十倍，极易对肾脏引起毒性反应。因此，需根据细菌培养和药物敏感试验，合理选用对肾脏无毒性的抗菌药物治疗，如第二或第三代头孢菌素、各种青霉素制剂、大环内酯类、氟喹诺酮类等。氨基糖苷类、某些第一代头孢菌素及肾功能减退易蓄积而对其他脏器造成毒性的抗生素，应慎用或不用。但近年来，耐甲氧西林金黄色葡萄球菌、肠球菌、假单孢菌属、不动杆菌属等耐药菌的医院内感染渐增多，故有时也需权衡利弊，选用万古霉素等抗生素，但需密切观察临床表现。有条件时，应监测血药浓度。许多药物可被透析清除，透析后应及时补充，以便维持有效血药浓度。

7. 血液透析或腹膜透析治疗

透析指征为：①急性肺水肿，高钾血症，血钾在 6. 5 mmol/L 以上。②高分解代谢状态。③无高分解代谢状态，但无尿在 2 日或少尿 4 日以上。④二氧化碳结合力在 13 mmol/L以下。⑤血 BUN21.4 ~ 28.6 mmol/L 或血 Cr 44. 2 mmol/L 以上。⑥少尿 2 日以上并伴有体液过多，如眼结膜水肿、胸腔积液、心奔马律或中心静脉压高于正常；持续呕吐；烦躁或嗜睡；心电图疑有高钾图形等任何一种情况。

近年来采用持续性动静脉血滤疗法（CAVH）对血液动力学影响小，脱水效果好，适用于有严重水肿所致高血压、心力衰竭、肺水肿或脑水肿者，还可补充静脉高营养。不需血管造瘘，准备时间短，操作简便，但需严密监测。血液灌流术配合血液透析是抢救急性药物或毒物中毒所致急性肾衰竭的有效措施。

8. 简易疗法

包括吸附法、导泄法及鼻胃管持续吸引。对降低血 BUN、Cr 等体内蓄积的毒性物质有一定作用，可试用。尤其适用于不能开始透析疗法的医疗单位。①吸附法：氧化淀粉每日 20 ~ 40 g，可使 BUN、血钾下降，氢氧化铝每日 20 ~ 30 g，分 3 ~ 4 次服用。其他还有聚丙烯醛、聚乙酰基吡咯酮等。②导泄法（选用其中之一）：20% 甘露醇 25 g，1 小时服完，每日 1 ~ 2 次。50% 硫酸钠 40 ml，大黄 30 g，芒硝 15 g，每日 1 次。复方口服透析液，每升中含成分为：甘露醇 32. 4 g，钠 60 mmol，钾 4 mmol，氯 46 mmol，碳酸氢钠 70 mmol。生大黄、桂枝、槐花各 3 g，水煎灌肠。生大黄 15 ~ 30 g，附子 9 g，牡蛎 60 g，水煎 150 ~ 200 ml 做保留灌肠，每日 1 次，3 ~ 7 天为 1 个疗程，5 天后无效改用透析。大黄 30 g，黄芪 30 g，红花 20 g，丹参 20 g。水煎，每次 100 ml，加 4% 碳酸氢钠 20 ml 加温至 38℃，做结肠灌洗，每日 6 次，用至病情好转为止。③鼻胃管持续吸引：此疗法可减轻急性肾衰竭少尿期的高血容量症；经鼻胃管吸出的液体主要是唾液和胃液，除水分外还含有许多电解质，其中钾、氯、钠是急性肾衰竭的要害离子；吸出的消化液中含有一定量的 BUN 和 Cr，对改善急性肾衰竭病情有益。

（四）多尿期的治疗

当 24 小时尿量超过 400 ml 时，即可认为多尿期开始。

1. 加强营养

此期应营养充分，给予高糖、高维生素、高热量饮食，并给予优质蛋白、必需氨基酸制剂等。一切营养尽可能经口摄入。

2. 水及电解质平衡

出现大量利尿后要防止脱水及低血钾、低血钠。应根据每日体重、血钠及血钾变化及时补充。进水量宜控制在尿量的 2/3，以免恢复期延长。

（五）恢复期的治疗

注意补充营养，逐渐增加体力劳动，适当进行体育训练。尽量避免一切对肾脏有害的因素，如妊娠、手术、外伤及对肾脏有害的药物。定期查肾功能及尿常规，以观察肾脏恢复情况。

四、监护

（一）一般监护

1. 加强心理护理

为患者安排一个安静、整洁、舒适、安全的治疗休养环境，医护人员应以热情的态度、沉稳的举止、精湛的技术取得患者的信任，对产生悲观情绪的患者应给予耐心细致的讲解，使其树立战胜疾病的信心和勇气。

2. 环境通风消毒

病室每日早晚通风 1 小时，病床环境每日紫外线消毒 1 次。患者最好安排单人房间，严格床边隔离和无菌操作，以防交叉感染。

3. 加强基础护理

改善口腔卫生，保持皮肤清洁，每日皮肤护理两次，按时翻身，保持床铺干燥、平整，预防压疮发生。

4. 卧床休息

ARF 患者应绝对卧床休息，以减轻肾脏负担，降低代谢率，减少蛋白质分解代谢，从而减轻氮质血症。对有意识障碍的患者应加强保护性措施。

（二）病情观察与监护

1. 做好生命体征的观察，定时测量体温、呼吸、脉搏、血压并记录，密切观察神志，注意有无嗜睡、感觉迟钝、呼吸深而大、昏迷等酸中毒表现。注意有无高血压脑病及心力衰竭征象。发现异常，及时报告医生。

2. 急性肾衰竭临床最显著的特征是尿的变化。凡是有引起急性肾衰竭的病因存在，即应密切观察尿量及尿比重的变化，必要时查血生化，以期尽早发现急性肾衰竭初期患者。

3. 水与电解质平衡的观察，严格记录 24 小时出入量，包括尿液、粪便、引流液、呕吐物、出汗等，如条件允许，每日应测体重 1 次。每日测定电解质及 Cr，密切观察补液量是否合适，可参考下列指标：①每日体重 0.2 ~ 0.5kg。②血钠保持在 130 mmol/L。如血钠明显降低，则提示可能有水过多。③中心静脉压 > 10 cmH$_2$O、颈静脉怒张、水肿急剧加重、血压增高、脉压增宽、心搏增强等表现，提示体液过多。

4. 高血钾是急性肾衰竭患者常见的致死原因，应密切监测心电变化。一旦出现嗜睡、肌张力低下、心律失常、恶心呕吐等高血钾症状时，应立即建立静脉通路，备好急救药品，并根据医嘱准备透析物品。

5. 水中毒是急性肾衰竭的严重并发症，也是引起死亡的重要原因之一。如发现患者有血压增高、头痛、呕吐、抽搐、昏迷等脑水肿表现，或肺部听诊闻及肺底部啰音伴呼吸困难、咳血性泡沫痰等肺水肿表现时，应及时报告医生，并采取急救措施。

（三）症状监护

1. 手足抽搐

肾衰竭时，磷酸盐排泄障碍，形成高磷酸症，此时因主要由肠道排泄而加速钙的消耗，防碍消化道对钙的吸收，造成低钙血症。可引起手足抽搐，应按医嘱及时补充钙剂。

2. 心律不整及心率缓慢

患者由于肾衰竭而钾的排泄减少，引起钾的潴留，可发生高钾血症。同时，由于患者低钙，增强了高钾对心脏的毒性。患者表现为心动过缓、心律不齐、心室颤动、心脏停搏等。护士应密切观察心率、心律及病情变化。高血钾症时应及时检查心电图，同时测定血钾。钾高于 5.5 mmol/L 即为高血钾，应严格控制患者摄含钾盐和保钾利尿剂等。输血治疗时，不要输库存过久的血液。输液时不用含钾的溶液，如林格液等。

3. 低钠血症

常因呕吐、腹泻等丢失盐或输入过多不含钠的液体等致低钠血症，临床表现头晕倦怠、眼球下陷、表情淡漠、肌肉痉挛等。严重低钾血症可有抽搐或癫痫样发作或导致昏迷。护理人员应密切观察患者的临床表现，发现以上症状时，及时补充钠盐。

4. 高血压

肾衰竭时，肾缺血及肾素产生过多而发生高血压。应每日测量并做好记录，观察高血压症状，并对症处理。如血压逐渐下降并恢复正常，说明病情有所好转。

5. 水中毒

必须严格控制入水量，尤其输液量和控制点滴速度。如有血压明显上升、水肿、气促、心悸或其他原因不能解释的左心衰竭综合征，常提示有水中毒发生，应及时处理。

（甄秀霞）

第十二章　凝血功能的监护与危重病的抢救

第一节 止血与凝血机制

一、正常止血机制

机体的正常止血，主要依赖于完整的血管壁结构和功能，有效的血小板质量和数量，正常的血浆凝血因子活性。其中，血小板和凝血因子的作用是主要的。

（一）血管壁的作用

1. 血管壁的结构

正常小血管的管壁是由内膜层（内皮细胞、基底膜）、中膜层（弹力纤维、平滑肌、胶原）和外膜层（结缔组织）构成的，以维持血管的舒缩性、通透性和脆性等功能。

2. 血管壁的止血作用

血管受损后，有平滑肌的血管，如小动脉和前毛细血管括约肌，首先由自主神经发生反射性收缩，使血流减慢或受阻；内皮细胞合成和分泌的血管性血友病因子（vWF），参与血小板的黏附，被活化的血小板释放血栓烷、5－羟色胺（5－HT）以及内皮细胞产生的内皮素－1、血管紧张素等活性物质，使血管收缩。与此同时，因子XII的激活和组织因子的释出，分别启动内源性和外源性凝血系统以加强止血作用。

（二）血小板的作用

在正常的血液循环中，血小板并不与内皮细胞表面或其他细胞发生作用，而是沿着毛细血管内壁排列，维持其完整性，血管局部受损伤时，血小板的止血兼有机械性的堵塞伤口和生物化学性黏附聚集作用。首先，血小板迅速黏附于暴露的胶原纤维，此时血小板被激活，血小板形态发生改变，由正常的圆盘状态变为圆球形，伪足突起，血小板发生聚集，此为血小板"第一相聚集"，可促使血小板聚集的主要物质是胶原纤维，来自损伤内皮细胞的二磷酸腺苷（ADP）和已形成的微量凝血酶，激活的血小板释放多种活性物质，如血小板的 ADP 等，可加速血小板的聚集、变性成为不可逆的"第二相聚集"，形成白色血栓，构成了初期止血的屏障。与此同时，由血小板释放和激活许多促凝物质参与血液凝固反应。血小板膜磷脂表面提供了凝血反应的场所，血小板第 3 因子在凝血过程多个环节中发挥重要作用：血小板合成释放的 TXA_2 和 5－HT 使血管进一步收缩，血小板收缩蛋白则最终可使纤维蛋白收缩（血块收缩），使血栓更为坚固，止血更加彻底。

（三）血液凝固的作用

血管壁损伤时，除了血管收缩和血小板形成白色血栓达到初期止血的目的外，还需要血液凝固才能彻底止血，由于血管收缩，血流减慢，凝血因子在伤口附近激活，受损的内皮细胞及释放出的组织因子（TF）及暴露的胶原纤维等，分别启动内外源性凝血途径，最后形成牢固的纤维蛋白凝块，将血细胞网罗其中成为红色血栓，从而起到持续止血作用。

正常止血过程是：①血管收缩；②血小板等有形成分的黏附和聚集；③血液凝固，这三方面的有效结合。同时机体通过各种调控机制将这些止血过程限制在局部范围。一旦止血屏障建立，血管壁的抗凝作用和凝血过程所激活的纤溶系统以及其他抗凝物质则发挥主导作用。一方面，在未受损的血管部分，血流维持正常；另一方面，当受损血管修复后，该处的血凝块渐渐地溶解，局部血管再通。总之，正常止血的动态平衡就是保证与生命活动相容的止血过程。

二、正常凝血机制

血液凝固是指血液由流动状态变为凝胶状态，它是十分复杂的理化反应。肉眼可见的血块形成既是纤维蛋白形成的物理现象，也是一系列酶促生化反应的终点。整个过程涉及许多凝血因子。

（一）凝血因子

迄今为止，参与凝血的因子共有 14 个。其中用罗马数字编号的有 12 个（从 Ⅰ ~ ⅩⅢ，其中 Ⅵ 实质是 Ⅴ 的激活状态，故 Ⅵ 并不存在）。习惯上，前 4 个凝血因子常分别称为纤维蛋白原（因子 Ⅰ）、凝血酶（因子 Ⅱ）、组织因子（因子 Ⅲ）和钙离子（因子 Ⅳ）。至今尚未编号而参与凝血的蛋白是激肽释放酶原（PK）和高分子量激肽原（HM-WK）。

（二）凝血机制

在生理条件下，凝血因子一般处于无活性的状态；当这些凝血因子被激活后，就产生了至今仍公认为的"瀑布学说"的一系列酶促反应。

凝血过程通常分为：①内源性凝血途径；②外源性凝血途径；③共同凝血途径。现已日益清楚，所谓内源性或外源性凝血并非绝对独立的，而是互有联系，这就是进一步说明凝血机制的复杂性。

1. 内源性凝血途径

内源性凝血途径是指从 $FⅫ$ 激活，到 $FⅨa - FⅧa - PF_3 - Ca^{2+}$ 复合物形成后激活因子 X 的过程。

当血管壁发生损伤，内皮下组织暴露，$FⅫ$ 与带负电荷的内皮下胶原纤维接触就被激活为 Ⅻa，少量 Ⅻa 与 HMWK 可使 PK 转变为激肽释放酶，后者又可与 HMWK 一起迅速激活大量 Ⅻa，Ⅻa 又同时激活因子 Ⅺ，在此阶段无需钙离子参与。继之，因子 Ⅺ 与 Ca^{2+} 一起激活 FⅨ，FⅨa 与 FⅧa 和 PF_3 共同形成复合物，从而激活因子 X 为 Xa。当因子 Ⅸ、Ⅷ 缺乏时则可见于各种血友病并有凝血时间延长。由于内源性凝血维持的时间长，因此在止血中更显重要。

2. 外源性凝血途径

是指从因子 Ⅶ 被激活为活性因子 X（FXa）的过程。

当组织损伤后，释放组织因子，它与钙离子和因子 Ⅶ 或激活的 Ⅶ 一起形成复合物，使因子 X 激活为 Xa。组织因子（TF）与因子 Ⅶ 结合后可加快激活 Ⅶ；Ⅶ 和 Ⅶa 与 TF

的结合有相同和亲和力；TF 可与Ⅶa 形成复合物，后者比Ⅶa 单独激活因子 X 增强16 000倍。外源性凝血所需的时间短，反应迅速。一般认为，血液凝固早期，首先启动外源凝血。尽管维持时间短，但由于 TF 广泛存在于各种组织（以脑、肺、胎盘中含量最多），所以一旦进入血液，因其含有大量磷脂而极大地促进了凝血反应。

3. 共同凝血途径

从因子 X 被激活至纤维蛋白形成，是内源、外源凝血的共同凝血途径。①凝血活酶形成：复合物，称凝血活酶，也称凝血酶原酶。②凝血酶形成：在凝血酶原酶的作用下，凝血酶原转变为凝血酶。③纤维蛋白形成：纤维蛋白含有三对多肽链，其中 A 和 B 中含很多酸性氨基酸，故带较多负电荷，凝血酶将带负电荷多的纤维蛋白肽 A 和肽 B 中酸性氨基酸水解后除去，转变成纤维蛋白单体，能溶于尿素或溴化钠中，是可性纤维蛋白；同时，凝血酶又激活因子ⅩⅢ转变为ⅩⅢa，后者使可溶性纤维蛋白单体发生交联而形成不溶的稳定的纤维蛋白，从而形成血凝块。至此凝血过程全部完成。

在整个凝血过程中，中心环节是凝血酶的形成，一旦产生凝血酶，即可极大加速凝血过程。但受损部位纤维蛋白凝块的形成又必须受到制约而不能无限制扩大和长期存在。这一作用由机体抗凝系统和纤溶系统调节控制。在凝血的过程中，除了正反馈作用外，同时也存在负反馈作用调节。其中之一是被称为组织因子途径抑制物（TFPI）的负调节作用。TFPI 可与 FⅦa 和 F X a 形成无活性的复合物，从而隔断外源凝血，可能这就是外源凝血首先启动但维持时间较短的一个原因。

（甄秀霞）

第二节　正常纤溶机制

一、纤溶系统组成及其特性

与纤溶有关的主要是纤溶酶原激活物、纤溶酶原和纤溶抑制物。

（一）纤溶酶原激活物

1. 组织型纤溶酶原活物（t–PA）

主要由血管内皮细胞合成。在纤维蛋白未形成时，t–PA 激活纤溶酶原（PLG）的作用较弱，在已形成的纤维蛋白的局部，t–PA 激活 PLG 能力增强。t–PA 与纤溶酶原激活抑制物–1（PAI–1）结合而被灭活。

2. 尿激活酶型纤溶酶原激活物（u–PA）

由肾小管上皮细胞和血管内皮细胞等产生，可保持泌尿道畅通，可见于尿液、血液和组织。u–PA 可分为 2 种类型：单链 u–PA（scu–PA）和双链 u–PA（tcu–PA）。纤维酶（PL）可使 scu–PA 形成 tcu–PA。

3. 其他纤溶酶原激活物

1）内源激活系统：凝血接触相的Ⅻa、PK 和 K、HMWK、Ⅸa，此系统占总血浆纤溶活性的15%，可直接激活纤溶酶原为纤溶酶。K 可将 scu - PA 转变成为更有活性的 tcu - PA 形成。

2）外源激活系统：有链激酶（SK，β - 溶血性链球菌的产物，用于溶栓治疗）、尿激酶（UK，由肾小管上皮细胞和内皮细胞产生，用于溶栓治疗）和葡萄球菌激酶。

（二）纤溶酶原和纤溶酶

1. 纤溶酶原

纤溶酶原由肝合成。血液凝固时间，大量 PLG 被吸附于纤维蛋白网上，在 t - PA 或 u - PA 作用下，激活成 PL，溶解纤维蛋白。

2. 纤溶酶

纤溶酶其功能为：①降解 Fg 和 Fb。②水解多种凝血因子（Ⅴ、Ⅶ、Ⅹ、Ⅷ、Ⅺ、Ⅱ）、灭活 FⅤa 和 FⅧa。③使谷氨酸纤溶酶（原）转变为赖氨酸纤溶酶（原）。④水解补体等。

（三）纤溶抑制物

1. 纤溶酶原激活抑制物（PAI）

现至少已经认识4种 PAI：PAI - 1、PAI - 2、PAI - 3 和蛋白酶—连接素。其中，① PAI - 1：由血管内皮细胞、单核细胞、吞噬细胞、平滑肌细胞和血小板合成，占总血浆 PAI 活性的60%，能有效抑制 t - PA 和 u - PA，也可抑制Ⅱa、FⅨa、F - Ⅺ、K 和 APC 活性。② PAI - 2：来源于胎盘和单核、吞噬细胞，对 t - PA 作用较 PAI - 1 弱；其抑制纤溶激活物的速度仅为 PAI - 1 的 1/10，但能有效抑制尿激酶的形成。正常人血浆中无 PAI - 2，但在妊娠早期开始出现，并随妊娠期而增高，产后迅速减低或消失，因此，妊娠时高凝状态可能与 PAI - 2 有关。

2. 纤溶酶抑制物

1）α_2 抗纤溶酶（α_2 - AP）：又称 α_2 - 纤溶酶抑制物（α_2 - PI）；为肝合成的单链糖蛋白。也存在于血小板 α 颗粒中。α_2 - AP 是 PL 主要且快速的抑制物，也抑制 FⅩa、Ⅺa、Ⅻa 和胰蛋白酶。

2）其他纤溶抑制物：AT、α_2 巨球蛋白（α_2 - M）等。

二、纤溶机制

纤溶过程也是一系列蛋白酶催化的连锁反应，通常分为两个阶段：①纤溶酶原被激活变成纤溶酶。②纤溶酶水解纤维蛋白（原）和其他蛋白质等。

（一）纤溶酶原激活途径

有三条途径可激活纤溶酶原。①内激活途径：内源性凝血途径使 PK 转变为 K，K 使 scu - PA 转变成 tcu - PA，tcu - Pa 使 PLG 激活为 PL。②外激活途径：血管内皮细胞中的 t - PA 裂解 PLG 形成 PL。③外源激活途径：体外溶栓药物如 SK 和 UK，使 PLG 激活为 PL。

（二）纤维蛋白（原）降解机制

1. 纤维蛋白原降解

PL首先作用于Fg的β（B）链，降解出肽β（B）$_{1~42}$；随后，又作用于α（A）C末端，降解出碎片A、B、C、H，剩余的Fg片段即为X碎片；X碎片继续被PL作用，降解出Y碎片和D碎片，Y碎片再继续被PL裂解为D碎片和E碎片。这些碎片及多聚体统称为纤维蛋白原降解产物（FgDP）。

2. 非交联纤维蛋白降解

1）纤维蛋白－Ⅰ（Fb－Ⅰ）的降解：在PL的作用下，Fb－Ⅰ中的β（B）链上裂解出β（B）$_{1~42}$，然后又从Aa链裂解出A、B、C、H极附属物，最终先后降解出碎片X'、Y'、D和E'。

2）纤维蛋白Ⅱ（Fb－Ⅱ）的降解：在PL的作用下，从Fb－Ⅱβ（B）链上继续裂解出β（B）$_{15~42}$；然后又从A链上裂解出A、B、C、H极附属物，最终也降解出碎片X'、Y'、D和E'。

3. 交链纤维蛋白降解

Fb－Ⅰ和Fb－Ⅱ自行聚合的非交联纤维蛋白，FⅩⅢa作用后，形成交联的纤维蛋白。后者在PL作用下，除降解出碎片X'、Y'、D和E'外，还生成D－D二聚体和γ－γ二聚体、Aa链极附属物（碎片A、B、C、H）、复合物1（DD/E）、复合物2（DY/YD）和复合物3（YY/DXD）等。这些碎片及多聚体统称为纤维蛋白降解产物（FbDP）。

（三）纤维蛋白（原）降解产物作用

纤维蛋白原降解产物（FgDP）和纤维蛋白降解产物（FbDP）统称为纤维蛋白（原）降解产物（FDPs）。FDPS具有组织纤维蛋白单体交联和聚合、竞争凝血酶的抗凝作用以及抑制血小板聚集的作用。即，①碎片X（X'）：阻止FM的交联。②碎片Y（Y'）：抑制FM的聚合及（或）抑制FM形成不溶性纤维蛋白。③碎片D和E（E'）：碎片D抑制FM的聚合；碎片E（E'）竞争凝血酶。

三、纤溶过程基本特征

（一）生理性纤溶过程仅局限于已形成Fb的局部

正常纤溶系统最独特之处是：正常血浆不具有溶解Fg的功能，此点可被以下简单的事实证明，从正常人采血，血浆可在体外试管中发生凝固。现已发现，正常的凝血过程和纤溶过程均在局部细胞表面发生，前者生成Fb，后者溶解Fb。这就保证了纤溶的适度性，可防止过度纤溶导致出血。凝血系统本身就能激活纤溶系统，血液凝固时，在血栓形成处的纤溶酶原与Fb结合，t－PA与Fb也结合，加速了凝块中的纤溶酶的生成，而PAI－1－Fb复合物的形成可抑制t－PA和u－PA。这些互相促进和制约作用，是凝血和纤溶处于动态平衡之中。

纤溶系统在血栓形成中作用：血管受损处Fb形成后，清除血栓、使血管再通的任务就依赖于纤溶酶，故纤溶系统受损，血栓形成危险就增高。

（二）凝血酶降解交联的 Fb 与降解非交联的 Fg 的不同

首先，降解交联 Fb 的速度较慢；其次，降解产物有独特的结构，包括 DD、DY、YY、XD、XY、DXD、YXD、SS、YXY、XXD 等多种大小不同的碎片。其中，DD 片段包含 Fb 的 γ - 链交联部分。DD 是特异的 FDP，DD 的出现，表明已经形成 Fb。

（三）血小板的纤溶作用

血小板可结合 PLG 和 t - PA，在特殊情况下，加速纤溶酶形成和血块的溶解，血小板也释放抗纤溶的 PAI - 1、α_2 - AP 等。

（甄秀霞）

第三节　血栓与止血检查项目的选择和应用

一、筛选试验的选择和应用

（一）一期止血缺陷

一期止血缺陷是指血管壁和血小板缺陷所致出血性疾病，选用血小板计数（PC）和出血时间（BT）作为筛选试验。根据筛选试验的结果，大致分为以下四种情况：

1. BT 和 PC 都正常

除正常人外，多数是由单纯血管壁通透性和（或）脆性增加所致的血管性紫癜所致。临床上常见于过敏紫癜、单纯性紫癜和其他血管性紫癜等。

2. BT 延长，PC 减少

多数是由血小板数量减少所致的血小板减少性紫癜。临床上多见于原发性或继发性血小板减少性紫癜。

3. BT 延长，PC 增多

多数是由血小板数量增多所致的血小板增多症。临床上多见于原发性或继发性血小板增多症。

4. BT 延长，PC 正常

多数是由血小板功能异常或某些凝血因子缺乏所致的出血性疾病。如血小板无力症、贮藏池病以及低（无）纤维蛋白原血症、血管性血友病（vWD）等。

（二）二期止血缺陷

二期止血缺陷是指凝血因子缺乏或病理性抗凝物质存在所致的出血性疾病。选用 APTT 和 PT 作为筛选试验，大致有以下四种情况：

1. APTT 和 PT 都正常

除正常人外，仅见于遗传性和获得性因子 XIII 缺乏症。获得性因子 XIII 缺乏症常由严重肝病、肝脏肿瘤、恶性淋巴瘤、白血病、因子 XIII 抗体、自身免疫性溶血性贫血和恶性贫血等引起。

· 158 ·

2. APTT 延长，PT 正常

多数是由内源性凝血途径缺陷所引起的出血性疾病，如血友病 A、血友病 B、因子 XI 缺乏症、血循环中有凝血因子（如因子Ⅷ）抗体存在；DIC 时可见因子Ⅷ、因子Ⅸ、XI 和XII减低；肝脏疾病时可见因子Ⅸ、XI 和XII减少。

3. APTT 正常，PT 延长

多数是由外源性凝血途径缺陷所引起的出血性疾病。如遗传性和获得性因子Ⅶ缺乏症。

4. APTT 和 PT 都延长

多数是由共同凝血途径缺陷所引起的出血性疾病。如遗传性和获得性因子Ⅹ、Ⅴ、凝血酶原（因子Ⅱ）和纤维蛋白原（因子Ⅰ）缺乏症。此外，临床应用肝素治疗时，APTT 也相应延长；应用口服抗凝剂治疗时，PT 也相应延长。

（三）纤溶活性亢进性出血

纤溶活性亢进性出血是指纤维蛋白（原）被降解所引起的出血。可选用 FDP 和 D－二聚体（D－D）作为筛选试验，大致有下列四种情况：

1. FDP 和 D－D 均正常

表示纤溶活性正常，临床的出血症状可能与原发性或继发性纤溶症无关。

2. FDP 阳性，D－D 阴性

理论上只见于纤维蛋白原被降解，而纤维蛋白未被降解，即原发性纤溶。实际上这种情况多数属于 FDP 的假阳性，见于肝病、手术后大出血、重症 DIC、纤溶初期、剧烈运动后、类风湿因子阳性、抗 Rh（D）抗体存在等。

3. FDP 阴性，D－D 阳性

理论上只见于纤维蛋白被降解，而纤维蛋白原未被降解，即继发性纤溶。实际上这种情况多数属于 FDP 的假阴性，见于 DIC、静脉血栓、动脉血栓和溶栓治疗等。

4. FDP 和 D－D 都阳性

表示纤维蛋白原和纤维蛋白同时被降解，见于继发性纤溶，如 DIC 和溶栓治疗。

二、出血性疾病诊断试验的选择和应用

（一）血小板功能异常性疾病

遗传性或获得性血小板功能异常性疾病，可选用多种血小板功能试验进行诊断和鉴别诊断。

（二）血友病类出血性疾病

血友病和因子XI缺乏症：血友病类出血性疾病通常包括血友病 A、血友病 B 和凝血因子XI缺乏症，也可包括血管性血友病。

（三）肝病出血

肝病出血的原因甚为复杂，除涉及血小板异常外，主要与以下几个方面有关：

1. 凝血因子和抗凝因子的合成减少

当肝细胞受损或坏死时，肝细胞合成凝血因子（除钙离子外的其他血浆凝血因子）和抗凝因子（AT、Hc－Ⅱ、PC、PS 等）的能力减低，这些因子的血浆水平降低，导致凝血和抗凝血平衡的失调。

2. 凝血因子和抗凝因子的消耗增多

肝病常并发原发性纤溶或 DIC，此时血浆中纤溶酶水平增高，纤溶酶不仅可以水解纤维蛋白（原），而且可以水解多个凝血因子（FⅧ、Ⅸ、Ⅹ、Ⅺ、Ⅻ），同时也消耗了大量抗凝因子。因此，这些因子的血浆水平进一步降低。

3. 抗凝物质和血 FDP 增多

肝病时，肝细胞合成肝素酶的能力减低，使类肝素抗凝物质不能及时被灭活而在循环血液中积累。此外，高纤溶酶血症致使纤维蛋白（原）降解，产生的 FDP 水平增高，FDP 具有抗凝作用。

诊断肝病时，对观察病情和判断预后有价值的指标是：因子Ⅶ：C 和Ⅱ；C 减低，先于肝功能异常，可作为肝病早期诊断的指标之一；Fg 和因子Ⅴ：C 减低，反映肝病严重，或进入肝硬化；异常凝血酶原增高是诊断原发性肝癌的参考指标之一；因子Ⅷ：C 和 vWF：Ag 水平越高，反映肝病越严重；因子Ⅷ：C 降低提示并发 DIC；因子ⅩⅢa：Ag、AT 水平低于 35% 或 PLG 的水平低于 20% 时提示预后不佳；肝病时常呈多个因子的联合变化，故需综合分析。

（四）原发性纤溶症

原发性纤溶症是由于纤溶酶原激活物（t–PA，u–PA）增多导致纤溶酶活性增强，后者降解血浆纤维蛋白原和多种凝血因子，使它们的血浆水平及其活性降低。虽称"原发性"但常见于：引起纤溶酶原激活物（t–PA，u–PA）增多或活性增强的疾病，如胰腺、前列腺、甲状腺等手术或过度挤压时；引起纤溶抑制物（PAI–1、α_2–AP）减少或活性降低的疾病，如严重肝病、恶性肿瘤、中暑、冻伤和某些感染等。

三、血栓性疾病诊断试验的选择和应用

（一）血栓前状态

血栓前状态也称血栓前期，是指血液有形成分和无形成分的生化学和流变学发生某些变化。在这一病理状态下，血液有可能形成血栓或血栓栓塞性疾病。诊断血栓前状态的试验可从以下三方面进行：

1. 筛选试验

血浆活化的部分凝血活酶时间（APTT）可能缩短；血浆凝血酶原时间（PT）可能缩短；血浆纤维蛋白原（Fg）测定可能增高；血小板聚集试验（PAgT）的聚集率可能增高；血液黏度测定一般增高。

2. 常用试验

血管性血友病因子抗原（vWF：Ag）增高反映血管内皮细胞损伤；β–血小板球蛋白（β–TG）增高反映血小板被激活；可溶性纤维蛋白单体复合物（SFMC）增高反映凝血酶活性增强或形成增多；抗凝血酶活性（AT：A）减低反映凝血酶的活性增强；纤维蛋白（原）降解产物（FDP）和 D–D 增高反映纤溶酶活性增强。

3. 特异试验

血栓调节蛋白（TM）和（或）内皮素–1（ET–1）增高反映血管内皮细胞受损；

P－选择素和（或）11－去氢－血栓素 B_{12} 增高反映血小板被激活；凝血酶原片段 1＋2（F1＋2）和（或）纤维蛋白肽 A（FPA）增高反映凝血酶活性增强或其形成增多；组织因子（TF）增高反映外源凝血途径活性增强；凝血酶—抗凝血酶复合物（TAT）增高反映凝血酶活性增强；β（B）$_{1-42}$ 片段和（或）β（B）$_{15-42}$ 片段增高反映纤溶酶活性增强；纤溶酶—抗纤溶酶复合物（PAP）增高反映纤溶酶活性增强。

（二）易栓症

易栓症包括易引起血栓栓塞的抗凝因子缺陷、凝血因子缺陷、纤溶成分缺陷以及代谢障碍等疾病。

四、弥散性血管内凝血诊断试验的选择和应用

弥散性血管内凝血（DIC）是由多种致病因素导致全身微血管内微血栓的形成，消耗了大量的血小板和凝血因子，并引起继发性纤溶亢进，造成血栓形成的综合征。

（一）临床诊断

存在易致 DIC 的基础疾病，如感染、恶性肿瘤、病理产科、大型手术和创伤、严重肝病等。临床上有严重和多发性出血，不能用原发病解释的微循环衰竭或休克，广泛性皮肤、黏膜栓塞或脑、肾、肺等脏器功能衰竭，对抗凝治疗有效。

（二）一般诊断试验

同时有下列 3 项以上试验异常。

1. 血小板计数（PC）进行性下降，低于 $100 \times 10^9/L$（急性白血病和肝病需低于 $50 \times 10^9/L$）。或有下列 2 项以上血小板活化分子标志物血浆水平的增高：$\beta-TG$；PF_4；TXB_2；P－选择素（GMP－140）。

2. 血浆纤维蛋白原（Fg）进行性减低，低于 1.5 g/L（肝病低于 1.0 g/L，急性白血病低于 1.8 g/L）或增高超过 4 g/L。

3. 3P 试验阳性或血浆 FDP 超过 20 mg/L（肝病超过 60 mg/L），或 D－D 水平较正常对照值增高 4 倍以上（阳性）。

4. PT 延长或缩短 3 秒以上（肝病 >5 秒）；APTT 延长 10 秒以上或缩短 5 秒以上。

5. AT 活性低于 60%（不适用于肝病）或蛋白 C（PC）活性减低。

6. 血浆纤溶酶原抗原（PLG：Ag）低于 200 mg/L。

7. 血浆因子Ⅷ：C 低于 50%（肝病必备）。

8. 血浆内皮素－1（ET－1）水平超过 80 pg/ml，或血栓调节蛋白（TM）较正常增高 2 倍以上。

（三）疑难或特殊病例诊断试验

有下列 2 项以上异常。

1. 血浆 F1＋2、TAT 或 FPA 水平增高。

2. 血浆 SFMC 水平增高。

3. 血浆 PAP 水平增高。

4. 血浆组织因子（TF）水平增高，或组织因子途径抑制物（TFPI）水平下降。

（四）DIC 前期（Pre – DIC）诊断试验

指临床上存在易致 DIC 的基础疾病和临床表现，但尚未达到 DIC 的实验诊断标准。此时有下列 3 项以上试验异常，可诊断为 Pre – DIC。

1. 正常操作条件下，采集血液标本易凝固，或 PT 缩短 3 秒以上，APTT 缩短 5 秒以上。

2. 血浆血小板活化分子标志物含量增高：β – TG，PF_4，TXB_2，P – 选择素（GMP – 140）。

3. 凝血激活分子标志物含量增高：F1 + 2，TAT，FPA 和 SFMC。

4. 抗凝血活性减低：AT：A 和 PC：A。

5. 血管内皮细胞损伤分子标志物增高：ET – 1 和 TM。

（甄秀霞）

第四节　出凝血功能监测

临床上出凝血功能监测主要是将血管性疾病、血小板疾病和凝血障碍性疾病作初步鉴别，代表性的监测指标有：反映血管因素（出血时间、毛细血管脆性试验），监测血小板因素（血小板计数、血小板黏附试验、血小板聚集试验、血块退缩试验等），监测凝血功能的指标（凝血时间、凝血活酶试验、凝血酶原时间等），反映纤维蛋白溶解系统的指标（纤溶酶原测定、纤维蛋白解产物测定、优球蛋白溶解时间等），血中抗凝物质监测（凝血酶凝固时间、抗凝血酶Ⅲ测定）以及反映体外循环中肝素化效果的指标（激活全血凝固时间）。

凝血酶原时间（PT）正常参考值：11 ~ 14 秒。超过正常对照值 3 秒为延长。PT 延长见先天性凝血因子缺乏疾病、肝疾病、DIC、原发性纤溶症、维生素 K 缺乏症等；PT 是监测口服抗凝剂（如华法林）的首选抗凝试验。PT 缩短见于妊娠高血压、口服避孕药、血栓前状态和血栓性疾病等。

血栓弹力图：记录血栓形成的全过程，血凝块形成和发展、血凝块回缩和溶解。提供血栓形成速度、强度和稳定性等血栓形成过程的信息。用以检测血小板及凝血系统的功能。正常参考值①反应时间（r 值）：10 ~ 15 分钟，表示最初纤维蛋白形成；②凝固时间（k 值）：6 ~ 8 分钟，相当于凝血酶生成时间；③最大凝固时间（m 值）：自然全血为（40.31 ± 4.61）分钟，相当于纤维蛋白生成时间段；④血栓最大幅度（ma 值）：50 ~ 60 mm，反映血小板数量和功能以及纤维蛋白原浓度；⑤血栓最大弹力度（mε）：在血栓最大幅度处的弹力度称为血栓最大弹力度，正常参考值：自然全血为 105.53 ± 26.55。血栓弹力图临床上主要用于体外循环后凝血异常及肝移植术中的凝血功能监测。

（甄秀霞）

第五节 弥散性血管内凝血

弥散性血管内凝血（DIC）是由多种致病因素导致机体微细血管内广泛血栓形成，继而出现凝血因子及血小板大量消耗和继发性纤维蛋白溶解亢进（简称纤溶亢进）为特征的一种全身性血栓—出血综合征。其基本特征是由于病理性凝血酶和纤溶酶大量生成，引起多发性出血、顽固性休克、广泛的栓塞症状和微血管病性溶血的临床表现。这种病理状态若得不到及时纠正，势必导致多器官功能障碍和不可逆性休克。

一、病因和发病机制

血管内血栓形成的主要病理过程是血管内凝血过程的启动和血小板激活。引起血管内凝血过程启动和血小板激活的原因是多样的，但归纳起来是血管内皮损伤和组织损伤。而引起血管内皮损伤和组织损伤的相关疾病主要见于：

（一）感染性疾病

1. 细菌感染

革兰阴性细菌感染，如脑膜炎双球菌引起的暴发性流脑、胆道感染、伤寒、暴发性菌痢、败血症等；革兰阳性细菌感染，如溶血性链球菌、金黄色葡萄球菌及肺炎双球菌引起的败血症。

2. 螺旋体病

如钩端螺旋体感染。

3. 立克次体感染

如斑疹伤寒、恙虫病。

4. 病毒感染

流行性出血热、重症肝炎、乙型脑炎、天花、麻疹、传染性单核细胞增多症、巨细胞病毒感染等。

5. 真菌感染

霉菌性败血症。

6. 原虫感染

脑型、恶性疟疾、黑热病等。

7. 诱发因素

①病原体、毒素或免疫复合物损伤血管内皮，使其下的胶原暴露；②致病性微生物直接激活因子XII，启动内源性凝血途径；③致使组织损伤继而激活外源性凝血途径；④微循环障碍导致组织缺氧、酸中毒损伤内皮细胞；⑤继发性红细胞、血小板损伤激活内源性凝血途径；⑥严重肝细胞损伤致使对活化的凝血因子清除能力减弱；抗凝血酶–III及纤溶酶原合成减少；⑦单核—吞噬细胞系统功能受抑制。

（二）组织损伤

1. 外科疾病

如广泛性手术、血管外科手术、大面积烧伤、挤压综合征、毒蛇咬伤、急性出血性胰腺炎等。

2. 产科疾病

如羊水栓塞、胎盘早期剥离、子痫、先兆子痫、刮宫、死胎残留、感染性流产较为常见。

3. 恶性肿瘤

如胰、胃、前列腺及支气管癌、黏液腺癌，尤其是肿瘤晚期广泛转移的患者。

4. 白血病

各型白血病，其中以急性早幼粒细胞白血病（尤其是经化疗后）最多见。

（三）肝病

暴发性肝炎、亚急性肝坏死和肝硬化等严重肝病的全身性出血常和 DIC 有关。

（四）其他

严重的输血、输液反应、肺源性心脏病、急性坏死性胰腺炎、急性坏死性肠炎、某些结缔组织病、药物过敏、毒蛇咬伤及中暑等都可能诱发 DIC。

二、病情评估

（一）病史

了解起病的缓急，是否患有感染性疾病、恶性肿瘤，近日有无手术史、生产史等。

（二）症状和体征

DIC 的临床表现可因原发病、DIC 类型及分期不同而有较大差异。最常见的表现有出血倾向、休克、微血管栓塞及微血管病性溶血等。

1. 出血

发生率 84% ~95%，以多发性皮肤大片淤斑，注射、手术、创伤部位渗血不止为临床特征。常见的发生部位是皮肤黏膜，表现为出血点、淤斑，纤溶亢进时皮肤可见大片淤斑。穿刺部位和手术创口渗血往往是临床医生想到 DIC 的首发表现。深组织出血包括：呕血、便血、咯血、血尿、阴道出血和颅内出血，以颅内出血最为严重，常在短时间内危及生命。

2. 微循环障碍

发生率 30% ~80%，特征是不能用原发病解释的微循环障碍和顽固性休克。由于广泛性微血栓形成使回心血量减少，致使低血压或休克出现，加上被激活的徐缓素及 FDP 的扩血管作用，可使毛细血管通透性增加，血容量进一步减少，休克可因此而加重。在临床上表现为一过性或持续性血压下降，早期即出现肾、肺、大脑等器官功能不全，出现肢体湿冷、少尿、呼吸困难、发绀及神志改变等。

3. 栓塞症状

导致受累器官或组织坏死，器官功能衰竭，引起相应器官的有关症状和体征。内脏栓塞最常见于肺、脑、肝、肾和胃肠道等。

4. 溶血

微血管病性溶血可引起红细胞大量破碎，引起黄疸。

（三）实验室检查

有下列 3 项以上异常：

1. 血小板 $<10\times10^9/L$ 或进行性下降。

2. 凝血酶原时间正常延长或缩短 3 秒以上，或呈动态性变化。

3. 纤维蛋白原定量减少，常低于 2 g/L，但在感染、妊娠、创伤、休克等情况时，因机体处于应激状态，纤维蛋白原仍可维持在较高水平。因此在 DIC 早期，纤维蛋白原可能并不降低，但动态观察中，纤维蛋白原有持续下降趋势。若含量低于1.5 g/L，有诊断价值。用凝血酶的方法测定时，因受纤维蛋白降解产物的影响而数值偏低，故常用纤维蛋白原滴定度的半定量方法。

4. 鱼精蛋白副凝试验（3P）阳性或血清纤维蛋白（原）降解产物（FDP）超过20 mg/L。

5. 血涂片中破碎细胞比例超过2%。

6. 部分疑难病例在条件允许时可行下列检查：抗凝血酶Ⅲ（ATⅢ）含量测定；因子Ⅷ活性或Ⅷ：C/ⅧR：Ag 比例测定；血小板 β－血栓球蛋白（β－TG）测定；纤维蛋白原转换率测定。

存在易引起 DIC 的基础疾病且有下列两项以上临床表现：多发性出血倾向；不易用原发病解释的微循环衰竭和（或）休克；多发性微血管栓塞的症状、体征，如皮肤、皮下、黏膜栓塞性坏死及早期出现的肺、肾、脑等脏器功能衰竭；抗凝治疗有效，同时实验室检查有 3 项以上异常则可诊断 DIC。

三、急救措施

治疗原则包括积极治疗原发病、阻断 DIC 的病理过程（抗凝治疗）、补充缺乏的凝血成分和抑制纤溶活性。

（一）积极治疗原发病

这是治疗成败的关键，它常常可迅速终止或明显减弱血管内凝血的过程，也可使抗凝等其他治疗易于奏效。如有效的控制感染，清除原发性感染灶，及时果断地清除子宫内致病性因素，纠正酸中毒与休克状态。

（二）抗凝疗法

抗凝治疗的目的在于阻断血管内凝血的病理过程，目前仍以肝素为主。主要用于DIC 高凝期伴明显血栓形成，或病因不能迅速驱除时。消耗性低凝期或纤溶亢进期应慎用肝素，但经积极治疗原发病和补充凝血成分的治疗，出血仍不能控制，而且 DIC 的病因持续存在，应加用肝素以阻断仍未终止的血管内凝血过程。

肝素应用方法：剂量应因人而异。一般首次用量为 0.5～1 mg/kg，每 4～6 小时给1 次维持量，维持量一般为 0.25～0.5 mg/kg。具体应根据试管法凝血时间的测定来监护肝素用量，使凝血时间控制在 20～30 分钟，如小于 20 分钟，可酌情加量；大于 30分钟，应及时减量或停用。同时严密观察临床病情进展和有无出血加重的倾向。急性

DIC 一般需持续治疗 3 ~ 5 天，当临床上出血基本停止，休克纠正，急性肾功能衰竭等血栓形成表现得以恢复，即可开始减量，2 ~ 3 天完全停用。实验室检查结果也可作为减量和停药的参考。肝素停药时，原则为逐渐减量至停药。下列指标可停药，如出血停止、休克改善、尿量增多、血小板计数回升、凝血酶原时间较前缩短 5 秒以上。对肝素应用过量时，可用鱼精蛋白与肝素对抗，可抗 1 : 1，即鱼精蛋白 1 mg 中和 1 mg 的肝素（1 mg 相当于 125 ~ 130 U）。鱼精蛋白一般用量 25 ~ 50 mg，一次量不超过 50 mg，静脉内缓注 3 ~ 10 分钟。

肝素治疗失败的原因：①使用太晚，微血管内血栓已广泛形成，造成器官与组织不可逆性损害。②如纤维蛋白已经形成，肝素无法阻止其在微血管内沉积。③剂量不够或用药时间太短。④原发病太重，未消除诱因。⑤蛇毒引起的 DIC，用肝素不能抑制蛇毒凝血酶。

其他抗凝治疗：低分子右旋糖苷（分子量以 25 000 ~ 40 000 为宜）以扩充微循环、修复损伤的血管内皮细胞。防止血小板黏附和聚集，每日 500 ~ 1 000 ml，分 2 次静脉滴注。若在 500 ml 右旋糖苷内加入 100 ~ 200 ml 潘生丁（每日 200 ~ 400 mg），可获得更好的疗效。但应防止低分子右旋糖苷及潘生丁所引起的血压下降、出血加重和头痛等副作用。或潘生丁 100 mg，肌内注射，或 200 ~ 400 mg 加入 5% 葡萄糖液 500 ml 中，静脉滴注。

（三）补充血小板及凝血因子

适应证：①DIC 出血倾向严重或继发性纤溶亢进时；②与肝素治疗同时进行。为提高凝血因子和血小板的水平，可输新鲜血浆或新鲜全血。若纤维蛋白原明显减少可输纤维蛋白原。每克纤维蛋白原可增加血浆纤维蛋白原 0.25 g/L。血小板降低时，每次输入血小板 8 个单位。凝血酶原复合物（PPSS），含因子 Ⅱ、Ⅶ、Ⅳ、Ⅹ，每瓶 200 U，相当 200 ml 新鲜血的因子量。加入 5% 葡萄糖液 50 ml 静滴。维生素 K_1，或维生素 K_3、或维生素 K_4，5 ~ 10 mg，口服或肌注，2 ~ 3 次/天。

（四）纤溶抑制药物

一般宜与抗凝剂同时应用，适用于：①DIC 的基础病因及诱发因素已去除或控制；②有明显纤溶亢进的临床及实验室证据；③DIC 晚期，继发性纤溶亢进已成为迟发性出血的主要原因。6 - 氨基己酸：首剂 4 ~ 6 g 加入生理盐水或 5% 葡萄糖液 100 ml 中，30 分钟内滴入。因其排泄迅速，需用维持量 1 g/h。对羧基苄胺（止血芳酸）：200 ~ 500 mg/次，1 ~ 2 次/日，静注。抑肽酶：具有抗纤溶和抗 X_α 作用，适用于 DIC 中、晚期，8 万 ~ 10 万 U/d，3 ~ 4 次，静滴。

四、监护

（一）一般监护

安静卧床，保持心情平静，对于神志清醒者尤为重要。向患者解释积极配合治疗，病情会逐渐好转，避免其情绪紧张。做好家属工作，给予理解和配合。保持呼吸道通畅，持续吸氧，以改善组织缺氧状况及避免脑出血发生。

（二）病情观察与监护

1. 严密观察病情变化，及时识别 DIC 的早期征象，注意有无寒战、面色苍白、四肢厥冷、指（趾）发绀、皮肤有无花斑、脉细弱、血压降低、尿少等情况。注意有无嗜睡、烦躁、意识障碍、昏迷及肢体瘫痪等神经系统表现。发现异常，及时报告医生并协助处理。

2. 护士应备齐抢救设备及药品，积极配合医生及时治疗原发病及抗休克治疗，并协助医生及时测定凝血时间，以助诊断。DIC 晚期可有广泛性出血，常见有皮肤黏膜或内脏出血、鼻衄、齿龈出血、血尿、脑出血等，应配合医生抢救，如鼻出血时可用 0.1% 肾上腺素棉球或碘仿纱条填塞鼻腔。齿龈出血时先用生理盐水含漱，再用消毒纱布压迫牙龈出血。穿刺或注射部位易出血不止，操作后用消毒棉球或棉球按压局部 3 分钟以上，至出血停止为止。如有呕血、黑便等消化道出血时，可暂禁食，按病情需要给流质饮食，并按消化道出血常规护理。剧烈头痛、视物模糊疑为脑出血时，应将头部抬高和冷敷。疑有颅内压增高时，按医嘱及时给降颅内压药物。护士要熟悉肝素、链激酶等药物的药理、用法及副作用，发现异常，速告医生并协助处理。

（三）对症监护

DIC 时所发生多部位出血倾向，应根据不同情况予以护理。①皮肤出血：衣服、被单应柔软，翻身宜轻。穿刺和注射部位可行压迫止血。患者接受抗凝治疗时，尽量减少有创伤性检查和肌内注射。②鼻出血：鼻部冷敷，用 1∶1 000 肾上腺素棉条或凡士林纱条填塞鼻腔。③口腔黏膜出血：用生理盐水或 1∶5 000 呋喃西林液漱口加强口腔护理。④呕血：按上消化道出血护理。

（四）健康教育

易诱发弥散性血管内凝血的基础疾病存在，如感染性疾病、病理性产科、恶性肿瘤的患者要及时积极治疗。急性型弥散性血管内凝血预后较差，死亡原因多与原发病较重、诱因不能及时去除、诊断不及时及治疗不当有关。

（甄秀霞）

第十三章　创伤及创伤并发症

第一节　创　伤

人体受到各种致伤因子的作用，可发生各种损伤。例如：高温可造成烧伤，低温可造成冻伤，放射线可造成放射伤，等等。创伤是指机械性致伤因子所造成的损伤，为动力作用造成的组织连续性破坏和功能障碍。例如：皮肤损伤而失其屏障作用，血管破裂而出血，关节脱位而不能正常活动。创伤在平日和战时都相当多见，已受到社会的广泛重视；医务人员自应更加重视，并准备随时担任伤员救治工作。

一、创伤分类

临床上有多种分类法。

（一）按致伤原因分类

利于评估伤后的病理变化。如锐器可致刺伤、切割伤、穿透伤等；钝性动力可致挫伤、挤压伤等；切线动力可致擦伤、撕裂伤等；枪弹可致火器伤等。

（二）按解剖部位分类

利于判断伤处重要脏器的损害和功能紊乱。常以局部解剖部位分为颅脑、胸腔、腹腔、盆腔、肢体伤等，这利于进一步判断该处可能发生的软组织、骨骼、内脏创伤的具体部位。若同时发生多部位或脏器创伤，则称为多发性创伤。

（三）按皮肤完整性分类

利于了解创伤后有无污染。分两类，皮肤黏膜尚保持完整者为闭合性创伤；而有破损者为开放性创伤。

（四）按受伤程度分类

利于评估对生命和全身的影响。如头颅、胸内、腹内脏器受伤，可致神经、呼吸、循环等功能障碍，应属重型、严重型创伤。现代创伤学已制订多种评分法，依据呼吸、血压、微血管充盈度及神志、语言、运动反应等项，予以计分量化，进行创伤分度，以供临床参考。

二、创伤分度

根据创伤对组织损害的程度，将创伤的严重程度分为三度：

（一）轻度创伤

组织损伤微小，引起的反应轻微而短暂，一般不需特殊治疗，可以自行修复。

（二）中度创伤

致伤因素的强度较大，组织创伤较大，机体对创伤的反应较重，需经及时治疗后，组织器官功能才能恢复。

（三）重度创伤

是指创伤强度大，对组织损伤程度严重，常合并多种并发症，必须经过积极而正确地处理，才能挽救伤病员的生命，恢复组织器官的功能。有时虽然患者的生命得到保障，但组织器官的功能却难以恢复。

三、创伤的病理变化

创伤的病理变化有局部与全身反应两方面，创伤造成组织的破坏与功能障碍，所引起的炎症反应与全身应激改变均属于防御性反应，为组织修复及内环境稳定提供条件，但这些反应亦有不利于机体的因素，因此可出现临床症状。较轻的创伤主要引起局部改变，较重的创伤除了局部病变外，尚可发生严重的全身反应。

（一）创伤性炎症反应

人体有复杂而完善的自我保护防御功能。但任何创伤，都会激发最基本的生理反应——炎症反应。组织受伤后，会产生血管反应，微血管首先短暂收缩，继而扩张、充血，血管通透性增高，水分、电解质、血浆蛋白渗入组织间隙，与此同时中性粒细胞、巨噬细胞也自血管内逸出，吞噬破坏外来物。受伤的局部出现红、肿、热、痛等表现。

创伤性炎症的机制至今不明。在炎症反应中细胞、组织释放的炎症介质，如组织胺、5 - 羟色胺、补体、前列腺素等物质均介入血管及白细胞的变化，对这些介质形成有抑制作用的药物，如肾上腺皮质激素、吲哚美辛、阿司匹林等则具有抗炎作用。

创伤后的炎症是一种保护性反应，有利于创伤修复，如渗入组织间隙的纤维蛋白原转化为纤维蛋白，可促进组织修复；白细胞、巨噬细胞对抗入侵细菌及吞噬异物亦有助于创口的愈合。但过分强烈与广泛的炎症反应，如局部过度肿胀，引起血循环障碍等情况，亦对创伤治愈不利。

（二）创伤后的全身反应

创伤后因疼痛、紧张、失血、失液等综合作用，可引起下丘脑—垂体系统及交感神经—肾上腺髓质系统出现应激性效应，引发神经—内分泌激素的代偿性调整，使促肾上腺皮质激素、抗利尿激素、生长激素释出增加；肾上腺皮质激素以及儿茶酚胺分泌增加，一系列的神经内分泌反应对创伤后器官功能及代谢发生影响。

在创伤后肾上腺素及去甲肾上腺素促使心率加快、心收缩加强，外周及内脏血管收缩，使心、脑等重要器官的血流得以保证，血压接近正常。儿茶酚胺使肾血流减少，抗利尿激素使尿液排出减少，而醛固酮可促使肾脏潴钠，在维持血容量上发挥作用。

创伤后机体的能量需求增加，由于创伤后儿茶酚胺、肾上腺皮质激素分泌增加，使得血糖增高，同时脂肪与蛋白质的分解加速，使血中脂肪酸水平以及支链氨基酸增高以提供能量。创伤后，机体蛋白分解加速，细胞群减少，尿中排出的含氮物质增加，处于负氮平衡，即分解代谢期。

创伤后如治疗顺利，一般情况下，创伤性炎症与全身反应 3 ~ 5 天趋于消退。炎症反应被抑制，如休克、大量使用肾上腺皮质激素等，会延迟伤口愈合；而炎症反应强化，如渗出过多，组织严重肿胀，可致血循环障碍，修复缓慢。

（三）创伤的并发症

常见的并发症是感染。开放性创伤一般都带有细菌污染，如果细菌数量较多，加以免疫功能降低，就容易发生感染。闭合性创伤如果累及消化道、呼吸道等，也容易发生感染。为此，处理创伤必须着重预防感染。

另一并发症是休克，原因有失血过多、神经系统受强烈刺激或感染严重（重症脓毒症）。休克过程中，全身的大部分组织器官都处于血液低灌流或缺血状态，功能发生障碍而危及生命。休克复苏后，组织器官恢复了血循环，但可能有一部分发生缺血—再灌注损害，一部分组织发生细胞凋亡；严重时可导致多器官功能不全综合征（MODS）。为此，处理创伤必须重视休克的预防和治疗。

四、创伤的修复

修复是指组织缺损由周围健康组织再生来修补、恢复的过程。再生可分为两类：再生组织的结构与功能和原组织相同，称完全再生；缺损的组织不能完全由结构和功能相同的组织来修补，而由肉芽组织代替，形成瘢痕，称不完全再生，也叫瘢痕修复。表皮、黏膜、骨、肝细胞、腺上皮的再生能力较强，一般能完全再生；平滑肌、横纹肌再生能力较弱；心肌再生能力更弱，基本上为瘢痕修复；神经细胞缺乏再生能力。

（一）创伤的修复过程

创伤的修复过程，可分为纤维蛋白充填、细胞增生和组织塑形 3 个阶段。

1. 纤维蛋白充填

创伤后伤口裂隙先为血凝块所充填，血小板与胶原接触，血小板积聚和血管收缩使出血停止，修复即开始。毛细血管短暂收缩后出现扩张。由于组胺类物质的作用，内皮细胞间出现间隙，水、电解质、血浆蛋白、抗体、补体漏入其间，此时开始的伤口局部变化过程，又称炎症期，一般在伤后 72 小时达高峰。在炎症期不断有纤维蛋白加入伤口裂隙，充填伤口，封闭创面，减轻创伤。

2. 细胞增生

伤后 6 小时，成纤维细胞即沿网架增殖。24 ~ 48 小时，内皮细胞亦然，而后又形成新生毛细血管，三者构成肉芽组织。5 ~ 6 天起，成纤维细胞合成的胶原纤维开始增多并呈有序排列，伤口强度逐渐增大。伤后 10 天，成纤维细胞构成伤口内主要组织。缝合的伤口创缘 2 ~ 3 天即可被增生的上皮覆盖。1 周左右达一期愈合。而肉芽创面至少需 1 周，新生上皮开始由创缘向中心生长，逐渐覆盖全部，达临床愈合。随着胶原纤维的增多，伤后 3 ~ 5 周伤口强度迅速增大至 3 个月稳定，此为瘢痕愈合。

3. 组织塑形

为适应伤处功能的代偿，瘢痕愈合的基质——胶原纤维又可被转化和吸收，并可改变排列顺序，使瘢痕软化。另外还有一种肌成纤维细胞，它能使伤口收缩，进而使伤口外观和对功能的影响得以改善。

（二）不利于创伤修复的因素

凡有抑制创伤性炎症、破坏或抑制细胞增生和基质沉积的因素，都将阻碍创伤修复，使伤口不能及时愈合。

1. 感染

感染可引起组织坏死和大量渗出，甚至发生出血，是破坏组织修复的最常见原因。金黄色葡萄球菌、溶血性链球菌、大肠杆菌、绿脓杆菌等致病菌，都可损害细胞和基质，使局部成为化脓性病灶。

2. 异物存留或失活组织过多

伤处组织裂隙被此类物质充填，阻隔新生的细胞和基质连接，成为组织修复的不利因素。

3. 血液循环差

伤处血液循环是创伤修复的基本条件。较重的休克使组织（包括伤处组织）处于低灌流，各种细胞受到不同程度损害，伤后组织修复势将延迟。伤口包扎或缝合过紧，使局部缺血。止血带使用时间过久，也可使远侧组织缺血难以恢复。伤前原有闭塞性脉管病、静脉曲张或淋巴管性水肿的肢体，伤后组织修复迟缓。

4. 局部制动不够

因组织修复需要局部稳定，否则新生的组织受到继续损伤。

5. 全身性因素

①营养不良，如蛋白、维生素C、铁、铜、锌等微量元素的缺少，使细胞增生和基质形成缓慢或质量欠佳；②使用糖皮质激素、吲哚美辛、细胞毒药物、放射线等，创伤性炎症和细胞增生可受抑制；③免疫功能低下的疾病，如糖尿病、肝硬化、尿毒症、白血病或艾滋病等，使中性粒细胞、单核—巨噬细胞、淋巴细胞的功能降低，影响组织修复过程。

临床上处理创伤时，必须重视上述不利因素，采取相应的措施。

（三）创伤愈合类型

1. 一期愈合

又称原发愈合。创伤内组织修复以原来的细胞组织层次为主，连接处仅有少量纤维组织。伤口边缘整齐、严密、平滑，呈线状。

2. 二期愈合

又称瘢痕愈合。创伤致组织缺损多或发生化脓性感染，需肉芽组织填充伤口，纤维组织大量增殖，周围上皮逐渐覆盖或植皮后才能愈合。修复时间长，遗有明显的瘢痕挛缩或瘢痕增生，影响外观和功能。

五、伤情评估

对于较重的创伤，首先要求尽快做出紧急诊断，尤其有休克、大出血、窒息、脑疝、心肺损伤等，应一边抢救，一边做出全面诊断。在急诊抢救过程中，往往是边治疗、边诊断，或者先治疗后诊断。只有这样才能争取时间，挽救伤员生命。

（一）病史

迅速询问患者或护送人员、事故目击者，以了解受伤的机制、时间、部位、原因及受伤者的姿势。一些特定事故，如高空坠落足部着地，可引起踝足部及远位的膝关节、脊柱的单独或联合损伤。行人受汽车撞击后，可引起膝部、小腿和髋部骨折，是由汽车车头、车身的直接损伤，同时患者还可能有头部和上肢的骨折，则为汽车撞翻摔出后坠落时的间接损伤。此外，还要询问受伤后的症状，如有无昏迷史，治疗后的情况及反应等。

（二）体格检查和辅助检查

创伤检查首先要观察患者生命体征，其次检查受伤部位和其他方面的变化，做出诊断，尽快着手抢救。

1. 闭合性创伤检查

此类创伤比开放性创伤诊断要困难得多。因闭合性创伤不能通过伤口探查内部组织的改变，而内脏器官的损伤正好是诊断的重点，所以要根据不同症状、体征结合一系列检查才能诊断。如：①试验性穿刺，了解体腔改变，如血胸、气胸、血腹、腹膜炎等以判断内脏器官有无损伤。如穿刺出血液或气体，一般表示内脏有破裂。②X线透视或拍片，以诊断骨折、胸腹部异物存留等。③超声波检查排除胸腔积液，肝脾损伤。④导管术检查：导尿诊查尿道膀胱损伤；气胸、血胸做闭式引流。⑤内镜检查，探查气管、食管、直肠、膀胱等器官创伤。⑥血管造影，主要诊断血管损伤或外伤性动脉瘤、动脉瘘。⑦CT检查，颅脑外伤，能显示颅内血肿、肝脾胰实质损伤。⑧探查手术，探查手术是闭合性创伤的一种重要的诊断方法和急救措施，为了抢救患者生命，不得不施行探查术，探查一般应在有条件的医院进行。

2. 开放性创伤检查

开放性创伤必须检查伤口，但伤口应先作临时性处理，如压迫止血、堵塞开放性气胸的伤口、覆盖保持腹部脱出的肠管。伤口检查要点：①通过伤口污染情况判断创伤污染程度；②通过查看伤口出血情况、外露组织等，确定处理方法；③通过探查伤口内异物存留部位及深浅，以确定取出和处理方法，一般在伤情稳定时检查，对危重患者非必要时不做或缓做探查术。

3. 全身症状检查

主要是全身常规检查，如体温、脉搏、呼吸、血压、血常规、尿、便检查，有条件可做血生理、X线等一系列检查以衡量创伤后对机体的影响。

（三）检查创伤的注意事项

①发现危重情况如窒息、大出血等，必须立即抢救，不应单纯为了检查而耽误抢救时机。②检查步骤应尽量简捷，询问病史和体格检查可以同时进行。检查动作须谨慎轻巧，勿在检查中加重患者损伤。③重视症状明显的部位，同时应注意寻找比较隐蔽的损伤。例如：左下胸部伤有肋骨骨折和脾破裂，肋骨骨折疼痛显著，而脾破裂早期症状可能被掩盖，但脾破裂后果更为严重。④接收多个患者时，不可忽视不出声的患者。因为有窒息、深度休克或昏迷等的患者已不能呼唤呻吟。⑤一时难以诊断清楚的损伤，应在对症处理过程中密切观察，争取及早诊断。

六、急救措施

创伤处理总目标是恢复机体结构和功能的完整性，首要是维持患者的生命，在保障生命安全的前提下，方可能施行其他治疗措施。治疗创伤时，应从生理功能方面考虑修复组织结构的方法，以补偿生理缺陷为主，减轻伤后残疾程度。在急救创伤中，以抢救生命和恢复生理功能为主是处理创伤的基本原则。

（一）现场救护与转运

1. 病史与体检

有经验的医护人员通常能依据受伤史预测潜在的伤害，因此，应详细询问病史，初步估计病情。着重注意致伤力的性质、程度、作用方式和伤员姿势，以及伤员原有主要疾病。应先行抢救心血管损伤或呼吸障碍的伤员。体格检查按系统或按解剖区域进行，现场体检要求较正确的估计损伤和复苏时需要的监护。

2. 损伤的处理次序

现场急救的首要目的是抢救生命，其次是恢复功能。有时由于伤员伤情太重或精神紧张而不能合作、不能精确判别伤情，应从最坏处着想，以抢救生命为中心。现场急救的重点分为三类：

1）最优先处理的损伤：①颈椎损伤；②呼吸功能减弱；③心血管功能不全；④严重外出血。

2）较优先处理的损伤：①腹腔内损伤；②腹膜后损伤；③脑和脊髓损伤；④严重烧伤和广泛软组织损伤。

3）次要处理的损伤：①低位泌尿生殖道损伤；②周围血管、神经和肌腱损伤；③骨折、脱位；④面部和软组织损伤。

3. 现场急救

创伤发生后，急救越快越好。首先是现场急救，如发生窒息、大出血、呼吸困难等症状，必须立即着手抢救，没条件也要就地取材进行救治，否则伤员短时间内就可死亡。即使心搏呼吸停止，只要可能抢救，就应立即施行复苏术以挽救患者生命。

1）一般急救措施：创伤发生后，要迅速进行伤口止血、包扎、固定，尽快将伤员送往医院。

这阶段主要是保护性措施，有下列注意事项：

（1）伤口止血有多种方法，应根据出血性质和伤口形状选择。常用填塞压迫止血，四肢可用止血带止血，但应注明时间，20分钟要进行松放一次，防止止血肢体远端因缺氧而坏死。

（2）现场急救，包扎伤口要无菌敷料，缺少敷料时选用清洁织物。包扎伤口要适当，防止移位，对伤口脱出的肠管等，原则上不应在现场还纳，先覆盖或包扎好，待清创时处理。

（3）创面部位的制动：骨折和其他创伤常需要固定，这样可减轻疼痛刺激，防止再出血损伤。可选用夹板、健肢、单架等进行固定。

（4）对严重创伤患者，特别是大出血、多处创伤、断肢等，应从现场直接进入手术室，迅速抢救处理。断离肢体应回收，并送往医院，进行再植。

2）循环功能的维护：循环功能的维护主要是制止出血、补充血容量、调整心血管功能。

（1）大出血必须抓紧时间制止，保血就是保命。对开放性创伤体腔内大出血患者应立即手术。手术中先用手指和无损伤器械控制大血管血流，视血管损伤情况给予缝合、吻合或移植修复。闭合性创伤后体腔内出血，先做穿刺，置管引流以估计出血量和出血速度，需要时应立即开胸开腹进行手术。

（2）扩充血容量一般先输入等渗盐水或平衡液，需要时可再输晶体、白蛋白、血浆。

（3）创伤性休克有时需血管活性药如多巴胺类，这类药应在血容量基本充足时使用，否则有加重微循环障碍的作用。

（4）明显的酸中毒（血 pH 值低于 7.2）或碱中毒（pH 值高于 7.6）可加重或引起心血管功能失常，故应纠正，心功能不全者可用速效的强心苷。

3）呼吸功能的维护

若创伤后呼吸功能受到阻塞或困难：

（1）首先清除呼吸道阻塞物，保障呼吸道畅通，维护肺的换气功能。

（2）昏迷伤员应置入导管或气管切开，无自主呼吸者使用人工呼吸机。

（3）外伤性气胸，若属开放性的，应在现场堵塞胸壁伤口，使之变为闭合性气胸，随即清创缝合伤口，穿刺排气，需要时可做闭式引流。

（4）多处多根肋骨骨折，可引起纵隔左右摆动，造成明显呼吸循环障碍，可先用加垫包扎法固定部分胸壁活动，再进行肋骨固定术。

（5）外伤性膈疝时腹腔器官进入胸腔，若呼吸困难，先插气管导管施行人工呼吸，再行手术整复。

4）心肺复苏

当严重创伤或大出血引起心搏、呼吸停止时，需立即进行复苏术。主要措施：

（1）胸外心脏按压，心腔内药物注射。

（2）清理口腔咽喉，口对口人工呼吸。

（3）迅速输入平衡液等。

（4）插入气管内囊导管，接呼吸机人工呼吸。

（5）开胸行心脏按压。

（6）若出现心室纤颤，施行电除颤，配合药物注射。

（二）治疗

1. 伤口处理

对清洁伤口，可直接缝合达到一期愈合；第二类是污染伤口，有一定数量细菌进入伤口，但尚未造成感染，可能感染，也可能轻度炎症达到一期愈合。手术时应特别注意清创。第三类感染伤口，一般要经引流，直至肉芽形成，逐步达到瘢痕愈合。伤后已感染的伤口能否顺利愈合，取决于伤口自然因素和治疗是否适宜。

（1）受伤至伤口处理时间是选择清创术的 1 个指示，曾定为 6 小时、8 小时、12 小时或更长时间。事实上，有的清创术在伤口后 24 小时进行，伤口愈合仍很顺利，伤口清创一般规律是愈快愈少污染。

（2）对清创术，顾名思义，清除伤口细菌异物和失活组织是关键步骤，特别是污染创口要彻底清创。

（3）伤口止血要彻底，以免术后继续出血，又形成血肿影响愈合。

（4）清创术的后阶段工作是修复伤口。各种器官修复方法不一：骨折用钢丝、钢板、钢针固定；血管损伤则用吻合式修补方法，修补时应注意分清组织层次，所缝组织有一定的张力和强度，缝合组织不应残留无效腔。

（5）为预防和减轻感染，一部分清创术完成时可施行伤口缝合加引流或延期缝合。

2. 抗生素的应用

抗生素的应用应和临床清创术结合起来，任何抗生素也不能代替清创处理，单纯用抗生素而忽视伤口处理，并不能防止感染发生。应用抗生素的目的是预防感染，对污染较重或有可能感染的伤口及创伤，应给予较为适宜的抗生素预防感染；二是在创伤感染的情况下，对症应用抗生素消灭病原菌。给予抗生素应注意药量要足，服药时间要控制。有条件时，可做药敏试验，有针对性地应用。

3. 水、电解质和酸碱度的调整

创伤后脱水多系等渗性，表现为口渴、尿少等，有的可有血浓缩。一般给予等渗盐水、平衡液、葡萄糖等便可使脱水缓解。失血过多的给予血浆、全血静脉输入，输液时应注意监测血清钠、氯等。伤后血清钾浓度常有波动，血清中增多的钾可能来自细胞内或来自输血，如肾功能好，这类高血钾持续时间不会太长。高血钾持续时间过长可能引起心搏骤停。血钾浓度过低可出现肌无力、腹胀、腱反射减弱等，应及时补钾。伤后酸碱失衡有多方面原因，过度换气可引起呼吸性碱中毒，通气或换气不良可引起呼吸性酸中毒。对于较重的创伤，一般酸中毒比碱中毒常见或持续时间较长，因为低灌流缺氧、分解代谢加速等，加以临床上常用平衡液加碳酸氢钠调整创伤后体液酸碱度。应当维持正常的呼吸循环功能和胃功能，另一方面应当适当应用碱性或酸性药物。

4. 营养供给

一般较轻创伤患者应较早恢复饮食，进食易消化有营养食物。严重创伤者的分解代谢加速，且肠胃功能低下，营养补给更应注意。

5. 休克和器官衰竭的预防

伤后休克是创伤常见的并发症之一，创伤后可发生急性肾衰竭、应激性反应、成人呼吸窘迫综合征。器官衰竭与死亡率有着密切的关系。创伤性休克，与创伤刺激和失血相关，后期继发病多为脓毒症。休克的治疗，主要是解除致病原因，如减少伤后刺激，及时止血和补充血容量，解除呼吸道堵塞，使用镇痛药。

七、监护

（一）一般监护

1. 体位和制动

体位应利于呼吸和静脉回流。多取平卧位，体位变化宜慢。制动可用绷带、石膏、夹板、支架等。

2. 防治感染

对伤口施行无菌术处理。抗生素在伤后 6 小时内应开始使用。开放性创伤应予破伤风抗毒素。

3. 镇静、止痛

未确诊前慎用。给予一般药物和心理治疗，对多数伤口的疼痛有效。使用麻醉镇痛药时，应防止呼吸抑制和（或）成瘾性的不良反应。

4. 禁饮食或置鼻胃管减压。

5. 维持体液平衡和营养

酌情选用肠内或肠外营养支持。

6. 病室要保持清洁、舒适

一般温度在20℃左右，湿度在60%。做好基础护理。

7. 防止压疮

每隔3~4小时应翻身或调整体位一次，骨突出处适当加以按摩并垫海绵、纱布等软物加以保护。同时做好口腔、大小便的护理，预防感染，减少肺部并发症的发生。

（二）病情观察与护理

1. 现场救护

应根据不同的伤情将伤员分为轻、中、重、危，并对受伤部位做出鲜明的标志，途中应严密观察体温、脉搏、呼吸、血压、尿量、神志、末梢循环及缺氧情况等变化。对大出血、呼吸道阻塞、内脏穿孔、骨折等危及生命的伤情，应在运送伤员前紧急处理，以保证安全转送到医院。颅脑损伤及昏迷患者，应将头转向一侧，防止舌后坠分泌物阻塞气道，必要时将舌牵出，恶心、呕吐者，应取侧卧位，防止误吸。使用止血带的伤员，应每隔1~2小时松解1次，每次5~10分钟，松解止血带时可用力按压住出血的伤口，以防发生大出血。带有输液管、气管插管及引流管的伤员，还须专人观察及保护，保证管道通畅。为防止压伤和压疮发生，每隔3~4小时翻身或调整体位一次，骨突出处适当加以按摩并垫海绵、纱布等软物加以保护。注意防雨、防暑、防寒等。

2. 伤员入院后

护士应和医生一起问病查体，了解伤情。正确记录出入量，保持出入液体平衡，并准确恰当、系统、内容完整地做好监护记录，以利分析伤情，同时也为护理工作的总结提供珍贵的资料。此外，要遵医嘱掌握正确的给药时间和方法，了解各种药物的配伍禁忌、作用、不良反应，观察各种用药的疗效及反应。

3. 遵医嘱及时采集标本送检

如血、尿、粪常规，肝、肾功能，电解质等，并及时了解结果。

4. 危重伤病员

要做好心电、中心静脉压、呼吸、尿量等监测，发现异常及时报告医生处理。

5. 对各种引流管的观察

如导尿管、胃管、胸腔引流管等，要保持通畅，并注意观察引流液有无质、量、颜色的改变。

6. 保持呼吸道通畅

保持呼吸道通畅防止窒息及缺氧。如固定好人工气管插管，注意位置深浅，以保证充足的通气量。及时清除气道内分泌物，定期气道内湿化。气管切开者，还应定时消毒、更换气管套管。

（三）心理护理

给伤员、家属以精神和心理支持。对突发性的意外创伤，不论伤情轻重，都需要给可能需立即手术或预测会发生死亡的伤员的家属精神支持。伤员入手术室或 ICU 监护前，应陪同伤员并提供完整的书面记录，包括与家属谈话的情况和他们所了解的有关资料。若有必要，代为保管伤员的衣服和贵重物品，存单上要有两人以上的签名。可能与违法犯罪有关的物品应妥善保存并记录。帮助清醒患者增强战胜伤痛的信心。

（四）功能锻炼

治疗创伤不仅要求修复损伤的组织器官，而且要尽可能恢复其生理功能。因此，在促进组织修复的前提下，应积极进行身体各部位功能锻炼，防止因制动引起关节僵硬、肌肉萎缩等并发症。向患者讲解创伤的病理、伤口修复的影响因素、各项治疗措施的必要性，鼓励其加强营养，以积极的心态配合治疗，促进康复。

（五）健康教育

教育患者及社区人群应注意交通安全及劳动保护，要善于调节良好的心境，善于处理人际关系，遵守社会公德，避免损伤的发生。指导患者加强营养，以促使组织修复和脏器功能恢复。根据病情，指导进行功能锻炼的方法，以促使患部功能得到最大恢复。

（张仁芝）

第二节　多发性创伤

随着工业、交通以及高层建筑等事业的发展，使致伤机会增加，且多发损伤有着日益增多的趋势，多发严重损伤已成为城市人口致死或致残的主要原因之一。

多发性创伤包括全身各个部位和系统的损伤，涉及范围甚广，在医学科学深入发展的今天，欲达到高水平的抢救和治疗，是任何一种专业医生所不能胜任的，需要各专业医生的协同，如神经外科、胸外科、腹部外科、血管外科以及麻醉科等。而骨科医生的任务是处理及研究其中的骨关节损伤部分。

一、病因

多发伤的病因多见于交通事故、工伤事故或地震及战争时。应当指出，平时多发伤的病因主要是交通事故。据统计，一半以上的多发伤是由车祸造成的。因此，努力改善交通设施和增强交通安全意识是降低多发伤病死率和致残率的主要因素。

二、分类

凡因同一伤因而致下列伤情两条以上者定为多发伤。

1. 颅脑损伤：颅骨骨折，伴有昏迷、半昏迷的颅内血肿，脑挫伤，颌面部骨折。
2. 颈部损伤：颈部外伤伴有大血管损伤、血肿、颈椎损伤。

3. 胸部损伤：多发性肋骨骨折，血气胸，肺挫伤，纵隔、心、大血管和气管损伤，膈疝。

4. 腹部损伤：腹内出血，内脏伤，腹膜后大血肿。

5. 泌尿生殖系统损伤：肾破裂、膀胱破裂、尿道断裂、阴道破裂、子宫破裂。

6. 骨盆骨折伴有休克。

7. 脊椎骨折伴有神经系统损伤。

8. 上肢肩胛骨、长骨干骨折。

9. 下肢长骨干骨折。

10. 四肢广泛撕脱伤。

三、伤情特点

（一）伤情复杂多变

多发伤伤情严重、变化快，其严重度不只是各专科损伤的简单相加。各部位创伤各有特点，且可相互掩盖，致某一部位的伤情表现不明显。如头部创伤后的神志变化可掩盖腹部创伤的腹部体征，以致漏诊腹内脏器损伤。

（二）休克发生率高

由于多发伤损伤范围广、创面大、失血多及隔离于第三间隙的液体量大，易发生低血容量休克和创伤性休克，有时可与心源性休克（由于胸部外伤、心脏压塞、心肌挫伤、创伤性心肌梗死所致）同时存在。

（三）严重缺氧

多发伤早期低氧血症发生率可高达90%，尤其是颅脑伤、胸部伤伴有休克或昏迷者，血氧分压（PaO_2）可降至30~40 mmHg。

（四）感染发生率高

创伤后机体的免疫功能受抑制，伤口污染严重，缺血后肠道黏膜屏障功能减退导致肠道细菌移位，以及侵入性导管的使用，患者感染发生率很高。且感染多为混合感染，菌群包括革兰阳性菌、革兰阴性菌及厌氧菌。

（五）容易漏诊

漏诊的主要原因为：①未能按多发伤抢救常规进行；②专科医生满足于本专科的诊治，而不能进一步做系统检查；③被一些表现创伤或易于察觉的伤情左右，而忽视了隐蔽和深在的甚至更严重的创伤；④未能正确运用辅助检查；⑤某些症状和体征早期表现不明显而未被重视。四肢骨关节伤不危及生命，常被漏诊。脑挫伤、颅内小血肿早期MRI、CT表现不明显，易被漏诊，故应短期复查CT、MRI。胸腹联合伤交界处损伤易被忽视。腹部伤是最常见的漏诊、误诊部位，即使在剖腹探查中，若术者满足于一两处伤的发现，亦会导致腹膜后脏器如胰、十二指肠、升降结肠损伤的漏诊。

四、监护

首先要求尽快做出紧急诊断，如休克、大出血、窒息、脑疝、心肺损伤等，然后一边抢救，一边做出全面诊断。在急诊抢救过程中，往往是边治疗，边诊断，或者先治疗后诊断。只有这样才能争取时间，挽救伤员生命。

（一）病史

迅速询问患者或护送人员、事故目击者，以了解受伤的机制、时间、部位、原因及受伤者的姿势。一些特定事故常会发生特定的损伤，如高空坠落足部着地，可引起踝足部及远位的膝关节、脊柱的单独或联合损伤。行人受汽车撞后，可引起膝部、小腿和髋部骨折，是由汽车车头、车身的直接损伤，同时患者还可能有头部和上肢的骨折，则为汽车撞翻摔出后坠落时的间接损伤。此外，还要询问受伤后的症状，如有无昏迷史，治疗后的情况及反应等。

（二）查体

应连续多次重复进行，以便及时发现新出现的症状及体征，如患者的一般情况、头颅五官、颈部、胸部、腹部、泌尿系统、脊柱四肢及神经系统等部位的异常变化，并要详细检查局部伤情，对开放性损伤要仔细检查伤口，注意其形状、出血、污染、异物、渗出物等。

（三）实验室及特殊检查

1. 实验室检查

化验血常规、血型、血气分析、血细胞比容等。

2. 穿刺和导管检查

如胸穿可诊断血气胸；腹穿或置管灌洗可诊断肝脾等脏器破裂引起的内出血；导尿管不仅可诊断尿道、膀胱和肾脏损伤，还可计尿量判断血容量。

3. 其他

X线检查、B超、CT等有助于诊断骨折、气胸、血胸、心脏伤、气腹、腹腔内脏器破裂等。

五、急救和监护

（一）现场急救

现场急救的主要目的是去除正在威胁患者生命安全的因素，并使患者能耐受运送的"创伤"负担。在这一阶段容易犯的错误如不合理地使用止血带，以致出血控制不满意，甚至加重出血（一般现场急救用有效的加压包扎止血即可）；患者骨折没有得到固定或固定无效，患者全身情况极差，运送前未做初步纠正而仓促运送医院，均可加重患者的损害，并增加医院急救处理的困难。

1. 脱离危险环境

医护人员到达现场后，首先要使伤员迅速安全地脱离危险环境，如将伤员从倒塌的建筑物或炮火中抢救出来。搬运伤员时切忌将伤肢从重物下拉出来，动作要轻柔。

2. 保持呼吸道通畅

窒息是现场和输送途中伤员死亡的主要原因，急救时要用吸引器或用手将咽部呕吐物、黏痰迅速掏出，昏迷患者的舌后坠要向前托起下颌，把舌拉出并将头转向一侧，以解除呼吸道梗阻。

3. 正确止血

及时正确止血，是减少现场死亡的最重要措施。最有效的紧急止血法是指压法，但对止不住出血的四肢大血管破裂则可采用橡皮止血带或充气止血带。

4. 封闭开放性气胸，对于胸部开放性损伤应迅速用急救包外皮的内面（无菌面），紧贴于伤口，然后多层纱布棉花垫加压包扎或再用胶布固定，使其严密不透空气。对于张力性气胸，应首先行胸腔穿刺排气，可用粗型注射针头，在伤侧锁骨中线第二肋间，做胸腔穿刺排气，可立即挽救生命。

5. 抗休克

主要措施为迅速地临时止血、输液扩容和应用抗休克等。

6. 伤口处理

根据当时的条件，以无菌或清洁敷料包扎伤口，防止加重污染。创面中外露的骨、肌肉、内脏或脑组织都禁忌回纳入伤口内，以免将污染物带入伤口深部。有内脏脱出的腹部伤，应先用急救包中敷料覆盖保护脱出的内脏，再用较厚敷料或宽皮带（也可用饭碗）围在脱出内脏的周围，然后再进行包扎，但应避免压住脱出的内脏。对于伤员大块腹壁缺损，内脏大量脱出，为防止暴露时间过长而加重休克，应尽快用大块无菌敷料包扎，并迅速送往医院。对于有骨折的伤员要妥善包扎固定，但不要在现场复位。

7. 处理断肢

保存好断离肢体，有条件可装入塑料袋内，周围置冰块，低温保藏，切勿使冰水浸入断肢创面或血管腔内。断肢应随同伤员送往医院。

（二）急诊室救治

到医院急诊室后紧急处理主要为抗休克、解除患者窒息和止血等。

1. 休克的处理

补充有效的循环血量是成功的关键。如休克患者合并肢体或内脏的严重创伤，仍在继续出血，应在积极抢救休克的同时紧急手术。

2. 窒息的防治

应及早清除呼吸道的梗阻物，保持呼吸道通畅。必要时行气管插管或气管切开，还可应用呼吸机。同时作血气分析，指导给氧。

3. 各器官系统损伤的处理原则

对多发性创伤，应根据创伤对生命安全威胁的程度，依次进行处理，如各种手术、胸腔闭式引流、颈椎牵引、骨牵引及石膏固定等。一般以胸、腹、脑、四肢骨折的次序进行，具体情况须具体对待。

1）胸部损伤、呼吸困难的处理：有气胸者应尽快穿刺、闭式引流，必要时开胸手术。对"浮动"胸壁者，可用厚棉垫压在"浮动"胸壁处或用巾钳肋骨悬吊等。

2）颅脑损伤的处理：对于颅脑损伤而无休克者，予以20%甘露醇250 ml，在30分钟内输完。可与50%葡萄糖液交替使用。限制输液量，成人每日不超过2 000 ml。颅内血肿一旦诊断明确，应尽快钻孔减压。

3）腹部内脏损伤：有手术指征者，应尽早剖腹探查。

4）骨科处理：对开放性骨折、经关节的骨折或合并有神经和血管损伤的骨折，可在迅速纠正全身情况后尽早进行手术治疗。

4. 使用抗生素、破伤风抗毒素防治感染，维持水、电解质和酸碱平衡。

5. 经上述抢救以后，伤情趋于稳定，但因创伤、休克以及手术和再灌注均造成机体一系列打击和损害，故容易发生单一或多脏器功能衰竭以及感染等严重并发症，这可使伤情再度恶化，甚至造成死亡。因此伤员应在监护病房，进行全面、连续、系统的监护。

（三）多发性骨关节损伤的处理

对多发性骨关节损伤，其治疗原则可以归纳为：抢救生命，保存肢体，有效地处理开放性创伤和骨折。大量资料表明，多发性骨关节损伤的手术治疗，有充分的优越性和广泛的适应证，可缩短住院时间，减轻患者痛苦，有利于护理和治疗，有利于肢体功能的恢复，减少并发症的发生。近年来许多文献强调了对多发性骨关节损伤进行内固定的重要性和必要性，有利于患者的抢救治疗和功能的恢复。

多发性骨关节损伤的早期处理：在治疗时，当患者出现并发症和合并伤处于即刻生命威胁时，抢救生命是首要的，但对于生命体征处于相对稳定或经抢救而相对稳定时，大量资料表明处理骨关节损伤，早期将主要骨干骨折行手术内固定，有利于防止严重并发症及器官功能衰竭，降低死亡率，并为后期功能恢复创造条件。

1. 手术时机

对多发性骨关节损伤生命体征不稳定患者，应积极进行复苏及抗休克治疗，一旦生命体征稳定，立即行骨折内固定。合并脏器损伤而需手术者，可先处理脏器损伤，并在同一麻醉下完成主要骨干骨折的手术处理。如为开放性骨折，亦可考虑分组同时进行手术。

总之，应争取在24小时内对主要骨干施行手术内固定，对于患者的全身处理、护理及功能恢复均有利。

2. 关节内骨折的处理

若缺乏良好内固定材料时，基本要求是尽可能达到解剖复位，得到关节面的平整，并应注意防止旋转和偏移轴线的畸形。有治疗条件者骨折尽可能达到牢固内固定，以利于早期恢复关节功能。在骨折未达到牢固的情况下，要辅以牵引，以在牵引保护下进行早期关节功能锻炼。这应根据骨折损伤类型做内固定的设备条件来决定，万不可在没有牢固内固定又无牵引保护的情况下，一味强调早期活动而导致内固定松动脱落，骨折不愈合。关节内固定时，应同时早期修复损伤的韧带结构，以免日后的关节不稳定。关节内骨折通常有几种类型：①不波及关节负重面的骨折，如膝关节内胫骨嵴撕脱骨折；②波及负重面的骨折，如胫骨髁骨折或髁间骨折；③关节面的塌陷性骨折，如胫骨髁骨折；④波及干骺端部位骨折，如股骨髁间骨折伴有髁上部位粉碎性骨折。

在做骨折内固定时应根据不同骨折类型选用内固定方式，如髌骨骨折可选用张力性固定；单纯股骨髁劈裂骨折可用骨松质螺钉或双端螺纹骨松质螺钉固定；塌陷性胫骨髁骨折，应用支撑性钢板固定；涉及干骺端部位的股骨髁间骨折则应选用角钢板或 DHS 内固定术。

3. 严重开放性骨折的治疗特点

伴有严重软组织损伤的开放性骨折，作为多发性骨关节损伤的一部分，在处理时应考虑患者的全身状况、手术所需时间、抗感染能力以及伤口愈合能力等，与单一开放性骨折处理不尽相同。

开放性多发性骨关节损伤的处理决定于软组织损伤情况和骨折类型。目前较常用Gastilo。分类方法，可对开放伤口软组织损伤的严重性有一个初步判断，其基本处理原则应是：Ⅰ型骨折：在清创后可按闭合骨折处理，在闭合伤口后可根据骨折类型作内固定；Ⅱ型骨折：清创后是否闭合伤口和行内固定术应取决于受伤时间、伤口污染严重程度、骨折类型、所具备的技术和设备条件等多种因素；Ⅲ型骨折：因一期清创常不能完全彻底，而不宜一期闭合伤口。骨折的固定可选用外固定架，在确认无感染情况下再闭合伤口和选用其他合适的固定方式。也有人主张髓内固定方式，选用不扩髓的实心内锁髓内钉固定，目的在于有利于防止感染扩散，而不应选用钢板固定。

对于开放性粉碎性骨折患者，为利于骨折愈合，可考虑早期植骨。即使在开放伤口情况下，亦可选用细小骨松质条或骨块植骨。

（张仁芝）

第三节　创伤性休克

创伤性休克是由于严重外伤，致重要脏器损伤大出血，使有效循环血容量锐减、微循环血液灌注不足，导致全身组织器官缺血、缺氧，而发生多器官功能紊乱、代谢障碍等病理生理改变的综合征。创伤性休克与失血和疼痛有关。

一、病因

创伤性休克与大出血、体液渗出、剧烈疼痛、恐惧、组织坏死分解产物的吸收和创伤感染等一切导致机体神经、循环、内分泌等生理功能紊乱的因素有关。

（一）失血

创伤导致出血引起血流灌注不足。正常成人总血量为4 500~5 000 ml。引起休克的失血量因年龄、性别、健康状况和失血的速度而有所不同。一般来讲，一次突然失血量不超过总血量的15%（约750 ml）时，机体通过神经体液的调节，可代偿性地维持血压于正常范围，此时如能迅速有效地止血、输液或输血等，可防止休克的发生。如失血量达到总血量的25%（约1 250 ml）时，由于大量失血，有效循环血量减少，微循环灌注不足，全身组织和器官出现氧代谢障碍，即发生轻度休克。当失血量达到总血量的35%（约1 750 ml）时，即为中度休克；当失血量达到总血量的45%（约2 250 ml）时，为重度休克。

（二）神经内分泌功能紊乱

严重创伤和伴随发生的症状，如疼痛、恐惧、焦虑与寒冷等，都将对中枢神经产生不良刺激，当这些刺激强烈而持续时，可扩散到皮层下中枢而影响神经内分泌功能，导致反射性血管舒缩功能紊乱，末梢循环障碍而发生休克。末梢循环障碍还可致器官严重缺血缺氧，组织细胞变性坏死，引起器官功能不全，严重者可发生多器官衰竭，使休克加重。同时内分泌改变，使血糖升高等。

（三）组织破坏

严重的挤压伤，可导致局部组织缺血和组织细胞坏死。当压力解除后，由于局部毛细血管破裂和通透性增高，可导致大量出血、血浆渗出和组织水肿，有效循环血量下降，局部组织缺血；同时由于组织水肿，影响局部血液循环，使细胞氧代谢障碍加重，加速了组织细胞坏死的进程。组织细胞坏死后，释放出大量的酸性代谢产物和钾、磷等物质，又可引起酸碱平衡和电解质的紊乱。其中某些活性物质可破坏血管的通透性和舒缩功能，使血浆大量渗入组织间隙中，造成有效循环量进一步下降，导致休克的发生或加重休克的程度。

（四）细菌毒素作用

由于创伤继发严重感染，细菌产生大量的内、外毒素，这些毒素进入血液循环，均可引起中毒反应。并通过血管舒缩中枢或内分泌系统，直接或间接地作用于周围血管，使周围血管阻力发生改变，小动脉和毛细血管循环障碍，有效循环血量减少，动脉压下降，导致中毒性休克产生。另外，毒素还可直接损害组织，增加毛细血管的通透性，造成血浆的丢失，使创伤性休克的程度加重。

二、病理

（一）外伤史

详细了解受伤原因与方式、受压部位、范围与肿胀时间，伤后症状及诊治经过等。注意伤后有无"红棕色""深褐色"或"茶色"尿及尿量情况，若每日少于 400 ml 为少尿，少于 100 ml 为无尿。

（二）症状体征

1. 局部表现

由于皮肉受损，血溢脉外，故有伤处疼痛与肿胀，皮下淤血，皮肤有压痕，皮肤张力增加，受压处及周围皮肤有水疱。伤肢远端血循环状态障碍，部分患者动脉搏动可以不减弱，毛细血管充盈时间正常，但肌肉组织等仍有缺血坏死的危险。伤肢肌肉与神经功能障碍，如主动与被动活动及牵拉时出现疼痛，应考虑为筋膜间隔区内肌群受累的表现；皮肤感觉异常。检查皮肤与黏膜有无破损、胸腹盆腔内器官有无损伤等并发症。

2. 全身证候

伤者出现头目晕沉，食欲下降，面色无华，胸闷腹胀，大便秘结等，可出现发热、面赤、尿黄等。严重者心悸、气急，甚至发生面色苍白，四肢厥冷。

挤压综合征的全身表现主要有：

1）休克：少数患者早期可能不出现休克，或者休克期短暂未被发现。大多数患者由于挤压伤剧痛的刺激，组织广泛的破坏，血浆大量的渗出，而迅速产生休克，且不断加重。

2）肌红蛋白血症与肌红蛋白尿：这是诊断挤压综合征的一个重要依据。患者伤肢解除压力后，24小时内出现褐色尿或自述血尿，同时尿量减少，比重升高，应考虑是肌红蛋白尿。肌红蛋白在血与尿中的浓度，待伤肢减压后3～12小时达到高峰，以后逐渐下降，1～2天恢复正常。

3）高血钾症：肌肉坏死，细胞内的钾大量进入循环，加之肾衰竭排钾困难，在少尿期血钾可每日上升2 mmol/L，甚者24小时内升高至致命水平。高血钾同时伴有高血磷、高血镁及低血钙，可以加重血钾对心肌抑制和毒性作用，应连续监测。少尿期患者常死于高血钾症。

4）酸中毒及氮质血症：肌肉缺血坏死后，大量磷酸根、硫酸根等酸性物质释出，使体液 pH 值降低，导致代谢性酸中毒。严重创伤后组织分解代谢旺盛，大量中间代谢产物集聚体内，非蛋白氮与尿素氮迅速升高，临床上可出现神志不清，呼吸深大，烦躁口渴，恶心等酸中毒与尿毒症等一系列表现。

5）由于缺血再灌流可引起心、肺、肝、脑等器官的损伤，出现相应的功能障碍与症状。

三、伤情评估

（一）病史

患者有严重创伤的病史。与失血性休克相似，属低血容量性休克。但情况复杂多样，易有成人呼吸窘迫综合征（ARDS）、应激性溃疡、肾衰竭及 DIC、合并感染等并发症。

（二）临床表现

1. 意识与表情

休克早期，机体代偿功能尚好，机体处于极度缺氧，患者表现以兴奋为主，烦躁不安，甚至有狂躁等现象，此期若能及时纠正缺氧，纠正血容量不足，休克可能好转；但若是休克继续加重，则脑功能由兴奋转入抑制，表现为淡漠、迟钝与萎靡，继之为谵妄、昏迷，则表示病情恶化，如果脑及其他器官的供血改善，缺氧纠正，患者的意识会随之清醒。

2. 皮肤色泽与肢体温度

1）休克时患者若面色、口唇苍白，四肢皮肤湿冷，则表示病情严重。

2）如轻压指（趾）甲苍白区消失超过1秒钟，提示有淤滞或微循环血流灌注不足的现象。

3）如皮肤出血或淤斑，则提示休克可能进入 DIC 期。

4）若皮肤逐渐转红，肢体转暖，轻压指（趾）甲后，苍白区快速消失短于1秒钟并转红润，说明血流灌注良好，病情好转。

3. 体温

患者体温多偏低，但感染性休克的患者会有高热的现象，当体温突然升至40℃上或降到 36℃以下时，则提示病情危重。

4. 脉搏

休克早期脉搏增快，当脉搏细弱直至摸不到时，则表示休克加重；相反则病情好转。

5. 血压与脉压

1）血压若渐渐下降甚至不能测到，脉压减少，说明病情加重；血压回升为 70/40 mmHg，脉压超过 30 mmHg 或血压虽低但脉搏有力，手足转暖，说明休克在逐渐好转。

2）脉压的变化是休克较早的表现，因此，应每 15 分钟测量 1 次血压，并加以记录。休克时患者的血压常低于 80/50 mmHg，脉压大于 20 mmHg，并有微血管灌注量减少的症状如皮肤湿冷等。

6. 观察呼吸的节律和次数

1）当出现呼吸浅而快、不规则时，表示病情恶化。反应表示病情好转，如呼吸次数大于 30 次/分或小于 8 次/分时应警惕休克肺的发生。

2）在鼻导管或面罩给氧，流量为 4~6 L/min 时，肺泡内的氧浓度可为 40%~50%，若吸氧后缺氧状无改善，且血氧分压不断降低，可初步诊断为休克肺。

3）保持呼吸道通畅，快速输液时观察有无咳及咯血性泡沫痰等情况。防止因输液过多而发生水肿等。

7. 瞳孔

1）正常瞳孔为双侧等大等圆，故应重点观察瞳孔的大小、对光反射的灵敏度。

2）如双侧瞳孔散大，对光反射减弱或消失，表示病情严重，患者处于临死亡的状态。

8. 尿量及尿比重

尿量直接反映了肾血流灌注的情况，也是观察休克简便、实用的重要指标。

1）应在无菌条件下放置尿管，并给予留置，若尿量小于 25 ml/h，且尿量比重增加，则提示肾小管收缩或者血容量不足，若维持在 30 ml/h 以上时，则表明休克好转。

2）若输液后中心静脉压大于正常，而血压在正常范围，但尿量持续减少，应注意有无急性肾功能衰竭发生。

9. 中心静脉压

中心静脉压是指胸腔内上下静脉及右心房的压力，它反应患者心功能、血容量及血管张力情况，若中心静脉压低于 5 cmH$_2$O，则提示血容量不足；如大于 15 cmH$_2$O 并伴有血压偏低，则提示心功能不全。

10. 心电图及实验室检查

1）密切检测心功能，对于心功能不全或电解质紊乱的患者要密切检测心功能。

2）准确无误的化验结果，有助于判断休克程度，并为治疗和护理提供依据。如血内乳酸的升高，常常反映机体无氧代谢的程度，对预后的估计有重要的参考价值。

（三）实验室及其他检查

1. 血液细胞计数

血细胞比容高于 0.45，血红蛋白增高，白细胞和中性粒细胞计数增加。

2. 动脉血气分析

提示换气障碍、二氧化碳潴留，发生呼吸性酸中毒；若为换气过度，发生呼吸性碱中毒；pH 值降低多为组织灌注不良的指标。

3. 血小板减少（低于 $80 \times 10^9/L$）、纤维蛋白原减低（1.5 g/L）、凝血时间延长。

4. 动脉血乳酸盐测定

反映体内热能利用和酸中毒原因。若高于 2 mmol/L，提示预后不佳。

5. 中心静脉压（CVP）与肺动脉楔压（PAWP）的测定

CVP 低于 5 cmH_2O 或 PAWP 低于 6 mmHg，表示血量不足；低于 15 cmH_2O 提示心功能不全或肺循环阻力增加；高于 20 cmH_2O 则表示有充血性心力衰竭；PAWP 低于 20 mmHg则为左心室衰竭。

6. 实验室检查

实验室检查对指导早期抢救价值不大，但有助于判断休克的程度，并可作为病情变化的依据。

四、鉴别诊断

（一）感染性休克

有感染性病灶，出现中毒性临床表现，如寒战、高热等。白细胞计数和中性粒细胞显著增高，血培养、细菌培养有助于诊断。

（二）心源性休克

有急性心排血量减低的综合表现，如四肢厥冷、大汗淋漓、脸色苍白或发绀、呼吸困难、脉细数等；有心肌梗死、严重心肌炎、严重心律失常、心肌疾病等因素，体检可发现心脏异常体征。

五、急救措施

创伤性休克的治疗原则为消除创伤的不利影响，弥补由于创伤而造成的机体代谢紊乱，调整机体的反应，动员机体的潜在功能以对抗休克。在治疗时要将危及生命的创伤置于首位，如头、胸、腹腔脏器损伤等。一些骨折和软组织撕裂都可暂时包扎固定，待休克基本恢复后再行处理。

（一）及时有效地控制活动性出血

快捷有效的止血是治疗创伤性休克的重要措施，在紧急情况下，可用手压迫出血部位或出血的血管，也可加压包扎或应用止血带等。对于内脏破裂或大血管破裂出血很多时，不应等休克纠正后再进行手术。应边抢救边手术。终止造成休克的主要原因，是救治休克的重要步骤。

（二）补充血容量

创伤性休克早期为单纯性失血性休克。因此，及时快速地补足血容量是治疗这类休克的主要措施。一般应在中心静脉压的监测下进行，应尽早使组织供血得到恢复。全血是治疗创伤性休克最为理想的胶体溶液，但在急性出血时，尚需一定的配合时间，往往不能应急。故临床上一般先输右旋糖酐或平衡盐液。低分子右旋糖酐为一种血浆增量剂，能提高血浆渗透压，扩充血容量，在成人，每日总量不宜超过 1 000 ml。近年来，临床上趋向使用低分子 706 羧甲淀粉，该药性能稳定，具有较好的扩容和减低血液黏稠度的效果。

输入血液和液体的量与速度，可根据休克的轻重程度与临床表现，以及尿量等客观指标随时进行调整。必要时，应测定中心静脉压，根据其变化来调节补液量。

（三）血管活性药物的应用

补充血容量后，如血压仍不稳定，可使用血管活性药，以调整血管舒缩功能，改善微循环。

1. 血管收缩药

是一组具有收缩血管作用的药物，可以增加外周循环阻力，增加回心血量，使血压升高。在休克早期，由于血压骤降，可一面扩容，一面应用小剂量血管收缩药物维持血压，以保证心脏血液供应。但缩血管药物应用后，可加重组织的血液灌注不足，使其缺氧加重，对机体重要的内脏器官，尤其是肾脏易产生不良作用，因此不能反复使用。

常用的血管收缩剂有去甲肾上腺素和间羟胺（间羟胺）。去甲肾上腺素的剂量为 2～8 mg 加入 5% 葡萄糖液 500 ml 内静脉滴注，注意防止药液漏出血管外，以免引起组织坏死。间羟胺的剂量为 10～20 mg 加入 5% 葡萄糖液 100 ml 内静脉滴注。

2. 血管扩张药

是一组对微血管有明显扩张作用的药物，以扩张微血管改善微循环，提高组织器官的血液灌注量，使血压回升。血管扩张药物的使用，必须在没有大血管出血，补足有效血容量的基础上使用，否则将会加剧循环血量的不足，使休克恶化。常用的血管扩张药有：

1) α 受体阻滞药：①酚妥拉明，作用快而短暂。一般用 5～10 mg 加入 5% 等渗盐水或葡萄糖液 100～250 ml 内静脉滴注。②酚苄明，剂量为 0.5～10 mg/kg，加入 5% 葡萄糖液 100～250 ml 内静脉滴注，40～60 分钟滴完，作用可持续 48 小时。

2) β 受体兴奋剂：①异丙肾上腺素，常用量为 1 mg，加入右旋糖酐或其他溶液 250～500 ml 内静脉滴注。本药可引起心率增快和心律不齐，应予注意。②多巴胺，用量为 20 mg 加入 5% 葡萄糖液 500 ml 内静脉滴注，每分钟约 20 滴。本药不宜大量使用，因可导致心律失常。

3) 抗胆碱药：①阿托品，每次 1～3 mg 加入 5～10 ml 葡萄糖液中静脉推注，根据病情可每 15～30 分钟 1 次。②山莨菪碱（654-2），每次 10～20 mg，每 15～30 分钟静脉推注 1 次。

（四）纠正酸中毒

休克常合并有酸中毒，而酸中毒存在时休克亦不易纠正，故须及时治疗。如休克患者经扩容及血管活性药物的应用，休克依然存在，均应考虑有代谢性酸中毒存在。应立即测定二氧化碳结合力或做血气分析。一般以保持血浆二氧化碳结合力不低于 18 mmol/L（40% 容积）为原则。常用的碱性药物为 5% 碳酸氢钠溶液，一般按提高血浆二氧化碳结合力的 0.45 mmol/L（1 容积）约需 5% 碳酸氢钠溶液 0.51 ml/kg，根据血浆二氧化碳结合力的测定值进行计算，开始先给 1/3～1/2 量，以后再按临床表现和重复化验检查的结果再酌情补给，以免过量。

（五）肾上腺皮质激素

抢救休克，是否常规应用肾上腺皮质激素，尚无统一意见。但主张用于感染性休克、过敏性休克等。

（六）防治并发症

休克的并发症往往是死亡的原因。主要的并发症是心功能不全、急性肾衰竭和呼吸衰竭，应及时识别，早期处理。

1. 心功能的维护

1）改善心率，增强心肌收缩力：在足够补液和应用血管扩张剂后，中心静脉压高而动脉压低时，可考虑使用洋地黄制剂，如毛花苷 C 等。

2）纠正心律失常：由于心肌缺氧，酸中毒或高、低钾血症等导致心律失常，应根据心电图做出诊断，消除病因，保证充分通气给氧，给予不同的处理。

2. 肺功能的维护

在休克治疗过程中，任意保持呼吸道通畅，及时清除分泌物，吸氧。如呼吸急促、发绀、意识障碍等进行性低氧血症出现，则应及早采用辅助呼吸。

3. 肾功能的维护

休克患者皆应置入导尿管，记录每小时尿量，不断改善肾血流，若心排血量及血压正常后，尿量仍少，应考虑使用利尿剂，若再不能使尿量增加，则表明有肾衰竭发生，应及时处理。

4. 补充高能量

如三磷酸腺苷（ATP）、辅酶 A、细胞色素 C、葡萄糖加胰岛素，可纠正细胞代谢障碍，改善组织缺氧。

六、监护

（一）一般监护

1. 不同病因引起的休克患者有不同的心理状态，创伤引起的休克，起病突然、凶险，患者多缺乏心理准备，有强烈的求生欲望，同时也容易出现对急性起病转归不利的心理反应，因此掌握休克患者心理护理的时机很重要。因为只有患者意识清楚时（休克早期）才有可能接受心理护理。要求护士在抢救休克过程中，做到情绪稳定，技术熟练，以取得患者的充分信赖，减轻患者心理压力，安定患者情绪。用通俗易懂的语言解释休克的可治性和采取各项护理措施的必要性，使患者克服依赖心理，以良好的心态安全度过休克兴奋期。

2. 及时清量气道分泌物，帮助翻身、拍背，鼓励深呼吸和咳嗽，呼吸道梗阻时，应及时行气管插管或气管切开。严重低氧血症（$PaO_2 < 60 \sim 70$ mmHg）、高碳酸血症（$PaCO_2 < 50$ mmHg）、合并颅脑伤患者宜及早在监护下应用机械辅助呼吸，并调整好呼吸机参数。

3. 饮食上可治高热量、高维生素的流质饮食，不能进食者可给予鼻饲。消化道出血休克时，应禁食，出血停止后给温流质。

4. 对神志不清患者应摘除假牙，防止误吸。每日做口腔护理，动作要轻柔，棉球蘸水不可过多，严防将溶液吸入呼吸道，对所用纱布或棉球要清点数目，防止遗留在口腔内。对长期应用抗生素患者，必须警惕口腔黏膜霉菌感染。

5. 保持床铺清洁、干燥，定时翻身，受压处可用气圈、棉垫等保护，防止发生压疮。

（二）病情观察与护理

1. 一般情况的观察

注意观察患者的神志变化，早期休克患者处于兴奋状态，烦躁而不合作，应耐心护理，并注意患者的安全，必要时加以约束。当缺氧加深，从兴奋转化为抑制，出现表情淡漠，感觉迟钝时，应警惕病情恶化。如经过治疗，患者从烦躁转为安静，由昏迷转为清醒，往往是休克好转的标志。

2. 观察体温

休克时体温大多偏低，但感染性休克可有高热。应每小时测量 1 次，对高热者应给予物理降温，一般要降至 38℃ 以下即可，不要太低。注意药物降温不宜采用，以防出汗过多，加重休克。体温低于正常应予保温，但不要在患者体表加温（如热水袋），因体表加温将使皮肤血管扩张，破坏了机体的调节作用，减少生命器官的血液供应，对于抗休克不利。

3. 观察血压与脉搏

根据病情每 15～30 分钟测 1 次脉搏，注意脉搏的频率、节律与强度。脉搏过快提示血中儿茶酚胺增多；脉搏快而细，血压低，表示心脏代偿失调，趋向衰竭。相反，脉搏由快变慢，脉压由小变大，说明周围循环阻力降低，表示休克好转。

血压应每 15～30 分钟测量 1 次，加以记录。休克最早表现之一为脉压缩小，如收缩压降至 90 mmHg，或脉压降至 30 mmHg 时，应引起注意。

4. 观察尿量的变化

尿量能正确反映组织灌流情况，是观察休克的重要指标。危重及昏迷患者需要留置尿管（注意经常保持通畅，预防泌尿系逆行感染），记录每小时尿量。成人尿量要求每小时 30 ml（小儿每小时 20 ml），如能达 50 ml 则更好；倘尿量不足 30 ml 时，应加快输液；如过多，应减慢输液速度。倘输液后尿量持续过少，且中心静脉压高于正常，血压亦正常，则必须警惕发生急性肾衰竭。

5. 观察周围循环情况

观察面颊、耳垂、口唇、甲床、皮肤，如患者皮肤由苍白转为发绀，表示从休克早期进入中期。从发绀又出现皮下淤点、淤斑，则提示有 DIC 可能；反之，如发绀程度减轻并转为红润、肢体皮肤干燥温暖，说明微循环好转。如四肢厥冷表示休克加重，应保温。

6. 血流动力学的监测

血流动力学的监测可帮助判断病情和采取正确的治疗措施。

1）中心静脉压（CVP）：可作为调整血容量及心功能的标志，这对于指导输液的质和量以及速度，指导强心剂、利尿剂及以血管扩张剂的使用有重要意义。CVP 正常值为 5 ~ 12 cmH$_2$O，CVP 降低常表明血容量不足，CVP 增高常见于各种原因所致的右心功能不全或血容量过多。由于 CVP 只能反映胸腔上下腔静脉和右心房的情况，而不能反映左心功能状态。对左心的监测现在采用 PAWP 测定，适用于心源性休克以及各型休克并左心衰者，指导输液、强心药及利尿剂的使用。方法是用一种特制导管，自右肘静脉插入，通过上腔静脉达右心，再到肺动脉，"楔入"肺动脉的分支，可以监测左心功能状态。正常值为 8 ~ 12 mmHg。由于设备条件的限制，目前还只限于大城市医院中使用。

2）肺动脉楔压：中心静脉压不能直接反映肺静脉、右心房、左心室的压力，因此可测定肺动脉压和肺 PAWP，可了解肺静脉和左心房的压力，以及反映肺循环阻力情况，根据测定压力的结果，可以更好地指导血容量的补充，防止补液过多，以免引起肺水肿，导管留在肺动脉内的时间，一般不宜超过 72 小时，在抢救严重的休克患者才采用此法，PAWP 的正常值为 8 ~ 15 mmHg，增高表示肺循环阻力增加。肺水肿时，PAWP 超过 30 mmHg。

3）心排出量和心脏指数：休克时，心排出量一般降低，但在感染性休克时，心排出量可比正常值高，必要时，需测定，可指导治疗。

4）动脉血气分析：休克时 PaCO$_2$ 一般都较低或在正常范围。如超过 40 mmHg 或 50 mmHg 而通气良好，往往是严重肺功能不全征兆。

5）动脉血乳酸盐测定：休克时间愈长，血液灌流障碍愈严重，动脉血乳酸盐浓度也愈高，乳酸浓度持续升高，表示病情严重。

7. 其他

根据休克类型及病情还需进行心电监测、电解质、肝肾功能以及有关 DIC 的各项检查，有些项目需动态才能及时了解病情，以指导治疗。

（三）用药护理

根据医嘱给药。因休克时用药较多，须注意配伍禁忌；由于循环不良，吸收障碍，为保证疗效及防止药物蓄积中毒，一般不宜采用肌内及皮下注射，而采用静脉给药法；及时记录输入药物的名称、输入通路、滴速及患者的情况。

1. 血管活性药物

使用时从小剂量、慢滴速开始；准确记录给药时间、剂量、速度、浓度及血压变化；保证液体的均匀输入，停药时要逐步减量，不可骤停以防血压波动过大；患者平卧，每 15 分钟观察一次血压、脉搏、呼吸，据此调整滴速；使用血管收缩剂时要防止药物外渗，以免引起局部组织坏死，尽量选择大静脉给药，外周给药时应经常更换静脉，一旦发生外渗，可用盐酸普鲁卡因或扩血管药物局部封闭。

2. 强心苷类药物

使用前了解患者 2 周内是否有强心苷类药物服用史；准确把握药物剂量；密切观察心率和心律的变化；严防低血钾发生。

3. 抗生素

抗生素的选用须考虑对肾功能的影响；青霉素类药物使用前要询问过敏史并做过敏试验；严格按给药方法使用，保证药物在血液中的有效浓度以充分发挥疗效；注意观察使用过程中的不良反应。

(苏琳)

第四节 挤压综合征

肌肉丰富的部位，如大腿、上臂、臀部、小腿后部等遭受砸压伤，易发生挤压综合征。

肌肉遭受重物砸压伤，在不易发生筋膜间隙综合征的部位，如大腿、上臂、臀部等，由于肌肉出血、渗出等，局部肿胀严重，大腿周径可增加1倍。由于损伤、出血及肿胀，肌组织仍可发生坏死，坏死肌肉释放出大量代谢产物，如肌红蛋白、钾离子、肌酸、肌酐。肌肉缺血缺氧、酸中毒等可促使钾离子从细胞内向外逸出，从而使血钾浓度迅速升高。肢体挤压伤后，出现的低血容量休克使周围血管收缩，肾脏可表现为缺血，肾血流量和肾小球滤过率减少。肾小管主要依靠肾小球出球动脉，肾小球动脉收缩，可以加重肾小管缺血程度，甚至发生坏死。在休克时促使血管收缩甚至痉挛的因素如5-羟色胺、肾素等可加重肾小管的损害。肌肉组织坏死后释放出的大量肌红蛋白需经肾小管滤过，在酸中毒、酸性尿情况下可沉积于肾小管，形成肌红蛋白管型，加重肾脏损害程度，终至发生急性肾衰竭。

一、病因和发病机制

挤压综合征多因直接暴力如压挤、碾轧及重物坠落打击所引起，偶见于昏迷与手术的患者，因长时间被固定体位的自压而致。挤压伤的局部损害一般不太严重，其主要表现多出现在解除对肢体的压迫以后数小时，而未解除外来挤压时却无此症状，这说明解除压迫后，受压肢体的一些毒性物质由于血流畅通而进入体内，从而发生一系列严重病症。

(一) 肌肉缺血坏死

根据近年来研究证明，挤压综合征的肌肉病理变化与筋膜间隔区综合征相似。患部组织受到较长时间的压迫并解除外界压力后，局部可恢复血液循环。但由于肌肉因缺血而产生类组胺物质，从而使毛细血管床扩大，通透性增加，肌肉发生缺血性水肿，体积增大，必然造成肌内压上升，肌肉组织的局部循环发生障碍，形成缺血—水肿恶性循环。处在这样一个压力不断升高，骨—筋膜封闭区域内的肌肉与神经，最终将发生缺血性坏死。

(二) 肾功能障碍

随着肌肉的坏死，肌红蛋白、钾、磷、镁离子及酸性代谢产物等有害物质大量释放，在伤肢解除外部压力后，通过已恢复的血液循环进入体内，加重了损伤后机体的全身反应，造成肾脏损害。

肾缺血和组织破坏所产生的有害物质，是导致肾功能障碍的两大原因，其中肾缺血是主要原因，即使发生肌红蛋白血症，如果没有肾缺血，也不一定会导致急性肾衰竭。肾缺血可能由于血容量减少，但主要因素是损伤后全身应激状态下的反射性血管痉挛，肾小球滤过率下降，肾间质发生水肿，肾小管功能也因之恶化。由于体液与尿液酸度增加，肌红蛋白更易在肾小管内沉积，造成阻塞和毒性作用，形成尿少甚至尿闭，促进急性肾功能衰竭的发生。

综上所述，挤压综合征的发生主要是通过创伤后肌肉缺血性坏死和肾缺血两个中心环节。只要伤势足以使这两个病理过程继续发展，最终将导致以肌红蛋白尿为特征的急性肾功能衰竭。

二、伤情评估

(一) 临床表现

可分为局部反应和全身反应两方面。局部主要表现为受伤肢体严重肿胀，皮肤有压痕，皮肤变硬，张力增高，皮下淤血，可有水疱形成。

1. 休克与血压

部分患者早期可不出现休克，或休克期短暂而未被发现。有些患者则因大量血浆渗入组织间隙中，使有效血容量明显减少而发生低血压甚至休克。若随着病情的进展，出现明显高血压，预示肾脏病变严重。

2. 肌红蛋白尿

肌红蛋白尿是诊断挤压综合征的一项重要依据，也是与单纯创伤后急性肾衰的重要区别。在受压肌肉恢复血流后 12 小时，肌红蛋白尿浓度最高，以后逐渐降低，3 天后尿液逐渐变清。

3. 高血钾

挤压综合征因有大量肌肉坏死而释放大量钾离子进入血液，加上肾功能受损排钾困难；在少尿期血钾可以每日 2 mmol/L 的速度上升，甚至 24 小时内达到致命水平。患者常可因高血钾所致严重的心律失常及心肌中毒死亡。

4. 酸中毒及氮质血症

肌肉坏死产生的大量酸性物质，使血液 pH 值下降，非蛋白氮及尿素氮迅速增加，导致代谢性酸中毒，血液二氧化碳结合力下降。此种酸中毒，由于其肌肉坏死等进行性加重，较难纠正。

(二) 实验室及其他检查

1. 尿液检查

早期尿量少，比重在 1.020 以上，尿钠少于 60 mmol/L。尿素多于 0.333 mmol/L。在少尿或无尿期，尿量少或尿闭，尿比重低，固定于 1.010 左右，尿肌红蛋白阳性，尿液中含有蛋白、红细胞或见管型。尿钠多于 60 mmol/L，尿素少于 0.1665 mmol/L，尿中尿素氮/血中尿素氮小于 10:1，尿肌酐/血肌酐小于 20:1。至多尿期及恢复期一般尿比重仍低，尿常规可渐恢复正常。

2. 血常规检查

血红蛋白、红细胞计数、红细胞压积，以估计失血，血浆成分丢失，贫血或少尿期水潴留的程度。

3. 血钾测定

大量肌组织坏死，释放出大量钾离子，加之肾功能衰竭排钾困难，因而血钾浓度迅速增高。

4. 其他

如发生水中毒、高血钾、低血钠、低血氯、低血钙、酸中毒和氮质血症等。

（三）诊断

1. 有肌肉部位长时间受压或四肢上止血带大于 5 小时病史，并有损伤部位肿胀、疼痛等局部症状与体征。

2. 患者尿量减少或不减少。

3. 血肌酐、尿素氮增高，血肌酐以每日 44.3～88.5 μmol/L 速度递增。

4. 尿比重低 1.010 左右，尿钠大于 40 mmol/L。患者出现肌红蛋白尿、血红蛋白尿等色素尿。尿常规可发现白细胞、红细胞、蛋白及各种管型，尿渗透压低于350 mmol/L。

5. 高血钾、血钠、氯化物、二氧化碳结合力、pH 值及钙降低。

（三）鉴别诊断

挤压综合征应与肾前性氮质血症、肾后性急性肾衰竭相鉴别。

1. 肾前性氮质血症

患者有失血性休克或血容量不足的病史，尿比重高，常大于 1.020，尿钠浓度低，尿沉渣无红细胞、白细胞及各种管型等。如患者中心静脉压低，表示血容量不足，可行补液试验，经静脉 30 分钟快速补液 500 ml，若尿量增加，则表示为肾前性氮质血症，否则应怀疑有肾后性急性肾衰竭。

2. 肾后性急性肾衰竭

主要借助影像学检查，发现是否存在泌尿道梗阻。通过适当的检查，不难排除肾后性因素造成的肾衰竭。

三、急救措施

（一）现场急救处理

首先必须做好现场急救处理，减少并发症与本病发生机会；对于损伤肢体应早期切开减张，预防急性肾衰竭。

1. 在地震或战争时救护人员应迅速进入现场，争分夺秒，积极抢救伤员，尽早解除重物的挤压，减少本病的发生机会。

2. 伤肢要制动，尤其对尚能行动的伤员要说明活动的危险性。

3. 伤肢用凉水降温或暴露在凉爽的空气中。禁止按摩与热敷，以免加重组织缺氧。

4. 伤肢不应抬高，以免降低局部血压，影响血液循环。

5. 伤肢有开放伤口和活动性出血者应止血，但避免应用加压包扎和止血带。

6. 凡受压伤员可一律服用碱性饮料，用 8 g 碳酸氢钠溶于 1 000 ~ 2 000 ml 水中，再加适量糖及食盐饮用，既可利尿，又可碱化尿液，避免肌红蛋白在肾小管中沉积。如不能进食者，可用 5% 碳酸氢钠 150 ml 静脉滴注。

（二）积极治疗休克

被挤压伤员在解除重压后，因大量血浆渗出可引起休克。此时，由于循环血量降低而可导致肾缺血，继而发生肾小球滤过率下降及肾小管坏死；肌肉坏死后产生的肌红蛋白等物质进入血液循环后，在肾缺血的情况下，更易堵塞肾小管而促使其坏死，由此可引起急性肾衰竭。因此，及时而有效的纠正低血容量休克对预防挤压综合征有重要作用。补液量按每 1% 受压面积输入液体 80 ~ 100 ml，每受压 1 小时，补充晶体液 3 ~ 4 ml/kg 体重，再加 24 小时基本需要量（1 500 ml）。但补液量还要根据患者的具体情况予以调整，已发生挤压综合征者，则应严格限制入水量。

（三）保护肾功能

减少肌红蛋白在酸性尿液中分解及沉淀和纠正酸中毒，可静脉输入 5% 碳酸氢钠 100 ~ 200 ml。利尿方面，可输入 20% 甘露醇 250 ml，或呋塞米 320 mg 加入适量液体静脉滴注。使用足够的利尿剂之后仍少尿者，则按急性肾衰竭治疗。

（四）局部处理

早期切开减压。早期切开减压可避免肌肉缺血坏死或缓解其缺血受压过程，对肌肉已发生坏死者，切开后也可防止和减轻组织分解产物和有毒物质进入血流，因此早期切开对预防和减轻挤压综合征、恢复伤肢功能和减少残废有着重要意义。手术时沿肢体长轴方向切开皮肤及深筋膜，充分显露肌组织。在下肢作小腿部筋膜切开，但要切开大腿筋膜，在上肢仅做前臂筋膜切开术。坏死及失活的肌组织应予切除。伤口用温盐水敷料覆盖，每日换药 2 ~ 3 次，并选最合适的抗生素控制感染。仅当肢体已完全坏死时，才考虑截肢，截肢后残端一般不做一期缝合。

（五）全身治疗

对挤压综合征 1 ~ 2 周少尿期的治疗为一重要环节，此期的危重并发症包括水中毒、高血钾、代谢性酸中毒及败血症。

1. 限制液体输入量

总的原则为量出为入、宁少勿多。计算公式为：每日补液量 = 显性失水 + 非显性失水 - 内生水。每日静脉输入量大多不超过 700 ~ 800 ml，输入速度以每小时 30 ~ 40 ml 为妥。概括地说，补给的液量大约为每日基础输液量 500 ml，外加前一日的尿量。

2. 防止高钾血症

定时测定血清钾水平，持续监测心电图变化，停止含钾药及食物，及时纠正高钾血症。

3. 纠正代谢性酸中毒

挤压综合征代谢性酸中毒进展甚快，应注意及时纠正。

4. 透析疗法

挤压综合征在少尿期，尿素氮短时间可升到正常的 4 倍以上，血钾可升到正常的两倍。故一旦明确诊断为挤压综合征，特别是对全身中毒症状较严重者，应尽早进行腹膜或血液透析疗法，以迅速清除体内各种分解代谢产物，维持水、电解质平衡。

5. 继续防治感染

据统计，90%的肾衰竭患者死于感染。因此在挤压综合征时，特别要注意防治感染，应选用有效抗生素，避免使用对肾脏有毒性作用的药物。

（六）多尿期治疗

每24小时尿量超过1 500 ml，是进入多尿期的表现。此时要注意维持水、电解质平衡，促进肾功能的恢复，加强营养，防治感染。恢复期还要注意伤肢功能锻炼，防止发生肾外并发症。

四、预后

挤压综合征死亡率可达50%，主要原因为多发伤、合并伤、严重感染、急性肾衰竭未行有效肾功能替代疗法。如果单纯肌肉损伤并发急性肾衰竭，有及时良好的处理和有效的肾功能替代疗法，控制并发症，生存率可提高到70%以上。10%～20%的急性肾衰竭转变为慢性肾功能损害，逐渐进入尿毒症期。

五、监护

1. 凡疑有挤压综合征可能者，均按重病对待，现场解压后立即以夹板制动，不宜热敷及按摩，亦不宜石膏管型固定。

2. 挤压伤员在解除重压后，因大量血浆渗出而可出现休克。因此，及时而有效地纠正血容量休克对预防挤压综合征有重要作用。已发生挤压综合征者，则应严格限制入水量。常规留置尿管观察并记录尿量或做中心静脉压测定，有助于适当掌握输液量。

3. 保护肾功能，在血容量基本补足且血压回升后应及时采用利尿措施，此外碱化尿液是阻止肌红蛋白或血红蛋白在酸性尿液中沉淀和堵塞肾小管的有效措施。

（苏琳）

第五节　创伤后呼吸窘迫综合征

创伤后呼吸窘迫综合征是严重创伤后常见的并发症之一。据估计，严重创伤经积极治疗后仍未能挽救的患者中，约1/3是由于发生了急性呼吸功能衰竭而死亡，故近年来对此已引起更多的重视。这种综合征并不具有独特的病因和病理改变，而是一种临床综合征。近年来统一称之为"急性呼吸窘迫综合征"（ARDS）。凡严重创伤患者，在伤后出现呼吸功能障碍，以致不能维持正常的动脉血氧分压（PaO_2）和二氧化碳分压（$PaCO_2$），即使增加吸入的氧浓度，也不能改善发绀情况，而出现缺氧和二氧化碳潴留及肺顺应性进行性减低时，即称为急性呼吸窘迫综合征。

一、病因与发病机制

引起急性呼吸窘迫综合征的因素很多，各种严重损害都可引起肺功能和肺组织改变。临床上常见的致病因素有：严重创伤性失血性休克、伤后感染、输液过量、错型输血、脂肪栓塞、大手术后 DIC、误吸、氧中毒等。

急性呼吸窘迫综合征的病理改变，初期主要是肺泡毛细血管膜的损害，毛细血管通透性增强，肺间质水肿。2 天内，肺重量异常增加，轻度的可使肺重量较正常增加 50%以上，重度者可使肺重量增加为正常 3 ~ 4 倍。进入肺泡内的纤维蛋白原与肺泡内脱落的上皮细胞碎片结合形成"透明膜"，造成肺泡气体交换的严重障碍。另外，由于肺泡和肺血管内皮受到损伤后，肺泡表面的活性物质减少，引起广泛的肺泡萎陷，这更进一步加重了肺部的气体交换障碍。同时肺内往往有 DIC 现象。在进展期肺间质炎症加重，可合并感染；后期肺实质纤维化，微血管闭塞。

二、伤情评估

（一）临床表现

急性呼吸窘迫综合征多在严重创伤、休克稳定后数小时至数天后才出现，临床表现如下：

初期：患者呼吸加快，有呼吸窘迫感，可无明显呼吸困难和发绀，但用一般的吸氧法不能得到缓解，肺部病理学检查和 X 线摄片可无明显异常。

进展期：患者有明显的呼吸困难和发绀，呼吸道分泌物增多，肺部啰音，X 线胸片有广泛性点、片状阴影。多数患者有意识障碍，如烦躁、谵妄或昏迷。体温可升高，白细胞计数增多。此时必须气管插管加以机械通气支持，才能缓解呼吸困难症状。

后期：患者陷入深昏迷，心律失常，心跳变慢乃至停止。此时实行心、肺、脑复苏术鲜有效果。

（二）实验室及其他检查

1. 血液气体分析

呼吸空气时，PaO_2 低于 60 mmHg，肺泡气—动脉血氧分压差 $P_{A-a}O_2$ 高于 30 mmHg，早期 $PaCO_2$ 不高于 35 mmHg，晚期 $PaCO_2$ 高于 50 mmHg。吸纯氧后，PaO_2 低于 350 mmHg，$P_{A-a}O_2$ 高于 100 mmHg。

2. X 线检查

早期可无异常，或有肺纹理增多及肺纹理边缘模糊。随着病情发展可见沿肺纹理分布的散在点片状阴影及大片融合阴影，其间可见支气管充气征。

3. 肺泡气—动脉血氧分压差 $P_{A-a}O_2$

显著增大，吸纯氧 15 分钟后仍大于 200 mmHg 有诊断意义。

4. 肺毛细血管楔压

肺毛细血管楔压不增高，一般小于 12 mmHg。临床上也无左心疾病的症状和体征，可与急性左心衰所致的肺水肿鉴别。

5. 肺功能残气量

肺功能残气量减少，呼吸器官总顺应性减低，不高于 50 ml/ cmH_2O，其中多数为 20～30 ml/ cmH_2O（正常值为 80～100 ml/ cmH_2O）。

（三）诊断要点

1. 有诱发 ARDS 的原发病因。

2. 先兆期 ARDS 的诊断应具备下述 5 项中的 3 项：

1）呼吸频率 20～25 次/分。

2）（ $FiO_2 0.21$ ） $PaO_2 \leq 70$ mmHg， >60 mmHg。

3） $PaO_2/FiO_2 \geq 300$ mmHg。

4） $P_{A-a}O_2$ （ $FiO_2 0.21$ ） 25～50 mmHg。

5）胸片正常。

3. 早期 ARDS 的诊断应具备以下 6 项中 3 项。

1）呼吸频率 >28 次/分。

2）（ $FiO_2 0.21$ ） $PaO_2 \leq 60$ mmHg， >50 mmHg。

3） $PaO_2 < 35$ mmHg。

4） $PaO_2/FiO_2 \leq 300$ mmHg， >200 mmHg。

5）（ $FiO_2 1.0$ ） $P_{A-a}O_2 > 100$ mmHg， <200 mmHg。

6）胸片示肺泡无实变或实变 $\leq 1/2$ 肺野。

注：

①当今国内应用可测数据机械通气尚未普及，故应用机械通气时方能测定的肺顺应性及 PEEP 压力值，不予采用。需用右心导管才能准确测定的分流量（ Q_s/Q_t ），也不予采用。 $P_{A-a}O_2$ 虽是计算值，因 ARDS 主要是换气功能障碍，它是确定换气功能障碍的重要指标之一，并且能较准确地换算，故予采用。

②结合 APACHEⅢ危重评分系统，可以较精确地评定病情严重程度及预测预后。

三、鉴别诊断

主要与急性肺水肿鉴别。急性肺水肿时，患者咳嗽，咳粉红色泡沫痰，双肺底可听到湿罗音，吸氧、强心剂、利尿剂治疗效果好。ARDS 时临床表现为进行性呼吸困难，咳稀血水样痰，急性呼吸窘迫，高流量吸氧，氧分压持续下降。

四、急救措施

急性呼吸窘迫综合征，预后较为严重，重在早期预防及治疗。一旦确诊，处理必须及时果断，除继续治疗原发疾病或创伤外，应采取积极措施消除肺间质水肿，克服肺泡萎陷，使肺泡满意扩张，以增加肺功能残气量，改善与保护组织的灌注，还应积极防止危及生命的并发症的发生。

（一）呼吸治疗

急性呼吸窘迫综合征的治疗目前尚无有效措施，治疗属于支持性的，针对本综合征临床表现为进行性呼吸窘迫和顽固性低氧血症的特点，主要的治疗方法是呼吸机和氧气，施行定容、定压的人工呼吸，以纠正低氧血症和改善肺泡换气功能。

发病初期，以鼻管或面罩吸入高浓度氧，对轻度缺氧可以改善症状。进展期需插入气管导管，使用呼吸机，常选用的方法有间断正压换气（OPPB），呼气终末正压换气（PEEP）及间断换气通气（IMV）。

为了迅速纠正低氧血症，使用呼吸机开始时可用较高浓度的氧（约80%），逐步使氧浓度降低到40%左右，以避免高浓度氧加正压对肺的损害。吸呼气的时间比例要掌握在1:2左右。

（二）改善微循环

ARDS患者多有肺小静脉痉挛、组织灌注不良、组织缺氧等微循环障碍，故应使用血管扩张剂及改善微循环的药物。

1. 肾上腺皮质激素的应用

应用原则：早期、大量、早撤。具体方法：地塞米松每日 20～40 mg 静脉滴注，2～3 天为 1 个疗程或氢化可的松每日 300～500 mg 静脉滴注，疗程同前。

2. α 受体阻滞剂

酚妥拉明 20～80 mg 加入 10% 葡萄糖液 500 ml 内，静脉滴注，滴速每分钟 0.5～1.0 mg；亦可小剂量静脉推注，每次 1 mg，每 15～20 分钟重复 1 次。用药过程中应注意监测血压的变化以收缩压不低于 90 mmHg 为宜。

3. 胆碱能神经阻滞剂

东莨菪碱每次 40 mg，必要时加大剂量静注或静脉滴注，5～10 分钟后酌情重复使用。主要适用微循环痉挛阶段，患者处于休克状态，四肢潮冷。

4. 肝素和低分子右旋糖酐

ARDS患者，尤其合并感染病，DIC 发生率高，如 3P 试验阳性，或血小板减少至 $70 \times 10^9/L$ 以下，凝血时间少于 5 分钟应立即使用肝素。第 1 次用 50 mg 静脉滴注，以后每 6 小时用半量，直到血小板、凝血时间、3P 试验恢复正常，再维持 2～3 天。右旋糖酐有防止红细胞凝集的功能，与肝素并用有预防 DIC 作用。

5. 双嘧达莫

双嘧达莫是较温和的防血小板聚集和黏附药，可抗血栓形成。可用 50 mg 溶于溶液中静脉滴入，每 6 小时 1 次。与肝素合用可引起出血倾向。

6. 前列腺素 E_1（PGE_1）

PGE_1 可扩张肺血管，降低肺静脉及其阻力，抑制白细胞及血小板聚集，抑制氧自由基，防止溶酶体释放等。剂量为每分钟 100 ng/kg，但目前意见尚未统一。

（三）消除肺间质水肿

1. 控制输液量，限制入水量

每日输液量不超过 2 000 ml，保持液体轻度负平衡。早期以晶体为主，晚期可用胶体液，如白蛋白每日 100～200 g。

2. 应用利尿剂

可提高动脉血氧分压，减轻肺间质水肿，尤适用于输液适量诱发 ARDS 及肺水肿而尿少者。一般用呋塞米 40～60 mg，每日 2～4 次，静脉注射，以不减少心排血量为度。

（四）并发症的治疗

ARDS 的发病过程中，可发生脏器功能衰竭，最常见的并发症是肾、胃肠、中枢神经、肝、凝血等。

1. 控制感染

ARDS 患者的免疫功能低下，气道防卫功能降低，在气管插管、气管切开、频繁吸痰等因素易诱发肺部感染。可做痰、支气管肺泡分泌物、血、尿培养，寻找致病微生物。及时应用抗生素或相应治疗。

2. 氧中毒

避免持久吸入 50% 以上氧浓度的氧气。

3. 胃出血

由于应用激素及严重缺氧而引起消化道应激性溃疡，导致胃、十二指肠大出血，急诊临床多应用西咪替丁 1.0～1.2 g，静脉点滴，或口服氢氧化铝凝胶，去甲肾上腺素加冰盐水口服等。

4. 纠正酸碱平衡紊乱

ARDS 早期可由于通气过度发生呼吸性碱中毒；继而可由于输入含枸橼酸的血、肾小球滤过率减少和肾排碱功能减退及低 K^+、低 Cl^- 等并发代谢性碱中毒；如有严重缺氧、创伤和休克可出现代谢性酸中毒；后期可由于呼吸衰竭导致高碳酸血症，出现呼吸性酸中毒和高乳酸血症的代谢性酸中毒。以上情况必须及时合理纠正，并注意血气监护。

5. 强心剂的应用

在无明显心功能不全时，不必常规应用洋地黄类药物。由于感染、休克可给心肌造成损害，大量输液也能加重心脏负担，故小剂量、短期应用，对治疗 ARDS 有效。

6. 纠正酸碱平衡紊乱

ARDS 早期可由于通气过度发生呼吸性碱中毒，继而可由于输入含枸橼酸的血、肾小球滤过率减少和肾排碱功能减退及低 K^+、低 Cl^- 等并发代谢性碱中毒；如有严重缺氧、创伤和休克可出现代谢性酸中毒；后期可由于呼吸衰竭导致高碳酸血症，出现呼吸性酸中毒和高乳酸血症的代谢性酸中毒。以上情况必须及时合理纠正，并注意血气监护。

7. 心律失常

因缺氧、酸碱失衡、水电紊乱等因素导致心律失常，应针对发生原因及时纠正。

8. 弥散性血管内凝血

血小板计数如逐日降低，要警惕 DIC 发生并做相应的抗凝治疗。

四、预后

ARDS 的死亡率在 50% 左右，与严重程度有关。常死于基础疾病、多器官功能衰竭和顽固性低氧血症。能康复者部分能完全恢复，部分留下肺纤维化，但多不影响生活质量。

五、监护

1. 密切观察患者的意识状态以及体温、脉搏、呼吸、血压等病情变化，并及时准确记录，发现异常及时报告医生给予处理。

2. 如患者出现休克时多取头低脚高位，休克纠正后将头抬高30°。床头抬高有利于脑静脉引流和促进脑循环，同时还有利于呼吸，增加功能残气量而改善氧和作用。无休克的患者如病情允许，建议采取双下肢下垂，端坐位，头部损伤的患者则取半卧位，但不可屈髋超过90°，以免增加胸、腹部压力而阻碍静脉回流。在变换体位时，如患者有肺部创伤，可半侧卧位向患侧，避免压迫健侧肺，以增加肺部通气量。翻身时动作要缓慢，防止因翻身不当造成意外损伤。

3. 避免局部长期受压，鼓励患者或协助经常更换卧位，使骨隆突部位减轻压迫。翻身时间根据病情而定，一般每2~3小时翻身一次，最长不超过4小时，必要时每小时翻身一次。保持床铺清洁、干燥、平整无渣屑。增加营养，改善全身营养状况，预防压疮的发生。

4. 意识清楚的患者应鼓励其漱口；意识不清的患者护士应用生理盐水棉球做口腔护理，头应偏向一侧，以免发生吸入性肺炎，动作要轻，以免损伤口腔黏膜，预防口腔炎的发生。

5. 安装空调的病室调节室温在18~22℃，相对湿度约65%，每天用紫外线消毒室内空气两次，并定时开放排气扇以交换室内外空气。

6. 患者常因呼吸困难憋喘较甚，而产生恐惧心理，表现烦躁、焦虑、痛苦呻吟。护士要耐心解释病情，细心劝导，使患者配合治疗，避免增加耗氧，影响治疗效果。

7. 因此时患者处于应激状态，体内蛋白质分解增多，造成体内低蛋白血症，故应补充足够的热量和营养，避免因营养不足而影响组织的修复致呼吸肌疲劳和免疫功能低下影响恢复。能进食者，经口摄入营养，不能进食时，应以胃管供给营养液。

8. 迅速纠正缺氧是抢救患者呼吸窘迫综合征的中心环节。当$PaO_2 < 70$ mmHg时应给氧气吸入。一般采取鼻导管或面罩给氧。如病变在于肺水肿、肺萎陷等导致的生理分流量增加，一般鼻导管给氧法难以提高动脉血氧分压，故及时采用机械呼吸。给氧一般不超过40%，维持PaO_2 90 mmHg左右。长时间吸入高浓度的氧有氧中毒的危险，应予注意。必要时吸入纯氧时，时间宜短，一般不超过4小时。

9. 注意观察患者呼吸频率、节律的变化及呼吸困难和发绀的程度，并通过血气分析检查PaO_2和$PaCO_2$结合临床症状，判断缺氧情况，调整氧流量和氧浓度。给吸入高浓度氧气时，应观察PaO_2的变化，如PaO_2始终低于50 mmHg需行器械呼吸治疗时，应在呼气末正压呼吸。

10. 观察体温、脉搏、血压、尿量、周围循环等情况；注意有无腹痛、呕吐、腹泻、肌肉震颤、手足抽搐、意识丧失或昏厥等低碳酸血症和呼吸性碱中毒的表现；注意DIC征象，如皮肤、黏膜淤斑，消化道、呼吸道、阴道等的出血情况。发现异常，及时报告医生，并协助处理。

11. 血容量减少者应遵医嘱及时输入新鲜血液或液体，但不宜过多过快，并随时测量中心静脉压或行漂浮导管测定 PAWP 以监护心脏功能和肺动、静脉压力；随时送检血气分析、生化及作心电图检查，协助医生监测各生命指标的动态变化，作好病情和出入量记录，注意每小时尿量；应用呼吸兴奋药需注意事项参考肺源性心脏病；备好抢救物品，如氧气、吸痰器、人工呼吸器、气管切开包、气管插管等，并积极配合医生抢救。

12. 保持呼吸通畅，鼓励患者咳嗽排痰，经常帮助患者翻身叩背，鼓励患者深呼吸和咳痰，及时清除呼吸道分泌物。对呼吸困难、无力咳嗽和咯痰的患者可用气管切开和气管内吸痰，以利于排痰。每次吸痰动作要轻，以免擦伤黏膜，时间要短，一般不超过 15 分钟。吸痰时间过长，可加重低氧血症，故吸痰前应给予充分的氧通气。有条件时宜用 50 cm 长的吸痰管而不用导尿管，这样能吸出隆突以下较深部的痰液，血痰或其他异常情况。

痰液黏稠和气管切开时，要注意湿化气道，湿化要适度，可根据吸出的痰液的黏稠度来判断。湿化不足可见痰痂形成，反之湿化过度，痰液过于稀薄，也影响气道的通畅。给予蒸气吸入或超声雾化吸入或气管滴入雾化液，雾化液可选用 1.25% ~2.7% 的碳酸氢钠溶液，亦可用必嗽平、糜旦白酶、胰脱氢核酸酶等加入适量等渗盐水。伴支气管痉挛时，可加入 2.5% 氨茶碱 3 ml 或异丙肾上腺素 1~2 ml。为预防感染，雾化液中可加入适当抗生素。

13. 健康教育，ARDS 是一个预后差、病情凶险的疾病，病死率高达 50% 左右。因此，本病预防极为重要。如及时发现和正确治疗休克，适当补充血容量，避免液体输注超过负荷，胶体与含钠液的合理配伍等。加强呼吸道的护理，重视肺泡通气量不足或肺不张的发生，适时应用辅助机械通气，合理用氧等。对已发病者，应早期诊断及积极的治疗。任何治疗上的延迟，导致肺内病变的进展，可造成无法挽回的结果。

（苏琳）

第六节　脂肪栓塞综合征

脂肪栓塞综合征是指人体严重创伤骨折或骨科手术后，骨髓腔内游离脂肪滴进入血液循环，在肺血管床内形成栓塞，引起一系列呼吸、循环系统的改变，病变以肺部为主，表现为呼吸困难、意识障碍、皮下及内脏淤血和进行性低氧血症为主要特征的一组症候群。本病是创伤的严重并发症，死亡率高，可在 50% 以上。

一、病因和病理

脂肪栓子的来源，目前有机械学说和化学学说两种。

（一）机械学说

严重创伤，尤其是长管骨骨折时，以及创面大、髓腔操作多的人工关节置换手术后，被破坏的脂肪细胞及脂滴，在局部压力增高的情况下，经破裂的静脉侵入血流，引起不同程度的毛细血管床的堵塞，造成脂肪栓塞综合征。

（二）化学学说

认为机体在创伤、骨折后的应激反应血管内出现高凝状态，血中脂肪微粒的凝集状态发生改变，因而使微粒凝集成大的脂肪球，形成栓子。在脂酶的作用下，脂肪栓子水解出的脂肪酸刺激肺间质，形成肺间质水肿、肺泡内出血、肺不张和纤维蛋白沉积，形成化学性肺炎。

（三）多因素学说

此学说认为，脂肪栓塞的形成与机械栓塞和化学毒素损伤均有关系。骨折后血管外源脂肪进入血流；同时，由于创伤引起的机体反应，使血流动力学发生改变，血小板、红细胞、白细胞及血脂乳化不稳定所析出的脂质颗粒等，均可聚集于脂滴的表面，使脂滴体积增大；加之组织凝血活酶的释放，促使血管内凝血，纤维蛋白沉积，引起连锁炎症反应，损伤血管内皮，血管通透性增加，肺水肿，从而导致脂肪栓塞综合征的发生。

这些体积过大的脂滴不论其来源如何，均可在肺停留形成栓子。如栓子过大，可使右心房和肺动脉压增高，发生急性肺部症状。另外由于游离脂肪酸的化学毒性反应，可使肺实质组织直接遭受损害。由于损伤和炎症释放的血管活性胺，可使血管和呼吸道发生痉挛，因而出现一系列症状。

另外，临床还发现脂肪栓塞与休克关系密切，休克可以增加伤处脂肪吸收，休克肺的蓄积作用和肺脂肪栓塞有直接关系。

二、病情评估

主要发生在严重创伤、多发性骨折后，临床表现差异很大，可没有症状或症状轻微，或可表现暴死而无其他脂肪栓塞症状。根据其表现可分为三型：

（一）暴发型

特点是伤后早期出现脑部症状，迅速发生昏迷，有时出现痉挛，手足抽搐等，可于3日内死亡，由于无出血点和肺部症候出现，诊断十分困难。

（二）临床型

即典型的脂肪栓塞综合征的表现。一般在伤后2天内无症状，以后便出现严重的脑部症状，如谵妄、昏睡或昏迷等神经系统症状。呼吸症状为低氧血症：呼吸困难、咳嗽等，体温迅速升高，心动过速以及腋部、上胸部或黏膜下出血点出现。

（三）亚临床型

仅表现出部分脂肪栓塞的症状，且症状轻微，此型临床上最为多见：

1. 无呼吸症状者，脑部症状亦较轻微。主要有发热、心动过速及皮肤出血点。

2. 有呼吸症状而无脑部症状。表现为呼吸困难、低氧血症、发热、心动过速及皮肤出血点。

3. 无脑部症状及呼吸症状，无皮肤出血点，仅为发热、心动过速。

肺部X线拍片：可见双侧密度增高，表现为广泛的粟粒状、绒毛状、斑点状或所谓"暴风雪"状阴影。这些改变有时局限在肺的下叶或肺门附近。上述征象出现在脂肪栓塞病程的高潮期，数月后阴影消失。

低氧血症：为一重要的临床指标，若动脉分压低于 50 mmHg 或更低时，则提示有发生本病的可能。但由于临床出现的时间不一致，所以应进行多次检查。

活检：诊断脂肪栓塞最可靠的方法是经皮穿刺肾组织活检，可发现肾小球脂肪栓子。对在创伤后昏迷原因不明的患者，该法最有价值。

血小板急速减少，甘油三酯和 β - 脂蛋白水平降低，对本病的诊断有一定的辅助作用。

脂肪栓塞的临床表现十分不稳定，最有诊断价值的当属出血点，而肺 X 线片的改变及低氧血症出现比较多见。对诊断本病有着重要的意义。

（四）诊断标准

脂肪栓塞和脂肪栓塞综合征是两个不同的概念，脂肪栓塞是病理诊断名词，指的是肺或外周血循环中存在脂肪滴，见于几乎所有的长骨骨折和髋、膝关节置换术中患者。脂肪栓塞综合征是继发于脂肪栓塞的一组临床综合征，临床上可根据病史、临床症状与体征、X 线表现及实验室检查综合分析做出诊断。目前临床上尚没有统一的诊断标准，1970 年 Curd 发表的脂肪栓塞综合征临床诊断标准，为我国多数学者作为本病诊断的依据。

1. 主要指标

①皮下出血点；②非胸部外伤引起的呼吸困难等肺部症状和胸片；③非颅脑外伤引起的脑部症状。

2. 次要指标

①动脉血氧分压低于 60 mmHg；②血红蛋白下降。

3. 参考指标

①脉快，心动过速；②高热；③血小板减少；④血沉快；⑤尿中脂肪滴及少尿；⑥血清脂肪酶上升；⑦血中出现游离脂肪滴。

脂肪栓塞综合征须主要指标 2 项以上，或主要指标 1 项及次要指标或参考指标 4 项以上方可确诊。

三、鉴别诊断

（一）休克

脂肪栓塞一般血压不下降，没有周围循环障碍，血液不但无休克时的浓缩，反而稀释，但有血红蛋白下降，血小板减少，晚期两者均有 DIC 现象。

（二）颅脑伤

有头部外伤史和典型临床表现，且腰椎穿刺、MRI、CT 等检查有阳性表现。

（三）呼吸窘迫综合征

脂肪栓塞是呼吸窘迫综合征的病因之一，当引起呼吸衰竭时，即可归纳为呼吸窘迫综合征。

（四）败血症

多见于开放性损伤，而脂肪栓塞多见于闭合性骨折，可有弛张热，白细胞上升或降低，血培养可发现致病菌。

四、急救措施

脂肪栓塞综合征轻者有自然痊愈倾向，而肺部病变明显的病例经适当呼吸支持，绝大多数可治愈。

（一）支持呼吸、纠正低氧血症

本法是脂肪栓塞最基本的治疗措施。经过给氧和机械辅助通气，使动脉氧分压保持在 $70 \sim 78$ mmHg 水平，纠正或预防低氧血症发生。

（二）维持有效血容量，预防肺水肿

创伤后，补充血容量、纠正休克的同时，有条件者可补充血液和白蛋白，有利于提高血氧能力和保持血液的胶体渗透压，以预防和减轻肺水肿。

（三）药物治疗

1. 低分子右旋糖酐

能提高血浆胶体渗透压，增加血容量，降低血液黏稠度，改善微循环血流速度，并有利尿作用。常用量每日 $500 \sim 1\ 000$ ml，静脉滴注。有肺水肿、严重脱水、血小板减少、充血性心力衰竭和肾功能衰竭的患者禁用。

2. 肾上腺皮质激素

可减轻肺损害，对机体有保护作用。常用药物有氢化可的松 $100 \sim 300$ mg/d，地塞米松 $20 \sim 40$ mg/d。一般用药 $3 \sim 5$ 天。目前多数学者主张早期大剂量用药，但以何种剂量为宜，尚缺乏科学对比观察。又由于脂肪栓塞综合征的发生难以预测，其诊断方法标准不一，大剂量应用肾上腺皮质激素可增加感染、骨坏死等不良作用，肾上腺皮质激素的脂肪栓塞的治疗作用开始受到质疑。

3. 抑肽酶

是一种蛋白酶抑制剂，影响脂肪代谢，可降低骨折创伤后一过性高脂血症，能防止脂栓对毛细血管的毒性作用，稳定血压。首剂可用 20 万 U/次。临用前用 5% 葡萄糖注射液稀释静脉滴注，以后静脉滴注 10 万 ~ 15 万 U/4 小时，治疗剂量为每天 80 万 ~ 100 万 U 抑肽酶。本药禁止与皮质激素、肝素、含氨基酸的营养液及四环素等配伍使用。

4. 利尿剂

当发生肺水肿时，用 20% 甘露醇 250 ml 和呋塞米 40 ml，每日 $1 \sim 2$ 次。

5. 肝素

可刺激蛋白酶的释放，减少早期脂栓形成。剂量：2 500 U，$6 \sim 8$ 小时 1 次。

五、监护

（一）一般监护

1. 心理护理，消除患者紧张、焦虑的情绪，以使其配合治疗。

2. 注意骨折肢体安全有效地制动，正确固定、牵引伤肢。在搬运、翻身、更换床单、皮肤护理时动作须轻柔。经常观察伤肢血运情况，及时处理过紧的石膏夹板及包扎物，抬高肿胀肢体。骨折断端剧烈错动和挤压是导致脂肪栓塞综合征的重要因素之一。

对多发性骨折患者早期行有效的夹板固定或牵引患肢，抬高患肢，减少不必要的搬动，以免再损伤血管，使骨髓中的脂肪滴进入血管，加重栓塞。手术后的患者如放置引流管要注意引流管的护理，经常巡视，保持引流通畅。为患者进行各种操作时，动作一定要轻柔、敏捷，切忌粗暴。

3. 保持呼吸道通畅，按病情需要分别给予吸痰、给氧、高压氧疗、气管切开、人工呼吸器等护理，加强口腔、会阴及皮肤护理，防止吸入性肺炎、泌尿系感染、压疮等并发症。

4. 准确、及时采集并送检各种化验标本。

5. 给予低脂饮食，禁食脂肪餐，昏迷患者应禁食。

（二）临床观察与护理

1. 呼吸困难是脂肪栓塞综合征出现最早、最突出的症状之一。患者无胸部外伤史及感染史，伤后 12 ~ 72 小时出现咳嗽、咳痰、呼吸频率增加（ > 36 次/分）、口唇发绀等，心率持续在 120 次/分以上，发热一般在 38 ~ 39℃，但往往出现较晚，兴奋和谵妄往往是患者出现最早的临床表现。

2. 排除颅脑外伤史的患者出现表情淡漠、烦躁不安、情绪不稳、嗜睡，甚至昏迷时，常提示有脂肪栓塞综合征发生的可能。经常向可疑患者提问，以观察其判断能力和定向力，同时注意瞳孔变化。

3. 体征中以出血点最具特点，占 50% ~ 60%。分布在前胸部、颈部、腋下等，呈针尖大小，圆形、色红、压之不消退，数目 1 ~ 8 个，持续时间短、易被忽视，需细致观察。

4. 动脉血气分析是最有诊断价值的检查，早期脂肪栓塞综合征的特征有：PaO_2 持续 < 60 mmHg，$PaCO_2$ 持续 > 55 mmHg，pH 值 < 7.4。在条件较好的医院应及时送入 ICU 监护。

5. 观察到血红蛋白下降的情况，不能用失血和输液解释的血细胞比容降低，尿中查到脂肪滴、血沉增快等，应考虑脂肪栓塞综合征。

6. 纠正休克，开放静脉，补充有效循环血量，严格统计 24 小时液体出入量，应根据病情和各项监测指标掌握输血、输液速度，制订输液计划防止再灌注损伤。在血流动力学稳定后，早期达到出入量的负平衡。

7. 正确使用抗脂栓药物并注意合理配伍。

8. 应用利尿剂时要严密观察药物的疗效和不良反应，严格记录出入量，注意患者的血钾水平。

9. 应用肾上腺皮质激素的护理。肾上腺皮质激素在严重应激状态下，对机体有保护作用，可抑制或消除游离脂肪酸所致的化学炎症或毒性反应，降低血浆脂肪酸和提高 PaO_2。早期、大剂量、短期应用肾上腺皮质激素，是治疗脂肪栓塞综合征的主要措施之一。护理中应注意应激性溃疡的发生，如有无腹痛、便血等消化道出血症状，并观察精神症状等不良反应。另外，停药应慎重，由于午夜生理激素水平处于最低状态，停药后易出现"反跳现象"，因此合理给药十分重要。

10. 应用强心剂洋地黄类药物时，注意有无中毒症状，如恶心、呕吐、黄视、绿视等。

（三）其他护理

1. 控制感染

在使用人工呼吸机、气管切开时，必须注意无菌操作，建立口腔、呼吸道、肺部卫生措施，定期口腔及皮肤护理。留置尿管时，应严格按照无菌技术规程，采用封闭式引流装置，保持引流通畅，每日用0.1%苯扎溴铵溶液（新洁尔灭）进行尿道口、会阴部护理，特别是尿道口周围不应有血迹和分泌物。通过加强基础护理，防止继发感染。

2. 防止发生营养失调

合理制订营养配膳计划，满足身体营养元素的摄入。昏迷患者禁食期间应及时给予鼻饲，神志清醒的患者应争取经口进食。给予营养支持，多食糖类及维生素丰富的食物，以维持机体需要的能量，控制脂肪摄入量，可最大限度降低血浆中乳酸含量，减少脂与脂肪酸的形成。

3. 防止意外伤害

对昏迷、癫痫持续状态的患者，应加强特殊护理。安设床挡、约束带等，防止坠床或其他意外伤害发生。

4. 预防压疮

应用气垫床，保持床单清洁、干燥、平整，按摩皮肤受压处，并保持清洁，避免大小便浸渍。

（苏琳）

第七节　骨筋膜间室综合征

骨筋膜间室综合征又称为筋膜间隔区综合征、深筋膜间室综合征、创伤性张力性肌肉缺血等。在肢体骨和筋膜形成的间隔区内，因各种原因造成组织压上升，致血管受压，血液循环障碍，肌肉、神经组织严重供血不足，甚至发生缺血坏死，最终导致这些组织功能损害，由此而产生的一系列症候群，统称为骨筋膜间室综合征。若早期处理不当，则在病变的中晚期（3~6月）由于神经功能障碍和肌肉挛缩形成肢体功能障碍及特定的畸形，称为伏克曼缺血性肌挛缩。

骨筋膜间室是由深筋膜、肌间隔和骨三部分组成的骨纤维鞘。在四肢的筋膜间室中，前臂和小腿都是双骨，中间有坚强的骨间膜，由双骨、骨间膜、肌间隔和筋膜组成的间隔区比较坚韧，无扩展余地，易于形成骨筋膜间室综合征。

一、病因和病理

骨筋膜间室综合征是由于骨筋膜间室内压力增高所致，常见的原因有：

1. 肢体外部受压

肢体骨折脱位后，石膏、夹板、胶布、绷带等固定包扎过紧过久；车祸，房屋或矿井倒塌，肢体被重物挤压；昏迷或麻醉时，肢体长时间受自身体重压迫等，均可使筋膜隔室容积变小，引起局部组织缺血而发生筋膜间室综合征。

2. 肢体内部组织肿胀

闭合性骨折严重移位或形成巨大血肿，肢体挫伤，毒蛇或虫兽伤害，针刺或药物注射，剧烈体育运动或长途步行，均可使肢体内组织肿胀，导致筋膜间室内压力升高。

3. 血管受损

主干动脉损伤、痉挛、梗死和血栓形成等致使远端筋膜间室内的组织缺血、渗出、水肿，间室内组织压升高而发生间室综合征。若主干动静脉同时受伤，可诱发筋膜间室综合征。

由于筋膜间室内血循环障碍，肌肉因缺血而产生类组胺物质，从而使毛细血管扩大，通透性增加，大量血浆和液体渗入组织间隙，形成水肿，使肌内压更为增高，形成缺血—水肿恶性循环，最后导致肌肉坏死，神经麻痹，即产生"痹而不仁"的症状。通常缺血30分钟，即发生神经功能异常；完全缺血4~12小时，则肢体发生永久性功能障碍，出现感觉异常、肌肉挛缩与运动丧失等表现。

筋膜间室综合征的病理变化若局限于肢体部分组织，经修复后遗留肌肉挛缩和神经功能障碍，则对全身影响不大。如病变发生于几个筋膜间室或肌肉丰富的区域，大量肌组织坏死，致肌红蛋白、钾、磷、镁离子与酸性代谢产物等有害物质大量释放，将引起急性肾衰竭，全身不良反应严重，则发展成挤压综合征。

二、病情评估

（一）临床表现

1. 典型症状与重要体征

1）全身表现：严重情况下可出现全身变化，可见体温升高，脉率增快，血压下降，白细胞增多，肌红蛋白血症及肌红蛋白尿等。

2）局部表现

（1）疼痛：由于神经对缺血最为敏感，常为最早出现的症状，开始为麻木，异常感和疼痛。疼痛性质为深在、广泛、剧烈、进行性灼痛。至晚期神经功能完全丧失，感觉消失，再无疼痛。因此，局部疼痛常为最早或唯一的主诉，可视为一种信号，应十分警惕筋膜间室综合征的出现。局部压痛明显，张力增高，缺乏弹性。

（2）肿胀：早期肿胀多不显著，但可见表皮稍红，温度稍高。

（3）感觉异常：检查受累神经支配区有异常感觉、过敏或迟钝，两点分辨觉消失，轻触觉异常。晚期则感觉消失，肌力减弱，逐渐消失。对受累肌肉做牵拉动作，可引起剧烈疼痛。

（二）实验室及其他检查

1. 超声 Doppler 仪检查动脉血流声

明显减弱或消失。

2. 组织压力监测

可发现骨筋膜间室内压力显著增高。正常时前臂约为 9 mmHg，小腿 6 mmHg。

3. 实验室检查

可有血肌酐、血尿素氮、肌酸磷酸酶及血钾升高。肌肉缺血 3～4 小时可能查出肌红蛋白尿。

（三）诊断

1. 早期诊断的依据

1）患肢挤压伤史等，普遍肿胀，并有剧烈疼痛。

2）筋膜间区触之张力增高，明显压痛。

3）肌肉活动障碍，主要为指/足趾的伸屈障碍。

4）筋膜间区的肌肉被动牵拉痛阳性。

5）通过间区的神经干功能障碍，感觉障碍早于运动障碍。

具备上述 2）、3）、4）项即可确诊。

2. 各部位骨筋膜间室综合征特征

1）前臂骨筋膜间室综合征

（1）背侧骨筋膜间室压力增高时，局部肿胀，组织紧张，有压痛，伸拇及伸指肌无力，被动屈曲拇指及手指时引起疼痛。

（2）掌侧骨筋膜间室压力增高时，局部肿胀，组织紧张，有压痛，屈拇及屈指肌无力，被动伸拇及伸指均引起疼痛，尺神经及正中神经分布区的皮肤感觉麻木。

2）小腿骨筋膜间室综合征

（1）前侧骨筋膜间室压力增高时，小腿前侧肿胀，组织紧张，有压痛，有时皮肤发红，伸趾肌及胫前肌无力，被动屈趾引起疼痛，腓神经深支分布区的皮肤感觉麻木。

（2）外侧骨筋膜间室压力增高时，小腿外侧肿胀，组织紧张，有压痛，腓骨肌无力，内翻足部引起疼痛，腓神经的浅支和深支分布区的皮肤感觉麻木。

（3）后侧浅部骨筋膜间室压力增高时，小腿后侧肿胀，有压痛，比目鱼肌及腓肠肌无力，背屈踝关节时引进疼痛。

（4）后侧深部骨筋膜间室压力增高时，小腿远端内侧，跟腱与胫骨之间处组织紧张，有压痛，屈趾肌及胫后肌无力，伸趾时引进疼痛，胫后神经分布区的皮肤感觉丧失。

3）手部骨筋膜间室综合征

手肿胀严重，尤以手背明显，手掌皮肤紧张，掌中凹消失，指蹼变宽，触之皮肤发硬，手背皮肤发亮，可有水疱形成。手指呈半屈曲状态，可发白或发绀。手指主动活动受限明显，手部感觉过敏或减退，手指被动活动疼痛加剧。

3. 临床类型

骨筋膜间室综合征并无被临床广泛接受的分型，可根据其诱发原因不同，大致分为血管型和局部受压型。前者影响范围较广，后者病变局限。

1）血管型：大的血管损伤，该动脉所供应范围内的肌肉和神经都会发生病变，但在病变程度上也不尽相同。它的特点是在水平截面上以该动脉为轴心，临近轴心越近的肌肉，由该动脉终末支直接供血的肌肉，缺血越严重；距该轴心越远的肌肉，虽然也会受到缺血的影响，因能接受其他侧支循环的代偿，病变相对较轻。

2）局部压迫型：如病变的原因以局部压迫为主，动脉供血减少为辅，则病变相对局限。而且病变重的区域主要位于受压最重的肌肉，相邻部位的肌肉虽有病变，但较轻微。

三、急救措施和监护

骨筋膜间室综合征的后果是十分严重的，神经干及肌肉坏死致肢体畸形及神经麻痹，且修复困难。避免此种后果的唯一方法，就是早期诊断、早期治疗。如治疗及时且措施正确，则筋膜间隙内的肌肉可免于坏死，神经功能不受损害而完全恢复。由于本病发展快，后果严重，多在伤后 24 小时即可形成，故应按急症治疗，不可拖延。

（一）非手术疗法

近年来有人应用非手术疗法治疗早期筋膜间室综合征取得了一定疗效，但必须严格掌握适应证，并连续密切观察，一般在 3～4 小时无效即应立即放弃保守治疗而行切开减压术。

1. 适应证

适于伤后早期，肢体严重肿胀，剧烈疼痛，肢体远端牵扯痛，感觉障碍，脉搏搏动减弱或不能触及，微循环充盈时间正常或稍慢者。

2. 方法

1）20% 甘露醇 250 ml 加复方丹参注射液 16 ml，静脉滴注。甘露醇有促进血管外液向血管内转移，降低组织内压及扩充血容量和改善微循环的作用，并对肾脏有保护作用。丹参能起到抑制血小板 TXA_2 等前列腺素类缩血管物质的形成，起到活血化瘀，降低血液黏稠度的作用，同时可改善微循环，缓解组织缺氧。

2）10% 葡萄糖液 250 ml 加 β－七叶皂苷钠 20 mg 静脉滴注。β－七叶皂苷钠为抗渗出和增加静脉张力药，具有消肿、抗炎和改善微循环的作用。

3）25% 当归静脉注射液 250 ml，静脉滴注。当归"补血、活血、止血"，现代药理学研究证实有扩张外周血管，加速血流量，增加红细胞输氧功能，促进红细胞和血色素的恢复，并有抗血栓、抗炎、抗氧化、抗渗出等功能。

4）低分子右旋糖酐 250 ml，静脉滴注。低分子右旋糖酐可提高血浆胶体渗透压，增加血流量，降低外周循环阻力，改善微循环，并兼有预防血管内腔挫伤后引起的血栓形成的作用。

一般多主张联合协同用药，协同用药能有效地减轻肢体水肿，防止再灌注损伤。

（二）手术治疗

手术切开是防止肌肉和神经发生缺血性坏死的最有效手段。切开要彻底，一般选择受累筋膜间隔的长轴肿胀最严重且肌肉丰富部位做纵向切口或"S"形切口，筋膜切口与皮肤切口一致或略大，肌膜也应切开。

1. 切开减压方法

1）切口位置，通常沿肢体纵轴方向做切口，深部筋膜切口应与皮肤切口一致或略大，以便充分暴露肌肉组织，上臂和前臂均在旁侧做切口；手部在背侧切口；大腿应在外侧切开，小腿应在前外侧或后内侧切开。

2）应切开每一个受累的筋膜间隔区，否则达不到减压的目的。

3）小腿部切开减压时，可将腓骨上 2/3 切除，以便将小腿 4 个筋膜间隔区充分打开。

4）术中避免损伤重要的神经、血管。

2. 切开后的处理

1）切开后伤口不可行加压包扎，以防再度阻断血循环。

2）绝对卧床，抬高患肢至与心脏平起的位置，促进静脉回流，利于消肿，但应避免高于心脏，以免降低动脉供血。

3）术后 3~4 天如敷料未湿透可不需更换，如已经湿透最好在手术室条件下更换敷料。切口创面可用凡士林纱布、生理盐水纱布换药。如切口不大，可待其自行愈合或行二期缝合；若创面较大，可采用植皮术闭合创面。

4）严格无菌操作，预防破伤风及气性坏疽。注意观察伤口分泌物的颜色，并将分泌物送细菌培养，以便选用适当抗生素。

5）术后常规应用维生素 A、维生素 C、维生素 E 等抗氧化剂以帮助清除组织中缺血再灌注损伤所出现的氧自由基。应用低分子右旋糖酐或 654-2，可改善微循环。

6）输血或补液，纠正贫血，保证有效循环血容量，特别应注意纠正低蛋白血症，有利于消除肢体肿胀和预防感染的发生。

3. 术后并发症的观察和处理

1）筋膜切开的伤口感染。其发生的原因有三：一是原本为污染性伤口；二是更换敷料过程中的污染；三是由于存在坏死组织的感染。针对这些原因就要求在手术中清创要彻底，手术后换药要注意无菌原则，有条件要在手术室内进行换药，同时给予广谱抗生素，若感染已经发生，应定期对分泌物和坏死组织送细菌培养和药敏实验，选用敏感抗生素治疗，同时应加强营养支持治疗。

2）急性肾衰竭。单纯的骨筋膜间室综合征很少发生肾衰竭，一般都合并有其他部位的挤压伤。术后常规应增加补液量，以利于毒素的排除，并定期检查肾功能，一旦发现有肾功能的损害，应立即给予相应的专科处理。

（王生）

第八节　肺血栓栓塞症

肺栓塞（PE）是以各种栓子阻塞肺动脉系统为其发病原因的一组疾病或临床综合征的总称，包括肺血栓栓塞症、脂肪栓塞综合征、羊水栓塞、空气栓塞等。

肺血栓栓塞症为来自静脉系统或右心的血栓阻塞肺动脉或其分支所致的疾病，以肺循环和呼吸功能障碍为其主要临床和病理生理特征。

肺血栓栓塞症为肺栓塞最常见的类型，占肺栓塞中的绝大多数，通常所称的肺栓塞即指肺血栓栓塞。

急性肺血栓栓塞症造成肺动脉较广泛阻塞时，可引起肺动脉高压，至一定程度导致右心失代偿、右心扩大，出现急性肺性心脏病。

一、病因和发病机制

（一）血栓来源

肺血栓栓塞症常由下肢深部静脉系统血栓迁徙所致，也可源于盆腔静脉、肾静脉、肝静脉，以及锁骨下静脉或上腔静脉长期留置导管处的血栓。有时非血栓物质如脂肪颗粒、羊水、空气、瘤细胞团等亦可引起。据国内报道，有30%左右的栓子来自右心室，特别是心脏病患者合并心肌梗死、心房纤颤、心功能不全时，易发生附壁血栓引起的肺血栓栓塞和肺梗死（肺血栓栓塞症后肺组织缺血、坏死）。

（二）基础疾病

肺血栓栓塞症常发生在有基础疾病的患者。我国有学者报告以心脏病最多（40%），恶性肿瘤（包括白血病）次之（35%），血栓性静脉炎占13%，感染性疾病15%，妊娠4%，骨折2%，肝硬化1%。其他基础疾病和病因有烧伤、肾移植、人工气腹、体外循环及镰状细胞贫血等。

（三）诱发因素

血液淤滞、静脉损伤、高凝状态是促进下肢深静脉血栓形成（DVT）的三要素。

1. 血液淤滞

长期卧床、肥胖、心功能不全、静脉曲张和妊娠等情况易发生血液淤滞。

2. 静脉损伤

外科手术、创伤及烧伤后常易引起静脉损伤。尤其以盆腔和腹部的恶性肿瘤切除等大手术及下肢较大的矫形手术后更易引起下肢静脉血栓形成和肺血栓栓塞症。

3. 高凝状态

某些凝血和纤溶系统异常，易引起静脉血栓和肺血栓栓塞症。如抗凝血酶Ⅲ、蛋白C和蛋白S及纤溶系统中某些成分缺乏等。

二、病理生理

（一）呼吸生理的变化

肺血栓栓塞症后引起生理无效腔增大，通气受限，肺泡表面活性物质减少，通气/血流比值失调。故常出现低氧血症。

（二）血流动力学改变

肺血栓栓塞症后，即引起肺血管床减少，使肺毛细血管血流阻力增加。阻力增加明显时，可引起肺动脉高压，急性右心衰竭，心排血量骤然降低，心率加快，血压下降等。患者平均肺动脉压一般为 $25 \sim 30$ mmHg。

（三）神经体液介质的变化

新鲜血栓在肺血管内移动时，引起其表面覆盖的血小板脱颗粒，释放各种血管活性物质，如腺嘌呤、肾上腺素、组胺、5 - 羟色胺、缓激肽、前列腺素及纤维蛋白降解产物（FDP）等。它们可以刺激肺的各种神经受体和气道的受体，引起呼吸困难、咳嗽、心率加快、血管通透性增加等。

三、病情评估

（一）临床表现

临床表现的严重程度取决于栓子的大小、多少、所致的肺栓塞范围、发作的急缓程度，以及栓塞前的心肺状况。

1. 症状

①呼吸困难：是肺栓塞后最常见的症状，尤以活动后明显；②咳嗽、咯血：常为小量咯血，大咯血少见；③胸闷、胸痛：胸痛多为钝痛，是由于栓塞部位附近的胸膜炎症所致，常与呼吸有关，有时有胸骨后疼痛，与肺动脉高压和冠状动脉供血不足有关；④其他：冷汗，晕厥，多由于巨大栓塞所致，晕厥与脑供血不足有关；恶心、呕吐和焦虑等；巨大栓塞可导致休克，甚至猝死。

2. 体征

①呼吸急促，是最常见的体征，呼吸频率大于 20 次/分；②心动过速，心律失常；③血压变化，严重时可出现血压下降甚至休克；④发绀；⑤发热；⑥肺部可闻及哮鸣音和（或）湿啰音，也可有胸膜摩擦音；⑦胸腔积液体征；⑧肺动脉瓣区第二音亢进或分裂，三尖瓣区收缩期杂音，颈静脉充盈、怒张、搏动增强，肝大，肝颈反流征阳性，下肢水肿；⑨DVT 的体征，如患肢肿胀、周径增粗、皮肤色素沉着等。

其中发绀和低血压、休克多见于巨大栓塞者，发热可能是肺梗死和组织坏死，多为 38℃左右，可超过 1 周。心血管的体征多在巨大栓塞导致急性肺心病时出现。

（二）诊断

1. 有诱发本病的基础疾病及各种因素，如外伤、骨折、分娩、心脏病及其他疾病卧床 1 周以上者。

2. 突然发生的呼吸困难、胸痛、惊慌、咳嗽、咯血、出汗、甚至晕厥。患者还有呼吸急促、发热、发绀、心动过速。肺动脉瓣第二音亢进，心律不齐。肺部可闻及湿啰音或胸膜摩擦音。或见静脉炎的体征。

3. 实验室检查见血白细胞、血清乳酸脱氢酶、血清纤维蛋白降解产物可轻度升高。血气分析常提示急性呼吸性碱中毒和过度通气。

4. 胸部 X 线检查可见典型表现为肺中下部的圆形或楔形的浸润阴影，楔形影的底部朝向胸膜，可有少量胸腔积液。

5. 心电图出现各种心律失常及右束支传导阻滞，电轴右偏，明显顺钟向转位。肺型 P 波，S_1、Q_1 型改变，T 波倒置。

6. 用放射性核素[113]铟或[99m]锝行肺灌注扫描，显示被阻塞的肺动脉供血区缺损有诊断意义。

7. 肺血管造影检查是肺栓塞最特异性的确诊方法，可探测到小毛直径 3 mm 的栓子。如出现充盈缺损和比衬剂的流动中断，可作为栓塞的依据，其中以充盈缺损更为可靠。

（三）鉴别诊断

肺栓塞的临床表现不典型，容易漏诊，因此对临床已发现的可疑患者必须做进一步的鉴别诊断。

（一）冠状动脉供血不足

约 19% 的肺栓塞可发生心绞痛，原因有：

1. 巨大栓塞时，心排血量明显下降，造成冠状动脉供血不足，心肌缺血。

2. 右心室的压力升高，冠状动脉中可形成反常栓塞。所以诊断冠状动脉供血不足时，如发现患者有肺栓塞的易发因素时，则需考虑肺栓塞的可能性。

（二）细菌性肺炎

可有与肺梗死相似的症状和体征，如呼吸困难、胸膜痛、咳嗽、咯血、心动过速、发热、发绀、低血压，X 线表现也可相似，但肺炎有寒战、脓痰、菌血症等。

（三）胸膜炎

约 1/3 的肺栓塞患者可发生胸腔积液，易被诊断为结核性胸膜炎。但是并发胸腔积液的肺栓塞患者缺少结核病的全身中毒症状，胸腔积液常为血性、量少，消失也快。

（四）其他

急性心肌梗死、降主动脉瘤破裂、夹层动脉瘤、急性左心衰竭、食道破裂、气胸、纵隔气肿等也可表现为剧烈的前胸痛，亦应与肺栓塞仔细鉴别。

四、急救措施

（一）一般处理与呼吸循环支持治疗

对高度疑诊或确诊肺血栓栓塞症的患者，应进行严密监护，监测呼吸、心率、血压、静脉压、心电图及血气的变化；绝对卧床，保持大便通畅，避免用力；可适当使用镇静、止痛、镇咳等相应的对症治疗。

采用经鼻导管或面罩吸氧，以纠正低氧血症。对于出现右心功能不全但血压正常者，可使用多巴酚丁胺和多巴胺；若出现血压下降，可增大剂量或使用其他血管加压药物，如去甲肾上腺素等。对于液体负荷疗法需持审慎态度，一般给予负荷量限于 500 ml

之内。

（二）抗凝治疗

应用抑制血液凝固的药物，可防止血栓扩大及新血栓形成。但有出血倾向、中枢神经手术后、有消化道溃疡及大量出血史、未经控制的严重高血压病、严重肝肾衰竭者等为抗凝治疗的禁忌证。

1. 肝素

是由动物的肺、肝、肠黏膜的肥大细胞中提取的自备黏多糖，乃为一种强有力的抗凝剂，可防止血栓的增长和进一步发生，是抢救肺血栓栓塞症的首选药物。肝素开始用量 5 000 U 加入 5% ~10% 葡萄糖液 100 ml 中，从心导管或静脉滴注，每分钟 20~30 滴；或皮下注射 5 000 U，每 4 小时 1 次。肝素使用时应测定凝血时间，以监测肝素剂量是否适宜。1~2 周停肝素。以后如需要继续抗凝治疗，可改用口服抗凝剂，如双香豆素或华法林、阿司匹林、双嘧达莫等，连续 6 周以上。

2. 华法林

为香豆素制剂，首剂口服 15~20 mg，第 2 天 5~10 mg，以后每日 2.5~5 mg 维持。

3. 苯茚二酮

开始 200~300 mg，以后每日 50~100 mg 维持，每日复查凝血酶原时间（奎克法）使之维持正常 2 倍左右（25~30 秒），疗程 6 周以上。

（三）溶栓治疗

链激酶与尿激酶能渗透到血栓内部激活纤溶酶原，使其转变为纤溶酶，因而可使血栓加速溶解。目前溶栓治疗主要应用在大块型肺动脉栓塞患者或肺栓塞阻塞肺血管床 50% 以上，或伴有低血压患者。禁忌证为大手术、分娩、大创伤后不满 10 日者、急性内出血、严重高血压、凝血因子缺乏或有出血倾向者，2 个月内有过脑出血或颅内手术史者。用药时机：起病 6~9 小时用药可直接溶解血栓，也有人指出开始治疗的时间可推迟到 48 小时以内，但最迟不能超过 5 日。具体用药方法：链激酶具有抗原性和致热原性，故给药前应先做皮试。如皮试阴性，先给予异丙嗪 25 mg 肌内注射，半小时后静脉注射 25 万 U，30 分钟内注射完，继以每小时 10 万~15 万 U 持续静脉滴入 24~72 小时，与少量地塞米松（2.5~5 mg）同时静脉滴注，可防止链激酶引起寒战、发热等不良反应。尿激酶首次 10 分钟内注入 20 万 U，继以每小时 20 万 U 持续静脉滴注入 24~72 小时，链激酶和尿激酶均无选择地激活全身纤溶系统，导致全身纤溶状态和出血倾向，目前应用日益广泛的人组织型纤溶酶原激活剂（t-PA）为一种新型的溶栓剂，对纤维蛋白有较高的亲和力，能选择性地与血栓表面的纤维蛋白结合，所形成的复合物对纤溶酶原有很高的亲和力，在局部有效地激活纤溶酶原转变成纤溶酶，使血栓溶解而不产生全身纤溶状态。此类药物的用法是，以基因重组术组织型纤溶酶原激活剂（rt-PA）50 mg 静脉滴注 2 小时，必要时再追加 40 mg 静脉滴注 4 小时，用药后肺栓塞的血栓可在 2~6 小时内溶解，其有效率为 94%。也可用生物活性组织型纤溶酶原激活剂（mt-PA）治疗。也可以 t-PA 和链激酶合用，t-PA 90~120 mg 溶于 150 ml 生理盐水内静脉滴注 4~6 小时，接着用链激酶 60 万 U 溶于 50 ml 生理盐水内静脉滴注 30 分钟，每日 1 次，共 5 日。除以上溶栓药物外，还可根据情况选用纤维蛋白溶酶、去纤维蛋白制剂——安克络酶等。通常溶栓治疗仅进行 24～72 小时，以治疗结束后要等 2～4 小时使纤维蛋白溶酶作用消失后再继续用肝素治疗 7～14 日，但应注意诱发出血等不良反应。

（四）手术治疗

对溶栓治疗有禁忌，抗凝后仍有反复发作或预计有致命性抗栓塞者，待危险期稳定后可进行必要的造影，然后采取静脉导管吸取栓子或手术取栓子。为了阻断原发病走向肺部的通路，可结扎下腔静脉或经皮下腔静脉安装 Greenfield 过滤器或 Hunter－Session 阻塞气囊。

1. 肺栓塞取栓术

死亡率可为 65%～70%，本手术可挽救部分患者的生命。但必须严格掌握手术指征：

1）肺动脉造影证明肺血管 50% 或以上被阻塞；栓子位于主肺动脉或左右肺动脉处。

2）抗凝或（和）溶栓治疗失败或有禁忌证。

3）经治疗后患者仍处于严重低氧血症、休克和肾脑损伤的状态。

2. 腔静脉阻断术

主要预防下肢或盆腔栓子再次脱落入肺循环，以致危及肺血管床。方法如下：

（1）下腔静脉结扎术。

（2）下腔静脉折叠术，包括用缝线间隔缝合或塑料钳夹。本手术病死率为 5% 以内，术后易发生下肢肿胀、血液淤滞及皮肤溃疡。目前可以做下腔静脉置网术，即在肾静脉至下腔静脉开口之下方，用不可吸收的血管缝线；缝制间隔为 1 mm 的网，这样可滤过由下腔静脉进入肺动脉的致命大血栓，并避免了上述方法的并发症。

（3）下腔静脉伞式过滤器法，即从颈内静脉插入特制的器材，直至下腔静脉远端，敞开伞式过滤器，使下腔静脉部分阻塞。这样 3 mm 以上的栓子即被留滞，但其可发生滤器的脱落、移行及静脉穿孔等危险。上述各种腔静脉的阻断术后，复发率 10%～20%。因术后侧支循环可能增大，栓子能通过侧支循环进入肺动脉，或阻断的器材局部也可有血栓形成，因此术后需继续抗凝治疗。

五、预后

肺栓塞的部位和原有肺功能情况决定预后。肺栓塞的自然病死率不完全清楚。不到 10% 的栓塞在急性期致死，其中 75% 在症状出现后 1 小时内死亡，其余的在以后的 48 小时内死亡。大多肺栓塞可在血凝块碎破、脱落和蛋白溶解作用下被消除；或在原位机化收缩后血流动力学改善，2～8 周可恢复至原来水平。肺栓塞极少导致慢性肺部疾病，发生永久性肺动脉高压亦为罕见。当频繁反复发生栓塞而吸收不充分时可发展成慢性肺动脉高压，主要见于慢性病患者。

六、监护

1. 一般护理

1）患者应卧床休息，注意室内通风，保持环境安静。

2）饮食以低脂肪、低盐、多维生素、易消化的食品。

3）做好重症患者的口腔护理并防止压疮的发生。

4）保持大便通畅，避免排便时用力。便秘者，适当应用通便药物。

2. 病情观察与护理

1）严密观察病情，对大块血栓栓塞大血管，呈现阳虚欲脱的重病患者，要及时发现，及时通知医生，严密观察病情，准备好抢救的一切器材，做好一切危重患者的护理记录。

2）注意观察药物的疗效及不良反应，发现异常，及时报告医生，并协助处理。

3）观察体温、脉搏、呼吸、血压变化情况，如果呼吸困难，缺氧明显，则面罩给氧，必要时用人工呼吸机或高频通气。胸痛者给予镇静止痛。有休克者协助医生抗休克。

七、健康教育

1. 加强心理指导，进行必要的解释和鼓励，以解除心理紧张和焦虑。

2. 指导患者饮食以低脂肪、低盐、多维生素、易消化的食物为宜。

3. 出院后注意休息，避免过度劳累。

4. 指导患者消除静脉血栓形成的条件，是预防本病发生的关键。对于长期卧床、术后、老年、肥胖、癌肿、静脉疾病、心脏病、过去曾有静脉血栓形成史、血液高黏状态、妊娠晚期或分娩，以及处于产褥期的妇女等易形成血栓的患者，应早期预防下肢静脉血栓形成，以减少肺栓塞的发生。

1）通过改善下肢循环，防止静脉血栓形成。鼓励术后早期在床上进行下肢的主动活动，并做深呼吸和咳嗽动作，必要时可做踝关节被动踏板运动；穿长筒弹力袜或采用充气长筒靴间歇压迫法和腓肠肌电刺激法；术后能起床者尽可能早期下床活动，促使小腿肌肉活动，增加下肢静脉回流。

2）保持大便通畅：避免排便时用力，便秘者适当应用通便药物，以防已形成的下肢静脉血栓突然脱落。

3）药物预防：手术后中给予抗凝剂，预防血栓形成。

（1）小剂量肝素 5 000 U，8～12 小时注射 1 次，连用 2～3 天。

（2）口服抗凝血药如苄丙酮香豆素钠等双香豆素类药物，使凝血时间延长 1.5～2 倍。

（3）低分子右旋糖酐 500 ml，每日 1 次，连续 2～3 天。

（4）阿司匹林 50～300 mg，每日 1 次，可控制凝血酶 A_2（一种潜在的血小板凝集因子）。

（5）双嘧达莫 25～50 mg，每日 3 次口服，有抗血小板聚集的作用，特别是与小剂量阿司匹林联合应用时效果最好。

（苏琳）

第九节　颅脑损伤

颅脑损伤多见于交通、工矿等事故，自然灾害，爆炸、火器伤、坠落、跌倒以及各种锐器、钝器对头部的伤害，常与身体其他部位的损伤复合存在。颅脑损伤可分为头皮损伤、颅骨损伤与脑损伤，三者虽皆可单独发生，但须警惕其合并存在。其中，对预后起决定性作用的是脑损伤的程度及其处理效果。

一、分类

（一）按损伤组织层次分

①头皮损伤；②颅骨损伤；③脑损伤。受伤者可以仅有一种，也可以同时发生两种或全部损伤。

（二）按颅腔是否与外界沟通分

1. 开放性颅脑损伤

指头皮、颅骨和硬脑膜三层均已破损，颅腔与外界相沟通。

2. 闭合性颅脑损伤

指硬脑膜仍完整，颅腔和外界没有直接相通。

（三）按脑组织损伤的类型分

1. 原发性颅脑损伤

因暴力作用头部发生的脑损伤，主要有脑震荡、脑挫裂伤及原发生性脑干损伤。

2. 继发性颅脑损伤

受伤一定时间后出现的脑受损病变，如脑水肿和颅内血肿。

二、病因和发病机制

颅脑创伤多由暴力直接作用头部或通过躯体传递间接作用于头部引起。平时多为交通事故、高处坠落、挤压伤、刀刃伤、拳击伤等。战时多为火器伤或爆炸性武器引起的冲击波所致。颅脑损伤的方式和机制有下列几种。

1. 直接损伤

①加速性损伤：为运动中的物体撞击于静止的头部，使头部沿外力方向作加速运动发生的脑损伤；②减速性损伤：为运动的头部撞击于静止的物体而突然减速时发生的脑损伤；③挤压性脑损伤：为头部两侧同时受硬物体挤压所发生的脑损伤。一般加速性损伤常较轻，脑损伤通常仅发生在受力侧；而减速性损伤常较重，受力侧和对侧均可发生脑损伤，往往以对侧损伤较重。

2. 间接损伤

①传递性损伤：如坠落时臀部或双足着地，外力沿脊柱传递到头部所致；②挥鞭式损伤：外力作用于躯体使之急骤运动时，静止的头部由于惯性被甩动致伤；③胸腹挤压伤时，骤升的胸膜腔内压或腹内压沿血流冲击脑部致伤；④爆炸气浪伤。

3. 旋转损伤

外力使头部沿某一轴心做旋转运动时，除上面提到的一些因素外，高低不平的颅底、具有锐利游离缘的大脑镰和小脑镰，均对脑在颅内做旋转运动时产生障碍，并形成剪力（切应力），从而使脑的相应部位因受摩擦、牵扯、撞击、切割等机械作用而受损。

关于颅脑损伤的病理生理的变化是多方面的、复杂的。早期对颅脑损伤的临床表现和病情发展机理的理解，是以外伤的局部机械作用的因素为基础的，随着对颅脑损伤患者的治疗和观察，发现患者多有脑缺氧的现象，继之出现脑水肿、脑肿胀等一系列症状，又提出了物理化学变化的理论。近年来，一些学者在临床工作和实验工作中，证明颅脑损伤的急性期或于危笃状态时，周围血流速度明显降低，脑血流有明显障碍，继之出现脑血管痉挛、脑水肿，故又提出了血流动力学理论和血管运动的理论。更有人注意到重症颅脑创伤患者，在出现意识、体温、呼吸、血压等明显改变的同时，心、肺、胃肠、泌尿系统等常发生严重并发症，认为这些变化是垂体下丘脑的功能紊乱，造成神经体液营养障碍的结果，故主张努力改善自主神经的功能，以降低颅脑损伤的病死率和提高其治愈率。

三、伤情评估

（一）临床表现

详细了解受伤过程，如暴力大小、方向、性质、速度，患者当时有无意识障碍，其程度及持续时间，有无中间清醒期、逆行性遗忘，受伤当时有无口鼻、外耳道出血或脑脊液漏发生，是否出现头痛、恶心、呕吐等情况；初步判断是颅伤、脑伤或是复合损伤；同时应了解现场急救情况，了解患者既往健康状况。

1. 头皮损伤

1）头皮裂伤：头皮裂伤时出血较多，不易自行停止，严重时发生失血性休克。若帽状腱膜未破时，伤口呈线状；若帽状腱膜已破，头皮伤口将全部裂开。

2）头皮血肿：有皮下血肿、帽状腱膜下血肿、骨膜下血肿3种类型。皮下血肿的特点是血肿比较局限，无波动，有时因周围组织肿胀较中心硬，易误诊为凹陷性骨折。帽状腱膜下血肿位于帽状腱膜与骨膜之间，出血弥散在帽状腱膜下疏松组织层内，血肿易扩展，甚至可充满整个帽状腱膜下层，触诊有波动感。骨膜下血肿多由相应颅骨骨折引起，范围局限于某一颅骨，以骨缝为界，血肿张力较高，可有波动感。

3）头皮撕脱伤：是最严重的头皮损伤，多因沿头颅切线方向而来的横向切割力或妇女长发被卷入转动的机器所致。由于皮肤、皮下组织和帽状腱膜3层紧密相连，在强烈的牵扯下，使头皮自帽状腱膜下或连同骨膜一并撕脱，有时合并颈椎损伤。可分为不完全撕脱和完全撕脱两种。常因剧烈疼痛和大量出血而发生休克。

2. 颅骨骨折

外伤后患者出现头皮局部肿胀，或有擦伤、挫伤等，有时头皮肿胀，头颅变形易误诊为凹陷骨折。

1）颅盖骨折：发生率较高，可分线形骨折和粉碎凹陷骨折。线形骨折伤处头皮可有压痛、肿胀或血肿。粉碎凹陷骨折在伤处可触及骨质凹陷，但局部有头皮血肿时，不易鉴别。

2）颅底骨折：分颅前窝、颅中窝和颅后窝骨折3种，以颅中窝骨折为最多见，颅前窝骨折次之，颅后窝骨折较少见。

（1）颅前窝骨折：表现为眼睑青紫，眼结膜下出血，俗称"熊猫眼征""兔眼征"。鼻和口腔流出血性脑脊液，可同时引起颅内积气。常合并嗅神经或视神经损伤。

（2）颅中窝骨折：在耳后乳突区皮下出现淤血斑。脑脊液漏从外耳道流出（耳漏）；如鼓膜未破，则可沿咽鼓管入鼻腔形成鼻漏；有时骨折累及蝶骨也会出现脑脊液鼻漏。可损伤面神经和听神经。

（3）颅后窝骨折：在耳后及枕下部出现皮下淤斑，或在咽后壁见黏膜下淤血。脑脊液漏至胸锁乳突肌和乳突后皮下，使局部肿胀。偶有第9～12对脑神经损伤。

颅底骨折时，因硬脑膜损伤，血液可流入蛛网膜下隙，引起头痛、烦躁、恶心、呕吐等症状。检查颈部有抵抗感，克氏征阳性；并发脑和脑干损伤时，可有意识障碍等脑损伤症状，病情危重。

3. 脑震荡

脑震荡是指头部受外力打击后，由于脑干网状结构受损而立即发生的一时性广泛的脑功能障碍。伤后立即出现短暂的意识障碍，其时间由数秒钟到数分钟，一般不超过30分钟。在意识障碍的同时，可有皮肤苍白、出汗、瞳孔或大或小、血压下降、心动徐缓、呼吸减慢、肌张力降低、各种生理反射迟钝或消失等"脑性休克"表现，但很快随着意识的恢复而消失。醒后常有头痛、头昏、恶心、呕吐等症状。患者对受伤当时，乃至受伤前一段时间的情况不能回忆，称之为"逆行性遗忘"。通常在1周内逐渐好转。神经系统检查无阳性体征可见，脑脊液化验亦属正常。

4. 颅内血肿

1）硬膜外血肿：占颅脑损伤的1%～3%。多见于穹隆部线形骨折处，更多见于颞部。常因颅骨骨折跨越脑膜中动脉骨管沟，或当颅骨变形硬膜与之突然分离时，使穿行在颅骨骨管沟中的脑膜中动脉撕裂，形成急性硬膜外血肿。也可能是线形骨折处板障静脉破裂或颅骨变形时硬膜自颅骨内板剥离，硬膜表面小血管撕裂出血引起的过程缓慢的幕上硬膜外血肿。

（1）具有与脑震荡相当的轻型急性颅脑损伤病史。

（2）头皮有擦伤、挫伤、裂伤或血肿，骨折线越过大脑中动脉沟，或骨折线超过静脉窦，特别像骨折线在后枕骨越过横窦，应警惕发生本病的可能性。

（3）意识障碍：原发昏迷时间较短，多出现中间清醒期或中间好转期，继发昏迷由于血肿引起脑疝所致，故出现"昏迷—清醒—昏迷"的典型表现。

（4）颅内压增高：开始于中间清醒期，继发昏迷出现前常有躁动不安，亚急性或慢性血肿患者的眼底检查多显示视乳头水肿。

（5）局灶体征：血肿位于运动区及其附近，可出现中枢性面瘫、轻偏瘫、运动性失语等症状和体征。位于矢状窦旁血肿可出现下肢单瘫。颅后窝血肿可出现眼球震颤和共济失调。

（6）局部症状：着力部位除头皮血肿外，常见头皮及肌肉局部肿胀，因骨折线出现可形成颞肌下出血或帽状腱膜下血肿。

2）硬膜下血肿：占颅脑损伤3%，常伴较重的脑挫伤，较少出现中间清醒期，所以临床上与硬脑膜外血肿有所不同。

（1）有较重的颅脑损伤病史。

（2）外伤后意识障碍逐渐加重，或躁动之后陷入昏迷状态，颅内压增高明显，有脑膜刺激征常缺乏典型的硬膜外血肿的中间清醒期，其他临床表现与硬脑膜外血肿大致相同，单凭临床表现有时难以与其他急性颅内血肿相区别，头颅CT检查可确诊断。

3）脑内血肿：占颅脑损伤的1%～2%。是指脑实质内出血形成的血肿，多因对冲性脑挫裂伤引起，常与硬膜下血肿合并存在，好发于额叶及颞叶。少数可因颅骨凹陷性骨折刺破皮质，引起脑实质内出血，形成单发的脑内血肿。脑内血肿的临床表现与硬膜下血肿相似，并常同时存在，故术前不易做出确切诊断。手术探查时若颅内压甚高，而且未有硬膜外或硬膜下血肿发现，或清除血肿后，颅内压仍不降低，而他处又无血肿发现，皆须考虑脑内血肿之可能。

4）颅后窝血肿：各型颅内血肿皆可发生于后颅窝，但其发生率远较幕上血肿低，颅内窝血肿可直接压迫延髓生命中枢，病程较为险恶。颅后窝血肿的诊断比较困难。凡枕部有直接受伤史，特别是有枕骨骨折者，若伤后出现进行性颅内压增高症状，一度出现小脑体征，或有进行性加重的延髓受压表现，皆应提高警惕，诊断可疑而情况许可者，宜作CT检查明确之。

5）多发性血肿：可为同一部位不同类型（如颞部硬脑膜内、外血肿）、不同部位同一类型（如两侧颞部硬脑膜外血肿）或不同部位不同类型（如左顶硬脑膜外血肿及右颞硬脑膜下血肿）。

（1）伤后持续昏迷，并常继续加深，少有中间清醒期。

（2）颅内压增高症状明显，病情发展快，脑疝出现早。

（3）常是撞击伤和对冲伤的结果，定位体征不能以单一部位的血肿来解释。

5. 脑挫裂伤

脑挫裂伤指暴力作用于头部后，立即发生的脑器质性损伤。因受伤的部位和程度不同，临床表现差别较大。

1）意识障碍：是脑挫裂伤最突出的症状，伤后立即出现昏迷，昏迷时间超过30分钟，可长达数小时、数日至数月不等，严重者长期持续昏迷。

2）生命体征改变：由于脑水肿和颅内出血引起颅内压增高，出现血压升高、脉搏缓慢、呼吸深而慢，严重者呼吸、循环功能衰竭。伴有下丘脑损伤者，可出现持续高热。

3）局灶症状与体征：脑皮质功能区受损时，伤后立即出现与脑挫裂伤部位相应的神经功能障碍症状或体征，如语言中枢损伤出现失语，运动区受损伤出现对侧瘫痪等。如大脑"哑区"损伤，则可无明显局灶症状。

4）脑膜刺激征：合并蛛网膜下隙出血时，患者可有剧烈头痛、颈项强直和克氏征阳性，以及脑脊液检查有红细胞。

6. 开放性颅脑损伤

引起开放性颅脑损伤的原因，在平时多为撞击或锐物刺入，战争时则多由火器所致。火器伤可分为非贯通伤、贯通伤和切线伤等类型。颅脑内脑组织创道中，常有异物存留，如碎骨片、金属片、泥土、砂石等。切线伤是指投射物沿切线方向在颅外冲击头部，造成头皮破裂和颅骨的沟槽状损伤，多引起邻近脑组织的挫裂伤。

1）外伤后患者可出现昏迷、大出血和休克，若不能有效地阻止出血，纠正休克，则很快死亡。有颅内血肿者可出现颅内压增高，脑疝和意识障碍。

2）脑损伤轻，脑组织膨出，患者神志清醒，尽可能拍摄头颅 X 线平片，可发现颅内异物，为手术提供重要依据。头颅 CT 检查，可出现脑挫伤、脑水肿和颅内血肿。

（二）实验室及其他检查

1. 头颅 X 线平片

可发现骨折线长短、走行、骨折凹陷深度，是颅脑损伤最基本检查方法。硬膜外血肿患者颅骨平片常可发现骨折线跨越硬脑膜血管沟。

2. 头颅 CT 检查

CT 可显示颅骨骨折、脑挫裂伤及颅内血肿等，是目前脑损伤最理想的检查方法。

3. 颅骨钻孔检查

既是一种检查方法，又是一种治疗措施。尤其适用于无其他检查设备，又怀疑颅内血肿引起脑疝的患者。钻孔部位应考虑到头部着力部位、受伤机制、临床表现及血肿好发部位等。

四、急救措施

（一）头皮损伤

1. 头皮挫伤

通常不需要特殊处理。若有皮肤擦伤，可剪去头发，用甲紫溶液涂布。

2. 头皮裂伤

应争取在伤后 72 小时内清创缝合。剃除头发，用肥皂水刷洗头皮，并以生理盐水冲净伤口内血块和异物。剪除污染严重及无生机的软组织，但创缘切除应小于 2 mm，以免缝合时张力太大，影响伤口愈合。清洁整齐的伤口，分帽状腱膜及皮肤两层缝合。皮肤挫伤严重、分层不清时，采用褥式全层缝合。若头皮缺损较小，在帽状腱膜下充分松解后，可得到无张力缝合。

3. 头皮撕脱伤

1）部分头皮撕脱：蒂部保留供应动脉者，彻底清创后，将皮瓣复位缝合。

2）头皮完全性撕脱：

（1）头皮污染不重，伤后 12 小时以内，头皮动静脉条件良好者，可采取显微外科手术吻合头皮动脉,再将头皮再植。如血管不能吻合,将头皮制成中厚皮片后再植。

(2)头皮完全性撕脱,头皮污染严重,时间过久无法利用时,如创面清洁可取大腿中厚皮片移植。有颅骨暴露时,可将颅骨外板多处钻孔或锉除,待长出健康肉芽后,再由身体其他部位取皮移植。无论头皮复位缝合或再植,均须行多孔引流、适当加压包扎。

4. 头皮血肿

通常在伤后 1~2 周自行吸收。若 5 日以上血肿无吸收迹象,可行穿刺吸除积血。

(二)颅骨骨折

1. 颅骨线形骨折

本身不必处理。若发现颞部、静脉窦表面和枕骨骨折线,对诊断颅内血肿有帮助。

2. 凹陷骨折的手术指征

①骨折位于大脑皮质运动区或有局灶性神经系统损伤和癫痫者;②凹陷骨折凹入大于 1 cm;③有碍美容;④法律纠纷;⑤大片凹陷,颅内压增高者。若为矢状窦处凹陷骨折,无症状者不必处理,否则应在充分准备并有大量输血的条件下慎重处理。颅骨粉碎性骨折的处理与上述原则基本相同。

3. 颅底骨折

处理原则包括使用破伤风抗血清;使用抗生素,防治脑膜炎;不能在鼻孔、外耳道口填塞止血;注意大量出血后发生血容量不足;及时处理脑脊液鼻漏和耳漏。

(三)脑震荡

应卧床休息 7~10 天,伤后 24~48 小时,定时测量脉搏、呼吸、血压、体温,并注意观察意识、瞳孔、肢体活动的神经系统体征的变化,以及时发现颅内继发性病变。头痛、头晕、情绪紧张者,给予镇静、止痛剂,如地西泮、止痛片等,但须谨慎,以免掩盖病情。

(四)颅内血肿

1. 硬脑膜外血肿的治疗

本病一旦确诊应立即手术探查,有的急性血肿患者,就诊时已有脑疝形成,为争取时间,可不做辅助检查而根据临床表现直接手术探查,部分呼吸已经停止的患者,在人工辅助呼吸下尽快手术因而得救,故不应轻率放弃手术治疗的机会。手术时先钻孔探查,发现血肿先吸出部分血块,然后再扩大骨窗或者骨瓣开颅,彻底清除血肿和止血。血肿继发脑疝或者血肿并有严重脑挫裂伤病例,在清除血肿后注意行脑外减压术、脑疝复位术。少数重症者兼行脑内外减压术,有利于度过急性脑水肿期。

手术前、后应用脱水药降低颅压,术后应用促神经代谢药、抗生素等治疗。病情稳定后功能恢复不良者,可应用高压氧治疗。

2. 硬脑膜下血肿的治疗

硬脑膜下血肿治疗原则与硬脑膜外血肿相同,手术时应根据对冲伤的规律,相应进行额、颞单侧或双侧钻孔,清除脑挫裂伤的坏死组织,摘除血肿,硬脑膜减张缝合,颅骨去除减压或根据头颅 CT 的诊断,决定开颅手术部位。若一侧血肿清除后,颅内压增高不见好转时,应考虑有无多发性颅内血肿的可能。

3. 脑内血肿的治疗

同急性硬脑膜下血肿，以开颅清除血肿为原则，手术不发生危险者，也常残留某些后遗症。

4. 颅后凹血肿的治疗

对后顶枕部着力，骨折线跨过静脉窦，颅内压明显增高，意识昏迷加深，呼吸不规律的患者，除想到对冲性脑前部损伤外，在缺乏头颅 CT 检查的场合，应尽早做颅后凹钻孔探查，清除血肿。若血肿大，病情重，或延误手术，常常导致死亡。

5. 多发性颅内血肿的治疗

手术清除多处血肿，并行减压术。术后综合治疗同脑挫裂伤。

（五）脑挫裂伤

1. 急救

严密观察生命体征、意识、瞳孔的变化。休克患者，在积极进行抗休克治疗的同时，应详细检查有无胸腹脏器损伤和内出血，避免延误合并伤的治疗。对昏迷患者，应及时清除呼吸道内分泌物，保持呼吸道通畅。对呼吸困难者，行气管插管人工辅助呼吸，对呼吸道分泌物多，影响气体交换或估计昏迷久者，应早期行气管切开术。伤后数日内禁食或给予低盐易消化的半流质，静脉输液量成人每日应限制在 1 500 ml。昏迷过久者应予鼻饲，但脑脊液鼻漏者禁用。躁动不安时，可用地西泮或水合氯醛等药物控制，但禁用吗啡类药物，以免掩盖病情和抑制呼吸。

2. 防治脑水肿

是治疗脑挫裂伤极为重要的环节。

1）脱水剂：轻者用 50% 葡萄糖等，重型患者需用 20% 甘露醇。

2）限制液体摄入量：伤后 5~7 天为急性水肿期，每日液体入量不超过 2 000 ml。

3）降温：高热必须查明原因并做出相应的处理，使体温接近或保持正常。一般解热剂、物理降温、冰水灌肠、冰水洗胃等方法均可酌情使用。

4）激素的应用：肾上腺皮质激素能稳定脑细胞内溶酶体膜。降低脑血管壁通透性，从而防止或减轻脑水肿。常用药物有地塞米松和氢化可的松，应用时间不宜过长，以免发生不良反应。

5）吸氧疗法：应充分供氧，昏迷深持续时间长的患者，应尽早行气管切开。

3. 给脑细胞活化剂及促醒药物

如脑活素 10 ml 静脉注射每日 1 次，尼可林 1 g 加入 10% 葡萄糖 500 ml 静脉滴注，每日 1 次。吡硫醇 1 g 或吡拉西坦 10 g 加入 10% 葡萄糖液 500 ml 静脉滴注，每日 1 次。此外，尚有 ATP、辅酶 A、细胞色素 C、胞磷胆碱。

4. 冬眠低温疗法

对严重脑挫裂伤、脑干损伤患者，可用冬眠低温疗法，将体温保持在 33~35℃，以减低脑组织代谢和氧耗量，并可减少脑体积，降低颅内压。常用冬眠合剂 1 号（氯丙嗪 50 mg，异丙嗪 50 mg，哌替啶 100 mg），视患者体质及耐受程度而定。首次用量 1/2 至全量静脉滴注，肌肉给药时，宜从 1/3 或 1/2 量开始，用药后 20 分钟左右，皮肤无寒冷反应后，即开始用冰袋置于四肢大血管处，或同时用冰块擦拭。头部降温时，应防止浸渍伤口，冬眠药有效作用，一般持续 4 ~ 6 小时，冬眠降温时间一般为 3 ~ 5 天，复温时切忌体温升高过快，以自然复温和维持于 37℃ 左右为宜，婴幼儿及高龄患者，循环机能明显紊乱者，不宜行人工冬眠低温疗法。

5. 防治感染

预防性使用抗生素，主要防治肺部感染。

6. 治疗各种并发症

如上消化道出血、肺水肿、肺炎、心跳缓慢、癫痫或抽搐。

7. 手术治疗

如创伤继续出血，或出现急性脑水肿，则很快形成危及生命的颅内压如脑疝。头颅 CT 检查发现脑挫裂伤、脑水肿、颅内血肿增大，应尽早开颅手术，摘除脑挫裂失活的血肿，清除脑组织，去骨瓣减压，脑室分流脑脊液等，以挽救患者生命。

（六）脑干损伤

1. 急性期治疗

主要是维持脑干功能，控制脑水肿、去大脑强直发作，高热及维持呼吸循环功能。主要措施有：①早期施行冬眠低温治疗；②保持呼吸道通畅，应早期行气管切开；③控制脑水肿，应用脱水剂、地塞米松等；④应用改善脑组织代谢药物；⑤积极控制防治各种并发症，如肺部感染、尿路感染、压疮等。

2. 恢复期治疗

在患者恢复意识后，重点在于促进脑干功能恢复、苏醒，增加营养，加强语言和肢体功能的训练作好康复工作，防治各类并发症。

（七）开放性颅脑损伤

首先应进行全身支持疗法，保持气道通畅，吸氧和抗休克等。其次尽早进行清创手术，清洗和消毒后从原伤口进入，如增加暴露可延长切口，扩大骨窗和硬膜裂口；清除破损的脑组织和血肿，去除异物；用电凝器完善止血，用抗生素溶液反复冲洗伤口；修补和严密缝合硬膜，不宜使用异体材料修补硬膜缺损；颅骨碎片消毒后置于硬膜外，不必固定；头皮亦应完善修补和缝合。术后不作伤口引流，应积极进行抗生素治疗，治疗颅内压增高，强调全身管理和支持疗法。

六、监护

1. 卧位

休克或术后麻醉未清醒者应取平卧位。重症颅脑损伤如无休克，应取头高卧位，将床头抬高 15° ~ 30°，以利静脉回流，减轻脑水肿。昏迷患者以侧卧位或侧俯卧较好，便于口腔及鼻腔分泌物体位引流。经常予以翻身叩背，保持口腔清洁，防止误吸。

2. 饮食护理

患者意识清楚，可进食。但应限制饮水量及食盐量，预防脑水肿，每日总入量为 1 000 ~ 1 500 ml，保持尿量在 500 ~ 800 ml 即可。对呕吐频繁或昏迷者应禁食，由静脉输液维持营养和水、电解质平衡，总量不超过 2 000 ml 并尽量不给盐水，且滴入速度要慢而均匀，每分钟 15 ~ 30 滴，以防脑水肿加重。对昏迷时间较长者可用鼻饲。每次鼻饲食物前，应先抽出胃内残存的食物，同时还可以观察胃管是否脱出，胃内是否出血。此外，下了胃管就应重视患者的营养，因为长期昏迷患者，如再有躁动和抽搐，机体消耗很大，可给予糖、牛奶、蛋汤、肉汤、麦乳精、果汁和部分营养药物。注入食物时，其温度不可过高或过低。

3. 保持呼吸道通畅

脑损伤患者都有不同程度意识障碍，丧失正常的咳嗽反射和吞咽功能，容易发生误咽误吸，或因下颌松弛导致舌根后坠等原因引起呼吸道梗阻。必须及时清除口咽部的血块和呕吐物，并注意吸痰；舌根后坠者放置口咽通气管，必要时气管插管或气管切开。气管切开者严格执行气管切开护理常规。保持有效地吸氧，呼吸通气量明显下降者，应采用机械辅助呼吸，监测血气分析，调整和维持正常的呼吸功能。

4. 高热的护理

高热可使脑损害加重，危及患者生命，护理中要给予足够的重视。中枢性高热为丘脑下部体温中枢受累所致，体温可在39℃以上，主要靠冬眠药物加物理降温，同时给予皮质激素治疗。对于感染性发热，可用抗生素治疗，辅以物理降温。对于烦躁患者可加床挡，防止坠床。

5. 输液的护理

重型颅脑损伤在输液时，速度不宜过快，滴速控制在每分钟40～60滴，补液过快易引起肺水肿。高渗脱水剂要快速滴入，20%甘露醇250 ml要求在30分钟内输入，治疗中要记录24小时出入量。

6. 皮肤护理

对长期卧床的患者都要加强皮肤护理，防止压疮的发生，如定时翻身、按摩受压部位、骨突出部位加软垫、经常更换床单、护理好大小便等。

7. 大小便的护理

有尿失禁或尿潴留者可导尿，并停留尿管。为避免留置导尿时间过长，容易造成尿路感染，男性患者可采用阴茎套储尿排尿，但要注意不使阴茎套扭曲，以免尿液在套中潴留，侵蚀龟头，形成糜烂、溃疡。用橡皮膏固定时松紧要适度，避免造成龟头水肿。也可采用塑料袋接尿的办法。女性患者留置导尿要经常冲洗膀胱和会阴部。此外，患者常有便秘，3天无大便者，可给缓泻剂，如果导片等。因用力大小便可增加颅内压，不作大量液体灌肠，以免颅内压增高及水分被吸收而促成脑水肿。

8. 五官的护理

眼睑不能闭合者，应涂眼膏保持角膜湿润。颅底骨折有脑脊液鼻漏、耳漏者，应保持耳道和鼻孔清洁，禁忌填塞、冲洗或滴入药液。口腔护理是针对患者不能进食，细菌易在口腔繁殖的特点，每日可用1%硼酸盐水擦拭，如出现霉菌性口腔炎，可配制苏打克霉唑混悬液（克霉唑3 g加5%苏打100 ml）擦拭口腔。

9. 康复期护理

帮助患者树立战胜疾病的信心，积极配合治疗。对植物人应加强基础护理和支持疗法的治疗护理。防止各种并发症，注意饮食营养卫生。肢体瘫痪的患者应鼓励患者坚持运动，由小到大，由弱到强，循序渐进，直到恢复。

10. 病情观察与护理

1）观察意识、瞳孔、血压、脉搏、肢体活动、各种反射：每 5～10 分钟观察一次，并做好记录。根据病史，临床表现，结合辅助检查，对病情做出初步判断，做到心中有数，以便进行及时、有效地抢救。诊断不明确者更应严密观察病情变化，以利及早明确诊断。

（1）意识观察：伤后意识障碍的程度和持续时间是反映颅脑损伤轻重的一个重要标志，可以测知预后。

（2）瞳孔观察：观察瞳孔变化对于病情及预后的估计有很大价值。

（3）生命体征观察：颅脑损伤后通常有血压下降、脉搏细数、呼吸慢等。如患者血压持续升高，脉搏洪大，呼吸减慢常提示有颅内压增高，应提高警惕，预防脑疝的发生。

（4）肢体运动障碍的观察：伤后立即出现一侧肢体运动障碍，而且相对稳定，多系对侧原发性脑损伤。如伤后一段时间才出现一侧肢体运动障碍而且进行性加重，伴有意识障碍和瞳孔的变化，则考虑幕上血肿引起的小脑幕切迹疝，使锥体束受损。

2）准确记录出入量：颅脑损伤患者常有呕吐、高热、强直抽搐等，容易引起代谢紊乱，加上早期限制水钠的摄入，脱水利尿剂的利用，患者常有不同程度的脱水，所以要准确记录出入量，及时补充电解质。

3）其他情况观察：观察有无呕吐、呕吐物性质等。颅内高压引起的呕吐与进食无关，呈喷射状。脑脊液漏是颅底骨折的典型临床表现。重型颅脑伤患者胃内容物或呕吐物呈咖啡样，或患者出现黑便，提示应激性溃疡。重型颅脑伤患者出现血尿，应考虑并发泌尿系统损伤或甘露醇、磺胺嘧啶、苯妥英钠等药物损害肾脏所致。若颅脑伤患者出现血性痰，应考虑肺损害。若颅内血肿清除术后头部引流袋内出现大量新鲜血，应考虑手术区域再出血。

4）对已发生脑疝患者，应立即抢救：颞叶沟回疝，即刻静脉输入脱水剂，降低颅内压力，使移位的脑组织复位；枕骨大孔疝呼吸停止者，应即刻行人工辅助呼吸，继而行气管插管，用呼吸机辅助呼吸。协助医生行脑室穿刺减压。必要时行腰椎穿刺，由蛛网膜下隙加压注入适量生理盐水，促使疝入枕大孔的小脑扁桃体复位，解除对脑干的压迫。凡经明确诊断者，脑疝复位后应立即行手术治疗，以免再次形成脑疝。

11. 症状护理

1）休克：开放性颅脑损伤可因失血而出现休克。应首先处理伤口，有效地止血，即刻输血，补充血容量。闭合性颅脑损伤合并休克时，很可能有胸腹内脏损伤或严重骨折。护理人员在观察中切勿忽略复合伤的临床表现。

2）中枢性高热：呼吸道、泌尿系及颅内感染均有体温升高，脑干或下丘脑损伤常引起中枢性高热，高热使机体代谢增高，加重脑组织缺氧，应及时处理。应采取降低室温、颈部和腋窝放冰袋，头部戴冰帽、遵医嘱给予解热剂等降温措施。物理降温无效或有寒战时，遵医嘱给予冬眠低温疗法。

3）头痛与呕吐：颅内压增高时，刺激、牵拉了颅内敏感结构（如脑膜、血管、神经等）而致头痛；刺激呕吐中枢、前庭系统而出现恶心、呕吐。可根据医嘱给镇痛药，行降颅压治疗。临床上常用 20% 甘露醇 250～500 ml，以每分钟 12.5 ml 的滴速静脉滴入，使颅内压力降低，症状缓解。

4）躁动不安：烦躁患者要有专人护理。加用床挡，以防坠床。排除引起烦躁的有关因素，如尿潴留、疼痛、卧位不适等。避免不加分析地应用镇静剂，以免抑制呼吸中枢，或抑制大脑皮质而影响病情观察。

5）消化道出血：重型颅脑损伤，尤其是丘脑下部损伤，易出现神经源性胃肠道出血。应及时用止血药，补充新鲜血液，补充血容量。

6）呃逆：重型颅脑损伤或较大颅脑手术后，常因病变累及脑干出现呃逆，影响患者的呼吸、饮食，患者的体力消耗，严重者可引起胃出血。

7）脑脊液外漏的护理

（1）保持正确的体位：减少脑脊液流出，使漏口早日愈合。清醒患者可取半卧位，保持头部抬高，促进硬脑膜漏口的粘连而封闭漏口，一般头高位应维持到脑脊液漏出停止后3～5天，以免复发。意识不清或不配合者应给床头抬高30°，头侧卧位，防止漏液流入呼吸道而造成误吸，禁止向健侧卧位，以免漏出液流入颅内引起感染。

（2）保持局部清洁：注意无菌操作，防止颅内感染，枕头上铺无菌巾。及时清除鼻前庭及外耳道内的血迹、结痂及污垢，用盐水棉球擦洗，用乙醇棉球消毒局部，每日1～2次。用无菌干棉球置耳、鼻孔处，以吸附脑脊液，棉球饱和时要及时更换，棉球切勿严堵深塞，防止脑脊液流出不畅，发生逆流。

（3）禁做腰穿：凡脑脊液漏的患者，一般不做腰穿，以免引起颅内逆行性感染和颅内积气。

（4）病情观察：脑脊液外漏可推迟颅内压增高症状的出现，故应严密观察病情变化，及时发现脑挫裂伤、颅内血肿，以免延误抢救时机。

8）脑室引流的护理：侧脑室引流可清除血性脑脊液，减轻头痛和脑膜刺激征；能及时了解颅内压情况，免去多次腰穿取液，可代替或减少脱水剂的应用。患者术后接无菌引流瓶悬挂床头，高度为10～15 cm。过高引流不畅，达不到治疗目的；放置过低，大量脑脊液流出，使幕上压力突然下降，幕下压力相对高，使小脑中央叶被挤于小脑幕孔上，形成幕孔上疝，危及生命。一般引流3～7天，停止引流前先夹闭管24小时，观察患者有无头痛、呕吐等。如无头痛可在无菌条件下拔管，拔管后穿刺道要"U"字缝合结扎，以防脑脊液漏。

12. 健康教育

1）对存在失语、肢体功能障碍或生活不能自理的患者，当病情稳定后即开始康复锻炼。要耐心指导患者功能锻炼，制订经过努力容易达到的目标，一旦康复有进步，患者会产生成功感，树立起坚持锻炼和重新生活的信心。

2）有外伤性癫痫的患者，应按时服药控制症状发作。在医生指导下逐渐减量直至停药。不做有危险的活动，以防发生意外。

3）对重度残疾者的各种后遗症采取适当的治疗，应鼓励患者树立正确的人生观，指导其部分生活自理；并指导家属生活护理方法及注意事项。

（王生）

第十节　胸部损伤

胸部损伤由车祸、挤压伤、摔伤和锐器伤所致的损伤，根据损伤暴力性质不同，胸部损伤可分为钝性伤和穿透伤；根据损伤是否造成胸膜腔与外界沟通，可分为开放伤和闭合伤。

一、病因及发病机制

根据损伤暴力性质不同，胸部损伤可分为钝性伤和穿透伤；根据损伤是否造成胸膜腔与外界沟通，可分为开放性胸部损伤和闭合性胸部损伤。钝性胸部损伤多由减速性、挤压性、撞击性或冲击性暴力所致，损伤机制复杂，多有肋骨或胸骨骨折，常合并其他部位损伤；器官组织损伤以钝挫伤与裂伤为多见，心肺组织广泛钝挫伤后继发的组织水肿常导致急性呼吸窘迫综合征、心力衰竭和心律失常；伤后早期容易误诊或漏诊，钝性伤患者多数不需要开胸手术治疗。穿透性胸部损伤多由火器或锐器暴力致伤，损伤机制较清楚，损伤范围直接与伤道有关，早期诊断较容易；器官组织裂伤所致的进行性出血是伤情进展快、患者死亡的主要原因，相当部分穿透性胸部损伤患者需要开胸手术治疗。

二、伤情评估

（一）临床表现

胸部损伤常可造成肋骨骨折、气胸、血胸、血心包等。现将这几组病症分述如下。

1. 肋骨骨折

1）症状：肋骨骨折部位疼痛，患者在深呼吸、咳嗽、转动体位时明显加重。伤后呼吸道分泌物常增多，但因胸痛不愿咳嗽排痰，易致肺不张和感染，出现呼吸困难。伤后咯血或痰中带血，表示有肺挫伤。

2）体征：①骨折处软组织挫伤或淤斑；②明显压痛点往往就是肋骨骨折处，有时可扪及骨折断端或摩擦感；③前后压迫胸廓时，骨折处剧痛，即挤压试验阳性；④多肋多（双）处骨折可见伤处胸壁塌陷及反常呼吸运动，患者常发绀、呼吸急迫、脉快、血压低，甚至休克；⑤合并气胸、血胸时，有相应的临床表现。

3）X线检查：伤情允许时应立即取立位检查，X线不但可以了解骨折的情况，而且可以了解胸内并发症，如气胸、血胸、肺损伤后不张，纵隔是否增宽，创伤性膈疝等情况。在X线检查时应注意，肋骨青枝骨折及肋软骨骨折，肋骨完全断裂在没有移位的情况下，有时不易发现骨折，但在4周后再一次摄片，骨折处可发现骨痂形成而明确骨折。

2. 连枷胸

3 根或多根肋骨的双处骨折，或多发性肋骨骨折合并胸骨骨折或肋软骨脱位时，造成胸壁软化，形成浮动胸壁（连枷胸），出现反常呼吸，易导致严重的低氧血症和循环功能紊乱，如不及时处理可导致呼吸和循环功能衰竭。

3. 气胸

气胸在胸部损伤中的发生率仅次于肋骨骨折。气胸的形成多由于肺组织、支气管破裂，食管破裂，全层胸壁破裂，驱使空气进入胸膜腔所致。一般分为三类：闭合性、开放性和张力性气胸。

1）闭合性气胸：自觉症状随气胸的程度而异。小量气胸，肺萎陷 30% 以下者，常无明显症状；较大量气胸，可出现胸闷和呼吸短促；大量气胸可发生呼吸困难。

检查时，可见伤侧胸、肋间饱满，呼吸运动减低，叩诊伤侧胸部呈鼓音，听诊呼吸音减弱或消失，心脏和气管向健侧移位。X 线检查可见肺萎陷，气管及纵隔向健侧移位。

2）开放性气胸：患者出现疼痛、呼吸困难、发绀，甚至休克。胸壁伤口随呼吸运动可听到"噗噗"响声。气管向健侧移位。伤侧胸部叩诊呈鼓音，听诊呼吸音减弱或消失。胸部 X 线检查可显示伤侧气胸、肺萎陷程度及纵隔移位程度；有时可伴有胸腔积液。

3）张力性气胸：患者表现为严重或极度呼吸困难、烦躁、意识障碍、大汗淋漓、发绀。气管明显移向健侧，颈静脉怒张，多有皮下气肿。伤侧胸部饱满，叩诊呈鼓音，呼吸音消失。胸部 X 线检查显示胸腔严重积气，肺完全萎陷、纵隔移位，并可能有纵隔和皮下气肿。胸腔穿刺时可见到高压气体将针芯向外推。不少患者有脉细快，血压降低等循环障碍表现。

4. 血胸

均有明显创伤史，且常与气胸并存。小量出血即 500 ml 以下者，成人可无明显的失血征，只能在 X 线检查时发现。500～1 000 ml 的中量出血，可表现失血征，如脉快而弱，呼吸费力，血压下降。1 000 ml 以上的大量出血，可因急性大量失血引起血容量迅速减少，心排血量降低，发生失血性休克，出现面色苍白、出冷汗、脉搏细速、躁动不安，由于积血压迫膈和纵隔出现呼吸困难、发绀。大量积血可见肋间隙饱满、呼吸运动减弱、气管向健侧移位，胸部叩诊呈实音。合并气胸时，则上部为鼓音，下部为实音，听诊呼吸音减低或消失。

X 线检查有液血胸、肺萎缩、纵隔移向健侧。

胸腔穿刺可抽出不凝固的血液。

5. 皮下气胸和纵隔气肿

气管、支气管、肺及食管外伤破裂，均可造成纵隔及皮下气肿，多同时并有气胸。

1）皮下气肿：常是肺组织及支气管损伤的一个临床表现。一般肺表浅裂伤及支气管末梢破裂，仅发生气胸。但如有胸膜粘连，气体不能进入胸腔，则可沿胸壁软组织间隙达皮下，自伤部向四周蔓延，形成范围程度不同的皮下气肿。皮下气肿仅有轻度不适感。检查时见气肿各部皮肤肿胀，扣之有捻发音。

2) 纵隔气肿：纵隔气肿常是支气管、气管、食管破裂的一个临床表现。有的可合并张力性气胸。临床上表现为气肿沿颈根及颈面部向前胸部蔓延。纵隔气肿能引起严重的呼吸循环功能障碍，特别破裂口较大合并张力性气胸时，病情更为严重。纵隔大量积气，纵隔内大血管受压，腔静脉首先受到影响，导致循环功能紊乱。重度纵隔气肿，患者常有显著呼吸困难、发绀、脉快、血压下降等休克症状。患者还可有头昏、头痛。临床检查气肿各部皮肤肿胀，致静脉充盈，阴囊胀大如球形，触之有捻发音。如有细菌感染，可有发热、全身中毒症状及胸骨后痛。

胸部透视或摄片可见纵隔胸膜下有不规则的气带，上纵隔尤为显著，胸骨后及胸大肌等肌肉间均可见顺肌纹放射状不规则的空气影响。

6. 心脏压塞

心脏刺伤引起的出血，由于伤口常不大，血液积存在心包内，形成血心包。引起心包内压力急剧上升，对心脏产生压迫，临床上出现心脏压塞症，使血液回流受阻，中心静脉压升高，回心血量减少，心排出量随之减低，冠状动脉供血不足，心肌缺血缺氧，造成急性循环衰竭。患者心前区闷胀压痛、烦躁不安。心尖搏动微弱，脉搏细速，心律不齐，颈静脉充盈、怒张，血压下降，脉压差小。叩诊混浊音界增大，听诊心音遥远。

X 线检查：心影扩大，透视见心搏微弱、血气胸等，严重出血者不做常规 X 线检查，应及早手术探查。

心包穿刺：可抽出积血。

心电图检查：对判断心肌损伤的部位，有无传导系统或冠状动脉损伤提供参考资料。

（二）实验室及其他检查

1. X 线检查

如伤员伤情许可，应借胸部 X 线检查协助诊断。

2. 胸腔穿刺

是诊断胸部损伤的简易手段，疑有血、气胸，胸腔积液，脓胸等均应行胸腔穿刺术，并收集胸液标本做检查和药敏。

此外，在对胸部损伤紧急处理后，还应对其他部位作详细检查，注意颅脑、腹部、脊椎等的合并伤。

三、急救措施

（一）非手术治疗

1. 首先保持呼吸道通畅，用导管清除呼吸道淤积物，必要时使用支气管镜吸出分泌物或施行气管切开术，气管切开既便于吸引又可减少呼吸道无效腔改善呼吸。神志不清者，可行气管内插管。

2. 纠正休克，解除引起休克的原因如出血应补充血容量。

3. 尽早闭合胸膜腔，如开放性气胸伤口应及时包扎封闭，对气血胸应尽早施行穿刺排气排液和及时采用胸腔闭式引流术，早期闭合胸腔是防治并发症——脓胸的主要措施。

4. 维持胸廓的正常活动，如损伤造成的胸壁疼痛和浮动肋骨骨折，均可限制胸廓呼吸活动和发生反常的呼吸运动，严重影响呼吸道的通气功能，除给予适量的镇痛剂外，应按伤情采用肋间神经封闭，加压包扎或牵引固定浮动胸壁等处理。

5. 给氧和抗生素预防感染。

6. 严重合并伤如颅脑伤、胸腹腔内脏器破裂等是引起早期死亡的重要因素之一，应根据损伤的轻重缓急决定处理的次序。

（二）手术治疗

开放性胸部损伤，力争早期彻底清创并一期缝合；胸腔内进行性出血应剖胸止血；胸内异物若体积较大、形状不规则、带有泥沙及碎布，或靠近心、大血管，宜开胸取出；支气管、食管破裂或广泛肺裂伤引起张力性气胸、严重纵隔气肿时应于胸骨切迹上切开皮肤、皮下及筋膜，紧急排气减压，并胸膜腔引流，若不见好转，则开胸修补；血心包经穿刺排血后没有改善，须切开心包清除积血，胸腹联合伤可酌情剖腹、剖胸或胸腹联合探查。

四、监护

（一）一般监护

1. 根据病情，放置于复苏室或抢救室。

2. 体位为半卧位，保持呼吸道通畅，及时清除呼吸道分泌物或异物。

3. 做好心理护理，安慰患者，使其消除紧张情绪，配合治疗。

4. 对有开放性创伤的患者，应配合医生及时处理伤口，注意无菌操作。对伤口污染或组织破坏较重的患者，可应用抗生素预防和控制感染，并肌内注射破伤风抗毒血清1 500单位；血胸的患者如胸膜腔穿刺抽出血性混浊液或穿刺液细菌培养阳性，应按急性脓胸处理。

5. 如伤后患者不能进食，应给予全胃肠外营养疗法。病情允许进饮食后，可选用清淡、易消化吸收的食物或要素饮食。

6. 根据医嘱应用镇痛、镇静药物，以尽量减轻患者的痛苦，使其能够得到安静休息和恢复生活起居。

7. 严重的损伤或有明显缺氧现象时，应给予氧气吸入。一般用鼻导管给氧，氧流量3～5 L/min，直至缺氧现象改善，生命体征平稳一段时间后方可停用。

（二）病情观察与监护

密切观察病情变化，做好相应的护理，胸部创伤的严重程度不仅在于伤口的大小，更重要的是在于脏器损伤的严重程度。胸部创伤病情多变，所以密切观察伤情变化对于每一个胸部损伤的患者均十分重要。

1. 对生命体征的观察

随时观察血压，呼吸、脉搏，一般每15～30分钟测一次，病情平稳后改为1～2小时测一次，次日酌情改为4小时测一次。

2. 对休克的观察

胸部损伤严重的患者，常由于急性大失血，剧烈的疼痛以及因胸膜和肺损伤，导致呼吸、循环功能障碍而发生休克。当发现患者烦躁不安，面色苍白，出冷汗，脉快细弱，脉压差小，尿量减少，中心静脉压降低，并有不同程度的呼吸困难则可考虑为休克。应迅速建立静脉通路，补充血容量，给氧，应备好气管切开包、胸穿包，做好术前准备。

3. 对反常呼吸的观察

此种呼吸多发生于多根、多处肋骨骨折造成胸壁软化者。吸气时局部隆起，使患侧肺不能扩张，纵隔随呼吸摆动，若不及时发现，及早处理，可因此导致心肺功能衰竭甚至死亡。发现此种情况除给氧外应局部放置 1 ~ 1.5 kg 沙袋压迫或以厚敷料加压包扎，必要时可做牵引或手术固定。

4. 对张力性气胸的观察

当患者出现呼吸极度困难、发绀、出汗、休克等症状，伤侧胸部向外鼓出，叩诊高度鼓音，听诊呼吸音消失，伴有局部性或广泛性皮下气肿或纵隔气肿时，应考虑为张力性气胸，应立即在患者第二肋间锁骨中线处插针排气，做好闭式引流准备，并协助医生进行抢救。

5. 对咯血的观察

胸部损伤患者常因支气管和肺受损而引起咯血，要注意观察咯血的量及性质。痰中带血丝为轻度肺、支气管损伤，安静休息数日后可自愈。咯血或咳大量泡沫样血痰，常提示肺、支气管严重损伤。对这样的患者首先要稳定情绪，鼓励咳出支气管内积血，以减少肺不张的发生。大量咯血时，行体位引流以防止窒息，并做好剖胸探查的准备。

6. 对伤口和切口的观察

对清创前的伤口，除了观察有无渗血和漏气外，还需要观察伤道，了解伤道的径路和可能伤及的器官。例如，对心肌前区的细小伤口也需想到可能伤及心脏。要注意观察有无心脏压塞症状（如血压低、脉压小、颈静脉怒张、心音遥远、静脉压升高、心浊音界扩大等）。

7. 对皮下气肿的观察

皮下气肿在胸部损伤患者中较为多见，气体进入组织间隙中，逐渐向皮下蔓延，局部可有肿胀，压之有捻发音。一般单纯性皮下气肿首先出现于胸部外伤处，而后向四周扩散，患者仅有局部不适和压痛，无其他影响，要向患者做解释，免除顾虑，如能除去病因往往不需特殊治疗，一周内气体可自行吸收。如观察不细致，处理不及时，胸腹腔或纵隔的气体压迫血管，尤其是压迫肺静脉时，可引起患者肺水肿及循环障碍，甚至危及生命。

8. 对合并损伤的观察

胸部损伤的患者，多数经纠正呼吸循环障碍后，病情能较快地控制，好转。如经处理后病情仍未好转，又不能用胸部损伤解释者，要注意多发伤的存在。除严密观察生命体征外，应注意观察发现有无合并颅脑、腹、脊柱、四肢等部位的损伤。

（三）症状监护

1. 协助患者咳嗽排痰

手术后清醒的患者，应鼓励其咳嗽，做深呼吸，定时翻身拍背，协助排痰，并注意记录痰的色、质、量。辅助患者咯痰是胸部损伤的重要常规护理工作，对保持呼吸道通畅，促进肺膨胀，减少并发症有重要作用。如血压稳定，咳嗽时患者宜采用坐姿或半坐卧位，护士位于患者背后，用两手分别扶住手术切口前后部位，伸开手掌紧贴于切口上，略加压力，嘱患者咳嗽，这种能减轻咳嗽时伤口振动所引起的疼痛，从而使患者有效地咳出痰液。此外饮些温开水也有助于咳嗽。术后 24 小时内，一般宜每隔 1~2 小时辅助患者咳嗽一次，以后 2~4 小时咳嗽一次，直至双肺呼吸音清晰为止。

2. 注意保持口腔清洁

患者未清醒前，可用棉签协助清洗口腔，清醒可给予开水含漱。

3. 根据伤情，鼓励患者早期活动

患者意识完全清醒，生命体征平稳，可先作上肢被动活动，以后随着病情的好转逐渐地增加活动量及上、下肢主动活动。一般情况下，患者拔除胸腔引流管后即可下床活动。全肺切除或心脏手术的患者，应根据情况延长卧床时间。

（四）胸腔闭式引流的护理

胸腔闭式引流又称水封闭式引流。胸腔内插入引流管，管的下方置于引流瓶水中，利用水的作用，维持引流单一方向，避免逆流，以重建胸膜腔负压。胸腔闭式引流的目的：排除胸腔内液体、气体，恢复和保持胸膜腔负压，维持纵隔的正常位置，促使术侧肺迅速膨胀，防止感染。故对胸腔闭式引流的护理是否完善对于患者的病变是至关重要的。

1. 严格无菌操作，防止感染

①胸腔引流装置在术前应准备好，并严格执行灭菌措施；②引流瓶及乳胶管应每日更换一次，严格无菌技术，接头处要消毒，瓶内装无菌盐水；③引流口处敷料应 1~2 天更换一次，如有脱落、污染或分泌物渗湿，则应及时更换；④始终保持引流瓶低于床沿，尤其在搬动患者时，更应注意引流瓶的高度决不允许高于引流管的胸腔出口平面。

2. 保持引流通畅

①检查引流管是否通畅，如观察到玻璃管内水柱随呼吸而升降，或水封瓶内不断有液体滴出，均说明引流管是通畅的；②患者取半卧位，水封瓶放置于较低的位置。引流管的内径及长度要适宜，上段固定在床沿，下段应保持垂直，勿使引流管扭曲或受挤压；③鼓励患者多变动体位及坐起咳嗽，做深呼吸运动，以利胸膜腔内积液排出，促进肺膨胀；④定时挤压引流管，可每隔 1~2 小时，在引流管近胸端用手反复挤压（从上往下挤）以防引流管阻塞。

3. 注意观察引流瓶中引流物的量与性质

观察引流液量、性状。如出血已停止，引出胸液多呈暗红色；创伤后引流液较多，引流液呈鲜红色，伴有血凝块，触之引流胸管温度高，考虑胸腔内有进行性出血，应当立即通知医生，并准备剖胸手术。

4. 胸腔引流管的拔除及注意事项

24 小时引流液小于 50 ml，脓液小于 10 ml，无气体溢出，患者无呼吸困难，听诊呼吸音恢复，X 线检查肺膨胀良好，可去除胸管。方法：安排患者坐在床沿或躺向健侧，嘱患者深吸一口气后屏气拔管，迅速用凡士林纱布覆盖，再盖上纱布、胶布固定。

对于引流管放置时间长、放置粗引流管者，拔管前留置缝合线，去管后结扎封闭引流管口。拔管后最初几小时观察患者有无胸闷、呼吸困难、引流管口处渗液、漏气。管口周围皮下气肿等，并给予处理。

（五）健康指导

1. 胸部损伤患者常需要做胸膜穿刺、胸腔闭式引流，操作前向患者或家属说明治疗的目的、意义，以取得配合。

2. 向患者说明深呼吸、有效咳嗽的意义，鼓励患者在胸痛的情况下积极配合治疗。

3. 告知患者肋骨骨折愈合后，损伤恢复期间胸部仍有轻微疼痛，活动不适时疼痛可能会加重，但不影响患侧肩关节锻炼及活动。

4. 胸部损伤后出现肺容积显著减少或严重肺纤维化的患者，活动后可能出现气短症状，应嘱患者戒烟并减少或避免刺激物的吸入。

5. 心肺损伤严重者定期来院复诊。

（苏琳）

第十一节　腹部损伤

腹部损伤是一常见的外科急症。累及腹内脏器的腹部损伤，多数患者有伤情严重、复杂、变化多而快的特点，同时合并腹外损伤可达50%，其误诊率为10%～40%，死亡率可为10%～20%。

一、病因和发病机制

腹部损伤可分为闭合性损伤及开放性损伤，在平时多为闭合性损伤，在战时多为开放性损伤。损伤的严重程度一般与外界的暴力大小有关，但亦与腹腔内脏器解剖特点有关。闭合性腹伤的暴力为直接冲击、减速、施力与剪力。直接冲击可造成明显冲击、减速、施力与剪力。直接冲击可造成明显损伤，其严重程度与暴力大小、冲击过程及接触范围密切相关。突然减速多为车祸及高空坠落，身体已停止而内脏仍继续向前运动，因此其较为固定处的血管与组织可撕裂。旋力易造成撕裂伤，剪力往往产生脱手套型损伤，多有大片组织丢失，皮肤与皮下丧失来自其下方肌肉的血供。开放性损伤的致伤原因有刀戳与枪弹伤2种。刀戳伤除直接伤及大血管与生命器官外，很少有致命性结局及严重并发症。枪弹伤则常造成腹内严重破坏，其破坏程度与速度及距离有关。

在诸多致伤因素中，以机械性损伤最多见。平时以坠落伤、撞击伤、挤压伤、压砸伤等多见，且多引起闭合性腹部损伤；战争时则主要为锐器伤和火器伤，多为开放性损伤或多发性复合性损伤。

腹部损伤又可按损伤脏器分为实质性脏器损伤及空肠脏器损伤。实质性脏器损伤可引起腹腔内出血或腹膜后血肿，空腔脏器损伤内容物外溢可引起腹膜炎。因此对腹部损

·235·

伤的患者，应当及早做出诊断，积极治疗。

二、伤情评估

（一）病史

询问受伤的时间、地点；暴力的性质、大小、方向、速度、作用部位和着力点的面积；伤前是空腹或是饱餐后；伤后腹痛出现的部位、时间；疼痛性质和程度；是否有恶心、呕吐，呕吐物的性质；是否有肛门排气、排便等；是否有腹胀和腰、背、肩部的疼痛；是否有血尿和血便等；受伤后到就诊时的病情发展经过和就诊前的急救处理方法、时间等。伤者有意识障碍或因其他情况不能回答问话时，应向现场目击者或护送人询问。

（二）临床表现

患者有外伤史，应注意详细询问，如受伤情况、受伤部位、受伤至就诊时间以及受伤后至就诊时的病情变化。

1. 症状

1）腹痛：腹部损伤后的最主要症状即是腹痛。伤后早期，患者指出的疼痛最重部位往往是脏器损伤部位，但早期无剧烈腹痛者并不能排除内脏损伤之可能。如脾破裂患者，有时疼痛并不显著，而以失血性休克为主要症状。

2）恶心、呕吐：空腹脏器、实质性脏器损伤均可刺激腹膜，引起反射性恶心呕吐，腹膜炎引起麻痹性肠梗阻，多发生持续性呕吐。

3）腹胀：多在伤后晚期出现，为腹膜炎造成的肠麻痹所致，多呈持续性，且常伴有肠鸣音减弱或消失。一旦出现水、电解质平衡紊乱，可出现腹胀。

4）胃肠道出血：胃、十二指肠损伤常表现为呕血，多混有胃液、胆汁和食物残渣。如在伤后出现上腹部绞痛，随之出现呕血多半是胆管损伤。伤后大便有鲜血，说明结肠或直肠有损伤。

5）血尿：提示肾脏、输尿管、膀胱和后尿道可能有损伤。

6）肩部疼痛：肝、脾损伤后，刺激膈肌可发生放射性肩部疼痛。左肩疼痛表示可能脾脏损伤；右肩疼痛表示可能肝脏损伤。

7）右侧大腿放射性疼痛：腹膜后十二指肠损伤，十二指肠液流入腹膜后间隙，刺激右侧腰神经，可引起右侧大腿放射性疼痛。

2. 体征

1）伤口与淤斑：开放性腹部损伤者见腹壁伤口，腹壁挫伤有皮下淤斑或伴大小不等的腹壁内血肿。

2）腹膜刺激征：腹部压痛、肌紧张及反跳痛是急性腹膜炎的主要体征。压痛、肌紧张最明显处也往往是损伤病灶处。实质脏器破裂出血，腹膜刺激征程度一般较空腔脏器破裂为轻。

3）腹部移动性浊音：腹腔内有 500 ml 的积血或渗液，当患者体位由平卧转为侧卧时，叩诊检查有移动性浊音，对确定腹内脏器损伤较有价值。

4）肝浊音界改变：胃肠破裂，尤以胃十二指肠、结肠破裂，胃肠内气体溢至腹腔，可致肝浊音界缩小或消失。肝脾破裂时因其周围有凝血块积存，故肝浊音界可增宽。

5）肠鸣音减弱或消失：判断应以频率、音调、音响三方面来分析，听诊时间应在3～5分钟。腹腔内出血、腹膜炎及肠麻痹都可引起肠鸣音减弱、稀疏或消失。

（三）实验室及其他检查

1. 血常规

红细胞计数、血红蛋白和红细胞比容进行性下降提示有失血。早期白细胞计数和中性粒细胞比例升高提示腹腔内出血，而过后出现白细胞计数升高提示空腔器破裂出现的腹膜炎所致。

2. 尿常规

如出现血尿是泌尿系统损伤的重要标志。严重肾损伤可为全血尿，但肾蒂或输尿管断裂可无血尿。

3. 淀粉酶

血、尿淀粉酶可升高，提示有胰腺损伤，但胃肠道破裂，尤其是腹膜后的十二指肠破裂，血清淀粉酶可升高。

4. X线检查

胸部平片可观察到下位肋骨骨折。腹部平片可观察到膈下积气，某些脏器的大小、形态和位置的改变。这些对于腹内脏器损伤的诊断有一定帮助。如脾破裂时可见左膈升高，胃受压右移，胃结肠间距增宽，左侧下位的肋骨骨折等。口服水溶性造影剂可以显示十二指肠破裂的部位，尤其是对腹膜后十二指肠破裂的患者，可以早期做出诊断。尿道膀胱造影可帮助诊断尿道膀胱损伤；有条件的地方还可行选择性动脉造影，对内脏出血的部位有一定的诊断价值。

5. 超声波检查

对内脏的外形、大小，腹腔内积液的检查有一定帮助。

6. CT

对实质性脏器损伤及其范围和程度有重要诊断价值。

7. MRI

对血管等特殊部位有重要价值。

8. 选择性血管造影

对实质性脏器破裂有帮助，但仅用于上述检查未能确诊者。

9. 腹腔穿刺或腹腔灌洗

诊断性腹腔穿刺阳性率可在90%以上，一般检查方法尚难明确诊断的情况下均可进行此项检查。但在严重腹胀或肠麻痹，或既往有腹腔严重感染及做过大手术、疑有广泛腹腔粘连的情况应慎重。腹腔穿刺的部位：①脐和髂前上棘连线的中、外1/3交界处；②脐水平线与腋前线交界处；③肋缘下腹直肌外缘。穿刺部位选定后，让患者先排空膀胱并向穿刺侧侧卧5分钟，然后在局麻下用普通8～9号针头或16～20号腰穿刺针进行腹腔穿刺，亦可用带针芯的套管针进行穿刺。抽到液体后，应观察其性状以推断哪类脏器损伤。如疑有胰腺损伤，可测定抽出液的淀粉酶含量。若诊断性腹腔穿刺阴性而又高度怀疑腹内有严重损伤，可采取诊断性腹腔灌洗术进一步检查。穿刺部位常于腹中线，在脐与耻骨联合连线上方处。穿刺方法与诊断性腹腔穿刺相同。用带针芯套管针刺入腹腔，将有侧孔的塑料管置入腹腔。塑料管尾端连接无菌输液瓶，将 500 ~ 1 000 ml 的生理盐水缓缓注入腹腔。当液体流完后，把输液瓶转移至床面以下，借助虹吸作用使灌洗液流回输液瓶。然后，取瓶中液体三管，每管约 10 ml，分送化验检查红细胞与白细胞计数、淀粉酶测定、细菌培养及涂片染色查细菌，有符合以下任何一项结果者为阳性：①肉眼观为血液，胃肠道内容，胆汁或尿液；②显微镜下红细胞计数超过 100 × 10^9/L 或白细胞计数超过 0.5×10^9/L；③淀粉酶含量超过 100 U；④灌洗液中发现细菌。

10. 腹腔镜检查

主要应用于临床上难以确诊者。

三、急救措施

腹部损伤的治疗效果如何，关键在于准确地处理威胁患者生命的紧急情况，如腹腔内大出血可对生命构成直接威胁，消化道穿孔又会引起腹腔感染造成不良后果。因此，正确选择和尽早进行确定性治疗，对腹部损伤的预后好坏关系极大。

（一）现场急救

首先处理威胁生命的因素，如窒息、开放性气胸、明显的外出血等，包括恢复气道畅通、止血、输液抗休克。若腹部有开放性伤口且有内脏脱出，不能将脱出物强行回纳腹腔，以免加重腹腔污染，应用洁净器皿覆盖脱出物，初步包扎伤口后，迅速转送。全身损伤情况未明时，禁用镇痛剂；确诊者可使用镇痛剂以减轻创伤所致的不良刺激。

（二）治疗要点

1. 非手术治疗

下列情况可考虑非手术治疗：伤后 24 ~ 48 小时就诊，无明显腹膜炎征象或内脏损伤症状，或原有的腹膜炎已有局限趋势者，可继续行非手术治疗；一般情况尚好，无明显内脏损伤症状者，应在严密观察下先采用非手术治疗；就诊时已处于重危状态，不能耐受任何立即手术创伤者。

治疗措施：禁食，必要时做胃肠减压，以减少胃肠内容外溢及胃肠胀气。应用广谱抗生素，防治腹腔感染。每 15 分钟测量血压、脉搏、呼吸并进行比较分析。每 30 分钟检查一次腹部体征、血常规、红细胞压积，并进行对比。必要时进行腹腔诊断性穿刺。诊断未明确不可应用止痛剂。有伤口者须同时注射破伤风抗毒素 1 500 U。临床需注意，在有腹内脏器伤的患者中，约 10% 开始并无明确体征，因此暂时决定进行保守治疗者，需要由有经验的医生进行连续观察。当反复观察分析仍难以确定有无内脏伤时，宁可及早剖腹，以免坐失时机，造成严重后果。

2. 手术治疗

有下列情况者应考虑剖腹探查：有明确的腹膜刺激征；有腹腔游离气体；腹腔穿刺或灌洗阳性；胃肠道出血；积极抗休克治疗病情不见好转，反而恶化，并且已排除了内科原因；红细胞计数及红细胞比容进行性下降者。一旦决定手术，就应尽快完成手术术前准备；建立通畅的输液通道，交叉配血，安放鼻胃管及尿管。如有休克，应首先快速输入生理盐水或乳酸钠林格氏液，对于循环血容量严重不足的危重病例，速度可以快到15 分钟内输入 1 000 ~ 2 000 ml。反复测定中心静脉压，可对补液的数量和速度提供极有价值的指导。合理补充有效血容量，会使大多数患者情况好转，此时进行手术，安全性较大，手术死亡率和并发症发生率都会低得多。但如患者有腹腔内活动大出血，上述复苏措施便不会有稳定的疗效，应在积极输血的同时行剖腹检查。不能拘泥于血压上升到 90 mmHg 以上方能手术，以免延误手术时机。

腹部损伤患者往往面临休克的威胁，因此一般不宜选择椎管内麻醉或硬膜外麻醉。气管内麻醉比较理想，既能保证麻醉效果，又能根据需要供氧，并防止手术中发生误吸。

剖腹探查时一般采取上腹正中切口，开腹后立即吸尽积血，清除凝血块，迅速查明来源，加以控制。首先探查术前最可疑损伤的脏器；凝血块集中处一般是出血的部位，如出血迅猛，可用手指压迫止血，再给有效措施止血。空腔脏器破裂，应进行全面探查，自膈向胆管、胃、十二指肠、小肠、结肠、膀胱检查，绝不能找到一两处损伤而满足。更应探查后腹膜，脏器处理完毕后，应彻底清除腹内异物、食物残渣和粪便等。对腹腔污染严重，应放置有效的引流管。对腹膜后血肿、无继续扩大或搏动者，则不应切开后腹膜。

四、预后

（一）单纯性腹壁损伤

一般预后良好。

（二）实质性脏器损伤

肝、脾、肾、肠系膜等腹内实质性脏器损伤后主要为内出血，经补充血容量、预防感染和（或）手术等治疗，疗效较好，可康复出院，如有并发症则康复时间长，甚至预后不良。严重肝破裂的死亡率极高，早期主要死于失血性休克，晚期主要死于胆汁化脓性腹膜炎或继发性出血与感染。单纯脾破裂的死亡率为 10%，若有多发伤，死亡率为 15% ~ 25%。胰腺损伤常并发胰瘘，死亡率可高达 20%，死亡的主要原因是难以控制的大出血或所造成的休克、败血症和多器官功能衰竭。

（三）空腔脏器损伤

肠、胃、胆囊、膀胱等空腔脏器损伤主要表现为腹膜炎，多数伤者术后恢复良好，少数出现肠瘘或吻合口瘘、腹腔脓肿等并发症。一般空腔脏器损伤诊断往往较为及时，手术治疗后预后较好，十二指肠损伤属于腹内脏器的严重损伤，诊断和处理较为困难，死亡率为 10.0% ~ 27.8%。结肠损伤如诊断处理不及时，也可因出现严重感染而死亡。

五、监护

（一）急救

腹部损伤可并发多发性损伤，在急救护理时应分清主次和轻重缓急，积极配合医生抢救患者。①首先处理危及患者生命的表现，如心搏呼吸骤停、窒息、大出血、张力性气胸等；②对已发生休克者应迅速建立通畅的静脉通路，及时补液，必要时输血；

③对开放性腹部损伤，应妥善处理伤口，及时止血，包扎固定，如伤口有少量肠管脱出，急救时应覆盖保护好，暂不要还纳，以免污染腹腔；较大伤口大量肠管脱出，应先回纳入腹腔，暂行包扎，以免加重休克。

（二）一般护理

1. 休息与体位

绝对卧床休息，大、小便不离床；若病情稳定，可取半卧位。

2. 输液和饮食

禁食期间需补充足量的液体，防治水、电解质及酸碱平衡失调。待肠功能恢复后，可开始进流质饮食。

3. 应用抗生素

腹部损伤后应用广谱抗生素防治腹腔感染。

4. 心理护理

关心患者，加强交流，向患者解释腹部损伤后可能出现的并发症、相关的医疗和护理，使患者解除焦虑和恐惧，稳定情绪，积极配合各项治疗和护理。

5. 完善术前准备

一旦决定手术，应尽快完成手术前准备，除常规准备外，还应包括：①交叉配血：有实质性脏器损伤时，配血量要充足；②留置胃管、尿管；③补充血容量：血容量严重不足的患者，在严密监测中心静脉压的前提下，可在 5 分钟内输入液体 1 000 ~ 2 000 ml。

（三）症状护理

几乎所有的腹部损伤（除腹壁软组织挫伤外）均需手术治疗。故腹部损伤患者的手术前后护理十分重要。其次肠瘘是其重要并发症，其专科性较强，也是腹部损伤的护理重点之一。

1. 腹部损伤的术前护理

1）心理护理：向患者及家属做好解释工作，说明手术的必要性以取得合作，消除患者的紧张和恐惧心理。

2）做好输血、补液准备：尽早采血送检、配血，用同一针头快速输入平衡液。最好选用上肢静脉补液，因为腹部损伤患者可能有下腔静脉系统的血管损伤，用下肢静脉补液有增加出血的可能。

3）留置鼻胃管，抽出胃内容物，观察有无出血，并持续引流。以防急性胃扩张和吸入性肺炎。

4）一般行剖腹探查术的患者，均宜留置导尿管，有助于了解有无泌尿系器官损伤，有利手术中、术后观察补液情况和预防尿潴留。

5）备皮：按常规备皮。

2. 腹部损伤的术后护理

目的是观察伤情，预防、发现和处理并发症，尽量减少患者痛苦，促进功能恢复。

1）术后护理：接患者回病房后，要平稳和细心地将患者移上病床，尽量减少震动，以免引起血压突然下降。要保护好手术部位和输液肢体，并注意防止体内引流管脱出，了解手术方式进行护理。

2）加强生命体征的观察：患者在术后 1～3 天体温皆略有升高，通常较少超过 38.5℃，术前腹膜炎严重者除外，并逐步降至正常，此为术后反应，不需特殊处理。如术后第三天体温不降反而升高，应考虑术后感染。脉搏如在每分钟 100 次以上，且与体温不成比例，血压有下降趋势，应结合全身情况考虑血容量不足或有内出血之可能。应进一步检查和处理。注意呼吸频率及有无呼吸困难，必要时给予吸氧。

3）饮食护理：术后应禁食，经静脉输液，维持营养和水、电解质平衡。准备记录每日出入量。一般禁食 48～72 小时，待胃肠道机能恢复，腹胀消失，排气或排便后，开始少量流质饮食，逐日加重，6～7 天酌情改为半流质饮食。

4）做好各种引流管的护理：腹部损伤重的患者引流管较多，如胃肠减压管、腹腔引流管、胃肠造瘘管、留置导尿管、输液管、胸腔闭式引流管、T 形引流管等。能否保持这些管道的通畅，关系到患者的预后及生命安全。因此加强各种管道的护理，是腹部损伤护理的重点之一。

（1）胃肠减压：必须持续吸引至肠蠕动功能恢复为止，对胃肠减压护理要注意以下几点：①胃管与玻璃接管大小要适宜，保持胃管通畅，防止内容物阻塞。②使用胃肠减压器前应检查减压装置有无漏气，是否通畅和吸引力的大小要调整适宜。③插管深度要适宜（成人一般 50～55 cm），固定要稳妥，连接要正确。④保持减压管通畅，如有引流不畅现象，应及时处理，确保其通畅，每天用生理盐水冲洗胃管，每次 30～50 ml。⑤观察并记录引流液的量与性质，一般胃肠手术后 24 小时内，胃液多呈暗红色，2 天后渐变浅。如有鲜红胃液吸出，说明有术后出血，应停止胃肠减压，及时与医生联系并协助处理。⑥减压期间禁饮食，必要经口服药时，应将药物研碎，以温开水调成液状经胃管注入，然后夹管 30 分钟，以免将药物吸出，影响疗效。

（2）T 形管引流：用于胆管手术后，①引流管要固定牢，严防脱出。导管的长度要合适，在患者翻身起床时，嘱其注意引流管，不要牵拉，以防脱出。②保持引流管通畅，如分泌物过稠或砂石堵塞引流管，应立即报告医生，必要时可用生理盐水冲洗；但压力不可过大。严格执行无菌操作，以免引起逆行性感染或胆汁外溢扩散感染。③观察并记录胆汁量，包括性质（色泽、浊度）。同时应注意观察患者皮肤、巩膜有无黄疸，大便色泽是否正常，以了解胆汁是否已流入肠道。④每日更换引流管及引流瓶，并更换引流口处的敷料，防止引流口感染。⑤T 形管一般留置两周左右，当引流管排出的胆汁逐日减少，清晰，呈黄色，大便颜色正常，皮肤、巩膜无黄疸时，经造影证实胆管远端通畅，可试行夹管观察，48 小时后未出现发热、恶心、上腹胀痛、黄疸等，则可拔管。

（3）腹腔引流：常用的有烟卷引流、管状引流及双套管引流。①烟卷引流：换药时纱布上可见有分泌物，否则很快可能是引流不畅，应通知医生，做相应处理，使引流发挥作用。②管状引流（乳胶管引流）：应接无菌瓶，必要时接受负压吸，引流不多时也可不接床边瓶，将引流管剪短后以厚敷料包扎即可。③双套管引流：多用于有大量持续渗液或漏液时的引流。如高位肠瘘、胆瘘、胰腺脓肿引流等。一般均需接负压吸引装置。应注意观察各管道是否通畅，保护好腹壁皮肤，使创面干燥。如在负压吸引期间仍有液体自管周溢出，或引流液突然减少，患者出现腹痛、腹胀、发热等征象时，则说明引流管放置不当，或内导管没有发挥应有的作用，应及时采取措施。若吸出血性渗液，可能为组织糜烂致小血管破裂出血或吸力太大造成，须及时查明原因，进行处理。④腹腔引流物的拔除：应根据分泌物的多少而定。一般术后 48 小时如无渗液即可拔除。结肠损伤引流物多在术后 3~5 天逐渐取出，腹膜后间隙引流保留时间宜稍长，烟卷引流如需超过 5 天，应更换新的或其他引流物。为止血用的填塞物可在 7 天后，每天抽出一小段，10~12 天完全取出。

5）密切观察伤情变化

（1）对伤口的观察：随时观察患者伤口有无出血、渗出、包扎是否严密，敷料有无脱落和移动，局部皮肤有无发红、坏死，伤口疼痛程度等，如有异常情况时应酌情给予处理。手术后 2~3 天切口疼痛逐渐减轻、加重或一度减轻后又加重，体温、白细胞计数增高，则可能有切口感染，应检查切口情况。如已有早期炎症现象，应尽早使用广谱抗生素和局部理疗等。对于健康情况较差，组织愈合能力差或切口感染的患者，在其咳嗽、呕吐、喷嚏时，应特别注意防止腹压突然增加，可用双手扶持切口两侧腹壁，预防切口裂开，同时也可减轻疼痛，有利于咳嗽。

（2）对腹部症状、体征的观察：主要观察腹痛、腹胀、腹膜刺激征，肠鸣音恢复及肛门排气等情况。当麻醉作用消失后，患者开始感觉切口疼痛。手术后 24 小时内最为剧烈。为了减轻患者痛苦，术后 2 天内应给予镇痛剂及镇静剂。腹部手术后患者常有不同程度的腹胀。但随着胃肠的蠕动恢复，肛门排气后即可缓解。如术后数日，仍未有肛门排气，腹胀明显，肠鸣音消失，可能有腹膜炎或其他原因所致的肠麻痹。后期出现阵发性腹痛、腹胀、排便及排气停止，应考虑为粘连性肠梗阻。大便次数多，体温高，下腹胀痛，要考虑盆腔脓肿。应密切观察，记录并及时报告医生及时采取措施。

6）鼓励患者早期活动：可增加呼吸深度，扩大肺活量，促进呼吸道分泌物排出，预防肺部并发症，可促进胃肠道功能恢复，减少腹胀增进食欲，预防肠粘连；可促进血液循环，减少静脉淤血，预防下肢静脉血栓形成影响伤口愈合。还可防止尿潴留及便秘等。所以护理上要做到以下几点：①当患者麻醉清醒后即开始鼓励其做深呼吸，协助其咳嗽、翻身和四肢活动。②除有禁忌者外，一般于手术后 2~3 天，开始在床上活动四肢，注意保暖，拔除胃管后，可酌情下地活动（在护理人员协助下）。活动量及活动范围要逐步增加，不可过分活动。

7）加强口腔及皮肤的护理，防止口腔炎和压疮的发生。

3. 肠瘘的护理

肠瘘护理工作量大，除了病情观察，基础护理外，还要防止压疮及瘘口局部的护理工作，是腹部损伤护理重点之一。

1）高位肠外瘘的护理

（1）发生瘘的初期，由于炎症、水肿的存在，治疗上应充分引流，及时吸除消化液，使炎症、水肿迅速消退。保证瘘管通畅，必要可用生理盐水冲洗。吸引力不宜过大，以免损伤组织，详细记录冲洗液和引流液的量及性质。

（2）经吸引后，已形成完整的瘘管，但未愈合或已形成唇状瘘，为了减少肠液的流失，可进行"堵"。常用的是硅胶片，将其从瘘口放入肠腔将瘘口堵住，使肠内容物不外漏，达到缩小瘘口，维持营养的目的。注意观察其效果，及早防治营养不良。

2）肠造瘘术后的护理

（1）结肠造瘘口的局部护理：造瘘口开放后初期，一般粪便稀，次数多，易刺激皮肤而致湿疹。应以油纱布外翻的肠黏膜覆盖，四周皮肤涂氧化锌软膏保护。瘘口敷料需及时更换。保持局部及床铺的整洁。待3~5天黏膜水肿消退，大便变稠即可用清水洗净皮肤后使用肛门袋收集粪便。肛袋宜间断使用，否则可致造瘘口黏膜受损。

（2）对瘘口周围伤口很大，不易固定粪袋的患者，应加强局部吸引。

（3）注意饮食调节，术后肠鸣音恢复即可给予流质饮食，能量不足部分可由静脉补充。以后酌情改为半流质至普通饮食。

（四）健康教育

1. 加强宣传劳动保护、安全生产、安全行车、遵守交通规则的知识，避免意外损伤的发生。

2. 普及各种急救知识，在发生意外事故时，能进行简单的急救或自救。

3. 一旦发生腹部损伤，无论轻重，都应经专业医务人员检查，以免贻误诊治。

4. 出院后要适当休息，加强锻炼，增加营养，促进康复。若有腹痛、腹胀、肛门停止排气排便等不适，应及时到医院就医。

（高建玲）

第十二节　骨关节损伤

骨的完整性或连续性中断称为骨折。由直接暴力、间接暴力、肌肉牵拉和积累性劳损等原因造成的骨折称为创伤性骨折；由骨骼疾病（如骨髓炎、骨肿瘤等）造成骨质破坏，受轻微外力即发生的骨折称为病理性骨折。

一、病因

骨折由创伤所致，称为创伤性骨折。也可有骨骼疾病，如骨髓炎、骨肿瘤所致骨质破坏，受轻微外力作用即发生骨折，称病理性骨折。

（一）直接暴力

暴力直接作用的部位发生骨折，骨折处常伴有不同程度的软组织损伤。如车轮撞击小腿，引起胫腓骨骨折。

（二）间接暴力

暴力通过传导、杠杆、旋转和肌收缩等作用使受伤部位远处发生骨折。如跌倒时手掌撑地，外力经传导可导致桡骨远端骨折或肱骨髁上骨折。骤然跪倒时，股四头肌剧烈收缩，可致髌骨骨折。

（三）积累性损伤

长期、反复轻微的直接或间接损伤可积累在某一部位发生疲劳性骨折，如远距离的行军易导致第二、三跖骨及腓骨下1/3骨干骨折。

（四）骨骼病变

骨骼在原有病损的基础上，因轻微的外力，或正常活动中发生骨折，成为病理性骨折。如骨髓炎、骨肿瘤、骨结核并发的骨折。

二、分类

（一）按骨折处是否与外界相通分类

1. 闭合性骨折

骨折处皮肤或黏膜完整，与外界不相通。

2. 开放性骨折

骨折处皮肤或黏膜破损，与外界相通。骨折处通过脏器与外界相通的骨折也属于开放性骨折。

（二）按骨折程度和形态分类

1. 完全性骨折

骨的完整性和连续性完全中断。按其形态又分为：

1）横断骨折：骨折线几乎与骨纵轴垂直。

2）斜形骨折：骨折线与骨纵轴斜交。

3）螺旋骨折：骨折线呈螺旋形。

4）粉碎骨折：骨碎裂成三块或三块以上。

5）嵌插骨折：长管状骨骨干的密质骨嵌插入骨骺端的松质骨内。

6）压缩骨折：骨质因压缩而变形，多见于松质骨。

7）凹陷性骨折：骨折块局部下陷，如颅骨骨折。

8）骨骺分离：通过骨骺的骨折，骨骺的断面可带有数量不等的骨组织。

2. 不完全骨折

骨的完整性或连续性部分中断。按其形态又分为：

1）裂缝骨折：骨质发生裂缝，像瓷器上的裂纹。

2）青枝骨折：多见于儿童。因儿童骨质较柔韧，骨未完全断裂，如同被折的青嫩树枝。

（三）按骨折的稳定程度分类

1. 稳定骨折

骨折端不易移位或复位固定后不易再移位的骨折，如横断骨折、嵌插骨折、裂缝骨折和青枝骨折等。

2. 不稳定骨折

骨折端易移位或复位固定后易再移位的骨折，如斜形、螺旋形和粉碎性骨折。

三、伤情评估

（一）病史

详细询问受伤的经过，明确外力的大小、性质和作用方向，了解受伤的急救处理经过。

（二）全身表现

1. 休克

骨折所致休克的主要原因是出血，特别是骨盆骨折、股骨骨折和多发性骨折。严重的开放性骨折或并发重要内脏器官损伤时可导致休克。

2. 发热

骨折后体温一般正常，可在骨折后有大量内出血、血肿吸收时出现低热，但一般不超过38℃。开放性骨折出现高热时，应考虑感染的可能。

（三）局部症状

1. 骨折特有体征

1）畸形：骨折移位可使患肢外形发生改变，主要表现为缩短、成角或旋转畸形。

2）异常活动：正常情况下，肢体不能活动的部位，骨折后出现不正常的假关节样活动。

3）骨擦音或骨擦感：骨折端相互摩擦而产生的骨擦音或骨擦感。

具有以上三个特有体征之一者，即可确诊。但是裂缝骨折、嵌插骨折等不出现骨折特有体征。

2. 一般体征

1）疼痛和压痛：骨折处均感疼痛，移动伤肢时疼痛加剧伴明显压痛，固定后疼痛可减轻。叩击患肢远端，可诱发骨折部位疼痛。

2）局部肿胀与淤斑：局部软组织损伤后毛细血管破裂出血，组织水肿导致局部肿胀。由于血红蛋白的分解，受伤2天后，皮下淤斑可变为紫色、青色或黄色。

3）功能障碍：骨折后肢体支架断裂和疼痛，使肢体丧失部分或全部活动功能。

（四）影像学检查

1. X线检查

X线检查是骨折诊断的重要手段之一。它不仅能对骨折存在与否予以确认，尚能显示骨折的类型、移位的方向及程度等。

2. CT

一些结构复杂的骨与关节损伤，常规的X线片上难以显示那些隐蔽的骨折，或难以真实反映骨折的移位程度及周围重要结构的关系，此时，需使用CT检查。如对于常规X线片上难以显示的椎体及附件的纵裂骨折、突入椎管内的椎体骨片等，在CT片上可清晰显示；骨盆骨折在CT片上可清晰显示骨折的移位情况及是否有骶髂关节的脱位或半脱位。

四、急救措施

骨折急救的目的，在于用简单而有效的方法抢救生命，保护患肢，安全而迅速地运送至附近医院，以获得全面而有效的治疗。

（一）一般处理

首先是抢救生命。应迅速了解患者的呼吸、循环和意识情况，若患者处于休克状态，应以抗休克治疗为主要任务。注意保暖、有条件时应立即输血、输液。对颅脑损伤处于昏迷的患者，应注意保持呼吸道通畅。不必脱去闭合性损伤患者的衣服鞋袜等，以免过于搬动患者、增加疼痛。若患肢肿胀较剧，可剪开患者衣袖或裤管，闭合性骨折有穿破皮肤、损伤血管、神经的危险时，先用夹板固定小心搬运患者，防止骨折的移位。

（二）止血包扎

伤口出血时应用毒菌敷料或当时认为最清洁的布料包扎，大多数的伤口出血经加压包扎后即可止血。用止血带阻断大血管的出血，但必须记录开始用止血带的时间并按时放松，防止由于使用止血带时间过长而导致肢体远端缺血坏死。露出伤口的骨折端不应回纳，以免将污物带进伤口深处。

（三）妥善固定

是骨折急救处理最重要的一项。固定采用专用夹板为佳，亦可就地取材，用木板、树枝等制成夹板，若无可取之物，可将受伤的上肢绑在胸部，将受伤的下肢同健肢绑在一起。目的是避免骨折端在搬运时移动而更多的损伤软组织、血管、神经和内脏，有利于防止休克，减轻疼痛。

（四）迅速转送

四肢骨折患者固定后，可用普通担架运送，脊柱骨折患者必须平卧于硬板上，固定颈部迅速平稳运送。运送途中注意观察全身情况及伤口出血情况，及时处理危及生命的情况。

（五）骨折的治疗原则

治疗骨折有三大原则，即复位、固定和功能锻炼。

1. 复位

复位是治疗骨折的首要步骤，也是骨折固定和功能锻炼的基础。根据骨折情况，选用手法复位、牵引或切开复位。

2. 固定

1）外固定

（1）夹板固定：夹板适应于四肢长骨骨折，尤其是前臂骨折、肱骨骨折、稳定的小腿骨折，结合牵引，也用于股骨骨折和其他不稳定骨折。使用夹板前，患肢应使用一层薄衬垫，并放置不同类型的纸垫和分骨垫，选用与肢体外形相仿的 4 块小夹板，用 4~5 支布带固定，固定的布带应能上、下移动 1 cm。

（2）石膏固定：不适用于小夹板固定者，脊柱骨折、开放性骨折伤口尚未愈合或局部肿胀严重，应暂用石膏固定，以利消肿。

复位固定后 X 线透视或摄片复查，不断观察肢体的血液循环状况，及时予以调整。

2）牵引复位固定：主要用于手法复位困难、外固定不稳定的股骨干或胫骨斜形骨折，以及开放性骨折需要换药者。持续牵引，一靠对抗肌力来纠正短缩移位；二靠被拉紧的肌肉的侧向作用力以纠正侧方移位；三靠牵引力线维持骨折段于力线上，故能起到复位与固定的双重作用。

3）切开复位内固定

（1）适应证：骨折断端有软组织嵌入，手法复位失败者；陈旧性或畸形愈合的骨折；肌肉收缩所致的移位性骨折，如髌骨、尺骨鹰嘴骨折；骨折合并血管神经损伤；要求解剖复位的关节内骨折，如股骨颈骨折；多处骨折，为便于护理，可选择适当部位切开复位内固定。

（2）内固定的材料和方法：包括髓内钉、螺丝钉钢板、不锈钢针等内固定。固定方法和材料需根据骨折部位和类型选择。多数内固定手术后尚须外固定。内固定可通过切开整复或在X线透视下闭合整复进行。由于切开复位和内固定手术时，软组织和骨膜受到损伤，影响骨折愈合，且增加感染机会，并需二次手术取出内固定，故应严格掌握适应证。

3. 功能锻炼

功能锻炼是通过肢体自身的运动来防治骨伤科疾病，促使肢体功能得到锻炼，从而加速骨伤疾病康复的一种治疗方法。

五、监护

（一）一般监护

1. 执行外科一般护理常规。

2. 脊柱及四肢骨折、骨牵引、石膏固定者均应卧硬板床，床板中央开洞，以便排便。褥垫可分头中尾3片，排便时将中片拉开，便盆置于木板下面，对准洞口。臀部垫一塑料单自洞口下垂至便盆，以保持周围清洁。

3. 四肢骨折患者应注意抬高肢体20°～30°，颈椎骨折抬高床头15°～20°，下肢骨折抬高床尾15°～20°，以利静脉回流，减轻肿胀。观察患者末梢循环情况，注意患肢颜色与温度。

4. 各种骨折，尤其是脊柱骨折、高位截瘫患者，要按时翻身，翻身时头、颈、躯干成一直线，避免推、拉、屈曲、扭曲，以免椎体错位，加重脊髓损伤。做好皮肤护理，预防发生压疮。

5. 供给患者富含营养的易消化普食，应多吃水果蔬菜，以防便秘。长期卧床易发生骨质脱钙，应多饮水，预防泌尿系结石和感染。

6. 长期卧床或使用外固定的患者，应注意保持肢体功能位置。如肩关节应外展45°、前屈30°、外旋20°、前臂中立位；肘关节应屈70°～90°，前臂中立位；腕关节应背伸30°左右；掌指及指间关节应拇指对掌，且各指成半握拳状；髋关节应外展10°～20°，前屈15°，外旋5°；踝关节应屈曲10°～15°；膝关节应在中立位置，即足与小腿成90°角。尤其是截瘫患者，一般在足部使用石膏托或支架以防垂足畸形。

7. 据病情需要选用按摩、被动关节活动、热敷、擦浴、红外线及超短波理疗等，有利于促进局部血液循环及炎症吸收，利于肢体功能恢复。

8. 做好患者的心理护理。骨科患者常因行动困难、治疗时间长或手术后感染长期不愈等，思想负担较重。应关心和安慰患者，使其放下思想包袱，保持精神愉快。热情鼓励和帮助患者进行适当的活动，使患者尽早和最大限度地恢复功能。

（二）骨科患者手术前后监护

除外科围术期一般护理和骨科患者一般护理外，应重点注意以下问题及工作：

1. 重视术前皮肤准备的特殊方法和术后伤口护理。

2. 为患者提供安全和舒适措施，防止跌倒意外或病理性骨折。

3. 术后密切观察患肢远端感觉、运动及血液循环情况，发现异常应查明原因，及时处理。

4. 指导患者术后合理的功能锻炼。

（三）骨科外固定患者的监护

1. 小夹板固定患者的护理

1）根据骨折部位选择相应规格的小夹板，准备衬垫物及固定垫。

2）夹板外捆扎的布带，松紧应适度：一般应使捆扎带的带结能向远、近端方向各移动 1 cm。如果捆扎过松会致固定作用失效，捆扎太紧可能造成肢体软组织或血管、神经等受压致伤。

3）小夹板固定前后均应注意观察患肢远端有无感觉、运动及血液循环障碍情况，以防发生骨筋膜间室综合征。

4）抬高患肢：有利于肢体血液、淋巴液回流，减轻疼痛与肿胀。

5）功能锻炼：被动活动，按摩舒筋，手法需轻、柔、稳。主动活动，鼓励患者主动活动，要循序渐进，从肌肉的收缩开始，逐步过渡到关节的伸屈活动。

2. 石膏绷带固定患者的护理

医用石膏为白色粉末状的熟石膏，它是天然生石膏加热脱水而成，熟石膏遇到水分后，可重新结晶而硬化，临床上利用该特点来制作骨科患者所需要的石膏及模型。达到固定骨折、矫正畸形、炎症时的局部制动和矫形术后的固定等作用，其使用范围很广泛。

1）抬高患者，有利于肢体远端血液回流，减轻肿胀。

2）48 小时内注意观察肢体远端血运、感觉、运动情况，了解有无石膏型局部压迫现象：如有疼痛、麻木、活动障碍等异常表现，应及时通知医生，石膏型内肢体组织出现疼痛时，勿填塞棉花敷料，勿使用止痛药，必要时须"开窗"检查或打开石膏型。

3）保持石膏型清洁，避免受潮：经常检查石膏型有无松脱或断裂而失去固定作用。

4）指导患者功能锻炼：学会做石膏型内肌肉的舒缩活动。附近未固定关节的运动锻炼适当增强，防止肌萎缩及关节僵硬等。

5）拆除石膏后，温水清洗皮肤，涂搽皮肤保护剂：指导患者继续进行去除固定后的功能锻炼，尽快恢复患肢各关节正常活动。

3. 牵引患者护理

1）向患者讲清牵引的目的及程序，消除恐惧和顾虑。

2）皮肤牵引患者应询问有无胶布过敏史。

3）患者卧硬板床，患侧床脚抬高，以作反牵引，肢体置于功能位。

4）密切观察患肢血液循环及功能：观察肢端皮肤颜色，毛细血管充盈情况，触摸远端动脉搏动和针刺皮肤感觉，高度警惕肢体缺血性挛缩的发生，如出现青紫、肿胀、发冷、疼痛麻木、运动障碍、脉搏弱或消失等要及时处理。

5）经常检查皮肤牵引绷带有无松动、滑脱，及时处理。注意皮肤有无炎症或水泡等。

6）牵引的重量依病情而定，不能任意加减甚至暂停牵引。

7）保证牵引重量准确有效，牵引重物要悬空。

8）保持牵引力方向准确，作用力线良好，防止发生骨折部位成角畸形。

9）骨牵引患者要保持针眼处清洁、干燥、不受触碰。注意牵引针是否滑向一侧，严禁把牵引针在骨骼内来回推移，以防感染。如发现牵引歪斜，针眼处皮肤受压而破溃，应及时通知医生。

10）注意预防垂足畸形：要认真倾听患者主诉，观察患者足背伸屈活动，尤其对老年人，更应注意检查和预防。

11）加强基础护理，防止呼吸、泌尿系统并发症，及压疮的发生，鼓励患者利用拉手架抬起上身及臀部，促进血液循环，并注意患肢保暖。

12）功能锻炼：患肢应及早开始肌肉的收缩运动，如下肢牵引，应逐渐进行屈膝，以及踝部、足部、髋骨活动等。

六、健康教育

1. 注意安全、加强体育锻炼、合理安排饮食、提高身体的协调性、防止骨质疏松，无疑会减少骨折发生的可能。

2. 骨折治疗周期长，患者情绪波动大，应在整个治疗进程中根据患者的心态，用美好的语言，切实的医疗护理知识，愉快的情绪，友善的态度，对患者进行精神上的安慰、支持、疏导等，使患者保持身心健康。

3. 辅导患者逐步地自己按计划进行功能锻炼，并告之患者，功能锻炼与肌肉萎缩、关节僵硬等并发症的关系，使其长期坚持，并指导提高自我护理、自我照顾的能力。

4. 带石膏回家继续治疗的患者，应向患者和家属详细说明有关石膏的护理知识，诸如石膏的保护、石膏的清洁、功能锻炼的方法、肢体抬高应高于心脏水平等，以及可能发生的问题。如有肢体肿胀或疼痛明显加重，骨折远端肢体感觉麻木、肢端发凉，石膏变软或松动等，应立即回医院复查。

（王生）

第十三节　脊柱骨折

脊柱骨折又称脊椎骨折，占全身各类骨折的 5%～6%。脊柱骨折可以并发脊髓或马尾神经损伤，特别是颈椎骨折—脱位合并有脊髓损伤时能严重致残甚至丧失生命。

脊柱分成前、中、后三柱。中柱和后柱包裹了脊髓和马尾神经，该区的损伤可以累及神经系统，特别是中柱损伤，碎骨片和髓核组织可以突入椎管的前半部而损伤脊髓。胸腰段脊柱（颈10～腰2）处于两个生理弧度的交汇处，是应力集中之处，也是常见骨折之处。

一、病因

主要原因是暴力，多数由间接暴力引起，少数因直接暴力所致。当从高处坠落时，头、肩、臀或足部着地，地面对身体的阻挡，使身体猛烈屈曲，所产生的垂直分力可导致椎体压缩性骨折，水平分力较大时则可同时发生脊椎脱位。直接暴力所致的脊椎骨折，多见于战伤、爆炸伤、直接撞伤等。

二、分类

（一）根据受伤的暴力作用方向分类

①屈曲型损伤，最常见。如单纯椎体压缩性骨折，骨折合并椎体向前脱位，多数发生在胸腰段脊柱；②伸直型损伤，极少见。椎体横行裂开，棘突互相挤压而断裂，或椎体向后脱位；③屈曲旋转型损伤，可发生椎间小关节脱位；④垂直压缩型，可发生胸、腰椎粉碎压缩骨折或寰椎裂开骨折。

（二）根据损伤程度和部位分类

1. 胸、腰椎骨折与脱位

①椎体单纯压缩骨折；②椎体粉碎压缩骨折；③椎体骨折脱位。

2. 颈椎骨折与脱位

①颈椎半脱位；②椎体骨折；③椎体骨折脱位；④寰骨折与脱位。

3. 附件骨折

常与椎体压缩骨折合并发生，如关节突骨折，椎弓根、横突、刺突骨折等。

（三）根据骨折的稳定程度分类

1. 稳定型骨折

椎体压缩不超过1/2，无附件骨折，伤后搬动或脊柱活动不发生移位者。

2. 非稳定型骨折

椎体压缩1/2以上，伴有附件骨折，脊柱的稳定因素受到破坏，在伤后搬运或活动脊柱时，易造成脱位、损伤脊髓或马尾神经。

3. 伴有脊髓损伤型

在其损伤平面下，呈完全性或不完全性瘫痪。

三、伤情评估

详细了解患者受伤的时间、原因和部位，受伤时的体位、症状和体征，搬运方式、现场及急诊室急救的情况。有无昏迷史和其他部位的合并伤。

（一）全身

①生命体征与意识：评估患者的呼吸、血压、脉搏、体温及意识情况。包括呼吸形态、节律、频率、深浅、呼吸道是否通畅，患者能否有效咳嗽和排除分泌物；有无心动过缓和低血压；有无出汗，患者皮肤的颜色、温度；有无体温调节障碍。对伴有颅脑损伤的患者，可用格拉斯哥昏迷量表评估患者的意识情况。②排尿和排便情况：了解患者有无尿潴留或充盈性尿失禁；尿液颜色、量和比重；有无便秘或大便失禁。

（二）局部

①评估受伤部位有无皮肤组织破损、局部肤色和温度、有无活动性出血及其他复合性损伤的迹象。②感觉和运动情况：患者的痛、温、触及位置觉的丧失平面及程度；肢体感觉、活动和肌力的变化，双侧有无差异。③有无腹胀和麻痹性肠梗阻征象。

（三）辅助检查

评估患者的影像学检查和实验室检查结果有无异常，以帮助判断病情和预后。

四、急救措施

（一）治疗原则

脊柱损伤的治疗应在不加重损伤的前提下积极恢复脊柱正常解剖关系，不排除必要适时的整复及手术，但更重视患者自身利用体位姿势及练功活动而达到逐渐复位及功能恢复。治疗的着眼点是解剖与功能并重，稳定与活动兼治，正确处理好局部与全身，骨与软组织的关系。在临床工作中，必须认真检查，明确诊断、细心搬运，稳妥处理，以防在搬运及检查治疗过程中加重损伤。

（二）治疗方法

1. 急救搬运

用木板或门板搬运。先使伤员两下肢伸直，两上肢也伸直放身旁。将木板放在伤员一侧，2~3人扶伤员躯干，使成一体滚动移至木板上，注意不要使躯干扭转，对颈椎损伤的患者，要有专人托扶头部，沿纵轴向上略加牵引。使头、颈随躯干一同滚动，躺到木板上后，用沙袋或折好的衣物放在颈部两侧加以固定。

2. 颈椎损伤的治疗

颈椎活动性大，单纯压缩骨折少见，常为骨折脱位，单纯脱位或半脱位。

1）寰椎骨折：无神经症状时，颈部用Minerva石膏固定3个月。当伴有神经症状时，先用头颅环牵引数周后，再改用Minerva石膏固定。如果存在颈椎不稳定应行手术治疗。术中使用移植骨块和钢丝将颈1颈2棘突或椎突或椎板相融合。术后在围领或支具保护下卧床2~4周。围领和支具使用至融合部位骨性愈合。

2）齿状突骨折：齿状突骨折合并寰椎向前脱位，用颅骨牵引使之复位后，于颈过伸位维持牵引，6周后改用颈轻度后伸位石膏固定6~8周。合并寰椎向后脱位，可颅骨牵引下使颈椎屈曲，复位后维持牵引6周，换用石膏固定。对移位明显或有神经症状者，经以上治疗无效，可在牵引下早期行手术复位及枕颈融合术，后期若神经症状加重，应行枕颈融合术。

3）第二颈椎骨折：保持颈椎中立位常可以使骨折复位，复位后Minerva石膏或头颅环固定 3 个月,牵引时可产生过牵,导致骨折不愈合和韧带不稳。

4）第三颈椎、第七颈椎骨折和骨折脱位

（1）单纯压缩性骨折：无神经损伤者,颈椎后伸位石膏固定 3 个月,有神经症状者,多因椎间盘破裂,压迫神经根或脊髓,应行前路颈椎手术。

（2）颈椎棘突骨折：在排除颈椎其他严重损伤后,使用颈部围领制动 3~6 周即可。

（3）颈椎过屈型骨折脱位：行头颅环牵引,当骨折脱位完全复位后,患者病情平稳行后路棘突植骨融合术或前路椎体间植骨融合术。术后围领制动半年至 1 年。

（4）颈椎关节半脱位：颈椎置于伸展位,使半脱位复位,石膏固定 2~3 个月。

（5）颈椎关节脱位：于颈微屈位行颅骨牵引,牵引重量酌情渐增至 10 kg,每隔半小时摄 X 线片复查一次,当跳跃的关节被牵开后,在肩下垫薄枕,使颈部逐渐后伸以达复位,复位后牵引重量减至 2~3 kg 维持,6~8 周改用石膏固定。颈椎不稳定者可行融合术。牵引复位失败及伴神经症状者,可行手术切开复位钢丝内固定植骨融合术。

（6）颈部扭伤：避免颈部活动,用颈托保护 3~4 周。

（7）颈椎过伸损伤：保持颈椎直线方向或稍前屈位行颅骨牵引,4~6 周改用颈托固定。

3. 胸腰椎骨折的治疗

1）单纯胸腰椎压缩骨折,可仰卧于硬板床上,在骨折部垫厚枕,使脊柱过伸,同时嘱伤员于 2 天后逐渐进行背伸锻炼,使脊柱过伸,可使压缩的椎体自行复位。

2）椎体后部有压缩,椎板、关节突有骨折者,宜用双踝悬吊法复位。

3）骨折脱位有关节交锁者可在局部麻醉下切开复位,无截瘫者行后侧植骨融合术,有截瘫者作内固定。

4. 脊柱骨折合并截瘫的治疗

伤后要尽快整复骨折脱位,以恢复椎管内径,解除脊髓及马尾神经受压。损伤早期,脊髓及马尾神经充血水肿,可应用激素及脱水剂,并配合高压氧治疗,以利于神经功能恢复。此外,应加强护理,积极防治压疮、肺部及泌尿系感染等。

对于 X 线检查或 CT、MRI 显示椎管内有骨片、椎间盘等物压迫脊髓或马尾神经,应根据情况,选择前方、侧方或后方减压,神经断裂后可予吻合,并酌情复位,内固定及植骨融合。

5. 功能锻炼

包括医疗体育、物理治疗、矫形术、职业训练等。因此,截瘫患者的康复治疗是长期的,多方面的。他们虽然失去下半身的自主能力,但他们有健康的上肢和智力。经过治疗和训练,使之能对社会有所贡献。

五、监护

1. 执行骨外科一般监护。

2. 患者应取平卧位,安置在木板床上,颈椎骨折应防止头部活动,以保护脊髓不再受损伤,并测量血压、脉搏、呼吸。

3. 给予高热量、高蛋白、高维生素、富含粗纤维饮食。协助患者进食，按时喂饭、喂水等。应注意避免呛咳，以防加重伤情或发生并发症。特别是颈椎骨折者，因为在损伤早期，任何活动头颈部的动作，均可引起血肿扩散，有压迫延髓而突然死亡的危险。

4. 注意保暖，勿使患者着凉，以避免打喷嚏、咳嗽等剧烈活动。

5. 加强心理护理，尤其对生活不能自理、截瘫的患者，生活上需特别照顾。精神上比较苦闷，易产生悲观失望情绪。医护人员应及时了解其思想情况，给予关心及安慰，消除悲观失望等不良情绪，积极配合治疗。

6. 对长期卧床的患者，瘫痪肢体应给予按摩及被动运动，防止肌肉挛缩及关节强直。

7. 注意观察体温、脉搏、呼吸、血压情况，有休克者应按休克护理，及时输血、输液、补充血容量，保持呼吸道畅通，呼吸困难者立即吸痰。如不能改善，需配合医生行气管切开，同时给予氧气吸入。

8. 患者剧烈头痛者需给予吗啡或其他止痛药物。合并胸部、颅脑损伤昏迷者不宜使用吗啡、哌替啶，以免抑制呼吸、增加颅内压等。

9. 鼓励和协助患者进行功能锻炼。压缩性脊柱骨折伤后早期，按医嘱进行躯干和肢体锻炼。先以伤椎为中心，背部垫以薄枕，逐日增高，使被压缩的椎体逐渐复原。单纯压缩性骨折，于伤后2~3天病情稳定、疼痛减轻时，即可开始仰卧位功能练习。

1）五点支撑练功法：仰卧位，以头、两肘及两足支撑，抬起腰部。如此反复进行锻炼。

2）三点支撑练功法：伤后一周，在五点支撑练功的基础上，改为头及两足支撑，双臂环抱在胸前，抬前腰部进行练功。

3）俯卧位练功法：受伤2周以后，改为俯卧位练功。俯卧，两手放在背后，腰背肌肉用力使头颈、胸部和下肢同时翘起离开床面，躯体呈弓形，又称"飞燕式功能练习"。

4）被动练功法：截瘫患者自动练功有困难，可在医护人员或家属的协助下，进行被动练功。按摩肌肉、活动关节，以促进血液循环，防止肌肉挛缩、关节僵硬或强直。

六、健康教育

1. 不断向患者和家属宣传医学知识，介绍有关治疗、护理和康复的方法和意义，以取得配合。

2. 截瘫患者的病程长，甚至伴随人的一生，遗留形态、能力、社会适应力等方面的缺陷或下降。

3. 患者出院时必须确认患者的自理能力，便于回归家庭回归社会前，做相适应的康复指导。

4. 继续功能锻炼，使残存的功能得以最大限度地发挥，培养日常生活动作的能力，预防合并症的发生。

5. 定期返院检查，以获得机能康复、心理康复、社会能力恢复的指导。

（王生）

第十四节 骨盆骨折

骨盆是由骶骨、尾骨和二侧髋骨（髂骨、耻骨和坐骨组成）环接而形成的骨环。骨盆后部从髋臼起一直到骶骨，是支持体重的重要组成部分，称载重弓，又名主弓。骨盆前部从耻骨联合到闭孔附近止，系束弓，又称联结弓，其作用为防止主弓向两侧分开，供肌肉附着，并保护盆腔内脏器，尤其是膀胱和女性内生殖器官。束弓不如主弓坚强有力，外伤时易骨折，骨折时可伴有尿道、膀胱损伤。主弓骨折时，束弓很少不发生骨折。

骨盆骨质主要为松质骨，且盆壁的血管及静脉丛很多，骨盆骨折常合并有大量出血，休克发生率很高，死亡率较大，是一种严重损伤。

一、病因和发病机制

骨盆两侧髋骨是由髂骨、坐骨、耻骨等共同构成，髋臼为薄弱处，易发生损伤。髋骨为下肢带骨，左右各一，在前借纤维软骨构成耻骨联合，在后与骶骨借耳状关节面相连。形成四对骨盆弓（后方的两对为负重弓，前方上下各一对为约束弓），能传递重力和维持骨盆稳定性。骨折多因（直接）强大暴力引起，如被车辆碾轧或倒塌的重挤压等。少数可因间接暴力造成，如因肌肉突然收缩发生抵止点的撕脱性骨折，或侧方挤压而发生耻骨骨折。骨盆骨折的严重性，决定于骨盆环的破坏程度及是否伴有盆腔脏器、血管、神经损伤。因此，临床上可将骨盆骨折分为三型。

（一）盆弓无断裂骨折

这类骨折不影响骨盆的完整性，病情轻。如耻骨一支骨折、髂前上或下棘骨折、坐骨结节骨折、骶骨骨折、尾骨骨折或脱位。

（二）骨盆环单弓断裂骨折

这类骨折影响到骨盆环，但未完全失去连接，基本保持环状结构的完整。如一侧或双侧耻骨上支和下支骨折、耻骨联合分离、一侧骶髂关节脱位或一侧骶髂关节附近的髂骨骨折。

（三）骨盆双弓断裂骨折

这类骨折多为强大的挤压暴力所致。由于骨折移位明显和常伴有脱位，往往导致骨盆的完整性遭到破坏，损伤盆腔内的脏器和血管、神经，产生严重后果。如一侧耻骨上下支骨折合并同侧骶髂关节脱位或髂骨骨折，耻骨联合分离合并一侧骶髂关节脱位或髂骨骨折，骨盆环多处骨折。

二、伤情评估

多有强大暴力导致的外伤史。

（一）典型症状

1. 骨盆边缘骨折

骨折部疼痛、肿胀，局部压痛明显。患侧下肢活动受限。

2. 骨盆环单弓断裂无移位骨折

有外伤史。骨盆前侧或后侧疼痛。患者不能站立及行走。

3. 骨盆环双弓断裂移位骨折

有外伤史。骨盆前侧或后侧疼痛，活动受限。患者不能站立及行走。

（二）重要体征

1. 骨盆边缘骨折

有时可触及骨折异常活动及骨擦音。

2. 骨盆环单弓断裂无移位骨折

骨折部压痛明显，骨盆分离或挤压试验阳性。

3. 骨盆环双弓断裂移位骨折

骨折部压痛明显，骨盆分离或挤压试验阳性。

（三）合并损伤及并发症的表现

1. 休克

骨盆骨折出血较多，严重者在 1 000 ml 以上，积聚于后腹膜，患者可表现为轻度或重度休克。

2. 直肠肛管损伤及女性生殖道损伤

坐骨骨折可损伤直肠或肛管，女性生殖道损伤常伴有生殖道前方组织或后方组织的损伤。伤后早期并无症状，如果直肠损伤撕破腹膜，可引起腹内感染。否则仅引起盆壁感染。阴道检查及肛门指诊有血是本合并伤的重要体征。进一步检查可发现破裂口及刺破直肠的骨折断端。

3. 尿道及膀胱损伤

尿道损伤后排尿困难，尿道口可有血流出。膀胱在充盈状态下破裂，尿液可流入腹腔，呈现腹膜刺激症状。膀胱在空虚状态下破裂，尿液可渗出到会阴部。

4. 神经损伤

骨盆骨折由于骨折部位的不同，神经损伤的部位也不同。骶骨管骨折脱位可损伤支配括约肌及会阴部的马尾神经，骶骨孔部骨折可损伤坐骨神经根，骶$_1$侧翼骨折可损伤腰$_5$神经，坐骨大切迹部或坐骨骨折可伤及坐骨神经，耻骨支骨折可损伤闭孔神经或股神经，髂前上棘撕脱骨折可伤及股外侧皮神经。损伤后出现该神经所支配的皮肤感觉减退或消失，支配的肌肉萎缩无力。

5. 大血管损伤

骨盆骨折可损伤髂外动脉或股动脉。损伤局部出现血肿及远端足背动脉搏动减弱或消失。

（四）X 线检查

X 线骨盆正、侧位像可明确骨折部位和类型。髂骨翼内旋时，其宽度变小，耻骨联合向对侧移位或耻骨支发生骨折重叠，闭孔变大；髂骨翼外旋时，其宽度增加，闭孔变小，耻骨联合向同侧移位或耻骨支骨折端发生分离。必要时可摄骶尾椎正侧位或骶髂关节斜位片。

三、急救措施

（一）急救治疗

骨盆骨折可以引起严重的并发症，死亡率较高。治疗时应把抢救创伤性出血休克放在第一位，抓紧时间进行抢救。对于失血过多造成休克者，应迅速补足血容量。如有较大的血管损伤，患者陷于严重的休克状态，估计出血量已接近或超过总量的1/2，在有效抗休克的治疗下，血压不稳而且逐渐下降，血红蛋白和红细胞继续降低，同时腹膜后血肿也逐渐增大，则应考虑手术探查，及时结扎髂内动、静脉止血，可挽救生命。

（二）治疗其他合并症

骨盆骨折常见的合并症为尿道损伤、直肠损伤、膀胱损伤、血管神经损伤等，情况允许时，应及时予以相应治疗。

（三）处理骨盆骨折

1. 盆弓完整的骨折

不必强调复位，卧床休息4~5周即可。

2. 盆弓1处或2处断裂的骨折

对于单纯的耻骨联合分离，可用骨盆悬吊或骨盆兜夹板复位、固定。骨折片移位明显或因骶髂关节分离移位造成一侧上移短缩，可在硬脊膜外麻醉下手法复位或采用骨牵引复位。错位严重造成畸形和功能损害者，待伤情稳定后作切开复位和内固定术。

3. 髋臼骨折与髋关节中心脱位

髋臼骨折无移位，行皮肤牵引3~4周，去除牵引后扶拐下地不负重行走。髋臼底骨折伴中心性脱位，可行骨牵引6~8周，经牵引仍不能复位，可行切开复位，3~6个月后始可逐渐负重，以防发生创伤性关节炎。若股骨头损伤严重，或后遗关节强直、创伤性关节炎等，可酌情行髋关节融合术或人工关节置换术。

四、监护

1. 执行骨外科一般监护。

2. 将患者安置于木板床上，平卧，减少不必要的搬动与检查，防止骨折移位而使骨折端更多地刺伤软组织、血管、神经等引起大出血和剧烈疼痛。

应首先抢救休克及对内脏损伤进行手术治疗，而骨盆损伤待休克症状解除后再行处理。

3. 调节饮食，加强营养，保持大便通畅。

4. 对于长期卧床的患者，应做好皮肤护理，防止压疮发生。

5. 单纯骨盆骨折的患者，骨折无移位者，一般只需卧床2~3周即可持拐杖下床活动。

6. 加强心理护理，需长期卧床的患者生活不能自理，易产生悲观失望情绪，医护人员应给予安慰及鼓励，消除悲观等不良情绪，积极配合治疗。

7. 病情观察与护理

1）血管损伤，出血性休克

（1）密切动态观察血压、脉搏变化，要定时复查血色素，及时发现大出血，早期处理。

（2）迅速建立静脉通路，快速输入平衡盐液等，并立即合血、输血等。

（3）备好各种抢救物品及药物。做好手术的准备工作。

2）腹膜后血肿

（1）动态观察血压、脉搏及临床表现。

（2）随时观察腹部肿块大小，注意有无扩大，有无腹膜刺激症状。

（3）腹胀严重行肛管排气，轻度按摩腹部以协助排气。

（4）必要时禁食，留置胃管行胃肠减压。

3）泌尿系统损伤

（1）观察排尿情况，注意有无排尿困难、血尿或尿道口流血。

（2）膀胱胀满，耻骨上、会阴部压痛及下腹部压痛等均应给予留置尿管，定期开放。

（3）观察下腹部及腹股沟、会阴部皮下有无肿胀，及时发现膀胱破裂，及时处理。

4）直肠损伤

（1）观察肛门，注意有无血液流出。

（2）了解患者有无直肠刺激症状，必要时做肛门指诊。

（3）做好随时手术的准备工作。

5）神经损伤：注意观察有无神经感觉障碍和运动障碍，如足下垂等。

8. 牵引患者的护理

应按牵引常规护理，防止长期卧床引起的肺部、泌尿系统及压疮三大并发症。如有肌力减弱和足下垂等情况出现，应指导患者做抗阻力肌肉锻炼，踝关节应用软枕衬垫支撑，保持踝关节功能位，防止跟腱挛缩、踝跖屈畸形。

9. 功能锻炼

1）卧床期间，可在床上作上肢伸展运动，下肢的肌肉等长收缩和足踝活动。

2）1~2周后可进行半卧位及坐位练习，同时可做双下肢、髋关节、膝关节的伸屈运动。

3）骨盆环完整的骨折患者3~4周可下床缓慢行走，4周后就可练习正常行走及下蹲。骨盆环完整受影响的骨折患者，6~8周拔除牵引，扶拐行走，12周后逐渐弃拐负重行走。

五、健康教育

1. 帮助患者及家属了解疾病的有关知识，介绍有关治疗、护理和康复的方法和意义，以积极配合治疗。

2. 因治疗周期长，患者情绪波动大，应在整个治疗进程中根据患者的心态，用美好的语言，切实的医疗护理知识，友善的态度，对患者进行精神上的安慰、支持、疏导等。

3. 辅导患者逐步地自己按计划进行功能锻炼，并指导患者提高自我护理、自我照顾的能力。

（王生）

第十五节　脊髓损伤

脊髓损伤是脊椎骨折与脱位最严重的并发症，脊柱各部位骨折与脱位均可并发脊髓损伤，但以胸腰段最为多见，占半数以上。临床多见于成人，儿童脊髓损伤较为少见。

一、病因

脊髓损伤有闭合性及开放性之分。绝大多数脊髓损伤伴有脊柱损伤。容易引起脊髓损伤的脊椎骨折称为不稳定型损伤，反之则为稳定型损伤。枪弹、刀刃等外力直接作用于脊柱使脊髓受到损伤者为直接损伤。可发生在脊髓的任何部位，并与外力作用的部位一致。自高处坠落、头部打扑或过重的负荷等，使脊柱发生过度伸展、屈曲或扭转造成脊椎骨折、脱位、脊椎附件的损伤或脊髓血运障碍等引起的脊髓损伤为间接损伤，可发生外力作用的远隔部位。常见于脊椎骨活动和负荷最大的胸腰椎的移行部位（胸腰段），颈椎次之。由于胸段椎管比较狭小，损伤后易造成脊髓完全性损伤。

二、伤情评估

（一）症状

患者通常有部分遭受外力或高处跌坠史。

1. 脊髓震荡

与颅脑损伤中的脑震荡相似，也是各类脊髓损伤时都可能有的早期症状。表现为损伤平面以下脊髓功能，包括运动、感觉和反射等完全消失伴有大小便潴留，数小时或数日后即可恢复正常。如脊髓实质性损伤，持续时间则较长，一般3~4周。

2. 脊髓损伤

在脊髓损伤度过无反射期后，则转入反射增强期，出现肌张力增高，反射亢进和锥体束征阳性，此时才出现典型的脊髓损伤的临床表现。脊髓损伤可分为完全性和部分性损伤两种。

1）完全性损伤：呈脊髓横断综合征，损伤平面以下的运动、感觉功能完全丧失，永不恢复。伤后早期出现肛门反射（刺激会阴部出现肛门括约肌收缩）及龟头—球海绵体反射（刺激龟头引起阴茎球海绵体肌收缩）和跖伸反射，可作为脊髓完全性横断的依据。

2）部分性损伤：按脊髓横断面损伤的部位不同有：①脊髓半横断综合征：常出现

在锐器直接刺伤某一侧的一半脊髓所致。表现伤后出现同侧运动和深感觉障碍，对侧痛觉和温度觉障碍。②脊髓中央损伤综合征：表现为痛觉和温度觉消失而触觉保存的浅感觉分离；如发生在颈髓，出现四肢瘫，以上肢为重，下肢较轻，伴括约肌功能障碍。③脊髓前部损伤综合征：表现为损伤平面以下完全性瘫痪及浅感觉（痛温觉）迟钝或消失，但因后索完整，故深感觉尚保存。有括约肌障碍。④脊髓后部损伤综合征：以深感觉障碍为主，痛觉、温度觉仍存在。⑤脊髓内出血：产生节段性症状，受伤节段分布区痛温觉消失、触觉基本正常的分离性感觉障碍。肌肉呈下运动神经元瘫痪，与脊髓空洞症的神经损害症状相似。

3. 脊髓压迫

早期常由碎骨片、移位椎体、异物、椎间盘突出、硬膜外血肿和硬膜下血肿等引起，晚期可由硬脊膜增厚，慢性血肿等所致。脊髓各节段受压损伤的症状亦有所不同。

4. 脊髓各节段损伤的特点

1）颈段和上胸段损伤

（1）高颈段（颈1~4）损伤：部分病例也可能合并脑干损伤。颈1~2段损伤患者可立即死亡。颈2~4段因有膈神经中枢，无论直接挫伤或下部挫伤水肿向上扩延，可使膈肌和其他呼吸肌瘫痪，患者呼吸困难，但也很快致命。损伤水平以下四肢瘫均为痉挛性瘫换。括约肌功能和性功能也完全丧失。感觉障碍方面，由于三叉神经脊髓束损伤，面部感觉丧失，而口唇和其周围、鼻尖、鼻翼的感觉保留（此部感觉纤维终于延髓下端的三叉神经脊束核故不受损），呈"洋葱皮型"感觉障碍（Dejerine型脊髓损伤综合征）。此外，自主神经功能障碍明显，由于排汗和血管运动功能障碍而出现高热Guttmann征（鼻腔因黏膜血管扩张、水肿而出现鼻塞），由丘脑下部下降至睫状脊髓中枢（颈8~胸外侧角）的自主神经纤维受损，出现单侧或双侧的Horner征。

（2）颈膨大（颈5~胸1）损伤：此部损伤可引起肋间神经麻痹，严重地影响呼吸，四肢瘫痪。两上肢表现为弛缓性瘫痪，两下肢呈痉挛性瘫痪。损伤平面以下感觉消失。如颈5~7节尚未受损时，上肢运动功能仍有部分保存，肘关节能屈曲，此时应争取手术可能挽回1~2个神经根，使四肢瘫痪在某种程度上转化为截瘫。括约肌功能和自主神经功能障碍与高颈段脊髓损伤相同。

所有颈脊髓损伤的患者，在度过脊髓休克期后可出现集合（或总体）反射，表现为刺激下肢时立即出现肌肉痉挛，即引起膝和髋关节屈曲，踝部屈，两下肢内收，腹肌强力收缩，反射性排尿（或伴直肠排空），阴茎勃起甚至射精，并有出汗立毛反射。一般在损伤后7~8周可建立反射性膀胱。

2）胸中下段（胸3~12）损伤：除有下肢截瘫及损伤平面以下感觉消失外，可因肋间神经部分麻痹致呼吸功能不全。脊髓休克期度过后可有集合反射，并出现反射性膀胱，阴茎勃起及射精等症状。胸6节段以上（包括颈髓）的损伤，在脊髓休克期中可出现交感神经阻滞综合征，表现为血管张力丧失、血压下降、脉搏徐缓、体温随外界的温度而变化，并可呈嗜睡状态。在晚期也可出现自主神经反射过度综合征，表现为严重头痛、头晕、心悸、恶心，偶有呼吸困难。

3）腰膨大（腰2~骶2）损伤：第10胸椎与腰1髓节相对应，此部以下损伤的特征为下肢呈弛缓性瘫痪，提睾、膝腱反射均可消失，腹壁反射存在。而跟腱反射保留甚至可能增强并出现踝阵挛。此部损伤时须注意腰神经有无损伤，保留腰神经就可以保留髋和膝关节的运动，有利于患者站立及步行。

4）脊髓圆锥（骶3~5）及马尾损伤：正常人脊髓终止于第1腰椎体的下缘，因此，第1腰椎骨折可发生脊髓圆锥损伤。脊髓圆锥内有脊髓排尿中枢、损伤后不能建立反射性膀胱，只能形成自律性膀胱，大小便失禁，并有阳痿、直肠括约肌松弛及臀肌萎缩，会阴部皮肤鞍状感觉缺失。膝腱和跟腱反射存在，肛门和龟头—球海绵体肌反射消失。如果损伤仅只在圆锥部可无肢体瘫痪。第二腰椎以下的椎骨骨折及脱位，仅能损伤马尾神经，且多为不完全性损伤。表现平面以下下肢弛缓性瘫痪，腱反射消失，感觉障碍不规则，括约肌和性机能障碍明显，没有病理性锥体束征。

（二）并发症

1. 呼吸衰竭与呼吸道感染

这是颈脊髓损伤的严重的并发症。人体有胸式呼吸与腹式呼吸两组肌肉。胸式呼吸由肋间神经支配的肋间肌管理，而腹式呼吸则来自膈肌的收缩。膈神经由颈3~5组成，颈4是主要的成分。颈脊髓损伤后，胁间肌可完全麻痹，因此，患者能否生存，很大程度上取决于腹式呼吸是否幸存。颈1~2的损伤往往是伤者在现场即已死亡。颈3~4的损伤由于影响到膈神经的中枢，也常于早期因呼吸衰竭而死亡，即使是颈4~5以下的损伤，也会因伤后脊髓水肿的蔓延，波及中枢而产生呼吸功能障碍，只有下颈椎损伤才能保住腹式呼吸。因呼吸肌力量不足，呼吸较费力，使呼吸道的阻力相应增加，呼吸道的分泌物难于排出，长期卧床者又容易产生坠积性肺炎。一般在一周内即可发生呼吸道感染，吸烟者可提前发生，其结果是伤者因呼吸道感染难以控制或痰液堵塞气管因窒息而死亡。

在20世纪50年代，颈脊髓损伤的死亡率很高，几乎达到100%，随着医学科技的进步及对呼吸生理认识的进展和呼吸机的不断革新，生存率才逐渐提高。气管切开不但可以减少呼吸道无效腔，及时吸出呼吸道内分泌物，安装呼吸机进行辅助呼吸，还可以经气管给以药物；但是，气管切开后为护理工作带来很大的困难，因此，何时行气管切开最为适宜目前尚未定论，一般认为下列患者应做气管切开：①上颈椎损伤；②出现呼吸衰竭者；③呼吸道感染痰液不易咳出者；④已有窒息者。

2. 泌尿生殖道的感染和结石

由于患者括约肌功能的丧失，常常出现尿潴留而需长期留置导尿管，易发生泌尿道感染和结石，男性病员还可发生副睾丸炎。防治：①伤后2~3周即可行导尿管定期开放，其余时间夹闭，使膀胱充盈，以避免膀胱肌挛缩，并教会患者在膀胱区按摩加压，排空尿液，训练成自主膀胱，争取早日拔去导尿管，这种方法对马尾神经损伤者非常有效。②教会患者遵循严格无菌操作法，自行定时插导尿管排尿。③需长期留置导尿管但又无法控制泌尿生殖道感染者，可做永久性耻骨上膀胱造瘘术。④同济医科大学肖传国经过长年深入的动物实验，在脊髓损伤4~6个月，截瘫平面稳定后，利用损伤平面以下的废用神经创建了一个人工体神经—内脏神经反射弧（肖式手术、肖氏神经反射弧），用以控制排尿。根据所用神经节段的不同，大部分患者可于1年左右显著地恢复膀胱功能，并能控制大便，部分患者尚可不同程度地恢复性功能。

鼓励患者多饮水，每日争取饮水量最好在 3 000 ml 以上，以利于尿液稀释，避免结石形成。有感染者加用抗生素。

3. 压疮

脊髓损伤的患者，因长期卧床，皮肤感觉减弱或消失、自主神经功能紊乱导致局部缺血，身体的骨隆突处，如后枕部、肘部、肩胛骨、骶尾部、股骨粗隆部、坐骨结节、腓骨小头、足跟、足踝等处周围容易发生压疮其发生率较高。一旦发生压疮，极难愈合，甚至导致感染而死亡，故预防压疮尤其重要。应注意按压疮处理常规进行防治。

（三）实验室及其他检查

1. X 线检查

X 线检查多能发现脊髓损伤节段相应平面椎节的损伤，包括椎体暴裂骨折、椎板骨折塌陷、小关节突交锁（包括单侧和双侧）、椎间关节脱位等。有时脊柱的脱位发生在暴力瞬间，当暴力消失后，脊柱的脱位又自动消失，即所谓的"无骨折脱位的脊髓损伤"。如果仔细分析 X 线片，可发现椎前阴影增宽，前纵韧带撕脱，有时可见小片的骨折片游离于椎间盘前方，易误诊为椎间盘骨化。

2. CT 检查

CT 检查的重要性在于在横截面上可清晰显示骨性结构对椎管的压迫程度和方向，有利于正确判断脊髓损伤的部位，制订正确的手术计划。

3. MRI 检查

MRI 除能够在轴位显示椎管骨折片对椎管的压迫外，还可在矢状显示一段脊髓的受压情况。此外，MRI 还可对脊髓损伤的程度进行判断。急性脊髓损伤，在 MRI 片上表现为脊髓水肿或脊髓断裂。脊髓水肿在 T_1 加权像表现为信号减弱，在 T_2 加权像表现为信号增强。后期脊髓伤表现为脊髓空洞或瘢痕的形成。

三、急救措施

（一）一般处理

1. 急救

脊髓损伤后，必须进行全身细致的检查，以确定是否存在休克或合并其他损伤。如出现出血，休克，应立即止血，救治休克，并根据合并伤的轻重缓急，处理危及生命的内脏损伤。

2. 搬运

脊髓损伤多为脊椎骨折脱位的并发症，因此，对疑有脊椎骨折或脱位并脊髓损伤的患者，平卧硬担架或木板搬运，以免损伤或加重损伤脊髓神经。

3. 导尿

发生截瘫后，立即在严格消毒无菌下插入 F16～F18 号橡皮导尿管并接上消毒的储尿袋，将膀胱内的尿液完全导尽。像皮管用夹子夹住，以后白天每 4 小时开管 1 次，夜间每 6 小时放尿 1 次。每周在无菌下，用 300 ml 1:10 000 的苯扎溴铵或无菌等渗盐水冲洗膀胱 1～2 次。每周更换导尿管 1 次，换管的前夜应使用抗生素，直至换管 12 小时停止。

若发生尿路感染，应鼓励病员大量饮水，若不能饮水，应静脉点滴等渗葡萄糖盐水。同时每日用1:5 000呋喃西林溶液冲洗膀胱1～2次，保持尿路通畅，给予有效的抗生素。

（二）颅骨牵引

适用于颈椎骨折者。

（三）手术治疗

及早解除对脊髓的压迫是保证脊髓功能恢复的首要问题。对椎骨骨折或骨折脱位，应及早予以复位。不完全性截瘫的患者经正确治疗后，脊髓功能可有程度不等的恢复。

适应证：①颈、胸、腰椎骨折脱位有关节突交锁，应切开复位；②X线片显示有碎骨片突入椎管压迫脊髓者，应做椎板切除术，取出骨片，解除压迫；③截瘫平面不断上升，多为椎管内有活动性出血，应行椎板切除术止血；④手法复位不满意，腰椎穿刺（在俯卧或侧卧不弯腰的情况下进行）和压颈试验（Queckenstedt试验）显示脑脊液仍有梗阻，说明有压迫因素存在者，应考虑做椎板切除探查及减压术。还可以用Harrington棒内固定，以稳定脊柱。

（四）药物治疗

药物治疗脊髓损伤的作用在于停止或逆转损伤后病理生理改变，包括防止神经组织进一步破坏，减轻病变周围的水肿和炎症，抑制胶质屏障形成和胶原瘢痕组织，刺激纤维再生并穿过病变部位，构成完整的突触，以恢复正常的功能。实验证明，一些药物对脊髓损伤有明显的治疗作用。

1. 类脂醇

此类药物可维持细胞膜、血管壁细胞的完整，在脊髓灰质出血时，稳定白质、抗炎、减轻水肿及纤维细胞的活动，减少纤维素沉着于伤部，减少脊髓破裂溶解微粒酶等释放，从而减少脊髓的破坏，为临床上常用的药物。

应用的原则为：①早期开始，在伤后数十分钟到几小时内开始；②第一次静脉给药，迅速达到有效浓度；③大量用药，甲泼尼龙一日15～30 mg/kg。若在10 mg/kg以下时，不能在脊髓达到有效浓度以抑制脂质的过氧化反应；④短期用药3～5天，很快减量并停止，以避免其并发症。

2. 鸦片对抗剂

使用鸦片对抗剂，如纳洛酮与促甲状腺释放激素（TRH），可提高中等动脉压与脊髓血流，保存较多的脊髓白质而使神经功能恢复。纳洛酮与TRH的用量及用法均为2 mg/（kg·h），静脉输入，连续4小时，一次治疗。

3. 脱水剂

各种急性脊髓损害中，组织的水肿反应是一种重要的病理改变，由于软脊膜的包裹，使脊髓组织受压而发生坏死易导致不可恢复的瘫痪，故积极处理病变组织的水肿，有相当重要的作用。由于有些患者因条件限制不能立即手术，因此，选用较强的脱水剂，如尿素、甘露醇、甘油等，可减轻脊髓水肿，达到一定治疗效果，但脱水剂使用不宜过长，否则引起低血钾和肌无力症等潜在危险。在治疗时要密切观察肾功能情况。此外，脱水剂仅能减轻脊髓病变的水肿，但不能阻止缺血或出血以防止瘫痪的进展。

4. 东莨菪碱

东莨菪碱应用于治疗急性脊髓损伤，伤后 6 小时内给药，并借助末梢微循环，观察东莨菪碱化；或肌内给药，每次 0.3 mg 每 3 ~ 4 小时一次，给药 2 ~ 3 天。

5 神经生长因子（NGF）

对严重不全截瘫者应于伤后 2 周后开始应用，可局部或全身应用。

6. α - 甲基酪氨酸

研究认为，脊髓伤后去甲肾上腺素含量增加，是灰质出血坏死的直接因素。α - 甲基酪氨酸是去甲肾上腺素的抑制剂，可减少病变处去甲肾上腺素的堆积。在损伤后 15 分钟给药，可防止出血性坏死。

7. 胰蛋白酶

机制可能与胰蛋白酶有助于脊髓神经再生抗炎和减少胶原、结缔组织瘢痕有关。苏联学者用胰蛋白酶和弹性蛋白酶的实验观察，同对照组比较，显示出酶治疗的效果，且以两种酶合用者为著。

8. 可乐宁

可乐宁是一种 α₂ 受体激动剂，对中枢神经系统的 α₂ 受体有高度选择性，并能影响在脊髓回路中相互密切联系的 5 - 羟色胺能及多巴胺能神经元，故被试用于脊髓损伤而取得显著效果。有人报道，脊髓损伤（胸段）后用可乐宁处理者，原已消失的皮质感觉诱发电位均重新出现，肢体的感觉运动及自主神经功能均完全恢复，即使伤后数周才用药也一样出现功能恢复，但以伤后立即进行治疗效果为好。

9. 二甲亚砜（DMSO）

这是一种特殊的化学药品，兼有脂溶性和水溶性，易透过血脑屏障，许多实验显示 DMSO 以脊髓损伤的疗效较肾上腺素为高，恢复运动功能更为迅速。机制相当复杂，归纳起来有稳定溶酶体膜，保护细胞膜和神经组织的作用，增加中枢神经系统的血流，可能同抑制血小板聚集，防止产生血栓及阻塞血管有关。此外，还可增加组织的氧代谢、利尿以减轻或消除水肿，包括脊髓水肿，抗炎和抑菌作用。

10. 其他

文献报道，氨茶碱、α - 甲基多巴、6 - 羟基多巴胺、双硫醒、异丙肾上腺素、胍己啶及溴苄胺等均有减轻脊髓病变的作用。

（五）并发症的处理

脊髓损伤所造成的外伤性截瘫经常发生各种并发症，有的在早期出现，有的在晚期出现，常见的有排尿障碍、压疮、呼吸系统感染等。处理不当，可能危及生命，应引起足够的重视。

1. 排尿障碍

脊髓损伤后，排尿障碍是一个严重问题，有一部分患者因尿路感染、结石和肾盂积水引起尿毒症而死亡。患者发生截瘫后，应立即在严格消毒无菌条件下导尿，并鼓励患者多饮水，每周更换导尿管 1 次。每次放尿时，应鼓励患者使用腹压或做下腹部按摩，逐步建立反射性膀胱，形成反射性排尿。

一旦发生尿路感染，将抬高床头，同时鼓励患者大量饮水，增加放尿次数。若不能饮水，应静脉点滴等渗葡萄糖盐水，同时每日用 1∶5 000 呋喃西林溶液冲洗膀胱 1～2 次，并保持尿路通畅，并给有效的抗生素，一般尿路感染均可得到控制。但应以增加饮水量为主，不可过度长期依赖尿路抗菌药。

2. 压疮

压疮是截瘫患者最严重的并发症之一，它可使患者丢失大量的蛋白质和血清，可引起局部和全身的感染，产生一系列的继发变化，甚至可致死亡。预防压疮发生的关键是认真做好护理工作，截瘫一出现就应积极预防压疮的发生，做到经常变换体位和保持清洁。

压疮已经发生，应积极处理。对小而浅的压疮的治疗原则是必须避免再压迫，定期清洁换药；对大而深的压疮，经上法久治不愈者，可考虑手术切除坏死组织，同时以局部转移皮瓣消灭创面。还应注意加强营养，必要时可少量多次输血。

3. 呼吸功能障碍和肺部感染

颈脊髓损伤后，位于脑干、延髓网状结构的呼吸中枢向下传导束丧失功能，呼吸的自动节律和深度因不能控制而出现呼吸障碍。颈 3～5（主要是颈 4）组成支配膈肌的神经丧失功能，膈肌的运动受限。有时即使是颈 5 以下的节段损伤，由于颈髓受损伤而出血、水肿和髓内压力升高，也可能会波及膈神经发出部位的神经细胞和传导束功能丧失，引起呼吸功能障碍。自主神经系统功能紊乱，副交感神经功能活跃，致气管、支气管内壁分泌物增多，肺内血管扩张、充血和支气管平滑肌收缩，使呼吸道通气功能减弱，加重了呼吸功能障碍。患者的体位不妥，不易将咽喉内的黏液排出，而可能吸入气管和支气管内。

1）人工呼吸和机械呼吸：在早期，经临床确诊，凡在颈 4～5 平面以上的损伤（早期无法判定完全或不完全瘫痪）或肺活量小于 500 ml 者，即应在颅骨牵引下作气管切开，如果损伤低于颈 5 水平则在密切观察中决定，若有呼吸微弱，通气量小，肺活量小于 1 000 ml，有缺氧表现，则应做气管切开，而不宜等待。

气管切开后，经常吸引呼吸道的分泌物保持其通畅，还可以持续低流量或间断给氧，如呼吸仍困难、浅表或丧失自主呼吸则应采用气管插管人工呼吸机维持呼吸，在使用呼吸机时，应保持呼吸道的湿度、温度，吸出痰液保持通畅，此外尚要注意水电解质平衡等。

2）定时翻身，叩胸背部以利排出痰液，每 2～3 小时 1 次，鼓励患者做深呼吸运动和咳痰动作，锻炼呼吸肌。

3）适当应用祛痰和利痰药物。

4）一旦呼吸道及肺部有感染则应使用相应的抗生素。

5）雾化吸入：生理盐水 50 ml，加地塞米松 5 mg、庆大霉素 8 万 U、α-糜蛋白酶 2 支混合后，以超声雾化吸入机雾化后，鼓励患者用深呼吸吸入该雾，如患者无此能力对准患者口鼻吸入之。

6）胸背部物理疗法：如超短波等。

4. 便秘

截瘫后由于结肠蠕动减慢和肛门括约肌功能丧失，常发生腹胀和便秘，严重影响食欲。可用润肠剂，内服麻子仁丸。也可用番泻叶，每日 10 g 焗服，代茶饮，简便易行，效果较好。必要时可用生理盐水或肥皂水灌肠。如粪块积聚干结，可戴手套掏出。医护人员或患者自己每日可循肠蠕动方向按摩推揉，以增强肠蠕动，促进排便。

截瘫后期，应训练建立反射性排便，使患者养成每日定时排便的习惯，最好坐位排便，并给予适当的刺激，如增加腹压或手压下腹部，按压或扩张肛门。日久能使结肠收缩及肛门括约肌松弛，形成反射，以达到自行排便。

四、监护

（一）心理监护

截瘫患者由于突然失去了独立生活的能力，对个人生活、婚姻、工作、前途等会有许多顾虑，表现为抑郁、愤怒、内疚。针对患者的心理情况应做好精神护理，给予安慰与鼓励，帮助患者树立战胜疾病的信心，积极配合治疗。

（二）疼痛的处理

脊髓损伤平面以下截瘫，痛觉失去，可在椎体骨折部位仍有疼痛感觉存在。为此，必须保持局部的稳定，方可止痛。翻身时勿扭转躯干，搬运颈椎骨折的患者，应注意保持颈椎的生理曲度，颈椎双侧可置沙袋固定，防止头部转动。

（三）确定知觉平面，指导肢体活动

反复多次地由远端至近端测定感觉平面，并做好记录，可明确病情变化和治疗的效果。若感觉平面逐渐上升，应考虑椎管内出血、血肿压迫，应及时手术探查。同时也要检查肢体的活动范围，不能自主活动的部位应给予按摩及被动活动，能作自主活动的部分，必需指导功能活动，防止关节畸形。

（四）呼吸系统并发症的防治

截瘫患者易发生呼吸道梗阻及感染，也是截瘫患者早期死亡的主要原因，因此，应鼓励、帮助患者排出呼吸道的分泌物，如叩打胸背部，定时翻身、体位引流，通过运动促进肺部的血液循环，帮助痰液排出。痰液不易排出时，可给予超声雾化吸入，如用糜蛋白酶、庆大霉素等药，使痰液稀释、松动易于咳出。高位截瘫患者出现呼吸困难时可行气管插管并用呼吸机辅助呼吸，而气管切开对改善呼吸困难无多大意义。此外，应适当应用抗生素，防治肺部感染。

（五）泌尿系统并发症的防治

瘫痪患者泌尿系统可出现多见的 3 种并发症：感染、结石、尿失禁。护理应注意以下几点。

1. 尿潴留应留置导尿，操作注意无菌，引流瓶每日更换，尿管每周更换。

2. 为防残留尿引起感染、结石，应用呋喃西林液（1:6 000）或生理盐水冲洗膀胱，鼓励患者多饮水，每天 >1 500 ml 为宜，以便冲出尿中沉渣，预防结石。

3. 保持尿道口清洁，每日用新洁尔灭棉球擦洗尿道口 2 次。

4. 伤后 6 周可以训练排尿功能，管道夹闭定时开放，每次放尿后用双手挤压耻骨

联合上端排出残余尿。一旦反射性膀胱建立，可拔除尿管。

（六）中枢性高热的监护

患者体温常高达40℃以上，要注意以下几点：调节室温、保持通风；鼓励患者多饮水；物理降温，可采用冷敷、擦浴等方法。

（七）压疮的预防和监护

截瘫患者皮肤失去感觉，自主神经功能紊乱局部缺血，容易发生压疮，好发部位为骨突起处。间歇性解除压迫是有效预防压疮的关键，在早期应每2~3小时翻身一次，分别采用仰卧，左右侧卧，有条件的可使用特制翻身床、小垫床、明胶床垫、电脑分区域充气床垫、波纹气垫等。特别要注意保护骨突部位，可使用气垫或棉圈等，使骨突部位悬空，每次翻身对受压的骨突部位进行按摩。压疮的早期征象是受压皮肤呈暗红色，弹性降低，继而出现水泡。此时，如能加强护理，使局部不再受压，将水泡抽空，保持皮肤干燥，并在周围轻轻按摩，可望恢复。对面积较大，组织坏死较深的压疮，则应按外科原则处理创面。

（八）患者的饮食及消化道监护

1. 截瘫患者消化功能紊乱，多有食欲缺乏和便秘。伤后一周内为避免腹胀可适当限制食量，用输液等方式补充营养。2~3周后病情稳定，消化功能逐步恢复，应给高热量、高蛋白、高脂肪、高维生素饮食，多食新鲜水果。及时了解患者进餐及消化的情况。

2. 鼓励患者自行排便，便秘者按医嘱服用液状石蜡等润肠缓泻药物，必要时用灌肠或手动清除粪块。

3. 如有肠管胀气，可行腹部按摩、胃肠减压、肛管排气或灌肠等。

（九）肢体监护

1. 早期被动活动关节，防止萎缩，按摩肌肉每日4次，每次按摩要有顺序，捏起要有力，砍法要注意手法。

2. 急性期2~3个月后，视病情让患者由轻到重，由坐到起，由近到远，循序渐进地进行功能锻炼，疗效比较好。

（十）健康教育

1. 不断向患者和家属宣传医学知识，介绍有关治疗、护理和康复的方法和意义，以取得配合。

2. 截瘫患者的病程长，甚至伴随人的一生，遗留形态、能力、社会适应力等方面的缺陷或下降。

3. 患者出院时必须确认患者的自理能力，便于回归家庭、回归社会前，做相适应的康复指导。

4. 继续功能锻炼，使残存的功能得以最大限度地发挥，培养日常生活动作的自我能力，预防并发症的发生。

5. 定期返院检查，以获得功能康复、心理康复、社会能力恢复的指导。

（王生）

第十四章　妇产科疾病

第一节 流 产

妊娠不足 28 孕周，胎儿体重不足 1 000 g 即自行终止者，称为自然流产。本节简称流产。自然流产的发生率为 15% 左右。发生在 12 孕周以前者为早期流产，发生在 12~27 孕周者为晚期流产。早期流产较晚期流产发生率高。近年来，早孕诊断技术使一些发病更早、易被忽略的亚临床流产受到关注。

一、病因和发病机制

(一) 胚胎因素

胚胎发育异常可由孕卵异常或滋养细胞发育和功能不全引起。在妊娠 8 周前的流产中，胚胎发育异常占 80%，是早期流产的主要原因。

孕卵异常可由卵子或精子的染色体异常——包括染色体数目和结构异常造成。前者常发生在 35 岁以上妇女，由于纺锤丝老化，生殖细胞分裂时染色体不分离的频率增高，易发生 X - 单体型或三体型、多倍体，致流产率增加；后者易发生于病毒感染、放射线或有毒物接触后，因引起染色体的断裂、缺失、易位，以致流产。

滋养细胞的发育和功能不全是胚胎早期死亡的重要原因。由于胎盘绒毛变性，绒毛膜促性腺激素分泌减少，致使黄体功能不足，引起流产；或变性的滋养细胞干扰绒毛的吸收、转运、合成等功能，导致胚胎营养障碍而死亡。

(二) 母体因素

1. 全身性疾病

孕妇患急、慢性感染性疾病，严重贫血或心力衰竭，慢性肾炎或高血压病，甲状腺功能亢进或低下，糖尿病，黄体功能不足等内分泌功能紊乱，均可能导致流产。其他如汞、铅、吗啡以及慢性乙醇中毒，均可引起流产。

2. 生殖器官疾病

孕妇有子宫畸形（如双角子宫、纵隔子宫等）或子宫肌瘤，由于影响胎盘血供，可影响胚胎或胎儿生长发育而导致流产。孕妇有宫颈内口松弛或宫颈重度裂伤，易致胎膜破裂而发生流产。

3. 其他

精神心理因素如惊恐、抑郁；过度劳累、持重物、性交、行腹部手术、跌倒或其他外伤；妊娠营养缺乏、过量吸烟等，均可发生流产。

(三) 免疫因素

妊娠后由于母儿存在抗原性差异，如免疫不适应可发生免疫排斥反应以致流产。母儿 ABO、RH 血型不合常引起晚期流产。

早期流产多数因胚胎先死亡，继之底蜕膜坏死，造成胚胎及绒毛与蜕膜层剥离，血窦开放引起出血，剥离的胚胎组织如同异物，引起子宫收缩而被排出。所以早期流产，往往先有流血而后有腹痛。在妊娠 8 周以前绒毛发育尚不成熟与子宫蜕膜联系还不牢固，此时发生流产，妊娠产物多数可以完全从子宫壁剥离而排出，故流血不多。妊娠 8~12 周，胎盘绒毛发育繁盛，与蜕膜联系较牢固，此时发生流产，妊娠产物往往不易完整剥离排出，常因剥离不完全影响子宫收缩而出血较多。妊娠 12 周以后，胎盘完全形成，流产过程常与足月分娩相似，先有阵发性子宫收缩，然后排出胎儿及胎盘。但也有可能胎盘滞留于子宫腔中，引起大量出血。有时由于底蜕膜反复出血，凝固的血块包绕胎块，形成血样胎块稽留于宫腔内不易排出，时间久后，血红蛋白被吸收形成肉样胎块，有时胎儿被挤压，形成纸样胎儿，或钙化后称为石胎。

二、病情评估

（一）临床表现

停经后有早孕反应，阴道流血和腹痛，并确诊为宫内正常妊娠者，可考虑流产。其腹痛为阵发性宫缩样疼痛。早期流产者，阴道流血出现在腹痛之前，并贯穿流产全过程。晚期流产者，阴道流血出现在腹痛之后。流产进程不同，临床表现及分类各异。

1. 先兆流产

指妊娠 28 周以前，出现少量阴道流血或轻度腹痛及腰酸者。妇科检查子宫颈口未开，胎膜未破，妊娠产物尚未排出，子宫大小与停经周数相符，经休息及治疗，一般仍可继续妊娠；若病情进一步发展，可成为难免流产。

2. 难免流产

若阴道流血增多超过月经量，阵发性腹痛加剧，腰痛如折，或出现阴道流水者，则流产已不可避免，成为难免流产。妇科检查子宫颈口已扩张，有时颈口可见堵塞的胚胎组织或胎囊，子宫大小与妊娠月份相符或略小。难免流产进一步发展则可成为完全流产或不全流产。

3. 完全流产

指妊娠产物已全部排出宫腔，阴道流血逐渐减少，腹痛亦随之消失。妇科检查子宫颈口关闭，子宫接近正常大小，阴道内仅有少量血液或流血停止。

4. 不全流产

指部分妊娠产物已排出体外，尚有部分残留于子宫腔内。此时子宫腔内有残留物，影响子宫收缩，致使流血不止，甚至因流血过多而发生休克。妇科检查宫颈口已扩张，不断有血液自子宫颈内口流出，有时尚可见胎盘组织堵塞于子宫颈口或部分妊娠产物已排出于阴道内，一般子宫小于停经周数。

此外，流产尚有 3 种特殊情况：

1）稽留流产：指胚胎或胎儿已死亡滞留在宫腔内尚未自然排出者。中医称"胎死不下"。胚胎或胎儿死亡后子宫不再增大反而缩小，早孕反应消失，若已至妊娠中期，则孕妇不感腹部增大，且胎动消失。妇科检查宫颈口未开，子宫较停经周数小，质不软。未闻及胎心。

2）习惯性流产：指自然流产连续发生 3 次或 3 次以上者。中医称"滑胎"。每次流产多发生于同一妊娠月份，其临床经过与一般流产相同。早期流产的原因常为黄体功能不足、甲状腺功能低下、染色体异常等；晚期流产最常见的原因为宫颈内口松弛、子宫畸形、子宫肌瘤等。

3）感染性流产：指妊娠产物完全排出宫腔前有宫腔内感染者，除有流产一般症状外，还可有高热、寒战、腹痛等感染症状。腹部检查时有明显的压痛及反跳痛、腹肌紧张。子宫附件有压痛，阴道有灼热感，可有脓性白带或败酱样血性分泌物，有臭味。严重时感染可扩展到盆腔、腹腔乃至全身，并发盆腔炎、腹膜炎、败血症及感染性休克等。此类流产多因流血时间长，有组织残留于宫腔内，性生活或非法堕胎等引起。

（二）实验室及其他检查

1. hCG 测定

妊娠后，母血及尿中绒促性素即上升，正常妊娠一般在停经第 3 天尿绒促性素高于 625 U/L，到妊娠第 8～10 周时达最高峰，即 8 万～32 万 U/L，中期为 5 万 U/L。如 hCG 低于正常或 <625 U/L 时，提示将要流产。

2. 胎盘泌乳素（HPL）测定

孕妇血中 HPL 的浓度可用以监测胎盘功能。妊娠 6～7 周时正常生理水平为 0.02 mg/L，8～9 周时为 0.04 mg/L。若妊娠 5～10 周时，血清 HPL≤0.01 mg/L，提示将流产。HPL 下降说明滋养细胞及胎盘功能不足。

3. 雌二醇（E_2）测定

早孕时如孕妇血清 E_2 <740 pmol/L，提示将流产。

4. 孕二醇测定

早孕时如孕妇24 小时尿孕二醇低于 15.6 μmol，有 95% 的孕妇可能发生流产。

5. B 超检查

用于鉴别各种不同类型的流产有实际意义，疑有先兆流产可能时，可用超声显像观察有无胚囊，观察胎动、胎心反应等，以确定胚胎存活与否，指导处理方法的选择。子宫颈内口松弛时，B 超检查可显示子宫内口较宽，若宽于 19 mm，又有流产史，诊断即可明确。

（三）诊断

根据患者有停经及反复阴道流血、流物，伴腹痛，配合妇科检查的结果，一般诊断流产不困难。但如遇疑难及复杂病例，尚须做上述实验室检查协助诊断。诊断标准如下：

1. 先兆流产

生育年龄妇女妊娠后（28 周以前）阴道少量出血，下腹轻微疼痛；子宫大小与孕周相符；尿妊娠试验阳性；B 超显示胎动、胎心。

2. 难免流产

妊娠后，阴道出血超过月经量，下腹痛加剧；子宫与孕周相符或稍小，子宫颈口已开大；尿妊娠试验阳性或阴性。

3. 不全流产

阴道少量持续或大量出血，下腹痛减轻，有部分组织排出；子宫较孕周为小，子宫颈口扩张或有组织堵塞；妊娠试验阳性或阴性。

4. 完全流产

阴道出血少或无，腹痛消失，组织全排出；子宫稍大或正常，子宫颈口闭；妊娠试验阴性。

5. 稽留流产

有类似先兆流产史，胚胎已死 2 月以上未排出；子宫小于孕周，宫颈口未扩张；妊娠试验阴性；B 超无胎心胎动。

6. 习惯性流产

有连续 3 次或 3 次以上自然流产史。

7. 感染性流产

流产与感染同时存在，即流产伴急性盆腔炎表现。

三、处理

一旦发生流产，应根据流产的不同类型，给予积极恰当的处理。流产的治疗，采用安胎或下胎两种截然不同的治则和处理。先兆流产以安胎为治；难免流产、不全流产、过期流产，宜尽快下胎，免生他疾；感染性流产和习惯性流产，则需做特殊处理。

（一）先兆流产

1. 一般疗法

心理治疗对稳定患者情绪很重要。应解除思想顾虑，稳定情绪，卧床休息，禁止性生活，尽量少做阴道检查。密切观察阴道流血和腹痛。注意外阴清洁，给消毒会阴垫，用后保留，以便查看阴道流血情况和有无组织物排出。定期留晨尿做妊娠试验。

2. 药物治疗

1）镇静剂：必要时根据情况酌情使用对胎儿危害少的镇静药物。如苯巴比妥 0.06 g，每日 2 ~ 3 次。

2）孕激素：黄体不全或尿孕二醇水平低的患者可用黄体酮 20 mg，肌内注射，每日 1 次。出血停止后 7 天左右停药。

3）叶酸：5 mg，每日 3 次口服。可促进胚胎发育。

4）维生素 E：有利于孕卵发育，10 ~ 20 mg，每日 3 次口服。

5）甲状腺素：甲状腺功能低下的患者每日口服甲状腺片 0.03 ~ 0.06 g。

6）止血剂：止血敏 250 ~ 500 mg，肌内注射；维生素 K 8 mg，口服，每日 3 次。

7）舒喘灵：本品可兴奋子宫平滑肌 β_2 受体，肌肉松弛，故对创伤、扭伤、精神过度紧张等外源性因素所致先兆流产效果佳。方法：每次 2.4 ~ 4.8 mg，最大量 7.2 mg，口服，每日 4 次，2 ~ 3 天，疗效差者可加服 1 个疗程。

8）硝苯地平：方法：第 1 天睡前口服本品 10 mg，如无不良反应，第 2 天改为 10 mg，每日 2 次。至宫缩消失 1 周后停药。

9）中药：除辨证用药外，也可选用以下中成药，如安胎益母丸、安胎丸、健母安胎丸、参茸保胎丸、补中益气丸等。

（二）难免流产

一旦确诊，早期流产应及时吸宫或刮宫。发生于 12 周之前出血不多者，可给催产素 10 U 肌内注射，随即行吸宫术；出血多者，可将催产素 10 U 加到 5% 葡萄糖液 500 ml 中静脉滴注，同时行吸宫术。若发生在 12 周之后，可每半小时肌内注射催产素 5 U，共 4 次，引起规律宫缩后，胎儿及胎盘常可自行排出。如排出不全，须再行宫腔清理，否则仍会发生阴道出血。术后用抗生素预防感染。

（三）不全流产

肌内注射催产素并立即清理宫腔内容物以使子宫收缩，从而减少出血。该类患者常有反复的或大量的阴道出血，若进入休克状态，应视具体情况补液、输血并给宫缩剂及抗生素，与抗休克同时清除宫内残存组织。

（四）完全流产

一般不需特殊处理。

（五）过期流产

因胚胎死亡过久机化，与子宫壁紧密粘连，致刮宫困难；同时可能发生凝血机制障碍，导致 DIC 而严重出血。因此，①处理前，行凝血功能检查，异常者先行纠正；②凝血功能正常者，可口服己烯雌酚 5～10 mg，每日 3 次，共 5 日，以提高子宫肌对缩宫素的敏感性；③子宫 <12 孕周者，可行刮宫术，一次不能刮净，可于 5～7 日再次刮宫，术时应给予宫缩剂以减少出血，防止穿孔；④子宫 >12 孕周者，可行引产术，用利凡诺羊膜腔内注射或将缩宫素 5～10 U 加入 5% 葡萄糖液 500 ml 内静脉滴注，促使胎儿、胎盘排出。

（六）习惯性流产

首先应寻找其原因针对病因治疗，其治疗原则以预防为主，一旦确诊妊娠，应积极给予保胎治疗，争取度过以往流产的孕周。

1. 黄体酮

黄体功能不全者可给本品治疗。方法：20 mg，肌内注射，每日 1 次。用至胎盘形成。

2. 维生素 E

有类似黄体酮作用，有利于胚胎发育。方法：100 mg，口服。每日 3 次。

3. 叶酸

5～10 mg，口服，每日 3 次。有利于胚胎发育。

4. 镇静剂

对情绪不稳定多次流产恐惧者，适当应用镇静药物，鲁米那 0.03 g，每日 3 次，口服；或地西泮 2.5 mg，每日 3 次，口服。以利保胎。

5. 舒喘灵

对于孕晚期习惯性流产，不伴有心脏病、甲亢、糖尿病者，可用本品 2.4～7.2 mg，每日 3～4 次口服。

6. 硫酸镁

可松弛子宫平滑肌，降低子宫张力，改善子宫胎盘循环，以利保胎。方法：25% 硫酸镁 40~60 ml 加 5% 葡萄糖 500 ml 稀释后缓慢静脉滴注（8~10 小时）。

对宫颈内口松弛者，如已妊娠，应在妊娠 12~20 周行宫颈内口环扎术，术后定期产前检查，预产期前提早入院待产，酌情提前 2 周拆除缝线，以免造成宫颈裂伤。

（七）感染性流产

多发生于各类流产后阴道流血时间长，宫腔内有组织物残留，刮宫时未注意无菌操作，性生活及非法堕胎等以后。感染可局限在宫内，亦可蔓延至宫旁结缔组织、输卵管、卵巢等。此时除有流产症状及体征外，常伴有感染中毒症状与体征。处理原则是：

1. 流血不多，先用广谱抗生素 2~3 日，待控制感染后再刮宫。

2. 流血量多或经应用大量抗生素后未能控制感染时，则可在继续静脉滴注广谱抗生素和输血同时，用卵圆钳将宫腔内容物钳出以控制出血，但切不可用刮匙全面搔刮宫腔，以免感染扩散，术后继续用抗生素，待感染控制后再行彻底刮宫，彻底清除宫腔内容物。

3. 流产并发严重感染发生败血症、中毒性休克时，应积极纠正休克和控制感染。如子宫严重感染，用药物不能控制时，为抢救患者生命，必要时可考虑子宫切除。

四、监护

（一）先兆流产患者的监护

1. 除要了解患者的主诉外，还要注意她的生活环境、工作性质和家庭关系等，作为制订护理计划的参考资料。

2. 为患者提供精神上的支持和心理治疗是非常重要的措施，让患者和家属保持镇静，恰如其分地宣传优生的重要性，说明当确实不能保胎时，应顺其自然，解除不必要的紧张气氛，给孕妇一个心情舒畅且安静的休息环境。

3. 对曾有流产史者，更应给予较多的精神支持和关怀，使其对未来抱有希望、充满信心。卧床休息、提供足够的营养，按医嘱给予适量对胎儿无害的镇静剂、孕激素等，对治疗先兆流产均有良好的效果。

（二）习惯性流产的监护

1. 患者应卧床休息，禁止性生活和不必要的妇科检查。禁止灌肠。勿食辛辣刺激性食物。

2. 加强心理护理，解除患者思想顾虑，避免过度紧张。

3. 对于习惯性流产者，应做好宫颈缝合术的护理。

（三）难免流产和不全流产的监护

1. 做好心理护理，安慰患者，准备外阴皮肤，及时送手术室清理宫腔。对于流血多者，要防止休克的发生。

2. 刮宫后注意外阴清洁，禁坐浴两周。

3. 出院时嘱患者 1 个月内禁止性生活，采取避孕措施最好 1~2 年，寻找原因，以防止再次流产。

（四）稽留性流产（过期流产）的监护

1. 确诊后不能自动排出胚胎，应行手术清除，并做好术前各项实验室检查，做好输液、输血准备。尽早施行刮宫或引产术。

2. 术后注意子宫收缩、阴道流血和体温变化，发现异常及时报告医生处理。

（五）感染性流产的监护

1. 注意做好床边隔离，防止交叉感染。

2. 注意外阴清洁，半卧位以利于恶露流出。

3. 每日用1:1 000新洁尔灭棉球擦洗2次，控制感染后，按医嘱进行刮宫准备，如各项化验检查及术前各项准备工作。

（六）完全流产的监护

嘱患者适当休息，注意观察病情，排出物送病理检查。

（七）健康教育

搞好出院卫生宣教。

1. 持续怀孕者

（1）返家后仍需卧床休息。

（2）避免从事粗重工作或剧烈活动。

（3）教导孕妇自我观察流产征兆：①阴道出血现象；②腹痛；③基础体温下降。

（4）按时接受产前检查。

2. 接受流产手术者

（1）手术后1周内，不可从事粗重工作。

（2）出血期间或手术后，2周内不宜行房事、阴道灌注及阴道塞剂。

（3）教导流产手术后，并发症的自我观察：①发烧体温37.5℃以上及寒战现象；②阴道分泌物有恶臭现象；③严重腹痛、恶心、呕吐现象；④大量阴道出血或出血现象持续1周以上。

3. 注意饮食的均衡。

4. 按时返院追踪检查。

5. 提供避孕知识，宜于流产6个月后再怀孕。

（李宁宁）

第二节　异位妊娠

正常妊娠时，受精卵着床于子宫体腔内膜，当受精卵于子宫体腔以外着床，称为异位妊娠。是妇产科常见的急腹症之一，若诊治不及时，可危及生命。异位妊娠包括输卵管妊娠、卵巢妊娠、腹腔妊娠、宫颈妊娠等，其中以输卵管妊娠为最常见。故本节主要介绍输卵管妊娠。

输卵管妊娠是妇产科的常见急腹症。根据孕卵在输卵管内着床部位的不同，分为间质部、峡部、壶腹部、伞部妊娠等，其中以壶腹部及峡部妊娠最常见。

一、病因和发病机制

（一）输卵管炎症

为输卵管妊娠的常见病因，输卵管内膜炎病情严重者可引起管腔完全堵塞，轻者因输卵管黏膜皱襞粘连导致管腔狭窄，有时输卵管黏膜受到破坏使纤毛缺损，以上情况均可阻碍孕卵在输卵管中的正常运送。输卵管周围炎的病变主要在输卵管的浆膜层或浆肌层，结果可造成输卵管周围粘连，管形扭曲，管腔狭窄及管壁肌肉蠕动减弱，从而使孕卵的运行受到影响。

（二）输卵管发育不良或功能异常

输卵管发育不良，如输卵管过长，肌层发育不良，黏膜纤毛缺如，双管输卵管，额外伞部等，均为输卵管妊娠的原因。此外，雌、孕激素的分泌异常，精神因素等，亦可影响孕卵的运送而发生输卵管妊娠。

（三）输卵管手术

输卵管绝育术，不论采取结扎或环套法，及修补术、复通术、成形术，均可导致输卵管瘢痕，使管腔狭窄，通畅不良而致病。输卵管手术后再次输卵管妊娠的发生率为 10% ~20%。

（四）盆腔子宫内膜异位症

子宫内膜异位症引起的输卵管妊娠，主要由于机械因素所致。而异位在盆腔的子宫内膜，对孕卵有趋化作用，促使其在宫腔外着床。

（五）放置宫内节育器

宫内节育器与异位妊娠发病率的关系已引起国内外重视。随着节育器的广泛应用，异位妊娠的发生率相应增高，这可能是由于使用节育器后的输卵管炎所致。

（六）孕卵外游

移行时间过长，不能适时到达宫腔，或发育时日较长，孕卵已长大而无法通过相对狭窄的输卵管腔。

（七）其他

盆腔内肿瘤压迫或牵引，可使输卵管移位变形，阻碍孕卵通过而发生输卵管妊娠。

孕卵在输卵管内着床，由于输卵管管壁较薄，黏膜只有上皮缺少黏膜下组织，在孕卵种植后不能形成完整的蜕膜层，而且输卵管的血管系统亦不同于子宫，既不能抵御绒毛的侵蚀亦不能提供足够的营养，孕卵遂直接侵蚀输卵管肌层。绒毛侵及肌壁微血管，引起局部出血，进而由蜕膜细胞、肌纤维及结缔组织形成包膜。输卵管的管壁薄弱，管腔狭小，不能适应胎儿的生长发育，因此，妊娠发展到某一阶段，即被终止。如孕卵着床在靠近伞端的扩大部分——壶腹部，则发展到一定程度即以流产告终。当胚胎全部流入腹腔（完全流产）一般出血不多；如部分流出（不完全流产）则可反复多次出血。如孕卵着床在狭窄的输卵管峡部，则往往招致输卵管破裂而发生严重的腹腔内大出血。

二、病理

（一）输卵管妊娠的病理改变与结局

输卵管管壁很薄，肌层发育不良，妊娠时不能形成完整的蜕膜层，抵挡不住滋养层的侵蚀。受精卵种植时，绒毛溶解周围结缔组织和肌层，引起局部出血，血液进入绒毛间，使绒毛剥离，受精卵死亡，致流产、破裂或继发性腹腔妊娠。

1. 输卵管妊娠流产

是多见的一种结局。多见于壶腹部妊娠。由于输卵管管壁形成的蜕膜不完整，发育中的囊胚常向管腔突出，最终突破包膜而出血，囊胚可自管壁分离，进入输卵管管腔，腔内的妊娠物经由伞端排入腹腔，称输卵管妊娠流产。多在妊娠 8～12 周发生。据妊娠物排出的完全程度，分为输卵管完全流产和输卵管不全流产。流产不完全者，滋养细胞可侵蚀输卵管管壁，使之反复出血，形成输卵管血肿或输卵管周围血肿，甚至盆腔血肿，血量多时可流向腹腔。

2. 输卵管妊娠破裂

是较多见的一种结局。多见于峡部妊娠，囊胚生长可使狭小的输卵管过度膨胀，滋养细胞侵蚀肌层和浆膜，最终导致输卵管破裂。输卵管肌层血管丰富，输卵管妊娠破裂所致的出血较输卵管妊娠流产时为剧，如短时间内大量出血，患者迅即陷入休克。反复出血者，腹腔内积血形成血肿，日后可机化变硬并与周围组织粘连，临床上称为"陈旧性宫外孕"。有时内出血停止，病情稳定，时间久之，胚胎死亡或被吸收，也可能继发感染，化脓。

3. 继发性腹腔妊娠

是罕见的一种结局。输卵管妊娠流产或发生破裂后，随血液排至腹腔中的胚胎偶有存活者，存活的胚胎绒毛继续从原位或其他部位获得营养，则可在腹腔中继发生长，发展为继发性腹腔妊娠。

（二）子宫的变化

妊娠内分泌使子宫稍大变软，子宫内膜仍呈蜕膜反应，腺上皮低矮，染色淡、分泌旺盛，腺体增生呈锯齿状，间质细胞呈大多角形，紧密相连，未见滋养细胞。当胚胎死亡后，有 50% 的病例可由阴道排出三角形蜕膜管型，其余呈碎片排出，在排出组织中见不到绒毛。

三、病情评估

（一）病史

详细询问月经史、腹痛经过，了解有无不孕、生殖器官炎症与治疗史，阑尾炎或下腹部手术（尤其宫外孕）史，分娩、产褥经过、人工流产、输卵管绝育或宫内节育器情况，子宫内膜异位症，性传播疾病接触史等。有节育措施或未婚者，重在临床表现和警惕本病。

（二）临床表现

输卵管妊娠的临床表现，与受精卵着床部位，有无流产或破裂以及出血量多少，出血时间长短等有关。

1. 症状

1）停经：除输卵管间质部妊娠停经时间较长外，大都有6~8周停经。20%~30%患者无明显停经史，可能未仔细询问病史，将不规则阴道流血误认为末次月经，或由于月经仅过期几天，不认为是停经。

2）腹痛：为患者就诊的最主要症状。输卵管妊娠未发生流产或破裂前，由于胚胎在输卵管内逐渐增大，输卵管膨胀而常表现为一侧下腹部隐痛或酸胀感。当发生输卵管妊娠流产或破裂时，患者突感一侧下腹部撕裂样痛或阵发性绞痛，持续或反复发作，常伴有恶心、呕吐。若血液局限于病变区，主要表现为下腹部疼痛，当血液积聚于直肠子宫陷凹处时，可出现肛门坠胀感。随着血液由下腹部流向全腹，疼痛可由下腹部向全腹部扩散，血液刺激膈肌时，可引起肩胛部放射样痛。

3）不规则阴道出血：输卵管妊娠终止后，绒毛膜促性腺激素即不再分泌，子宫内膜因失去激素的支持作用发生坏死脱落，所以有不规则或持续少量的阴道出血，偶在流出的血液中发现蜕膜碎片或蜕膜管型。此外，输卵管的血也可经子宫由阴道流出。

4）昏厥与休克：由于骤然内出血及剧烈腹痛，患者常出现头晕、心悸、恶心、呕吐、出冷汗、面色苍白、脉搏快而弱、血压下降、昏厥等表现，其严重程度与阴道出血不成比例。

5）陈旧性宫外孕：由于输卵管破裂后囊胚被大网膜或周围组织立即包绕，未造成急性症状。其病情一般较稳定，血压平稳，腹痛亦轻，腹腔内游离血已初步形成包块，或部分被吸收，移动性浊音逐渐消失，腹部压痛及反跳痛已不明显。由于盆腔内有包块形成，可能对膀胱或直肠造成压迫，或可有尿频及里急后重感。

2. 体征

1）一般情况：与失血量有关，失血多者呈贫血貌，大量出血者可出现血压下降，面色苍白，脉搏细数等休克症状，体温一般正常。若腹腔内陈旧性出血形成包块，吸收时可有体温升高，但不超过38℃。

2）腹部检查：有较轻的腹肌紧张，若内出血多，则腹部膨隆，当盆腔积血≥500 ml时，可叩及移动性浊音。下腹部有明显压痛反跳痛，尤以患侧为剧。若有反复出血积聚，形成血块，可触及下腹部包块。

3）盆腔检查：宫颈口见少量暗红血流出，宫颈着色，呈紫蓝色，子宫稍大较软，但小于停经月份。无内出血时，仔细检查于宫体一侧可触及增粗的输卵管及压痛。若有内出血时，则后穹隆饱满触痛，并出现宫颈举痛，子宫有飘浮感，于患侧附件区偏子宫后方或在子宫直肠窝方向，可触及一不规则的边界不清，触痛明显之包块。若发病时间长，输卵管出血形成包裹，子宫一侧之包块为边界不清、不活动的、有触痛的包块。

另外，较少见的还有4种：

1. 宫颈妊娠

孕早期即有反复无痛性阴道流血，多始于孕7~8周或早孕30天后；出血多而猛。妇检宫颈多增大、充血、变蓝、变薄而软，外口扩张，宫体与宫颈等大或反而较小等。

2. 残角子宫妊娠

早期破裂似输卵管妊娠破裂，占多数的中期终绝发生肌层不全或完全破裂，出现内出血或休克，检查似宫角妊娠；达足月者甚少，临产后宫颈管不消失、不扩张，应想到本症。

3. 卵巢妊娠

似输卵管妊娠破裂，腹剧痛或休克，但发生时间可较早。近半数无停经及阴道出血，且内出血量常较严重。

4. 腹腔妊娠

多为继发性，可有停经腹痛史，胎动剧烈而不适，腹壁下可清楚地扪及胎儿或胎体。

（三）实验室及其他检查

1. B超检查

已成为诊断输卵管妊娠的重要方法之一。输卵管妊娠的典型声像图为：①子宫内不见妊娠囊，内膜增厚；②宫旁一侧见边界不清、回声不均的混合性包块，有时可见宫旁包块内有妊娠囊、胚芽及原始心管搏动，为输卵管妊娠的直接证据；③直肠子宫陷凹处有积液。文献报道超声检查的正确率为 77% ~ 92%，随着彩色超声、三维超声及经阴道超声的应用，诊断准确率将不断提高。

2. 妊娠试验

测定 β - hCG 为早期诊断异位妊娠的常用手段。胚胎存活或滋养细胞尚有活力时，β - hCG 呈阳性，但异位妊娠时往往低于正常宫内妊娠，血 β - hCG 的倍增在 48 小时内亦不足 66%。β - hCG 阴性，也不能完全否定异位妊娠。妊娠 β - hCG 阳性时不能确定妊娠在宫内或宫外。疑难病例可用比较敏感的放射免疫法连续测定。

3. 阴道后穹隆穿刺

简单可靠。适用于疑有腹腔内出血的患者，若抽出黯红色不凝固血液，说明有血腹症存在。陈旧性宫外孕时，可抽出小血块或不凝固的陈旧血液。若抽出的血较红，放置10 分钟后即凝固，应考虑针头刺入静脉的可能。无内出血或内出血量很少，血肿位置较高或直肠子宫陷凹有粘连时，可能抽不出血液，因而穿刺阴性不能否定输卵管妊娠存在。

4. 子宫内膜病理检查

诊断价值有限，仅适用于阴道流血量多的患者，目的在于排除宫内妊娠流产。切片中若见到绒毛可诊断宫内妊娠，仅见蜕膜而未见绒毛有助于诊断异位妊娠。

5. 腹腔镜检查

有助于提高诊断准确性，尤其适用于输卵管妊娠尚未流产或破裂的早期患者，并适用于原因不明的急腹症鉴别。腹腔内大量出血或伴有休克者，禁做腹腔镜检查。在早期异位妊娠患者，可见一侧输卵管肿大，表面紫蓝色，腹腔内无出血或有少量出血。

（四）诊断

输卵管妊娠流产或破裂后，多数有典型的临床表现。根据停经、阴道流血、腹痛、休克等表现可以诊断。如临床表现不典型，则应密切监护病情变化，观察腹痛是否加剧、盆腔包块是否增大、血压及血红蛋白下降情况，从而做出诊断。

（五）鉴别诊断

输卵管妊娠应与宫内妊娠流产、急性阑尾炎、黄体破裂、卵巢囊肿扭转鉴别。

四、处理

未产妇女输卵管妊娠者，若发现及时，且未破裂者，争取中西医保守治疗，可免除手术创伤，保留患侧输卵管并恢复其功能。其余原则上以手术治疗为主。凡停经时间长，疑为输卵管间质部或子宫残角妊娠者，更需争取在破裂前确诊及手术，防止大出血可能威胁生命。

（一）一般治疗

严重的出血并发休克者，应在积极纠正休克，补充血容量的同时，进行手术抢救。迅速打开腹腔，提出有病变的输卵管，用卵圆钳钳夹输卵管系膜以暂时控制出血，加快输液，血压上升后继续手术。

（二）手术治疗

1. 输卵管切除术

输卵管妊娠一般采用患侧输卵管切除术，尤其适用于内出血并发休克的急症患者。在积极抢救休克的同时手术，迅速钳夹输卵管出血部位暂时止血，并加快输血输液，待血压上升后切除输卵管，有绝育要求的，可同时结扎对侧输卵管。输卵管间质部妊娠，应争取在破裂前手术，必要时切除子宫。严重内出血并发休克者，如符合自体输血的条件，采用此法是抢救的有效措施之一。

2. 保守性手术

手术取出胚胎，但保留患侧输卵管及其功能。适用于有生育要求的年轻妇女，特别是对侧输卵管已切除或有明显病变者。

（三）非手术治疗

病情稳定或患者不同意手术者，可非手术治疗。

1. 一般药物

以支持对症治疗药物为主，输液，必要时输血以补充血容量，维持水、电解质平衡，抗生素预防与治疗感染，在诊断明确的前提下，可适当应用镇静止痛剂，补充维生素。

2. 甲氨蝶呤

目前认为本药是一种简便的摧毁存活胚胎的药物，杀胚效果确切，用药量较小，疗程短，不良反应小，可以推广。方法为每日 10~20 mg，连用 5 天为 1 个疗程，隔 5 天再治一疗程。使用本药 2 个疗程后，应测定血清中 hCG 水平，决定是否再加疗程，如虽有 hCG 下降，但同时又有绒毛膜催乳素 >25 mg/ ml，提示治疗可能失败，应做外科治疗的准备。

3. 天花粉针剂

对患者一般情况良好，内出血量不多，尚未生育，也可在严密观察及随访血 β- hCG 的情况下选用天花粉针剂 2.4 mg 肌内注射，应常规做天花粉皮肤试验，无反应者可以给药，一般于注射后 5~7 天胚胎即能死亡，妊娠反应转阴性，继用中药活血化瘀，即能治愈。如 1 周后尿 hCG 定量无明显下降，再追加天花粉治疗 1 次。为减少天花粉针剂的不良反应，可同时注射地塞米松 5 mg，每日 2 次，连用 2 天。

五、监护

1. 患者平卧，减少搬动，严密监测生命体征，密切观察血压。

2. 迅速以留置针建立静脉通路补充体液、扩充血容量，以便配合医生积极纠正休克。

3. 按急诊手术要求迅速做好备皮、配血等术前准备工作，如患者情况危急，可直接送急诊手术室进行手术。

4. 加强心理护理，手术前，简洁明了地向患者及家属说明此次手术的必要性，以亲切的态度、精湛的技术减少和消除患者的紧张恐惧心理，使患者积极配合手术。

5. 病情观察与监护

1）注意观察腹痛的性质，如患者突感下腹部一侧撕裂样的疼痛，逐渐扩散到全腹，持续或反复发作，常伴有恶心、呕吐、突然昏厥、肛门坠痛、排便感，下腹部有明显的压痛、反跳痛。常为异位妊娠破裂表现，应立即报告医生，并协助处理。

2）注意观察体温、脉搏、呼吸、血压，出现休克征象如面色苍白、四肢厥冷、脉搏细弱、周身冷汗、血压下降等表现者应立即报告医生，并迅速做好抢救准备，输血、输液，抗休克，为挽救患者生命争取时机。

3）药物治疗早期未破裂型宫外孕，可避免手术带来的并发症，但无论用何种药物治疗异位妊娠，护士均要熟悉药物的不良反应及作用机制，并注意监测以下几点：

（1）连续监测血、尿 hCG 或血 β - hCG 下降情况，一般每周不少于 2 次。

（2）注意患者血流动力学变化及腹痛、阴道流血情况。

（3）酌情复查 B 超、血象、肝功能、肾功能等。

（4）强调住院用药观察，绝对卧床休息，待病情稳定可轻微活动。

（5）注意营养、卫生，预防感染。

6. 有手术指征需手术治疗者，应按妇产科手术前护理。准备腹部皮肤时，动作须轻柔，切勿按压下腹部。禁止灌肠，以免加重内出血。

7. 手术后执行妇产科手术后护理。

8. 健康教育：输卵管妊娠的预后在于防止输卵管的损伤和感染，因此，护理工作者应做好妇女的护理保健工作，防止发生盆腔感染。教育患者保持良好的卫生习惯，勤沐浴、勤换衣，性伴侣稳定。发生盆腔炎后，须立即并彻底治疗，以免延误病情。

（李宁宁）

第三节 羊水栓塞

羊水栓塞是指在分娩过程中羊水进入母体血循环后引起的肺栓塞、休克、弥散性血管内凝血（DIC）、肾衰竭等一系列病理改变，是极严重的分娩并发症。早在 1941 年 Steiner 和 Luschbaugh 等首先提出，在患者血循环中找到羊水有形成分，故名羊水栓塞。但近年的研究认为羊水栓塞的核心问题是过敏，是羊水进入母体循环后引起的一系列过敏反应，故有人建议将羊水栓塞改为妊娠过敏反应综合征。羊水栓塞也可发生在妊娠 10~14 周做钳刮术时。发生在足月分娩者，其死亡率在 80% 以上。因此，羊水栓塞是孕产妇死亡的重要原因之一，值得重视。

一、病因和发病机制

羊水栓塞其病因可见于宫缩过强或为强直性收缩（包括催产素应用不当），子宫或宫颈内膜血管开放（如宫颈裂伤、子宫破裂、剖宫产术时、前置胎盘、胎盘早剥以及中期妊娠流产子宫有裂伤者）。死胎不下可使胎膜强度减弱而渗透性显著增加。滞产、过期妊娠、多产妇、巨大胎儿也较易诱发难产，这与产程过长、难产较多、羊水混浊刺激性强有一定关系。

由于羊水中的胎毛、胎脂、鳞状上皮、胎粪和黏液内容物在肺小动脉和毛细血管内形成栓塞，并兴奋迷走神经，引起反射性肺血管收缩，支气管痉挛，造成肺动脉高压，致使肺组织灌流量减少，通气和血流比例失调，肺组织缺氧，肺泡毛细血管通透性增加，液体渗出，发生周围循环衰竭，肺动脉压突然升高及肺出血，导致呼吸衰竭。由于右心排血受阻，发生急性右心衰竭，使左心排血量减少而导致循环衰竭。羊水中的有形物质均为致敏原，进入母血后，立即引起过敏性休克，与肺动脉高压、急性呼吸循环衰竭等所致的休克，造成严重缺氧，引起脑、肾、肝等重要器官功能障碍，往往迅速死亡。

二、病情评估

（一）病史

评估发生羊水栓塞临床表现的各种诱因，如是否有胎膜早破或人工破膜；前置胎盘或胎盘早剥；宫缩过强或强直性宫缩；中期妊娠引产或钳刮术，羊膜腔穿刺术等病史。

（二）临床表现

羊水栓塞多发生在胎儿娩出前后或产后短时间内，或剖宫产手术过程中。极少发生在临产前或中期妊娠引产时及刮宫术中。

在分娩过程中，胎膜破裂后，特别是有较强宫缩时，产妇突然呛咳、胸闷、呼吸困难，烦躁不安，并迅速出现呼吸循环衰竭，休克及昏迷。少数产妇可无任何先兆，而仅仅只是一声尖叫后数分钟内即猝死。亦有患者呼吸循环方面症状不典型，只是轻度憋气感，而以出血不止且不凝为主要临床表现，使人们误认为是产后出血，而未予高度重视而失去抢救机会。一般病例在经过了呼吸循环衰竭而未死亡者，继出现多量阴道出血，注射部位出血，消化道、泌尿系统出血而进入凝血功能障碍期。随病程进展而出现少尿，无尿等急性肾衰竭的临床表现。

（三）实验室及其他检查

1. 血液沉淀试验

在测定中心静脉压，插管后可抽近心脏的血液，放置后即沉淀为 3 层：底层为细胞，中层为棕黄色血块，上层为羊水碎屑。取上层物质做涂片、染色、镜检可见鳞状上皮细胞、胎毛、黏液等，诊断即可明确。

2. 痰液涂片

可查到羊水内容物（用尼罗蓝硫酸盐染色）。

3. 凝血障碍检查

血小板计数、出凝血时间、纤维蛋白原及凝血酶原时间测定、凝血块观察试验、血浆鱼精蛋白副凝试验（3P 试验）等。

4. 床边 X 线片

肺部双侧弥散性点状浸润影，沿肺门周围分布，伴右心扩大及轻度肺不张。

5. 心电图

提示右心扩大。

（四）诊断和鉴别诊断

根据分娩及钳刮时出现的上述临床表现，可初步诊断，并立即进行抢救。在抢救同时应抽取下腔静脉血，镜检有无羊水成分。同时可做如下检查，以帮助诊断及观察病情的进展情况：①床边胸部 X 线片见双肺有弥散性点片状浸润影，沿肺门周围分布，伴有右心扩大；②床边心电图提示右心房、右心室扩大；③与 DIC 有关的实验室检查。

本病需与子痫、血栓性肺栓塞、空气栓塞、脂肪栓塞、心脏并发心力衰竭等鉴别。

三、急救措施

羊水栓塞时，多数患者死于急性肺动脉高压及左心衰竭所致的呼吸循环衰竭。约 40% 死于难以控制的凝血功能障碍所致大出血。因此，处理上应针对这两个关键问题采取紧急措施，迅速组织抢救。

（一）纠正呼吸循环衰竭

1. 加压给氧

立即加压给氧，以保证氧的有效供应，尽快改善肺泡毛细血管缺氧，以预防或减轻肺水肿，从而减轻心脏负担。同时也改善了组织缺氧，特别是重要脏器的缺氧状况。必要时行气管插管或气管切开加压给氧。

2. 解除支气管痉挛，纠正肺动脉高压

盐酸罂粟碱 30 ~ 90 mg 溶于 10% ~ 25% 葡萄糖液 20 ml 中静脉滴注，以后根据病情可重复静脉或肌内注射。心率慢时可静脉注射阿托品 0.5 ~ 1 mg 或者山莨菪碱 20 mg，每 10~15 分钟 1 次，直至患者面部潮红或呼吸困难好转为止。心率变快时，则改用氨茶碱 0.25 g 加入 10% 葡萄糖液 20 ml 中缓慢静脉注射。

3. 纠正心衰

毛花苷 C 0.4 mg 溶于 10% 葡萄糖 20 ml 内缓慢静脉推注，必要时 0.5~2 小时可再注射 0.2~0.4 mg，6 小时后可再酌用 0.2~0.4 mg，以达饱和量。用呋塞米或利尿酸钠 25~50 mg 稀释后静脉注射，有利消除肺水肿。为减轻右心负荷可用测血压袖带分别缚于四肢加压至收缩压与舒张压之间，以阻断部分静脉血液回流。

4. 抗休克

1) 扩充血容量：积极补充血容量，恢复组织灌注，阻止低血容量休克，避免肾衰竭，一般首选低分子右旋糖酐，24 小时内输入 500~1 000 ml，该药除具有扩容作用外，还能降低血液黏稠度，解除红细胞凝集，起疏通和改善微循环的作用。对于失血者应补充新鲜血和平衡液。并根据中心静脉压指导输液。

2) 纠正酸中毒：呼吸循环功能障碍所造成的物质代谢及气体交换障碍致使发生酸中毒，及早使用碱性药物有助于及时纠正休克和代谢紊乱。首次可给 5% 碳酸氢钠 100~200 ml，以后根据血气分析及酸碱测定，酌情补充。

3) 血管活性药物：如血容量补足后血压仍不回升，可应用血管活性药物，常用多巴胺 20~40 mg 加入 25% 葡萄糖液 250 ml 中静脉滴注，最初 20~30 滴/分，以后根据情况进行调整。

（二）抗过敏

在改善缺氧的同时，应迅速抗过敏。肾上腺皮质激素可改善、稳定溶酶体，保护细胞以对抗过敏反应。首选氢化可的松：剂量 500~1000 mg，先以 200 mg 行静脉缓注，随后 300~800 mg 加入 5% 葡萄糖液 500 ml 中静脉滴注。也可用地塞米松：20 mg 加于 25% 葡萄糖液中静脉推注后，再将 20 mg 加于 5%~10% 葡萄糖液中静脉滴注。

（三）DIC 的处理

采取适当措施，纠正凝血功能障碍、输新鲜血，早期可用肝素，酌情用抗纤溶药。

1. 肝素的临床使用

肝素有强大的抗凝作用，能阻断血小板和纤维蛋白原继续消耗，而羊水物质有高度的促凝活性，一旦进入血循环，迅速触发外源性凝血系统，造成弥散性血管内凝血，继发纤溶亢进。原则上，这是使用肝素的最强适应证，在肝素化的基础上补充凝血物质或使用抗纤溶药物，凝血功能很快得到改善。要用在 DIC 的高凝期及低凝期或有促凝物质继续进入母血时，症状发生 1 小时内应用肝素效果最佳。试管法凝血时间测定常作为肝素用量的监测指标。按每千克体重 1 mg 计算，首次剂量 25~50 mg 置 10% 葡萄糖液 100~250 ml 中，静脉滴注在 60 分钟内滴完，继以 50 mg 溶于 5% 葡萄糖 500 ml 中静脉滴注。用药量及滴注速度根据病情及化验结果而定。以控制试管法凝血时间在 20~30 分钟为宜。若肝素过量可予以和肝素等量 1% 硫酸鱼精蛋白中和（即 1 mg 鱼精蛋白可中和 1 mg 肝素）。如临床情况好转，出血停止，血压稳定，发绀消失，即停用肝素。停用肝素后 6~8 小时复查凝血时间，以后每日检查 1 次，连续 3~5 天。

2. 补充凝血因子

在应用肝素的同时，必须补充凝血因子。首先输入新鲜血或血浆，尔后按需输入纤维蛋白原（至少 4 g）、血小板、凝血酶原复合物（400～800 U）。

3. 纤溶抑制剂的应用

妊娠晚期纤维蛋白原增多，血沉加快。DIC 继发纤溶是机体的一种生理保护措施，目的是防止和去除微循环的纤维蛋白栓塞，改善微循环保护脏器功能。但是纤溶亢进又是出血的重要原因。应在肝素化的基础上应用纤溶抑制剂。DIC 高凝期禁忌抗纤溶治疗，当继发性纤溶亢进时可加用抗纤溶治疗。常用药物：6-氨基己酸（EACA）、抗血纤溶芳酸（PAMBA）、止血敏等。

4. 改善微循环障碍

1）右旋糖酐：低分子右旋糖酐有降低红细胞和血小板黏附性，降低血液黏稠性，疏通微循环，有利于受损血管内皮的修复，用量一般为 500～1 000 ml/d。临床也可将肝素、潘生丁加入低分子右旋糖酐静脉滴注。

2）扩血管药物：促进毛细血管血流量，解除动脉痉挛，改善微循环，可用酚妥拉明 20 mg 加入葡萄糖液 20 ml 中静脉滴注。

（四）防治肾衰竭

控制液体出入量，当出现肾衰竭时，在补充血容量之后，加用甘露醇，如仍尿少，可加用呋塞米 20～60 mg 静脉注射。在抢救过程中注意尿量。

（五）给予抗生素

以选用广谱抗生素大剂量为宜，因常有潜在感染，尤其是肺部和宫腔感染。需重视的是应选择对肾功能影响最小的抗生素。

（六）产科处理

1. 产科处理原则上应在母体呼吸循环功能得到明显改善，并已纠正凝血功能障碍之后进行。若在第一产程发病，应行剖宫产术结束妊娠；若在第二产程发病，应尽快经阴道协助娩出胎儿。

2. 除有产科指征或紧急终止妊娠外，经阴道分娩比剖宫产或子宫切除为好。

3. 子宫切除适用于用无法控制阴道流血者，即使处于休克状态也应切除子宫。手术应行子宫全切除术，术后放置引流管。

4. 产后尽早应用子宫收缩剂以减少出血量。

四、监护

（一）一般监护

1. 迅速建立静脉输液，在中心静脉压监测下调整输液量及输液速度。

2. 配血，并协助做好有关化验检查。

3. 给予氧吸入，需要时加压给氧。

4. 留置导尿管以观察尿量，严格无菌操作。

5. 昏迷者注意保持呼吸道通畅，呼吸道有分泌物时应及时吸出，以免发生窒息或吸入性肺炎。

6. 做好阴道助产术或剖宫产术的准备工作。并配合医生进行抢救工作及产科处理。

7. 做好重症护理，并做专门记录。

（二）病情观察与监护

1. 注意观察病情，羊水栓塞发生后易引起呼吸衰竭、循环衰竭、肾衰竭、弥散性血管内凝血。在抢救过程中，要注意观察生命体征如血压、脉搏、呼吸、瞳孔的变化，应每 15~30 分钟测一次，并观察患者的尿量，对昏迷者应插导尿管持续导尿，观察尿量、颜色，注意皮肤有否出血点。发现问题详细做好记录，并向医生汇报，及时采取措施。

2. 备好各种抢救药物及器械，对需要使用呼吸兴奋剂者，给药后须严密观察其疗效，若出现不良反应，如恶心、呕吐，面部或肢体抽搐，应及时减量或停药。注意水、电解质平衡，在抢救过程中应严密观察病情的动态变化，给予合理的治疗。用利尿剂时，应记录出入液量，检查血 pH 值、钾、钠、氯的变化。严密观察呼吸和血压的变化，呼吸衰竭时易导致循环功能的障碍，故应严密观察呼吸频率、潮气量、呼出的氧和二氧化碳分压以及血压、心率的变化。

（三）症状监护

羊水栓塞死亡的主要因素为呼吸衰竭、休克、急性心力衰竭、大出血及肾衰竭。临床上要针对上述因素进行护理。

1. 呼吸衰竭的监护

急性呼吸衰竭的护理原则是保持呼吸道通畅，给氧气吸入，控制呼吸道感染 3 个方面（详见呼吸衰竭）。

2. 休克的护理

详见休克。

3. 急性心功能不全的护理

1）减轻心脏负担

（1）休息：休息可减轻心脏负担，让患者绝对卧床，烦躁者可给予适当的镇静药物。

（2）环境要求：室内要保持安静、舒适、空气新鲜，注意室内温度。

（3）体位的选择：急性心功能不全患者出现呼吸困难，端坐呼吸等症状时，立即给患者取半卧位或坐位，以减轻心脏负荷。

2）吸氧

应给以鼻导管吸入，流量为 6~8 L/min。使用 20%~30% 乙醇湿化，吸氧的时间不宜过长，重患者应考虑面罩或气管插管加压给氧。

4. 大出血的护理

羊水内含有丰富的凝血活酶，进入母血后可引起 DIC，呈暂时性高凝状态时，使血中纤维蛋白原下降；同时激活纤溶系统，使血凝由高凝状态迅速转入纤溶状态，血液不凝，发生严重的产后出血及肠胃道、皮下针孔及泌尿道等部位出血。

（1）有效地解除病因：迅速结束分娩，防止羊水继续进入母血。

（2）改善微循环障碍：包括解除小动脉痉挛，扩充血容量，降低血液黏度，纠正酸中毒及充分给氧。

（3）肝素的应用及注意事项：肝素宜早期应用，剂量要足够，疗程要充分。病情好转，出血停止，血压稳定和发绀消失等可逐渐停药。

（4）输新鲜血液或血浆。

（5）肾上腺皮质激素的应用：选有氢化可的松 100~200 mg/d 或氟美松 5~10 mg/d 加入葡萄糖液中 1~2 次静脉滴。

5. 肾衰竭的护理

1）预防和控制感染：急性肾衰竭患者由于免疫功能低下，继发感染机会较多，因此必须采取有效的措施防止感染发生。安置单人房间，做好病室清洁与空气净化，保留导尿管者应每天用 1:1 000 新洁尔灭液清洁尿道口。加强口腔护理防止口腔炎、鼻炎等。

2）多尿期的护理：多尿期由于大量排尿，可引起水与电解质紊乱，因此应充分补充营养，给予高糖、高维生素和高热量饮食，不宜摄入蛋白质，以后随病情改善，蛋白质可逐步自饮食增加摄入。

（李宁宁）

第四节　产后出血

胎儿娩出后 24 小时内出血量超过 500 ml 者称产后出血。多发生在产后 2 小时内，是目前我国孕产妇死亡的重要原因。

一、病因

产后出血的原因有：①宫缩乏力，是产后出血的主要原因，产妇全身因素及子宫局部因素可影响产后宫缩和缩复功能；②胎盘因素，胎儿娩出后 30 分钟，胎盘尚未娩出称胎盘滞留。有胎盘剥离不全、胎盘剥离后滞留、胎盘粘连、胎盘嵌顿、胎盘植入、胎盘或胎膜残留等，均可影响宫缩而出血；③软产道损伤，常因胎儿过大、胎儿娩出过快、保护会阴或助产手术不当，使会阴、阴道、宫颈甚至子宫下段裂伤而引起出血；④凝血功能障碍，较少见，可由孕妇本身的出血性疾病和产科原因引起的凝血功能障碍疾病而致。

二、病情评估

（一）病史

护士除收集一般病史外，尤其要注意收集与诱发产后出血有关的病史，如孕前患有出血性疾病、重症肝炎、子宫肌瘤；多次人工流产史及产后出血史；妊娠期并发妊高征、前置胎盘、胎盘早剥、多胎妊娠、羊水过多；分娩期产妇精神过度紧张，过多地使

· 286 ·

用镇静剂、麻醉剂；产程过长，产妇衰竭或急产导致软产道裂伤等。

（二）临床表现

出血原因不同，故临床表现也各有差异。

1. 宫缩乏力性出血

胎盘娩出前无出血或出血不多，胎盘娩出后突然大量出血，量多者产妇出现失血性休克表现，心悸、出冷汗、头晕、脉细弱、血压下降。检查腹部时往往摸不到子宫底，系子宫无收缩之故。应警惕有时胎盘已剥离，但子宫无力将其排出，血积聚于宫腔内，按摩、推压宫底部，可将胎盘及积血压出。

2. 软产道裂伤

出血特点是出血发生在胎儿娩出后，流出的血自凝，血色较鲜红。仔细检查宫颈、阴道及外阴有无裂伤及裂伤的程度。

3. 胎盘因素

胎盘剥离不全，滞留及粘连时，胎盘未娩出前出血量较多，胎盘部分残留常在胎盘娩出后检查胎盘，胎膜时发现胎盘母体面有缺损或胎膜有缺损；胎盘嵌顿时子宫下段出现狭窄环。

4. 凝血功能障碍

在孕前或妊娠期已有易于出血倾向，胎盘剥离或产道有损伤时，出血不止，血不凝。

（三）诊断

诊断关键在于迅速查明出血原因。

1. 胎盘娩出前出血

胎儿娩出时或娩出后，即出现并持续性流出鲜红色血液，多为软产道损伤；如为间歇性流出暗红色血液，混有血块，胎盘娩出延迟，常属胎盘剥离不全或滞留所造成的出血，应迅速娩出胎盘。

2. 胎盘娩出后出血

检查胎盘、胎膜完整，触诊子宫柔软，轮廓不清。按摩后子宫收缩变硬，同时排出积血。停止按摩子宫又弛缓变软，出血呈间歇性，则为子宫收缩乏力；检查胎盘、胎膜不全，则属胎盘、胎膜残留引起子宫收缩不良而发生的产后出血。如上述检查均未发现异常，也未发现软产道损伤，但仍有持续性阴道出血且血液不凝，应考虑凝血功能障碍出血，需进一步做有关凝血功能的实验室检查，尽快诊断。

3. 隐性出血

阴道外出血量少，与休克表现不一致，且宫底逐渐升高，推压子宫底时即有大量血块和血液从阴道流出者，多为宫腔内积血。

产后出血应与急性子宫翻出、产后血循环衰竭、子宫颈癌并发妊娠、妊娠并发阴道静脉曲张破裂等相鉴别。

三、急救措施

产后出血的预后如何，关键在于早期发现，及时诊断，正确处理。处理应该与检查出血原因同时进行。原则为防治休克，加强子宫收缩，针对病因制止出血，预防感染，产后纠正贫血。

（一）加强子宫收缩

加强宫缩的方法甚多，应选择方便易行，奏效快的方法。

1. 按摩子宫

助产者一手在腹部按摩宫底（拇指在前，其余 4 指在后），同时压迫宫底，将宫内积血压出，按摩必须均匀而有节律。如果无效，可用腹部—阴道双手按摩子宫法，即一手握拳置于阴道前穹隆顶住子宫前壁，另一手在腹部按压子宫后壁使宫体前屈，双手相对紧压子宫并做节律性按摩，按压时间以子宫恢复正常收缩为止，按摩时注意无菌操作。

2. 应用宫缩剂

①缩宫素：10 U 宫体直接注射或 10 U 加于 5% 葡萄糖液 500 ml 中静脉滴注；②麦角新碱：0.2~0.4 mg 肌内注射或宫体直接注射、加于 25% 葡萄糖液 20 ml 中静脉慢推，心脏病、妊娠高血压疾病及高血压者慎用；③米索前列醇：200 μg 舌下含服；④卡前列甲酯：1 mg 置于阴道后穹隆，止血效果好。

3. 宫腔纱条填塞

用特制的长 1.5~2 m、宽 7~8 cm 的无菌不脱脂棉纱布条塞入宫腔止血。操作时助手在腹部固定子宫，术者用卵圆钳将纱布条送入宫腔内，自宫底由内向外填紧，留有空隙可造成隐性出血。24 小时后取出纱布条，警惕感染，取出纱布前应先静脉滴注缩宫素 10 U。

4. 压迫腹主动脉

在应急时，可于腹部压迫腹主动脉暂时减少出血，为寻找出血原因彻底止血争取时间。亦可经阴道于宫颈两侧缝扎子宫动脉止血。此法需熟悉掌握女性生殖系统解剖及一定技术水平，故临床上使用不多。

5. 髂内动脉栓塞术

在放射科医生的协助下，行股动脉穿刺插入导管至髂内动脉或子宫动脉，注入明胶海绵颗粒栓塞动脉，栓塞剂 3 周后被吸收，血管复通。髂内动脉栓塞术仅适用于产妇生命体征稳定时进行。

6. 切除子宫

经积极治疗仍无效、出血可能危及产妇生命时，应行子宫次全切手术或子宫全切除术，以挽救产妇生命。

（二）防治休克

1. 遇有产后出血患者，应严密观察血压、脉搏及一般情况，产后出血量。

2. 给予吸氧、输液，必要时输血以补充血容量。

3. 与抗休克同时，针对不同发病原因，积极进行病因治疗以制止出血。

（三）针对病因制止出血

如为其他原因所致产后出血，除了加强子宫收缩外，还应针对病因进行处理。

1. 软产道损伤所致出血

处理时应仔细检查损伤部位，了解损伤程度，按解剖层次予以缝合。疑有宫颈裂伤时，应以两把卵圆钳轮流依次钳夹宫颈的不同部位，寻找出血点。缝合时第一针应超过裂伤顶端 0.3 ~ 0.5 cm，以免漏掉断裂血管而发生阴道血肿。

2. 胎盘因素

胎盘粘连或部分粘连可行徒手剥离，剥离困难者应怀疑植入胎盘，不可强行剥离。部分胎盘残留用手不能取出时，可用大号刮匙刮取残留部。胎膜残留时用手缠纱布掏宫腔取出。胎盘嵌顿者，应使用乙醚麻醉，松解子宫痉挛部分，再用手取出胎盘。

3. 凝血障碍性出血

治疗原则是消除病因，纠正休克、酸中毒。早期应用抗凝药物肝素，后期加用纤溶抑制药物如 6 - 氨基己酸、对羧基苄胺、止血环酸等。在应用肝素过程中可补充血容量和凝血因子，以纠正休克、补充消耗，可输入新鲜全血、血浆和纤维蛋白原等。

（四）抗感染

凡有产后出血者，均应给予抗生素以防感染。抢救过程中还应重视无菌操作。

四、监护

（一）一般监护

1. 做好产前检查，及时采取相应的措施

为防止发生产后出血，首先要做好产前检查，及时发现引起产后出血的存在因素，给予相应处理。对子宫肌纤维发育不良者给予促进子宫发育成熟的药物，以促进子宫成熟。对并发子宫肌瘤者，若子宫肌瘤较大而且为多发，劝其流产或引产，待子宫肌瘤剔除术后再怀孕，若子宫肌瘤较小，而且为单发者，则可继续妊娠，但应密切观察，经常进行 B 超检查，观察子宫肌瘤的大小。对伴有贫血者给予相应的治疗。对妊娠高血压疾病患者，经常检查血压、尿及体重，以控制症状。对合并血液病患者，根据情况，确不能妊娠者给予引产或流产，能继续妊娠者应定期检查。对胎位不正，巨大胎儿及骨盆狭窄等情况不能经产道娩出者，可行剖宫产术。

2. 饮食护理

产前应摄入足够的蛋白质、维生素及钙、铁等矿物质，尤其对贫血的患者应食入含铁丰富的食物如动物肝、木耳等。住院期间应给以含有高蛋白、高维生素易消化的食物，产后产妇应多吃营养丰富的饮食以利于恢复。

3. 心理护理

子宫收缩乏力占产后出血的 70% ~ 75%，其中因精高度紧张、恐惧引起的占相当比例。由于产妇尤其是初产妇在分娩时下腹部疼痛而出现紧张、恐惧感。出现烦躁不安、大汗淋漓，而造成体力大量消耗，以致子宫收缩乏力，造成滞产，而产后易发生出血。住院后，针对孕妇的心理反应，给以适当的心理护理，讲述分娩时腹痛是一种正常现象，精神紧张、恐惧会给分娩带来不良后果。为了消除这种心理反应，可采用音乐疗法，在分娩的过程中放一些能使产妇放松的音乐，这样可减轻心理反应。

4. 产后的护理

产后应测体温、脉搏、呼吸及血压情况，使产妇安静休息，保暖。严密观察子宫收缩，查看会阴垫以了解出血情况。发现有大量出血征象者，根据产后失血原因，尽快配合医生进行必要的处理。出血及宫腔内操作都会增加产妇产褥期感染的机会，应保持会阴部清洁，每天用洁尔阴或呋喃西林液冲洗阴道一次，并应用广谱抗菌药物。

（二）症状监护

1. 出血及休克的护理

大量出血可引起出血性休克。休克时应设专人护理，休克护理原则：

1）严密观察病情：应设护理记录，详细记录病情变化及液体出入量（特别记录尿量），每15~30分钟测体温、脉搏、呼吸、血压一次，着重观察下列方面变化：

（1）意识与表情：因血流灌注不足，中枢神经处于缺氧状态，表情淡漠，烦躁，意识模糊或昏迷，神志恍惚，早期休克的患者需要心理护理，耐心劝慰患者，使其接受治疗和护理。

（2）皮肤色泽及肢体温度：休克时面色苍白，皮肤湿冷，口唇发白，四肢冰凉。皮肤有出血点或淤斑，提示可能进入弥散性血管内凝血阶段。皮肤逐渐转红，出汗停止，肢体转暖，均说明血流灌注良好，休克好转。

（3）血压与脉压：通常血压低于 10/6 kPa，且伴有毛细血管灌流量减少症状，如肢端厥冷、皮肤湿冷等。若血压渐次下降，甚至不能测知脉压减少，说明病情加重。血压回升，脉压 >30 mmHg，或血压虽低，但脉搏有力，手足转暖则表明休克趋向好转。

（4）脉搏：休克时脉搏增快。随着病情恶化，脉搏加速，变为细弱直至摸不到。若脉搏逐渐增强，脉率转为正常，脉压由小变大，提示病情好转。

（5）呼吸：注意呼吸次数，有无节律变化。呼吸增速、变浅、不规则为病情恶化；反之，呼吸频率、节律及深浅度逐渐恢复正常，提示病情好转。注意保持呼吸道通畅，有分泌物时及时吸出，鼻管给氧时用40%~50%的高流量（6~8 L/min），以保持呼吸道湿润，防止黏膜干燥。

（6）体温：出血性休克时体温均偏低。护理时慎防患者受寒，因低温影响血流速度，增加血液黏稠度，对微循环不利。一般用室内调温，或可用棉被保暖。局部敷热水袋使皮肤血流扩张，破坏机体调节，减少重要器官的血液供应，对休克不利。

（7）瞳孔：正常瞳孔双侧等大圆形。瞳孔观察的重点是瞳孔大小，对光反应及双侧是否对称。如双侧散大，对光反应减弱或消失，说明脑组织缺氧，患者濒于死亡。

（8）尿量：尿量能反映肾血液灌注情况，对有休克者应留置导尿管，每小时测尿量一次，尿量每小时少于25 ml，比重增加，表明肾脏血管收缩或血流量不足，每小时尿量 30 ml 以上提示休克好转。

2）及时调整输液量和输液速度：休克时尽快建立两条输液通道：一条通道可滴入血管活性药物或其他需要控制滴速的药物。另一条通道可快速滴入液体或输血。抢救休克时，常有大量的临时口头医嘱，执行前后应及时查对，避免差错。每 24 小时总结一次液体的出入量，保持适量的液体输入，注意纠正电解质紊乱。

3）应用升压药物的监护

（1）用升压药时，应5~10分钟测量血压一次。根据血压的高低适当调节药物浓度和滴数。

（2）静脉点滴升压药时，应随时观察有无液体外渗，以免升高药物致组织坏死，如升压药外渗应即用2.5%普鲁卡因、苄胺唑啉在血管周围封闭，并更换输液部位。

（3）长期输液患者，注意保护血管，选择血管时宜先难后宜，先下后上。

（4）烦躁不安或神志不清时，输液的肢体宜用夹板固定。

2. 预防压疮

对长期卧床患者，随时保持床单清洁、平整、干燥。病情许可时每2小时给患者翻身、拍背一次，身体的受压部位做好皮肤护理。

（潘利萍）

第五节 急性下腹痛

下腹部的急性疼痛，由妇科疾病引起者居多，但亦可为外科疾病的主诉，常表现急骤而起的腹痛，病情危急，需紧急处理及鉴别。

一、病因和发病机制

急性下腹痛常由以下几种原因引起。

（一）急性局限性缺血

如卵巢囊肿蒂扭转、正常输卵管扭转、输卵管积水扭转、卵巢扭转、子宫扭转、子宫内翻症，由于急骤发生的机械性障碍引起血流阻滞，局部急性出血，使器官本身的组织及邻近组织（神经、肌肉、血管）发生痉挛、变性，产生剧烈疼痛，常伴恶心、呕吐等腹膜刺激症状。

（二）急性炎症

多发生在产后、流产后、手术后，或卵巢肿瘤蒂扭转后，如急性子宫内膜炎、急性盆腔蜂窝织炎、急性输卵管炎、输卵管卵巢脓肿及脓肿破裂、盆腔脓肿及脓肿破裂、急性盆腔腹膜炎。常伴体温升高，白细胞增多等。疼痛与病灶部位一致。附件炎时，疼痛在下腹两侧；子宫炎症时，下腹正中疼痛；并发盆腔炎时，则整个下腹疼痛。

（三）腹膜刺激

如肿瘤破裂、异位妊娠、妊娠子宫破裂，使腹膜受到机械性、化学性或细菌毒素的急性刺激而发生疼痛，多为持续性腹痛，并出现移动性浊音。

（四）肌痉挛

如痛经、流产，子宫肌反复收缩，力图将宫腔内容物排出，而引起阵发性疼痛。

（五）盆腔异物

如手术后遗留异物、非法堕胎，因异物刺激而发热、腹痛。

（六）外科疾病

多有各疾病的典型病史及体征。

二、病情评估

（一）病史

急腹症情况紧急，须尽快明确诊断，争取时间，抓住要点。

1. 月经史

如有停经史，腹痛伴昏厥者多考虑宫外孕；月经中期下腹痛伴昏厥考虑为卵巢出血、卵泡破裂；月经来潮，下腹坠痛多为痛经。

2. 生育史

有剖宫产史，妊娠末期伴剧烈休克性腹痛者，应考虑子宫破裂；产后、流产后、刮宫后应考虑子宫内膜炎、子宫体炎、急性输卵管炎。

3. 既往类似发作史

卵巢肿瘤蒂扭转、阑尾炎、尿路结石可反复发作，引起急腹痛。

4. 既往盆腔手术史

如阑尾切除、肠切除、子宫或附件切除等。腹痛由肠粘连所致。

5. 腹痛情况

腹痛是否突然发生，有无诱因（如迅速转变体位），以后是否加重，或有阵发性缓解，或向其他部位转移与放射。妇科急腹症在发病之初，患者所称疼痛部位基本与病灶部位一致，如急性附件炎，卵巢囊肿蒂扭转多在下腹一侧，盆腔炎多在下腹。

6. 伴发症状

伴畏寒、发热的下腹痛为生殖器炎症。伴昏厥者为内出血量多，如子宫破裂、异位妊娠。伴不规则阴道流血的腹痛为流产及异位妊娠。

（二）下腹痛常见疾病的临床特点

1. 异位妊娠

患者常有短期暂停经史，大多在 6 周左右；少数患者也可无停经史。腹痛常从下腹部一侧开始，扩展到全腹，伴有恶心、呕吐。当直肠子宫陷凹有积血时，可有肛门附近发胀和排便感。阴道不规则流血，偶有蜕膜管型或蜕膜碎片随血液排出。腹腔内急性大量出血和剧烈腹痛引起昏厥、休克，出现面色苍白、皮肤湿冷、脉搏细数、血压下降等征象。腹部检查下腹部有明显压痛和反跳痛。当有大量内出血时，叩诊有移动性浊音。腹腔内出血如凝固、机化与周围组织器官粘连，则可能摸到包块。阴道检查有宫颈举痛。直肠子宫隐凹如有积血，则后穹隆饱满并有触痛，后穹隆穿刺有不凝血液。

2. 卵巢肿瘤蒂扭转

卵巢肿瘤蒂扭转可引起急腹痛，向腰部放散，不能忍受，常伴恶心、呕吐。检查腹部有显著触痛，扭转后出现腹壁紧张，在腹壁上大多可以摸到肿块。盆腔检查可扪到肿块，同时触痛明显。体温一般增高，白细胞计数与红细胞沉降率增高。

3. 急性输卵管炎

近期有流产、分娩、输卵管通气术或其他宫腔内操作及月经期性交史。主要是腹痛，一侧或两侧下腹部持续性剧烈疼痛，严重者伴恶心、呕吐、腹胀等腹膜刺激症状，或尿频、尿痛、便秘、鼓肠等膀胱直肠刺激症状。发热：常高热体温可高达40℃，伴脉搏增快，每分钟可达120次。月经不调：月经持续时间延长或不规则，出血量增多伴脓性白带。

4. 黄体囊肿破裂

腹痛为单侧性，内出血多时腹痛转为弥散性；体温正常，检查下腹有压痛，但无包块，子宫大小正常，质不软，血尿妊娠试验呈阴性反应。

5. 自然流产

疼痛在小腹，呈阵发性、痉挛性子宫绞缩痛，其停经史较异位妊娠长，阴道见红后出血量逐渐增多，检查时子宫外口松弛子宫体软，稍增大，多无触痛，白细胞计数正常或稍增。

6. 妊娠子宫破裂

是极其严重的产科并发症，多发生在分娩期或妊娠晚期，多因子宫肌病变、分娩机转的障碍、手术与器械的损伤、子宫手术瘢痕（如剖宫产、肌瘤挖除术、子宫角切除）而致。子宫破裂，患者突然感到下腹部撕裂样剧烈疼痛前，随即子宫收缩停止，产道顿觉轻松；但很快出现面色苍白，出冷汗，脉搏细数，血压下降等休克征象，伴有阴道不定量的流血。腹部检查可见胎心音消失，胎体可于腹部清楚扪及，缩小的子宫位于胎儿一旁。此时由于排尿障碍，膀胱充盈，腹部可出现三个包块。如行阴道检查常见先露部缩回、宫颈口缩小并水肿、阴道出血多少不一、导尿多呈血性。

（三）体格检查

1. 一般情况

测体温、脉搏、血压，观察神色、面容、表情等。

2. 腹部检查

注意腹部外形，有无肌紧张、压痛或反跳痛，有无肠鸣音亢进或减弱、移动性浊音或肿块。如有肿块，注意肿块的部位、大小、质地、活动度及有无压痛。

3. 妇科检查

观察白带的色、质、量；阴道内有无积血；宫颈的色泽、大小、质地、有无糜烂，肿瘤或举痛；有无盆腔肿块，肿块的性质及与子宫的关系，子宫的大小、形态、位置与质地。

（四）实验室及其他检查

后穹隆饱满凝有内出血者，应行后穹隆穿刺，如为不凝血，考虑为异位妊娠破裂、卵巢出血。需查血、做X线检查、超声波检查。

（五）诊断和鉴别诊断

根据病史、临床表现，结合实验室及其他检查可做诊断，但要注意原发疾病的鉴别。

三、处理

（一）非手术治疗

对急性炎症引起的下腹痛，需用足量抗生素静脉滴注，并注意维持水、电解质平衡，并给予对症治疗。

（二）手术治疗

如子宫破裂、异位妊娠、卵巢囊肿破裂或卵巢瘤蒂扭转、子宫扭转、盆腔脓肿、盆腔异位、不全流产、难免流产等，均需手术治疗，并做好手术前后的准备及处理。

四、监护

1. 炎症患者应取半卧位，有休克者应取休克卧位。

2. 加强心理护理，护士要询问病史，了解腹痛性质、程度，主动给患者以关切、同情及适当的语言安慰，减轻患者对急腹症的恐惧，帮助其树立战胜疾病的信心，积极配合治疗。

3. 迅速建立静脉输液通道，病情严重者给氧，输全血、血浆等胶体液。

4. 严密观察病情变化，监测生命体征，并记录之。对症状、体征不典型的患者，应协助医生做好各项检查，如必要的化验等。观察期间应禁食、禁灌肠、禁服泻剂，诊断未明确前禁用止痛剂，以免掩盖症状和体征。

5. 需紧急手术者，在观察期间须做好急诊手术的术前准备，如做好家属的思想工作，迅速收集各项化验的标本送检并及时收取报告单，遵医嘱迅速做好皮肤准备，按时给术前用药等。术后密切观察生命体征的变化，观察伤口及各种引流管有无出血现象，了解肠蠕动恢复情况。继续防止感染，做好皮肤及口腔护理等。

（潘利萍）

第六节　急性盆腔炎

女性内生殖器及其周围结缔组织及盆腔腹膜发生炎症时，统称为盆腔炎，主要包括子宫内膜炎、输卵管炎、输卵管卵巢脓肿、盆腔腹膜炎，是常见的妇女病。炎症可局限于一个部位，也可几个部位同时发炎。按其发病过程及临床表现分为急性与慢性两种。急性盆腔炎可引起弥散性腹膜炎、败血症，甚至感染性休克等严重后果。

一、病因

月经期、分娩或流产后的感染，不洁宫腔手术操作是急性盆腔炎发生的常见原因。早年性交，性生活频繁，多个性伴侣者，性伴侣有性传播疾病者容易感染性传播疾病，进而引起盆腔炎。也可发生于邻近器官感染后的直接蔓延。致病菌多为厌氧菌、β 化脓链球菌、葡萄球菌、大肠埃希菌和淋病奈瑟菌等。

二、病理

（一）急性子宫内膜炎及子宫肌炎

多见于流产、分娩后。

（二）急性输卵管炎、输卵管积脓、输卵管卵巢脓肿、急性盆腔结缔组织炎

细菌由宫颈或宫壁的淋巴弥散到盆腔结缔组织引起结缔组织充血、水肿、白细胞浸润，以宫旁结缔组织最常见。病变累及输卵管浆膜层形成输卵管周围炎，然后累及肌层，输卵管黏膜层受累极轻或不受累；若炎症为沿子宫内膜向上蔓延者，首先引起输卵管黏膜炎，黏膜充血、肿胀、渗出，管腔内有积脓，大量中性白细胞浸润，重者上皮变性脱落，管腔粘连、伞端闭塞，形成输卵管积脓，发炎的输卵管伞端可与卵巢粘连而发生卵巢周围炎，称输卵管卵巢炎或附件炎。炎症可通过卵巢排卵的破孔侵入卵巢形成卵巢脓肿，若脓肿与输卵管积脓粘连贯通，即形成输卵管卵巢脓肿。

（三）急性盆腔腹膜炎

盆腔内器官发生严重感染时，往往蔓延到盆腔腹膜，开始时腹膜充血、水肿、渗出，形成盆腔脏器的粘连。当有大量的脓性渗出液积聚于粘连的间隙内，可形成散在的小脓肿，积聚于直肠子宫陷凹处形成盆腔脓肿。若脓汁流入腹腔则扩散为弥散性腹膜炎。

（四）败血症及脓毒血症

当病原体毒性强、数量多，患者抵抗力低下时，常发生败血症。多见于严重的产褥感染、感染性流产，亦可发生于放置宫内节育器、输卵管结扎术损伤脏器引起，细菌大量进入血液循环并大量繁殖形成败血症，感染的血栓脱落入血引起脓毒血症，若得不到及时的控制，可很快出现感染性休克，甚至死亡。

（五）Fitz – Hugh – Curtis 综合征

是指肝包膜炎症而无肝实质损害的肝周围炎。淋病奈瑟菌及衣原体感染均可引起。由于肝包膜水肿，吸气时右上腹疼痛。肝包膜上有脓性或纤维渗出物，早期在肝包膜与前腹壁腹膜之间形成松软粘连，晚期形成琴弦样粘连。5%～10%输卵管炎可出现此综合征，临床表现为继下腹痛后出现右上腹痛，或下腹疼痛与右上腹疼痛同时出现。

三、病情评估

（一）病史

有分娩或流产史、宫腔内手术操作史及经期不卫生、不洁性交等病史。

（二）临床表现

下腹痛伴发热是典型症状，严重者可有寒战、高热、头痛、食欲缺乏及恶心、呕吐、腹胀、腹泻等。体温可高达 39～40℃，心率快，下腹部有肌紧张、压痛及反跳痛。盆腔检查：阴道充血，并有大量脓性分泌物，穹隆有明显触痛；宫颈充血、水肿及脓性白带流出，举痛明显；宫体略大，有压痛，活动受限；双侧附件有增厚、压痛或触及痛性包块、境界不清。

（三）实验室及其他检查

1. 血液

白细胞计数及中性粒细胞均增高，红细胞沉降率增速。

2. 尿常规

尿呈葡萄酒色，并出现急性肾衰竭。病情恶化，应高度怀疑产气荚膜杆菌感染。

3. 宫颈排出液

培养致病菌（包括淋病双球菌）及药物敏感试验。

4. 后穹隆穿刺

抽出液中含有白细胞和细菌。可送培养病原体（包括淋病双球菌）及药物敏感试验，比子宫颈排出液更为可靠。

（四）诊断和鉴别诊断

根据病史、临床表现，结合实验室及其他检查即可诊断。急性盆腔炎应与急性阑尾炎、异位妊娠、卵巢囊肿扭转或破裂等急腹症相鉴别。

四、处理

（一）一般处理

加强营养，卧床休息，半卧位有利于脓液积聚在直肠子宫陷凹及炎症的局限。补充液体，注意纠正水、电解质紊乱及酸碱平衡失调，必要时少量多次输血。高热时给予物理降温。尽量避免不必要的妇科检查以免炎症扩散。

（二）抗生素治疗

根据药物敏感试验选用抗生素较为合理。在无条件做细菌培养和药物敏感试验结果未明之前，根据病情、结合病因、常见致病的病原体及已使用过的抗生素类型等选择抗生素。抗生素的应用要求达到足量，且要注意毒性反应。联合用药效果较好，但要配伍合理，药物种类要少，毒性要小，给药途径有静脉滴注，肌内注射和口服，以静脉滴注效果较好。联合用药常选用的方法有：

1. 青霉素或红霉素与氨基糖苷类药物及甲硝唑配伍

青霉素每日 320 万~960 万 U 静脉滴注，分 3~4 次加入少量液体中做间歇快速滴注；红霉素每日 1~2 g，分 3~4 次静脉滴注；庆大霉素 1 次 80 mg，每日 2~3 次，静脉滴注或肌内注射；阿米卡星每日 200~400 mg，分 2 次肌内注射，疗程一般不超过 10 日；甲硝唑葡萄糖注射液 250 ml（内含甲硝唑 500 mg），静脉滴注，每 8 小时 1 次，病情好转后改口服 400 mg，每 8 小时 1 次。本药通过乳汁排泄，哺乳期妇女慎用。

2. 第一代头孢菌素与甲硝唑配伍

尽管第一代头孢菌素对革兰阳性菌的作用较强，但有些药物对革兰阴性菌较优，如头孢拉定静脉滴注，每日 2~4 g，分 4 次给予；头孢唑啉钠每次 0.5~1 g，每日 2~4 次，静脉滴注。

3. 克林霉素或林可霉素与氨基糖苷类药物（庆大霉素或阿米卡星）配伍

克林霉素 600 mg，每 8~12 小时 1 次，静脉滴注，体温降至正常后改口服，每次 250~500 mg，1 日 3~4 次；林可霉素每次 300~600 mg，每日 3 次，肌内注射或静脉滴注。克林霉素或林可霉素对多数革兰阳性菌及厌氧菌有效，与氨基糖苷类药物联合应用，无论从实验室或临床均获得良好疗效。此类药物与红霉素有拮抗作用，不可与其联合；长期使用可致假膜性肠炎，其先驱症状为腹泻，遇此症状应立即停药。

4. 第二代头孢菌素或相当于第二代头孢菌素的药物

头孢呋辛钠，每次 0.75～1.5 g，每日 3 次，肌内注射或静脉注射。头孢孟多静脉注射或静脉滴注，每次 0.5～1 g，每日 4 次，较重感染每次 1 g，每日 6 次。头孢替安每日 1～2 g，分 2～4 次给予，严重感染可用至每日 4 g。头孢西丁钠每次 1～2 g，每日 3～4 次，此药除对革兰阴性菌作用较强外，对革兰阳性菌及厌氧菌（消化球菌、消化链球菌、脆弱类杆菌）均有效。若考虑有衣原体感染，应同时给予多西环素 100 mg 口服，每 12 小时 1 次。

5. 第三代头孢菌素或相当于三代头孢菌素的药物

头孢噻肟钠肌内注射或静脉注射，1 次 0.5～1 g，1 日 2～4 次；头孢曲松钠 1 g，每日 1 次静脉注射，用于一般感染，若为严重感染，每日 2 g，分 2 次给予；头孢唑肟每日 0.5～2 g，严重者 4 g，分 2～4 次给予；头孢替坦二钠每日 2 g，分 1～2 次静脉注射或静脉滴注。头孢曲松钠、头孢唑肟及头孢替坦二钠除对革兰阴性菌作用较强外，对革兰阳性菌及厌氧菌均有抗菌作用。若考虑有衣原体或支原体的感染应加用多西环素 100 mg，口服，每 12 小时 1 次，在病情好转后，应继续用药 10～14 日。对不能耐受多西环素者，可用阿奇霉素替代，每次 500 mg，每日 1 次，连用 3 日。淋病奈瑟菌感染所致盆腔炎首先此方案。

6. 哌拉西林钠

是一种新的半合成的青霉素，对多数需氧菌及厌氧菌均有效。每日 4～12 g，分 3～4 次静脉注射或静脉滴注，严重感染者，每日可用 10～24 g。

7. 喹诺酮类药物与甲硝唑配伍

喹诺酮类药物是一类较新的合成抗菌药，本类药物与许多抗菌药物之间无交叉耐药性。第三代喹诺酮类药物对革兰阴性菌及革兰阳性菌均有抗菌作用。常用的有环丙沙星每次 100～200 mg，每日 2 次，静脉滴注；氧氟沙星每次 400 mg，每 12 小时 1 次，静脉滴注。

（三）手术治疗

有脓肿形成，如输卵管积脓、输卵管卵巢积脓、盆腔脓肿等，经抗生素药物治疗已局限时，应选择时机进行手术。若有脓肿破裂，脓液流入腹腔致突然腹剧痛、寒战、高热、恶心、呕吐、腹胀拒按等急腹症状，或已有中毒性休克现象时，应刻不容缓立即急诊剖腹探查，排出脓液，治疗休克，抢回生命。

五、监护

（一）一般监护

1. 执行妇科一般护理常规。

2. 患者应卧床休息，取半卧位，以利于脓液积聚于直肠子宫陷凹，使炎症局限。并给予富有营养而易于消化的食物和水分。若有腹胀可行胃肠减压，纠正电解质紊乱及酸碱平衡。必要时可少量输血。

3. 如有阴道流血者，注意外阴清洁，用苯扎溴铵棉球擦洗外阴每日 1~2 次。

4. 采用中医药治疗的患者，应向患者说明疗程较长，应坚持服药治疗。

（二）病情观察与监护

1. 严密观察病情，观察体温、脉搏、呼吸的变化。观察药物的疗效及反应，发现异常，及时报告医生。

2. 如为产褥感染者，体温超过 38℃暂停喂奶，每 4 小时用吸奶器吸乳 1 次。注意恶露变化，患者出院后，应严格消毒用具及床铺。

3. 按医嘱给予持续下腹部热敷，应用抗生素或中药消炎治疗。如盆腔脓肿经阴道切开引流者，应注意引流的量及性质，及时更换外阴敷料，保持外阴清洁。注意 T 形引流管勿脱出，如有脱出应及时通知医生处理。

六、健康教育

1. 加强经期、孕期及产褥期的卫生宣教工作。严格掌握产科、妇科手术指征。术前做好充分准备，术时注意无菌操作，术后加强护理，预防感染。计划生育手术应与其他手术同等对待，严格遵守无菌操作常规。

2. 近年来性病又有迅速蔓延的趋势，以淋病尤为多见。目前因淋病导致急性盆腔炎时有发生，故应提高对性传染的认识，才不致忽略了淋菌性急性盆腔炎的发生和诊治。

（潘利萍）

第十五章　眼科疾病

第一节　眼球穿通伤

眼球穿通伤是眼球被锐利器刺破或异物碎片击穿所致。眼球穿通伤按其损伤部位，分为角膜穿通伤、角巩膜穿通伤和巩膜穿通伤。

一、病因和发病机制

锐利器或异物碎片可直接刺破、击穿眼球壁，致眼球穿通伤。眼球组织的构造极为精细而脆弱，有的组织透明无血管，有的组织血管丰富，故眼球穿通伤的损害复杂而严重，是致盲的主要原因。

二、伤情评估

（一）临床表现

仔细询问受伤时间、地点、性质，致伤物的属性、形状以及外力及眼球的方向和所用工具是否有缺损等。可有以下局部表现。

1. 眼球创口

角膜或巩膜上有创口，大而显著的创口易发现，小而不显著的创口易被忽视。裂隙灯显微镜检查有助于判断角膜创伤是否穿通（局部全层性混浊则为穿通性），小的巩膜穿孔，可切开结膜，探查巩膜。

2. 眼内容物脱出

检查时如发现有葡萄膜、晶体（完整的或破损的）、玻璃体脱出于结膜囊内或位于结膜下，则可确诊眼球穿孔伤。将荧光素滴在角膜上检查有房水溢出征象时，证明角膜有穿孔。

3. 眼球内异物存留

发现眼球内有异物存留，则必有眼球穿孔伤。

4. 其他可能出现的体征

①眼压降低。②前房变浅。③虹膜小孔。④瞳孔变形。⑤晶体浑浊。⑥视力下降。

根据上述典型症状，结合外伤史，眼球穿透伤的诊断并不难。但小的穿通伤无典型病史和表现，且有异物存留，往往可造成感染和其他并发症，还可能发生交感性眼炎。为此，诊断要及时细致，千万不要造成误诊，延误治疗时机。

（二）实验室及特殊检查

X线摄片或B超检查，必要时CT检查，以明确眼内有无异物存留。

三、鉴别诊断

1. 穿通伤与贯通伤的鉴别

所谓穿通伤是指致伤物进入某种组织，而贯通伤是指致伤物穿过某种组织。如果将整个眼球作为参照组织，则一个致伤物必须造成眼球壁既有入口又有出口的损伤，才能称之为贯通伤。

2. 穿通伤与眼球破裂伤的鉴别

穿通伤是为锐器或高速飞行的金属碎片所致，而眼球破裂伤为钝挫力所致。

四、急救措施

眼球穿通伤为急症重症，必须及时有效地救治，而且需是有专科条件的医院。治疗原则是妥善处理伤口以恢复眼球的完整性，有效地防治感染和并发症。

1. 止血、止痛，封闭伤口及预防感染

检查与治疗时，先让伤者自行睁眼，不能睁开时应小心轻轻地拉开眼睑，切不可压迫眼球。检查患眼，宜先滴表面麻醉剂，采用开睑拉钩张开睑裂。初步了解受伤部位及伤口情况之后，先以生理盐水棉球清洁眼睑及周围皮肤，不宜冲洗和涂眼膏，可滴抗生素眼药水或结膜下注射庆大霉素 2 万~4 万 U，每日或隔日 1 次。为预防眼内或伤口的感染，选用抗生素肌内或静脉注射，肌内注射破伤风抗毒素，以消毒纱布覆盖伤眼、包扎双眼。静卧，转送时避免头部震动，必要时两侧放沙袋固定头部。

2. 伤口处理

1）穿孔伤口最好在伤后 24 小时内缝合。伤口敞开 72 小时以上的病例，若未经过初步处理，原则上经过适当的局部和全身治疗后，再施行伤口修复手术，以防局部炎症向眼内扩散。

2）角膜线状伤口，如对合良好，无眼内容嵌入，前房存在，即使伤口长达 3 mm 亦可不手术缝合。双眼包扎，以后按伤口和前房情况改为伤眼包扎。

3）角、巩膜伤有葡萄膜脱出者，如 24 小时内，伤口清洁，可将脱出组织送回眼内。伤后时间较久，或回复有困难者，则将脱出的葡萄膜组织切除，然后缝合伤口。伤口有玻璃体或晶体囊膜嵌顿者，均应剪除，避免眼内组织嵌入，造成伤口愈合困难或畸形愈合。

4）伤口缝合后，结膜下注射抗生素和皮质类固醇，减轻反应，以防感染，并双眼包盖。全身和局部应用抗生素，每日用阿托品散瞳。

5）严重眼球穿孔伤，眼球破坏严重，无恢复视功能希望者，或眼内感染治疗无效，光感消失，眼球已无保留价值者，应做眼球摘除术或眼球内容剜出术。

3. 眼内异物的处理

确定眼内异物存留者，应做好眼内异物定位，尽早取出异物。

4. 预防并发症

给予止血剂，以防出血。局部用 1% 阿托品眼液或眼膏扩瞳，防止虹膜睫状体炎，防止角膜边缘穿孔。应谨慎用散瞳药物。密切观察以防交感性眼炎的发生。

五、监护

1. 对眼外伤的患者及家属需要安定情绪，迅速安排急诊、急救。及时了解伤情，向患者及家属解释病情、治疗方法及预后，开导患者消除或减轻焦虑、恐惧和悲哀心理，使患者能够正确面对现实，增强自信心，积极配合治疗和护理。

2. 做好应急处理，原则上不要敞开伤口长途转送，以免加重伤势，增加感染的危险。可采取包扎患眼、防止感染、止血、止痛等必要措施。

3. 给予半流质饮食。

4. 避免咳嗽，以免加重眼内出血及引起并发症。

5. 入院后立即清洁创面，备皮，做普鲁卡因过敏试验，注意破伤风抗毒血清，做好手术准备。

6. 注意致伤的原因及时间，细致检查全身情况，做好抢救准备。严密观察血压、脉搏、呼吸变化，随时观察患者未受伤眼的视力变化及其临床表现，预防交感性眼炎的发生。发现异常，立即通知医生。

7. 突然头痛、眼胀痛，应考虑是否有继发性青光眼，立即通知医生检查处理。

8. 按医嘱应用抗生素、类固醇激素、止血剂、维生素等药物，预防伤口感染及交感性眼炎。对于角膜、巩膜伤口应尽早缝合。眼内异物患者，要问明异物性质，做好异物定位并配合医生处理。

9. 出院时嘱患者注意健侧眼睛变化，如出现眼痛、畏光、流泪、视力下降，应及时就诊，以排除交感性眼炎。

10. 加强安全宣传，遵守操作规程，改善防护措施，防止意外事故的发生。

（张淋淋）

第二节　化学性眼外伤

眼化学伤以酸、碱烧伤最为常见。多发生在化工厂、实验室、施工现场，由化学物品的溶液、粉尘或气体接触眼部所致。损伤程度与化学物质种类、浓度、剂量、接触时间、面积、处理时机等有关。

一、病因和发病机制

酸性眼化学伤多由无机酸如硫酸、盐酸、硝酸所致。低浓度的酸性溶液仅引起局部刺激，高浓度的酸性溶液则使组织蛋白凝固坏死，凝固蛋白不溶于水，形成一凝固层，能阻止酸性物质继续向深层渗透，故酸性眼化学伤的损伤相对较轻。

碱性眼化学伤多由氢氧化钠、石灰、氨水所致。碱能溶解脂肪和蛋白质，与组织接触后能很快渗透到组织深层和眼内，使细胞分解坏死，故碱性眼化学伤的损伤是进行性疾病，损伤处边界不清，预后较差。

二、伤情评估

（一）临床表现

1. 常见临床表现

1）化学性结膜角膜炎：主要为化学烟雾、气体、粉尘刺激引起。眼部有明显刺激症状，如眼痛、灼热感、异物感、流泪、眼睑痉挛。检查可发现球结膜充血，角膜上皮有损伤，但角膜基质层无明显损伤。视力一般不受影响，预后良好。

2）眼睑灼伤：常为面部化学灼伤的一部分。轻者眼睑皮肤充血、肿胀，重者起水疱，肌肉、睑板等受到破坏。面积广泛的灼伤可能引起睑外翻、眼睑闭合不全、睑内翻、睑球粘连等。

3）眼球灼伤：主要指结膜、角膜和巩膜的灼伤，分为以下几期。

（1）急性期：为灼伤后数秒至24小时，主要表现为结膜缺血性坏死，角膜上皮脱落，结膜下组织和角膜实质层水肿、混浊，角膜缘及其附近血管广泛血栓形成，急性虹膜睫状体炎，前房积脓，晶状体和玻璃体混浊，全眼球炎。

（2）修复期：为伤后10天至2周，组织上皮开始再生，多形核白细胞和成纤维细胞伴随新生血管进入角膜组织，巩膜内血管逐渐再通，新生血管开始侵入角膜，虹膜睫状体炎趋于稳定状态。

（3）并发症期：灼伤2～3周进入此期，表现为反复的角膜溃疡，睑炎、睑球粘连，角膜新生血管，继发性内眼改变如葡萄膜炎、白内障和青光眼等。

2. 酸、碱灼伤的不同临床特点

1）酸灼伤：病变边缘较为清晰，常为非进行性的。角膜上皮很少呈片状脱落。角膜、结膜和虹膜的广泛浸润或纤维素性虹膜炎较为少见。对于血管的侵犯，如早期强烈的结膜水肿、贫血、出血和虹膜血管的贫血现象，不如碱性灼伤明显。组织坏死一般限于酸接触面，内眼组织的损伤较少见。晚期并发症也较碱性灼伤少见。

2）碱灼伤：病变一般为进行性的。病变边缘不清，灼伤组织呈无色或灰白色。角膜上皮常有片状脱落。由于碱性物质具有较强穿透力，并能使组织蛋白溶解为可溶性蛋白化合物，因而组织的破坏逐渐深入。

3. 眼化学伤的分级

被广泛采用的是Hughes分级，通常是依据伤后当时的检查所见，但必须是在充分冲洗以后做更详细的检查。

Ⅰ级：预后良好；角膜上皮损害；无组织缺血的发生。

Ⅱ级：预后良好；角膜朦胧但能看清虹膜细节；角巩膜缘缺血范围小于1/3周。

Ⅲ级：预后不确定；全角膜上皮缺失；角膜基质层混浊，使虹膜细节看不清；角巩膜缘缺血范围为1/3～1/2周。

Ⅳ级：预后不良，角膜混浊阻碍虹膜或瞳孔的观察，角巩膜缘缺血范围为1/2周以上。

职业性化学性眼烧伤诊断标准及处理原则如下。

1. 化学性结膜角膜炎

有明显的眼部刺激症状，如眼痛、灼热或异物感、流泪、眼睑痉挛、结膜充血、角膜上皮脱落等。荧光素染色角膜有散在的点状着色。

2. 轻度化学性眼灼伤

凡有下列情况之一者，可诊断。

1）眼睑皮肤或睑缘充血、水肿和水疱，无后遗症。

2）结膜充血、出血、水肿。

3）荧光素染色裂隙灯下观察，可见角膜上皮有弥漫性点状或片状脱落，角膜实质浅层水肿浑浊，角膜缘无缺血或缺血 < 1/4。

3. 中度化学性眼烧伤

除有上述2）、3）两项外并有下列情况之一者，可诊断。

1）出现结膜坏死，修复期出现睑球粘连。

2）角膜实质层水肿、浑浊，角膜缘缺血 1/4 ~ 1/2。

4. 重度化学性眼烧伤

凡有下列情况之一者，可诊断。

1）眼睑皮肤、肌肉和（或）睑板烧伤形成溃疡，修复期瘢痕性睑外翻、睑裂闭合不全者。

2）出现巩膜坏死，角膜全层混浊呈瓷白色，甚至穿孔，角膜缘缺血 > 1/2 者。

（二）实验室及其他检查

1. 测定结膜囊液体的 pH 值，把 pH 试纸放入伤眼结膜囊内，残留的致伤物为酸性时，试纸变红，碱性则变蓝。

2. 荧光素染色可确定角膜、结膜受伤范围。

3. 有眼睑痉挛和明显刺激症状时，可用 1% 地卡因表面麻醉，以利于检查和彻底清除残留致伤物质。

4. 检查视力及眼压（指拭），病情许可时可用眼压计测量。

三、急救措施

1. 急救

化学烧伤后首先要分秒必争，立即用水冲洗，去除致伤物，尽量缩短致伤物与组织接触的时间，减少组织损伤，此乃抢救之关键。冲洗越早，越彻底，预后越好。

为了争取时间，不应过分强调冲洗液的性质，需要因地制宜地用任何洁净的水冲洗。冲洗时要翻转上下眼睑，并令患者做眼球上下、左右转动，充分暴露上下穹隆，彻底冲洗，应至少冲洗 30 分钟。结膜囊冲洗时，尽快清除存留于结膜囊内的固体化学物质。

酸性眼化学伤者可球结膜下中和注射，常用 5% 磺胺嘧啶钠溶液 1 ~ 2 ml 注射。碱性眼化学伤者用维生素 C 注射，用量 1 ~ 2 ml。

严重碱化学伤者可行前房穿刺，放出碱性房水，减轻眼内反应，但前房穿刺应在伤后 8 小时内进行。

2. 后继治疗

1）早期治疗：局部和全身应用抗生素控制感染。1%阿托品每日散瞳。局部或全身使用糖皮质激素，以抑制炎症反应和新生血管形成。但在伤后3周内，角膜有溶解倾向，应停用。维生素C可抑制胶原酶，促进角膜胶原合成，可全身及局部大量应用，在伤后做结膜下注射，每次2 ml，每日1~2次。0.5%依地酸钠，可用于石灰烧伤病例。

2）切除坏死组织，防止睑球粘连：如果球结膜有广泛坏死，或角膜上皮坏死，可做早期切除。一些患者在2周内出现角膜溶解变薄，需行全角膜板层移植术，并保留植片的角膜缘上皮，以挽救眼球。也可做羊膜移植术，或口腔黏膜或对侧球结膜移植。每次换药时用玻璃棒分离睑球粘连或安放隔膜。

3）胶原酶抑制剂的应用：可滴用10%枸橼酸钠，或2.5%~5%半胱氨酸。口服四环素类药物每次0.25 g，每日4次。

4）肝素的应用：结膜下注射肝素375 U，0.3 ml，每日1次，共10次，可溶解巩膜缘微血管中的血栓，达到重建角膜血循环、改善角膜营养的目的。伤后应立即注射，超过14天者疗效不显著。

5）手术治疗：睑球粘连可用自体结膜或口唇黏膜移植；角膜化学灼伤严重者晚期可行角膜移植术。

四、预后

一般轻中度烧伤及轻度碱性伤，治疗及时得当者，未发生角膜溃疡者，可以基本恢复，功能不受影响。重度酸性烧伤及中重度碱性烧伤者，角膜损伤重，修复缓慢，易致角膜溃疡和感染，甚至角膜穿孔，愈后遗留瘢痕，产生睑球粘连、角膜血管翳、虹膜后粘连等并发症和后遗症，预后不良，视功能有严重损害，甚至失明，多需4个月以上方可临床治愈，有时发生反复性无菌性角膜溃疡，常导致穿孔、白内障、青光眼、眼球萎缩等严重并发症。病程可达数月至1年，终因角膜被厚厚的纤维血管膜覆盖。严重烧伤尚可使眼睑瘢痕畸形。

五、监护

1. 化学烧伤后现场急救首先要分秒必争，立即用水冲洗，去除致伤物尽量缩短致伤物与组织接触的时间，减少组织损伤，此乃抢救的关键。冲洗越早，越彻底，预后越好。

2. 重度碱烧伤早期可进行前房穿刺，放出碱性房水，新生房水可起到一定的营养和保护作用。

3. 患眼点阿托品，充分扩大瞳孔，以克服虹膜刺激症状及防止虹膜后粘连。

4. 局部及全身应用抗生素，防止感染。用止痛剂和镇痛剂。

5. 血浆或半胱氨酸等滴眼，有减轻组织水肿，加速组织再生的作用。

6. 石灰烧伤者，常用依地酸钠滴眼，将石灰中的钙离子析出。由于依地酸盐溶液为非脂溶性，因此必须在角膜、结膜上皮尚未恢复之前及时应用，才能起到治疗作用。

7. 加强心理安抚，创造良好的环境气氛、疏导鼓励等均有助于患者恢复心理平衡，积极配合治疗。睡眠、饮食、生活习惯的护理指导，如加强营养、戒除烟酒、预防感冒、保持大便通畅均属必要。

（张淋淋）

第三节 视神经损伤

视神经是传导视觉的神经。由视网膜内的节细胞轴突经眼球后份穿出后，组成视神经，向后内侧行经视神经孔入颅，经过视交叉（仅鼻侧半纤维交叉，而颞侧半纤维不交叉）后，由对侧交叉来的纤维与同侧不交叉的纤维形成视束，视束的大部分纤维终于外侧膝状体，经上丘臂到顶盖前区和上丘。从膝状体发出的视辐射纤维向后外侧，经内囊终于枕叶视皮质（距状裂两侧）。

视神经由视交叉分出，全程长约 35.55 mm，分为球内段、眶内段、骨管段和颅内段。视神经周围也被三层延续的脑膜所包绕，其蛛网膜下隙与脑的蛛网膜下隙相通。因而当颅内压增高时，视神经周围的蛛网膜下隙的压力也增高，致使通过神经周围蛛网膜下隙的视网膜中央静脉受压，妨碍其血液回流，成为视神经乳头水肿的原因之一。

一、伤因及受伤机制

在闭合性颅脑损伤中，双侧视神经同时损伤者极为罕见，常为单侧受损，其发生率约为 1.7%。眼球位于颅骨的眼眶内，与脑组织仅一层骨壁之隔，颅眶间有神经、血管相互联系。视神经损伤的部位，可因不同的外力而异。其受伤机制有：①当眼眶周围受力后，眼球与视神经之间可发生扭转，导致视神经前端损伤。②当眶顶或蝶骨小翼骨折延伸到视神经管时，使狭窄的视神经管变形，骨片可直接刺伤或挤压视神经，导致骨管内视神经水肿和缺血。③视神经颅内段损伤多为眶周骨折引起视神经鞘膜下出血，使视神经受压或缺血。当颅底骨折波及鞍区时，可累及视交叉，压迫视交叉纤维并影响其血液供血，导致视力丧失。有时，视交叉的损伤可以伴发垂体和丘脑下部受损，或因颅底骨折累及蝶窦导致脑脊液鼻漏。视神经损伤的原因主要是外伤时产生的突发暴力。同时，视交叉纤维可因颅骨的突然变形而出现断裂。另外，颅脑外伤后血肿和积气也可造成继发性视神经、视交叉损伤，出现视力、视野的渐进性缺损。

二、伤情评估

（一）临床表现

不同的受伤部位，临床表现亦不同。伤后立即发生一侧或双侧的视力减退或失明，或者视野缺损，直接对光反射消失，间接光反射存在，早期眼底正常。一般伤后无长时间昏迷者，早期易发生视力障碍，多在 1~2 周逐渐发生视神经原发性萎缩。

1. 视神经颅内段损伤

视神经颅内段长约 10 mm，其血液供应来自颈内动脉、大脑前动脉及前交通动脉分支。其上方有大脑额叶，下方及外侧有颈内动脉干及海绵窦。视神经有 3 层鞘膜分别与 3 层脑膜相连续。外层为硬脑膜，中层为蛛网膜，内层为软脑膜。视神经颅内段损伤以视神经鞘膜下隙出血常见。视神经鞘膜下隙出血可分为硬脑膜下隙出血和蛛网膜下隙出血 2 种。

1）硬脑膜下隙出血

（1）致伤机制：颅骨骨折或视神经管附近眶壁骨折，可导致硬脑膜血管撕裂，血液可自脑的硬膜下隙扩散或沿眼动脉周围空隙流入视神经鞘膜的硬脑膜下隙，使硬脑膜下隙膨胀。若蛛网膜未受损伤，血液不会进入蛛网膜下隙。故蛛网膜下隙脑脊液清亮。

（2）临床表现：多见于很轻的头部损伤，视神经管多不一定发生骨折，较难诊断。视野改变常不规则，有向心性缩小、象限性缺损、中心暗点，甚至全盲。视野缺损的边缘一般很陡。

2）蛛网膜下隙出血

（1）致伤机制：颅骨骨折或颅脑手术时损伤蛛网膜血管破裂出血，血液在蛛网膜下隙内扩散，达到眼球后从筛板沿血管周围空隙进入视乳头、视网膜前及视网膜下的组织内。也有学者认为，当颅内压突然升高时，视神经鞘膜各层的血管受压，导致血液漏出，尤其是视网膜中央静脉受压，可引起血栓形成和破裂出血。

（2）临床表现：轻者患者出现阵发性头痛，长期反复头痛者可能是血管间歇性漏血之原因。重者可突然昏迷，有脑膜刺激症状，剧烈头痛，呕吐，可出现谵妄、烦躁不安及第Ⅲ和第Ⅳ脑神经麻痹，患者苏醒后麻痹症状可消失，2～3 周反射也可恢复。眼部症状不一，有的不明显，有的较典型，约 1/6 伤者发生视乳头水肿，在伤后 1～5 小时即可出现，也有迟至数月之后才出现的。约 20% 伤者发生视网膜出血，多为邻近视盘的少量出血，位于视网膜前或视网膜下；如果出血量多，可进入玻璃体腔。若眶内静脉破裂出血，可导致眼球突出。若第Ⅲ和第Ⅳ脑神经受累，可发生眼外肌麻痹、眼球运动障碍和复视。由于常伴有视神经损伤，多发生视力减退。

2. 视神经骨管段损伤

多因额眶部创伤引起眶顶或蝶骨小翼骨折波及视神经管所致，有时也见于颞叶区和顶叶区颅脑损伤患者。

1）致伤机制：此段视神经位居狭窄的视神经骨管内，又由硬脑膜紧密的固定在骨管壁上，在致伤力通过骨质传递到视神经管区，易导致视神经骨管段受损。从致伤力作用点看，以眉弓外侧着力最容易引起视神经骨管段损伤，致伤力沿轴线向后集中到眶尖部，直达视神经管区。来自眶外下方的致伤力常受到眶下裂和眶上裂的缓冲作用，视神经管区损伤的机会大大减少。额部钝挫伤一般只引起一侧视神经骨管段损伤，有时也有导致双侧视神经损伤者。视神经骨管段损伤有以下几种情况：视神经管骨折的骨片刺伤或压迫视神经、此段视神经受到挫伤引起视神经轴索及其髓鞘断裂、视神经鞘内或视神经纤维间出血使视神经受压、骨管内视神经水肿和循环障碍。此外，眶前区钝挫伤可导致眶内压急剧升高，迫使眼球突然向前突出，视神经受到牵拉，使其营养血管断裂。

Anderson 和 Zagora 认为，视神经管内硬脑膜紧贴骨壁，当视神经受外力发生扭转时，供应该段视神经的蛛网膜小血管被牵拉而撕裂或栓塞。Karnik 认为，视功能障碍是因为视神经失用或轴索断伤。Walsh 把视神经骨管段损伤分为：①原发性损伤：伤者多在外伤时立即视力丧失，如视神经撕裂和视神经挫伤性坏死。②继发性损伤：视力减退发生较晚。如局部组织水肿或血液循环障碍引起的视神经坏死。局部血管受压、栓塞或痉挛导致的视神经萎缩。

2）临床表现：伤者常有头部外伤史，如跌伤时前额着地，战伤或车祸时，枪弹或弹片引起的头部复合伤或压伤等。受伤部位常在眼眶外上缘和前额，其次是颞骨区，据深道义尚统计 400 例视神经挫伤病例中，90% 受伤部位在眼眶外上缘，伤后多有昏迷，短者 1~2 分钟，长者 5~7 日。苏醒后自觉视力减退或丧失，重者无光感，多数伤者的视力不能自然恢复，轻伤者可在伤后 3~4 日视力增进，4~7 周视力恢复。一般来讲，在伤后 1 周取得视力可以永久保存，但也有因骨痂形成或慢性蛛网膜炎致视力再次下降者。伤侧瞳孔直接对光反应迟钝或消失，间接对光反应正常。视神经管壁是后筛窦的组成部分，当视神经管损伤出血时，血液常流入筛窦，发生出血，发生率约 65%。根据眶额部创伤史。尤其是眉弓外缘创伤，伤侧视力减退、瞳孔反应异常和鼻出血等症状，即使 X 线照片结果阴性，也可诊断为视神经管损伤。如无直接损伤，早期眼底正常，视神经骨管段伤后 3~6 周可出现下行性原发性视神经萎缩，开始时视盘颜色变淡，视盘上毛细血管变细，晚期视盘色苍白，边界清晰、视网膜动脉狭窄。也有最早者在伤后 4~6 日即出现视神经萎缩者，最晚者在伤后 3 个月才出现，轻伤者可永久不出现视神经萎缩。视野有不典型缺损。有的呈向心性收缩；有的颞侧或下方偏盲；有的出现不规则象限性缺损，多在外下象限。40% 有暗点，可能是中心暗点或旁中心暗点，呈哑铃形或环形。

3. 视神经前端损伤

视神经球内段长约 1 mm，除去微小异物嵌入视盘或视乳头撕脱造成单纯的视神经球内段损伤外，颅脑损伤合并的视神经球内段损伤往往超出此段范围，因此称为视神经前端损伤。致伤机制：当眶缘附近受挫伤时，眼球与视神经之间可发生急剧扭转；眼球后极部破裂伤延伸至视神经球内段；弹片或枪弹进入眼眶，弹道靠近视神经前端，因剧震波和空腔形成作用造成视神经挫伤。临床特点主要是视力减退，检查眼底于视盘附近可见有出血。视神经挫伤后数周，可发生视神经萎缩。检查视野，可见盲点或以盲点为中心的弓形暗点，这是部分视神经纤维束损伤的结果。

4. 视神经眶内段损伤

视神经眶内段长约 25 mm。眼动脉在眶内分出视网膜中央动脉和视神经中央动脉，分别供养视网膜和视神经。视网膜中央动脉于眼球后 10~15 mm 处视神经下方进入视神经，视神经中央动脉在视网膜中央动脉进入处的后方 5~10 mm 处进入视神经。眼眶前部受损伤和颅骨骨折可合并视神经眶内段、视网膜中央动脉和视神经中央动脉损伤。临床特点有眼眶前部损伤体征和视力减退，眼底检查可发现视网膜中央动脉痉挛或血栓形成，荧光眼底血管造影可见视盘周边毛细血管减少或不显。也有在伤后数日发现视神经萎缩者。

5. 视神经撕脱或断裂

1）致伤机制：为视神经直接受伤引起，可见于以下情况。

（1）炮弹伤、炸弹伤或子弹伤时，弹片可穿过双眼，使双侧视神经受损伤。

（2）异物埋藏在视乳头内，造成视野缺损。

（3）眼球被严重挤压时，视神经撕脱，视乳头受损。有时视神经被强迫扭转，导致一分神经被抽出。若向外扭转，则鼻侧纤维被撕脱，颞侧视野可见扇形缺损；若眼球向内扭转，则视神经颞侧的纤维受伤，可以发生中央暗点，但注视点与生理盲点之间的视野可保存。此类创伤伴有眼外肌撕裂，甚至眼球脱出。

（4）锐器或钝器引起眼眶穿通伤。

（5）视神经孔骨壁脱落，碎骨片直接刺伤视神经，临床较少见。颅脑伤后几日，若伤者视力渐下降，并日趋恶化，即应考虑及此，眼底早期正常，几周后出现萎缩，视乳头苍白。

2）临床表现：视神经的一部分破裂或撕脱时，视乳头可分为两部分，如下侧半凹陷发暗，神经鞘像有一个很深的缺损。视网膜血管基本正常。但在撕脱区，血管在距视乳头很远处即出现中断，有的卷曲，有的倾斜入洞，也有可能被出血遮盖。某些撕裂，穿过视乳头边缘，很像脉络膜裂伤，经过一些时期以后，出血吸收，大量纤维组织增生，从视乳头伸向附近的视网膜或玻璃体，起初呈海绿色（血液色素引起），以后逐渐变成灰白色，该部位的视网膜血管呈白线状。若视神经完全被撕脱，视乳头即像一个无底的洞穴，周围出现严重挫伤改变，血管一般看不见，以后洞穴处逐渐被纤维组织填充。这类外伤十分严重，就算眼球幸而保存，玻璃体内将有大量出血，整个眼底将被新生纤维组织铺盖，临床上根本无法检查。

6. 视交叉损伤

视交叉由左右视神经汇合而成，两眼鼻侧的神经纤维在此交叉。视交叉位居蝶鞍之上，其上方有垂体，前上方有大脑前动脉和前交通动脉，后方为灰结节、乳头体和由灰结节发出的漏头，两侧为海绵窦及窦内的Ⅲ、Ⅳ、Ⅴ、Ⅵ脑神经和颈内动脉等。

1）致伤机制：近年来，较多的学者认为，颅脑损伤时，脑组织的相对位置移动，可导致供应视交叉的前交通动脉或其分支视交叉动脉撕裂，影响视交叉血液供应，引起血管栓塞、组织软化。也有学者认为，当颅骨发生前后位压缩性损伤时，颅骨横径加大，可导致蝶鞍骨折、鞍上血肿、水肿，压迫视交叉神经纤维并影响其微循环，骨折片也可直接使视交叉神经纤维受损伤。额骨靠近中线的碰撞伤，其对冲骨折线常波及颅底，引起视交叉的挫伤或撕裂伤。此外当脑水肿或脑血肿引起颅内压增高时，视交叉中央部易受损伤。

2）临床表现：颅底骨折合并视交叉损伤时，由于多波及视交叉区域许多重要组织，伤情常较严重。视交叉损伤的典型体征是双眼周边视野出现颞侧偏盲和黄斑分裂（视野的边缘垂直通过注视点），或一眼全盲，一眼颞侧偏盲，严重者双眼全盲。视野缺损区边缘陡峭，多为永久性缺损。伤后可立即发生视野改变，也可以间歇一段时间才出现，这与伤情有关，视交叉撕裂伤和刺伤常立即发生视野改变，视交叉遭受压迫或血循环障碍，则伤后隔一段时间视野改变才出现。有的在偏盲区内保存岛状或半岛状视野。伤后数周可发生双眼下行性原发性视神经萎缩。大部分患者视力减退，也有部分伤者保存较好的中心视力。

其他症状根据合并伤的部位而不同。额部挫伤嗅神经受累时，嗅觉减退，癫痫发作。脑下垂体损伤可出现尿崩症，有时也有全垂体功能减退，在受伤相当一段时期之后还可出现病理性肥胖、巨人症等。并发蝶骨骨折，筛板小孔骨折时，可将硬脑膜撕裂，引起脑脊液鼻漏，有鼻旁窦感染时，还可并发软脑膜炎。并发一条或数条眼外肌撕裂者，可发生麻痹性斜视、复视和眼球突出等症状。

（二）实验室及其他检查

1. 眼部检查

受伤眼失明；瞳孔扩大；直接对光反射消失而间接对光反射正常。健侧瞳孔直接对光反射正常，间接对光反射消失。眼底早期正常，伤后 5 ～ 10 日可逐渐发生视神经萎缩。

2. 影像学检查

1）X 线检查：视神经管骨折常伴有双侧筛窦血肿，鼻旁突 X 线照片可表现伤侧筛窦密度增高，阳性率为 25%。做一般 X 线片检查，视神经管骨折的发现率为 6% ～ 23%。需注意的是，一般 X 线片阴性不能否定视神经管骨折。采用双侧视神经管正面断层法，可在 X 线照片上显示视神经管及其附近的蝶骨大、小翼情况。可提高视神经管及其周围骨组织损伤的发现率。

2）CT 检查：采用断层在 1 mm 以下的第四代 CT，对眼眶损伤患者进行眼眶部轴位及冠状位薄层扫描，可以显示出眼眶内气肿、眶内血肿和视神经挫伤或水肿。视神经挫伤或水肿时显示为视神经均匀增粗。骨窗位下可清楚地显示视神经管，颅前窝底，蝶骨大、小翼及眶壁骨折。

3）MRI 检查：MRI 一般选用 2 ～ 3 mm 层厚进行扫描，可清楚地显示视神经全程，尤其是视神经眶内段在周围脂肪的衬托下轮廓显示十分清楚。CT 不易显示的管内段 MRI 可清楚地显示。视神经颅内段至视交叉无论在 MRI 轴面、冠状面或矢状面上均可显示。视神经挫伤、水肿时可见神经均匀增粗，含水量增多。神经鞘膜下出血及明显断裂时亦可显示。

（三）诊断

据头部外伤后即刻或延迟出现一侧视力障碍及 X 线检查，显示颅前窝或视神经管骨折；CT 检查见视神经管狭窄、不连续，其诊断率在 50% 左右；MRI 可见视神经挫伤伴水肿，视交叉和视神经受压。

三、处理

（一）非手术治疗

判明为原发性视神经损伤较重或已断裂，完全失明，多数应采取非手术疗法。如给予神经营养性药物及血管扩张剂，必要时行血液稀释疗法，静脉滴注低分子右旋糖酐及丹参注射液，改善末梢循环。也有报道采用溶栓疗法，给予尿激酶 8000 ～ 1200U 静脉滴注，连续 3 ～ 5 日，以及脑活素、神经生长因子的应用等。以减轻视神经本身及其营养血管因水肿而遭受压迫。如出现视网膜中央动脉痉挛，特别是血栓形成，应迅速使用血管扩张药、适当使用大剂量糖皮质激素、维生素 B 类和纤维溶解酶或血栓溶解酶。尤其在患者昏迷时，也应及时处理，避免失去治疗时机，导致永久性视力丧失。大剂量激素能通过抑制前列腺素、清除氧自由基，改善细胞钙超载等而达到改善局部微循环，清除水肿，保护神经细胞，从而改善预后。故不少学者推荐在神经损伤中早期应用大剂量激素治疗，一般首剂用量是甲泼尼龙 30 mg/kg，或地塞米松，5 mg/（kg·6 h），并用大剂量激素维持治疗 2～3 日。

（二）手术治疗

1. 适应证

颅脑外伤后视力减退或视力进行性下降者，经 CT 检查显示前颅底骨折并累及视神经管或 MRI 显示管内视神经挫伤水肿。

2. 手术方法

手术应早期进行，减压手术越晚，疗效越差。

1）经前额开颅入路：前额冠状切口，单侧前额骨瓣开颅术，采用硬膜内和硬膜外联合操作方法即先硬膜内入路抬起额叶，寻找视神经颅内段和视神经管近端，沿视神经走向切开颅底硬膜暴露视神经管上壁骨质处，在显微镜下用微钻磨开视神经管，剪开视神经管入口的镰状韧带，达到解除视神经压迫的目的。

2）鼻内筛窦入路（Messerklinger 术式）或经蝶窦的 Wigand 术式：随着内镜鼻窦外科技术的不断进步，经多年的探索和经验积累，认为此入路优点最多，疗效最佳。伤后10 日内手术有效率为 72%，超过 10 天的手术有效率仅为 15%，因此，也主张尽量早期手术。

视神经从发生上是脑组织的延伸，受伤后不能再生。

减压术之后，应适当使用脱水剂，血管扩张剂，营养视神经药物如维生素 B$_1$ 和维生素 B$_{12}$，抗生素，皮质类固醇等。

3. 预后

预后较差，在部分患者中，随着神经水肿的消退，血肿的吸收，血供的改善，视力可望恢复，至伤后 1 个月尚无好转者常无恢复希望。据文献报道，失明者中不能恢复视力者为 40%～50%，而视力减退或视野缺损者中有 75% 以上患者可恢复。

过去认为视神经在视神经管内受压是常见原因，故应及时行视神经管减压术。但近年发现这种减压术并不能改善预后，即使视神经管明显受压扭曲，也不急于行减压术，只有当视力呈进行性下降时，才有行减压术指征。

四、健康指导

1. 护士能够很好的对视神经损伤患者进行心理护理，首先要具备良好的专业素质和职业素养，能够及时地发现患者的情绪、情感变化，并且能够及时地和患者沟通，要真诚、细致、耐心。更重要的是宽容，摒除自我情绪和感受，体谅患者在特殊状态下表现出的特殊的情绪和情感，这样才能解决患者的心理问题，使者顺利地完成治疗，取得满意的疗效。

2. 了解患者年龄、性别、性格、社会背景，制订护理计划。据患者特点进行观察，找到患者引起焦虑或抑郁等心理问题的原因，对患者进行心理疏导、鼓励和帮助，帮助患者树立信心，积极配合治疗。年轻患者对未来前途比较担忧，而年老患者和经济状况较差的年轻患者会在经济方面感到压力。性格外向的患者会容易流露自己的情绪和情感，而性格内向的患者心理压力较大甚至失眠时都不会表达自己的情绪和情感。这就需要护士要多和患者沟通和交流，及时发现患者的心理问题，对于抑郁倾向的患者更要严密观察，及时进行心理疏导和心理干预，帮助患者调整心理状态，防止意外发生。

3. 寻求社会支持。每一个患者都是社会人，不是孤立存在的，注意向患者所在工作单位解释患者病情，以得到经济支持和情感支持；患者在治疗过程中如果出现性格上的改变，出现和家庭成员的冲突，注意向家属解释患者的病情和情绪、情感特点，获得家属的谅解和支持，从而使患者能够顺利地完成治疗，获得满意的疗效。

4. 让患者了解病情、治疗、病程、治疗用药及药物副作用，帮助患者认识自我不良情绪，充分发挥自我能动性，积极配合治疗，战胜不良情绪，走出不良心理状态，从而获得满意的治疗效果。

5. 饮食护理。患上视神经损伤疾病后，患者要注意多吃些清淡的食物，注意平时保护好视力，吃一些清肝明目的食物。关于饮食调理的注意事项，患者要注意一些细节问题。

牛肉和羊肉具有益气、养血、明目的功效，肝、鸡肉、鸭肉补肾益精血，猪肉、鸡蛋和鸭蛋滋肝肾养阴液，鱼类则具有补肾益气、滋阴养目的作用。但这类食物应适当食用，不可暴饮暴食。

植物类多用于热性眼底病的辅助治疗，比如冬瓜、丝瓜、苦瓜、苋菜、芹菜、绿豆、赤小豆、海带等具有清热解毒、利水消肿、活血通络作用，而黄米、高粱米、玉米、小米、黄豆、黑芝麻、木耳可益气、养血、明目。这些食物虽然主要用于热性眼底病的辅助治疗，但寒性眼底病气血不足者也可以用。

水果除了提供常见的维生素外，有些水果还非常适用于热性眼底病，如梨、苹果、橘子、菠萝、桃、杏、西瓜等。对于寒性眼底病患者来说，可多吃栗子、胡桃仁、莲子心、龙眼、红枣等。

（刘红）

第四节　动眼神经损伤

动眼神经核位于中脑上丘水平的灰质内，所发出的纤维从大脑脚底内侧出脑。向前经海绵窦的侧壁，穿过眶上裂入眶。动眼神经支配上直肌、下直肌、内直肌、下斜肌、提上睑肌和缩瞳肌。一般情况下，动眼神经损伤是由于颅前窝底累及蝶骨小翼造成的。其临床表现为瞳孔散大、光反应和调节反应消失、上睑下垂、眼球固定于外展位等。

一、病因

1. 外伤

如眼眶与眶尖骨折可直接损伤视神经、动眼神经、滑车神经、展神经及三叉神经而出现脑神经麻痹；眼外肌挫伤，继而肌肉出血，可使受损伤的肌肉瘫痪，以提上睑肌最易受累；海绵窦损伤，导致颈内动脉海绵窦瘘而发生搏动性眼球突出及眼外肌瘫痪；眼眶骨折及因此而引起的在此区内的动眼神经及交感神经纤维均严重受损时，可由于副交感及交感两种神经纤维的功能障碍掺杂作用，而致瞳孔大小仍如常人，但对光反射消失。

颅内血肿、脑挫裂伤等可导致颞叶钩回疝直接压迫动眼神经可出现动眼神经麻痹。弥漫性轴索损伤等剪切力损伤可使动眼神经从中脑处撕脱或与床突韧带挤压引起动眼神经损伤。中脑血肿直接压迫动眼神经核。外伤性蛛网膜下隙出血也可导致瞳孔改变等动眼神经麻痹症状。

2. 脑肿瘤

如海绵窦肿瘤、岩骨尖肿瘤、脑干肿瘤、斜坡肿瘤如脊索瘤和黏液瘤大都位于颅底，均可侵及颅中窝、鞍区、鞍旁，因此可累及动眼神经，出现动眼神经损伤症状。

3. 动脉瘤

最常见的是颈内—后交通动脉瘤的直接压迫动眼神经。基底动脉上段的动脉瘤也可导致多根脑神经损害和双侧动眼神经麻痹。

4. 手术所致动眼神经损伤

如岩尖及幕孔肿瘤及其他岩斜区肿瘤手术，垂体瘤及其他鞍区肿瘤手术，颈内—后交通动脉瘤、海绵窦肿瘤、眶内肿瘤等手术可导致动眼神经损伤。

5. 脑疝

颅脑损伤或其他原因导致的颅内压增高而发生脑疝，可出现动眼神经麻痹症状。

6. 感染

1）海绵窦内炎症，继发于面部疖痈、眼眶脓肿、筛窦炎、上颌窦炎、额窦炎、中耳炎、乳突炎等。如眼眶内有化脓性感染，则眼球突出可更加重。部分患者可出现视乳头水肿，视力减退，甚至完全失明。两侧海绵窦由环窦相通，因此一侧海绵窦血栓形成往往可于数日经海绵窦扩散到对侧，而表现两侧症状。海绵窦内的炎症可扩散及附近组织引起脑膜炎、脑脓肿等。

2）鼻窦炎的蔓延可引起眶上裂或视神经孔的骨膜炎而引起动眼神经麻痹，神经炎也可引起动眼麻痹。

3）中耳炎或并发慢性乳突炎患者，若炎症向颅内发展破坏岩骨尖时，可引起动眼神经及三叉神经的麻痹。

4）颅底蛛网膜炎。如结核、细菌、真菌感染和癌性脑膜炎，鼻旁窦和鼻咽部肿瘤侵袭到颅底，Gullain－Barre 综合征和疱疹病毒等引起的颅底蛛网膜炎。其他感染因素有脑炎、神经梅毒、多发性硬化等。

7. 糖尿病

糖尿病多累及一侧展神经或动眼神经，两侧受累较少见。由于瞳孔运动纤维集中在神经干表面的内上部，而动眼神经中央部血供来自动眼神经的营养血管，外周部血供来自软脑膜丰富的血管吻合支，糖尿病引起的动眼神经营养血管的缺血仅影响神经干的中央部，外周部不受累，因此，糖尿病患者动眼神经麻痹很少累及瞳孔。糖尿病并发多发性颅神经炎多与血糖控制不良有关，而与糖尿病病程无关，且可为糖尿病首发症状。

8. 脑动脉硬化性血管病

患有脑动脉粥样硬化及高血压的老年患者，有时可突发眼肌瘫痪。其机制为：支配眼内外肌的神经纤维或神经核的供应血管因病变而供血减少，导致神经纤维或者神经核缺血；神经受邻近的硬化或扩张血管的压迫，如大脑后动脉和小脑前下动脉压迫通过其间的动眼神经；脑干内出血或蛛网膜下隙出血引起动眼神经核或动眼神经受损。

9. 其他

颈内动脉海绵窦漏可导致搏动性突眼、眼外肌麻痹的症状；鼻咽癌晚期可通过破裂孔、颈静脉孔等侵入颅内，可直接侵及动眼神经或造成颅底蛛网膜炎症而引起先单侧后双侧、先多后少的 Ⅱ～Ⅶ等脑神经麻痹症状。另有学者报道颅中窝的蛛网膜囊肿亦可引起动眼神经麻痹。

二、伤情评估

（一）临床表现

根据眼肌瘫痪程度和分布可分完全瘫痪和不完全瘫痪。动眼神经的损害可分为周围型和核型、核上型 3 种。

1. 周围型病变

动眼神经完全麻痹时，可表现上睑下垂、眼球轻度突出或偏向外下方、瞳孔扩大、对光反射及调节反射消失。由于眼睑下垂，复视症状可被掩盖。另外，由于睫状肌瘫痪引起晶状体调节障碍，导致近视模糊。患者睁眼时，额肌代偿性收缩，表现为患侧眉毛高于正常侧。

2. 核型病变

特点是麻痹呈双侧性且不对称，常合并邻近组织的损害，合并有内侧纵束的损害，表现有双侧瞳孔扩大，眼肌瘫痪及双眼的同向运动障碍。选择性损害一部分眼肌的功能，产生分离性眼肌瘫痪。瞳孔常双侧缩小，对光反射消失，调节反射存在；多合并锥体束、感觉束等长束损害的体征。

3. 核上型病变

患者表现双眼联合运动障碍，但单眼活动无障碍。凝视麻痹，表现为双眼在协同动作时不能向上、向下或一侧转动，而没有斜视复视等眼征。多见有两眼同向凝视麻痹和两眼同向垂直运动麻痹两种类型。

动眼神经损伤引起麻痹性斜视，除有眼外肌麻痹及瞳孔改变外，也可伴有下列症状：代偿头位，为避免或减轻复视的干扰，尽量不使用麻痹肌，头向麻痹肌作用方向偏斜；内转肌（内直肌、上、下直肌）麻痹可表现眼位向颞侧偏斜产生交叉性复视；眼性眩晕和步态不稳，多因复视引起，遮盖患者一眼则症状很快消失。

临床检查可见患侧瞳孔散大，直接和间接反射都消失，同时合并上睑下垂及相应眼外肌麻痹。颅脑损伤或其他原因导致的颅内压增高而发生脑疝的瞳孔改变，颞叶钩回疝表现为同侧动眼神经受压，导致同侧瞳孔扩大，对光反应消失。而首先出现对侧瞳孔扩大，是由于对侧动眼神经被间接推移到幕孔游离缘受压，继之出现上睑下垂、内直肌麻痹等症状。脑疝早期的瞳孔短暂性缩小，临床上观察不及时、仔细，往往会遗漏。

（二）实验室及其他检查

外伤性动眼神经损伤若为眼眶损伤引起，眶 CT 检查可较清楚显示眶内异物及其与眼球、眼外肌和视神经等结构的解剖关系。眶尖爆裂性骨折的 CT 检查可显示；眼眶骨折的直接征象有眶壁的连续性中断，眼外肌扭曲，眶脂肪和眼外肌向上颌窦和筛窦易位，上颌窦和筛窦内局限性高密度。向上颌窦易位的典型表现为"泪滴征"。MRI 可较好地显示眶肌等眼眶内外的软组织，但对骨折显示不良。不做首选检查。后期 MRI 检查可更好显示软组织结构，如动眼神经视神经等。

若为颅脑损伤导致动眼神经损伤。头部 CT 于脑挫裂伤区可见片状高密度区或高低密度混杂，周边水肿带呈低密度，颅内血肿表现为局部高密度区，因占位效应可出现中线结构及脑室、侧裂池的移位；脑干弥漫性轴索损伤显示为大脑皮质、灰质与白质交界、脑室周围、胼胝体、脑干背外侧及脑内散在小出血点，无占位效应，有时伴蛛网膜下隙出血和脑室内出血及弥漫性脑肿胀；若脑干损伤 CT 可显示为基底池的消失，有时可出现脑干内小灶出血，脑干弥漫性轴突损伤 T1 为低信号，T2 表现为椭圆形或条状高信号，多位于脑干背外侧。脑干中央出血常位于中脑和脑桥上部的腹侧和中线部。但头部 CT 很难显示动眼神经及其他颅神经结构。

MRI 可较好显示颅内较小的出血和脑干损伤。对动眼神经及其他颅神经有时可以显示。因此急性动眼神经下支麻痹患者做增强 MRI 检查，结合脂肪抑制技术，对动眼神经麻痹的原因考虑为缺血或炎症时，可确定动眼神经的病变位于眶内还是海绵窦内，很好地对动眼神经损害部位定位。

（三）诊断

有动眼神经麻痹症状，结合其他症状体征，行 CT 检查，基本可以确诊，必要时 MRI 检查。

三、处理与监护

动眼神经的再生能力较强，尽管对外伤性动眼神经麻痹无特殊治疗，但大部患者可以恢复，通常在伤后 2～3 个月逐渐恢复。在恢复早期，一旦复视发生变化则预示着神经功能开始恢复，可以给予神经营养药物和血管扩张药物促进其康复。如果症状持续 6 个月无变化，恢复的可能性极小。超过 1 年以上的动眼神经麻痹，可施行眼科手术矫正。

对于眼眶损伤如爆裂性眶壁骨折尤其是眶上裂处粉碎性骨折，可直接损伤裂隙内及神经管内神经和血管。对此类病例，大多数学者主张早期手术，这样可避免脱陷的脂肪等软组织由于淤血、炎症、坏死及纤维化导致眼球处于内陷的位置。也有人主张保守治疗观察 2~3 周,若症状无改善、CT 检查显示有眶组织脱陷、牵拉试验阳性、眼球内陷者可手术探查,修复眶壁。

手术采取翼点入路,于硬膜外沿蝶骨嵴进入损伤部位。清除硬膜外血肿后,去除压迫眶上裂内容物及视神经的碎骨片。修整骨窗缘,骨窗范围应小于 2.5 cm × 2.5 cm,开窗过大会损伤眶内眼外肌的附着点,并且会导致眶内容物向后突,以致出现眼球内陷和眼球搏动。局部严重挫裂伤的硬膜出血,尽量用压迫或局部药物止血法,以防过度电凝热传导伤及硬脑膜下的神经,硬膜外放置引流管。眶内血肿导致眼球明显突出,眶内压增加,严重威胁视力时,可急诊在外上方及下方切开球结膜和眶隔,吸出部分积血,术后置引流条。脑脊液漏患者应卧床休息,一般 3 周内会自愈,给予抗生素防治感染。

对于颅内血肿及脑挫裂伤患者出现动眼神经麻痹等脑疝症状,应及时手术减压,挽救患者生命。对于弥漫性轴索损伤和脑干损伤,在重症监护条件下,采用降颅内压、亚低温、促醒等脑神经营养药物治疗,由于病情多严重,预后多不良。

对于外伤性动眼神经麻痹后反常运动治疗,目前尚无特效疗法。动眼神经麻痹后出现的显著的伴随眼球运动的眼睑上提现象,可以考虑先切断提上睑肌,再行额肌悬吊替代法等矫正完全麻痹的上睑下垂,但效果多不理想。对于异常神经纤维再生,可用一条相应肌肉的移位术治疗,如患者试图向内注视时出现眼球向上偏斜,可将其上直肌移位到内直肌的上方;如向下视时出现眼球向内转,可将其内直肌向下移至下直肌近处。

四、健康指导

见视神经损伤。

(刘红)

第五节　滑车神经损伤

滑车神经发自中脑下丘水平,绕导水管到脑干的背面,对大脑脚向前,穿海绵窦侧壁,经眶上裂入眶,支配上斜肌。单独滑车神经损伤的症状为眼球向下凝视时出现复视,给下楼时带来极大的不便。为了纠正复视,常采取头倾向健侧的姿势,久之可形成斜颈。

一、病因

单独滑车神经麻痹的原因如下。

1. 外伤

以闭合性颅脑外伤常见,如车祸、高处坠落、难产等。

眶上裂周围及蝶骨嵴骨质相对薄弱,此外还有裂隙及视神经孔存在,如额颞部外伤,暴力传导至此易发生变形及骨折,力量过大则可导致粉碎性骨折,易直接损伤裂隙内及视神经管内神经和血管。眶上裂骨折最容易损伤的神经是动眼神经和滑车神经，其他神经次之。

2. 血管性病变

约有 1/10 滑车神经麻痹患者，原因为血管性病变，如糖尿病、粥样硬化、动脉瘤、动静脉畸形和血管意外。

1）糖尿病：糖尿病可影响脑神经及神经核的血液供应，中老年 2 型糖尿病患者易发生脑神经损害，多见动眼神经和展神经，滑车神经损害罕见。老年人患有滑车神经麻痹，须检查有无糖尿病。

2）粥样硬化和高血压：粥样硬化和高血压在滑车神经麻痹患者中占 1%～10%。

3）动脉瘤：占滑车神经麻痹的 1%。在颅后窝的血管瘤，侵犯大脑后动脉或小脑后动脉引起单独滑车神经麻痹。

4）幕下动静脉异常：幕下动静脉异常，可致单独滑车神经麻痹，有 19% 颈动脉海绵窦瘘侵犯滑车神经。

5）偏头痛：偏头痛性眼外肌麻痹，以第Ⅲ对颅神经最易受侵犯，很少侵及滑车神经。

3. 炎性病变

急性脑膜炎、结核性脑膜炎、结节病、梅毒、急性灰白质炎、流行性脑炎、传染性多发性神经炎和带状疱疹均可导致滑车神经麻痹。

4. 胶原血管性疾病

胶原血管性疾病可造成单独滑车神经麻痹。

5. 毒性物质

在脑核性黄疸，第Ⅲ、Ⅳ对颅神经最易受累，在占受累的 60% 病理标本中，滑车神经呈海绵状外观，在扑疟喹啉或其他喹啉中毒中，第Ⅲ、Ⅳ、Ⅵ颅神经细胞丧失，在脑桥底有局部退变。

6. 中枢神经系统病变

各种中枢神经系统疾病均可导致滑车神经麻痹，如原发性脑积水、原发性惊厥性疾病，现证实多发性硬化为滑车神经麻痹的病因。

7. 中枢神经系统肿瘤

占滑车神经麻痹原因中的 3%～4%。Mansour 收集 19 位作者（1959—1985）报道的 52 例肿瘤引起的滑车神经麻痹中，发现滑车神经常随其他颅神经受累而发生，是因为肿瘤引起颅内压增高的缘故，1/3 病例为鼻咽、肺、卵巢、乳腺或他处的癌转移。滑车神经瘤是一种罕见的肿瘤，也可引起滑车神经功能障碍。

8. 先天性及突发性原因

1）先天性原因：如先天性滑车神经核发育不全、脑积水、Goldenhar‑Gorlin 综合征。

2）突发性原因：如滑车神经核发育不全、滑车神经或上斜肌产伤、上斜肌发育不全或缺失等。

9. 其他

如开颅手术、颅后窝探查和脊髓麻醉可导致滑车神经麻痹。

二、伤情评估

1. 先天性麻痹患者常以眼性斜视为主，而后天性者常以垂直复视、旋转复视为主，外伤性者常常主诉有旋转复视。

2. 根据上述症状特点，结合神经影像学、神经眼科仪器以及相关电生理仪等可助诊断。

三、处理

在所有眼运动神经中，滑车神经的恢复率最高。

对于先天性滑车神经麻痹，可行手术治疗。手术目的主要是矫正头位异常，必须矫正垂偏斜。

有眶上裂骨折致的动眼、滑车神经麻痹应尽早手术行骨折区减压，清除血肿及碎骨片，解除血肿及碎骨片对上述神经的压迫，可望收到较好的效果。颞前叶切除所致的动眼神经麻痹，一般应保守治疗 3 个月以上，大部分可恢复正常，3 个月以上不恢复者可行斜视手术或永久佩戴三棱镜矫正。

对于双侧上斜肌麻痹，手术目的主要消除旋转斜视，根据 Mein 的经验，行双侧 Harada - Ito 手术。若双侧麻痹不对称，对麻痹程度重的眼，做最大量的手术，将上斜肌腱的前半部前徙，止端缝至外直肌止端上方之后 8 mm，而另一眼手术量做得少些，双侧应同时做，否则术后很快发生斜视的反转，术后若有残余垂直斜视，则再次手术。

四、健康指导

见视神经损伤。

（刘红）

第十六章　疼痛的治疗与护理

疼痛是一种令人苦恼和痛苦的感觉，是临床中最常见、最重要的症状，与疾病的发生、发展和转归有着密切的联系，也是评价治疗效果、护理效果的标准之一。因此，医护人员应掌握有关疼痛的知识，做好疼痛患者的治疗与护理。

一、疼痛的概念

疼痛是伴随现有的或潜在的组织损伤而产生的主观感受，是机体对有害刺激的一种保护性防御反应。北美护理诊断协会（NANDA，1978）对疼痛所下的定义是："个体经受或叙述有严重不适或不舒服的感受。"

有学者认为，疼痛是痛感觉和痛反应两个成分的结合，机体对痛的反应是各式各样的，如生理反应：面色苍白、出汗、肌肉紧张、血压升高、呼吸心跳加快、恶心、呕吐、休克等；行为反应：烦躁不安、皱眉、咬唇、握拳、身体蜷曲、呻吟、哭闹、击打等；情绪反应：紧张、恐惧、焦虑等。这些反应表明痛觉存在。

二、疼痛的分类

临床上可以根据疼痛的病因、发病机制、病程、疼痛的程度及部位等进行不同的分类。常用分类方法：

（一）按疼痛表现形式分类

1. 局部痛

是病变部位局限性疼痛，多因感受器或神经末梢受到刺激所引起。

2. 放射痛

是指神经干、神经根或中枢神经受病变刺激时，疼痛不仅发生于刺激局部，并可沿受累的感觉神经向末梢方向传导，以致远离病变部位，其分布区内亦出现疼痛。

3. 扩散痛

指一个神经分支受到刺激时疼痛除向该分支分布区散射外，尚可扩散到另一个神经分支，甚至邻近脊髓节段的其他神经所支配的区域疼痛，如灼性神经痛。

4. 牵涉痛

也是一种扩散痛。指从疼痛刺激部位放射到其他部位而出现疼痛，通常伴有深部痛。被投射的疼痛多半变成浅表痛。

（二）按病损神经分类

1. 周围神经痛

可分躯体神经痛和自主神经痛。

2. 中枢神经痛

指脊髓、脑干、丘脑、大脑皮质等中枢神经系统病变等导致痛觉传导路受损所产生的疼痛。临床典型的中枢神经痛是脑痛，多由脑血管疾病所致。

（三）按病情分类

急性和慢性痛。

（四）按疼痛程度分类

轻度痛（微痛、隐痛、触痛）、中度痛（切割痛、烧灼痛）、重度痛（疝痛、绞痛）、极度痛（剧痛、惨痛）。

（五）按时间分类

一过性、间断性、周期性、持续性疼痛等。

（六）按机体部位分类

躯体性痛（表面痛）、内脏痛（深部痛）。

在临床工作中可以根据以上不同的因素，做出各种疼痛的分类，但由于疼痛包含许多复杂因素，不是一种分类方式可以概括的。应结合具体患者，根据病因、病情的主要特点进行分类。

三、疼痛的发生机制

（一）致痛刺激

1. 外源性刺激

1）温度刺激：过高或过低的温度可损伤体表组织，引起疼痛，如高温造成烧伤、低温造成冻伤等。

2）化学刺激：强酸、强碱可直接刺激游离的神经末梢造成疼痛。

3）物理刺激：如针刺、刀割、碰撞、手术、牵拉、长期受压、痉挛等物理刺激可致痛。

4）病理改变：疾病造成的组织缺血缺氧、平滑肌痉挛与过度收缩、管腔堵塞、空腔脏器过度扩张、局部炎性浸润等引起疼痛。

5）心理因素：疼痛与心理过程有着密切的关系，情绪紧张、愤怒、悲痛、恐惧等可引起局部血管收缩或扩张而产生疼痛，如神经性偏头痛或游走性神经痛。疲劳、睡眠不足、用脑过度等可导致功能性头痛。

2. 内源性致痛物质

研究表明，疼痛的产生可能由于刺激通过组织释放某些致痛物质引起。如 H^+ 离子、K^+ 离子、乙酰胆碱、组胺、缓激肽、5－羟色胺、蛋白溶解酶、前列腺素等浓度超过一定范围就可引起疼痛。

（二）疼痛的传导

1. 痛觉感受器

目前认为游离的神经末梢和细纤维组织的神经丛是痛觉感受器。当伤害性刺激达到一定的强度时，即能引起传导疼痛的冲动。由于游离神经末梢在身体各部位分布密度不同，对疼痛刺激的反应敏感性也就不同，如皮肤的神经末梢密集，疼痛的敏感性就高，其次，动脉管壁、肌肉、关节、筋膜等也有较丰富的神经末梢，而内脏器官则较少。

2. 疼痛的传导纤维

在周围神经纤维中，有髓鞘的 A_δ 纤维传导疼痛的速度快，而且定位清楚，使痛感在刺激后立即发生，去除刺激后很快消失。无髓鞘的，C 类纤维对疼痛的传导慢，且定位不明确，常伴有情绪反应，以及血压、脉搏、呼吸等方面的变化。

3. 疼痛的中枢传导

疼痛的传导纤维在脊髓灰质换神经元后，经脊髓白质前联合交叉至对侧。上行的神经纤维中一部分至丘脑外侧系统，其传导速度快，主要功能是分辨疼痛感觉；另一部分上行至丘脑内侧系统，传导速度较慢，主要功能是激起情绪、情感的反应。疼痛的传导最后至大脑皮质的中央后回，主要作用是精确识别疼痛的部位、性质和程度，对过去的疼痛经历进行回顾，控制情绪、情感活动，同时，通过下行传导纤维使运动系统、器官采取防御性行为。有时，刺激不一定上传至大脑，通过脊髓反射即可引起防御反应，如手指无意中触及火焰时，手会立即被抽回。

四、常见疼痛的病理生理变化

（一）急性疼痛

急性疼痛临床上多见于急性炎症、心肌梗死、脏器穿孔、创伤、手术等。有明确的病因，严重者可伴有休克、虚脱、高热等全身症状，疼痛较重，为锐痛、快痛，一般发病及持续时间较短。患者可有兴奋焦虑状态和防御的反应。

（二）慢性疼痛

慢性疼痛临床上多见于慢性腰腿痛、神经血管疾病性疼痛、晚期癌痛等。病因可明确或原因不明。疼痛程度轻、中度，发病慢，病程较长。患者可有自主神经功能紊乱（如食欲缺乏、心动过缓、低血压等）、精神抑郁或有厌世、悲观情绪等。

（三）表面疼痛

表面疼痛多指穿刺、压迫、捻挫、冷热、酸碱等物理性、化学性刺激所引起的疼痛，多为锐痛、快痛。患者可有防御反应，严重者可产生休克等症状。

（四）深部疼痛

深部疼痛多见于肌腱、韧带、关节、骨膜、内脏、浆膜等部位的疼痛，多为钝痛，不局限，严重者患者可有呕吐、出汗、脉缓、低血压等症状。

（五）内脏疼痛

为深部疼痛的一部分。多由挤压、切割、烧灼等引起。患者可伴有自主神经症状。由于其传入通路不集中，并涉及几个节段的脊神经，故疼痛定位不精确。内脏疼痛可产生牵涉性疼痛。

五、疼痛的治疗

控制疼痛的方法很多，归纳起来主要是药物治疗、手术治疗及心理行为治疗。

（一）药物止痛

药物止痛适用于各种原因引起的疼痛，具有使用方便、止痛效果确切和安全性大等优点。据 WHO 的资料认为：单纯使用止痛药物，如果应用正确，可使 90% 以上的癌痛得到缓解。药物止痛的主要缺陷是不能消除疼痛的原因。

药物止痛的使用原则：根据疼痛程度、规律及首次药物治疗后的有效止痛时间，应有规律地按时给予止痛药，以保持药物在血液中的有效浓度，将疼痛刺激控制在痛阈之下。

1. 止痛药物使用原则

1）止痛药物的剂量应因人而异：每个患者的有效止痛剂量有很大差异。止痛药的正确剂量应保证在一段时间内达到止痛效果，最好能维持 4 小时以上。

2）止痛药要"按时""规律"用药：下一次的剂量不应当等上次药物原剂量效果完全消失以后再开始给予，而应当按首次用药后疼痛缓解时间，按时有规律地给药。

3）按"阶梯"用药：当对疼痛的性质及原因有所估价后可按顺序使用药物。根据轻、中、重不同程度的疼痛，单独或联合使用止痛药，必要时配合其他辅助性止痛药。

4）使用口服药：口服用药不受活动的限制，相反注射给药则需要患者去医院，同时可出现针刺样疼痛或长期注射后的吸收不良。如患者伴有进食困难，可采用舌下含化、皮肤外用或配合使用肛门塞入给药的方法。

5）积极治疗失眠：疼痛经常在夜间加重且干扰患者睡眠，可进一步加剧疼痛。夜间应用较高剂量的止痛药，可延长止痛时间并使患者顺利入眠。

6）辅助药物：部分患者的疼痛虽然得到控制，但仍可处于忧郁、恐惧或焦虑状态，应使用抗忧郁、抗焦虑等辅助药物，以提高镇痛效果。

7）注意预防镇痛药物的不良反应。

2. 止痛药的类型

1）非阿片类止痛药：对轻度及中等程度的疼痛，阿司匹林、扑热息痛、布桂嗪、吲哚美辛是常用的非阿片类止痛药。因为其能阻断前列腺素生物合成，并且还有抗感染及退热作用。

（1）阿司匹林：口服易吸收，服后 2 小时血浆浓度达高峰，并广泛分布于各组织。成人 0.3 ~ 0.9 g，每 4 ~ 6 小时口服 1 次。每天不超过 4 g。阿司匹林还有对止血及凝血机制影响的不良反应及过敏反应。

（2）扑热息痛：是一种较安全的解热镇痛药，口服吸收快，服后 30 ~ 60 分钟血浆浓度达到高峰。对胃肠刺激小，无过敏反应，偶有厌食及恶心、呕吐反应。但肝肾功能不全者慎用。成人每次 0.25 ~ 0.5 g，每日 3 ~ 4 次，一日量不超过 2 g。

（3）吲哚美辛：为非甾醇类抗感染解热镇痛药，具有明显消炎解热及镇痛作用。由于不良反应较多，临床上较少长期使用。

（4）布桂嗪：其镇痛作用较强，约为吗啡的 1/3，成人每次 60 mg，每日 3 ~ 4 次。偶有胃肠道反应或眩晕，本品有一定成瘾性。

2）弱阿片类止痛药：可待因是最常用的弱阿片类止痛药，右旋丙氧酚是其替换药，均为口服型。

（1）可待因：口服 30 mg 其止痛效果相当于 650 mg 阿司匹林。如果两者合用，其止痛效果等于或超过 600 mg 可待因。推荐剂量每次 30 ~ 120 mg，每 4 ~ 6 小时 1 次。

（2）右旋丙氧酚：每次 50 ~ 100 mg，每 6 小时 1 次。

3）强鸦片类药物：是治疗中度及重度疼痛的主要药物，但可产生身体依赖和耐药性。身体依赖的特征为迅速停药后的戒断症状。耐药性的特征为重复用药时效果减低，且只有增加剂量才能维持原来的止痛效果。主要应用于癌症晚期的疼痛的治疗。

（1）吗啡：是 WHO 推荐治疗中、重度疼痛的首选药物。其有效剂量差异很大，可以从 15 mg 到 300 mg。大多数患者每 4 小时 1 次，每次 5 ~ 30 mg 可获得满意的止痛效果。用药后，患者处于极度嗜睡状态并已止痛，第二次用药应减少 50% 的剂量；如果给药 24 小时之后，仍未得到满意的止痛效果则应当增加 50% 的剂量。夜间也应当给药或临睡前给较大剂量，以维持药物在血中的有效浓度。临睡前增加 50% 或 100% 的剂量，止痛效果理想。口服用药是最好的给药途径，也可将药物溶解于 10 ~ 20 ml 水中通过灌肠法给予。上述方法不能应用时可采用皮下或肌内注射的途径用药。肌内注射与口服剂量之比一般掌握在 1 :（2 ~ 3）。必要时，也可小剂量（2 mg）的吗啡予以硬膜外或蛛网膜下隙给药。

吗啡不良反应较多，主要有：①恶心：如果治疗初患者有恶心，可同时服用止吐药，如氯丙嗪 5 ~ 10 mg 口服，每 4 ~ 8 小时 1 次；胃复安 10 mg 口服，每 4 ~ 8 小时 1 次。②嗜睡：用药早期有嗜睡症状，但在持续用药 3 ~ 5 天，该症状会逐渐消失。③精神错乱、头晕及重心不稳：在用药 5 天内出现，如不影响患者生活及镇痛效果，应坚持使用。④便秘：几乎所有的患者都可能出现便秘。在开始使用时应用缓泻药，多数患者按时服用番泻叶可以控制便秘。

（2）哌替啶（杜冷丁）：是合成鸦片类止痛剂，镇痛效果相当于吗啡的 1/8，有效的止痛时间可维持 3 ~ 4 小时。当其剂量大于 200 mg，间隔 3 小时，对中枢神经系统可产生不良反应。不良反应有眩晕、出汗、口干、恶心、呕吐等。

4）辅助药物：不能常规给予，应根据患者的需要而定。正确的使用这些药物可以增加止痛效果或治疗不良反应。

（1）安定镇静药：为非止痛药，与鸦片类药物合用也无相加的止痛效果。但它可通过抗焦虑效果而减少疼痛的焦虑因素。常用的药物有：地西泮每次 5 ~ 10 mg，每 4 ~ 8 小时口服 1 次；氯丙嗪每次 10 ~ 25 mg 口服，每 4 ~ 8 小时 1 次。

（2）抗忧郁药：长期顽固性疼痛患者 25% 以上伴有忧郁，故有必要适当配合应用抗忧郁药。主要药物是阿米替林，10 ~ 75 mg 口服，每日最大剂量为 150 ~ 200 mg。不良反应为口干、便秘、尿潴留、头晕及精神错乱。青光眼患者禁用。

（3）皮质类固醇：可以改善患者身体状况及增加食欲，还有抗感染解毒作用，并能缓解因神经受压、神经放射性炎症、皮肤放射性炎症及骨髓腔压力增高等原因引起的神经痛、皮肤痛及骨痛。常用药物有泼尼松，每次 10 mg，每日 3 次，或地塞米松小剂量维持。不良反应有水肿、消化不良。

（4）苯妥英和痛可定：对神经性疼痛，如臂丛、腰骶丛病及带状疱疹后神经痛最有效，对幻觉性肢症，继发于外伤的神经痛和术后神经痛综合征的患者，痛可定也有效。开始剂量为每日 100 mg，两药不良反应很大，用药期间要注意查白细胞。

（5）甲氧异丁嗪：为有明显镇痛效应的吩嗪类药物，该药 15 mg 肌内注射相当于吗啡 10 mg 肌内注射，由于本药无麻醉剂的便秘、呼吸抑制作用，故可用于肠梗阻疼痛及呼吸道损伤的患者。开始剂量为 5 mg，最常用量 10 ~ 20 mg，均为注射给药。不良反应有体位性低血压、镇静过度和锥体外系症状。本品不宜长期应用。

（6）氟哌啶醇：可与麻醉剂联合应用作为复合镇痛剂，动物研究证实本药有吗啡样效应，但作为复合镇痛剂的作用机制未明。

（7）哌醋甲酯：本品为拟交感中枢神经兴奋药。国外有人对 32 例晚期癌性疼痛患者，在常规服用麻醉剂的基础上给予哌醋甲酯治疗（早晨服 10 mg，中午 5 mg），持续

3 天。对照组服安慰剂，第 4 天进行交叉，第 6 天停止服药，按随机对照，双盲设计研究。结果观察者和患者将哌醋甲酯首选为有效止痛剂者为 23 例（72%）和 20 例（63%）（P<0.02）。哌醋甲酯可加强麻醉剂的止痛效果，并能减轻麻醉剂的镇静作用。

（8）丁丙诺啡：是长效拮抗性镇痛药，经临床及动物验证，其镇痛效果优于吗啡和喷他佐新，成瘾性极低，是缓解晚期癌症疼痛或术后疼痛的理想药物。为了方便口服以及对口腔黏膜切除等不能口服的癌症患者，栓剂最为适用。

5）冬眠疗法：哌替啶 100 mg、异丙嗪 50 mg、氢化麦角碱 0.3～0.6 mg 加于 5%～10% 葡萄糖液 500 ml 中静脉滴注，待患者已入睡，减慢滴速维持。每 8～10 小时，间歇 1 小时左右让患者清醒进食，待疼痛急性发作缓解后停止。

常用冬眠药物的配方见表 16-1。

表 16-1　常用冬眠药物的配方

	氯丙嗪	乙酰丙嗪	哌替啶	异丙嗪	氢化麦角碱	普鲁卡因	注
通用	50 mg			50 mg			适用于一般冬眠疗法的患者
Ⅰ号	50 mg		100 mg	50 mg			适用于高热、烦躁者。呼吸衰竭者慎用
Ⅱ号			100 mg	50 mg	0.3～0.6 mg		适用于伴有心动过速的患者
Ⅲ号		20 mg	100 mg	50 mg			适用于高热、烦躁的患者
Ⅳ号				50 mg	0.3～0.9 mg		适用伴有呼吸衰竭的患者
Ⅴ号	50 mg		50 mg			50 mg	适用于伴有少尿患者，对于有心率慢或心律失常者慎用

注：上述剂量溶于 5%～10% 葡萄糖液 500 ml 中，开始滴速较快，待患者趋于冬眠（安静、欲睡、反应迟钝），减慢滴速维持。每日总量为 2～3 个剂量。

6）使用药物止痛的注意事项

（1）在给止痛剂之前，医护人员应熟悉药物的基本作用、使用剂量、给药途径、不良反应和注意事项。

（2）在患者未明确诊断之前，不能盲目使用止痛剂，以免延误病情。

（3）应在疼痛前给药，开始剂量较大，以后改为维持量，可多种止痛剂联合应用。

（4）如果非麻醉性止痛药能够解除疼痛，就不要使用麻醉性药物。

（5）不同的患者可能需要不同剂量的止痛药，而且每个人对药物作用的反应也会不同。

（6）应用止痛剂的过程中，应随时观察不良反应对患者的影响。麻醉性药物使用时，要注意避免患者成瘾。

（7）给药后 20～30 分钟应评价和记录止痛剂的效果，评价方法与上面介绍的评估方法和测评工具相同，以便判别止痛的治疗措施是否有效。如果未能达到止痛的治疗目标，需修改治疗计划。

（二）手术治疗

止痛手术一般用于治疗顽固性疼痛，手术治疗方法按其手术原理分为破坏性和刺激性手术两大类，根据疼痛的部位和性质选择不同的手术方法。

1. 破坏性的止痛手术

1）第一感觉神经元的破坏性手术

（1）周围神经切断术：较大的神经干系由运动神经、感觉神经的纤维与无髓鞘的自主神经纤维混合组成，在不同的神经中其组成比例各异。切断周围神经后能解除疼痛，同时有营养及运动障碍。切断的神经纤维数月后可再生，则疼痛又复发，故现已很少采用。但对截肢残端神经瘤引起的疼痛适合于此手术。

（2）脊神经后根切断术：所有的感觉神经纤维都经由脊神经后根进入脊髓。脊神经后根的浅、深感觉都呈节段分布。一个脊髓节段至少接受三个邻近脊神经后根的纤维，由于此种神经的重叠支配，单纯切断一根脊神经后根止痛效果不佳，需同时切断三根邻近的脊神经后根，才能获得一带状感觉缺失。故此手术只适用于疼痛界限特别清楚，且范围不大的病例。

手术是在椎板切除术后，显露脊髓，先在硬脊膜外找到椎间孔，据此确定脊神经硬脊膜外部分的位置。再在硬脊膜内找出同一神经根，然后再区分前根和后根纤维。用神经钩将后根钩起，与后根一同进入脊髓的根动脉和根静脉需加分离并予保护，以免发生脊髓缺血性损害。

2）第二感觉神经元的破坏性手术

（1）缘束（Lissauer 氏束，脊髓背外侧束）切断术：当后根进入脊髓时，传导疼痛信息的 A_δ 纤维（传导快速痛）和 C 纤维（传导延缓痛）纵行到脊髓灰质后角，形成缘束。切断此束可使该节段分布区的痛觉丧失。

①适应证：用于颈、上肢和躯干部局限性疼痛。

②方法：手术是在椎板切除术后，显露脊髓，于疼痛部位的同侧，痛觉纤维从后根进入脊髓内（交叉前）的位置，用小尖刀在脊髓背外侧沟（即后根进入脊髓处）的内侧 1 mm 处刺入，向外侧切割 2 mm，深度也是 2 mm。

（2）脊髓前外侧束切断术：痛觉纤维从后根进入脊髓后，在缘束中分成升降二支。升支向上攀行 4~5 个节段，降支向下行 1~2 个节段。升支与降支在这 5~7 个节段中再发出分支，这些分支进入灰质后角的胶状质内与第二神经元形成突触。从第二神经元发出的纤维越过灰质前连合交叉到对侧侧索的前外侧部，形成脊髓丘脑侧束。脊髓丘脑侧束的纤维是以骶、腰、胸、颈段的次序，依次由外向内排列，其厚度为 3~4 mm。脊髓前外侧束切断术为治疗癌痛的主要方法。切除 2~3 个椎板，显露疼痛对侧的脊髓。找到欲切割平面的齿状韧带，切断其硬脊膜端，夹住其脊髓端，将脊髓向后方旋转 45°左右。于上下 2 个神经根间用小尖刀刺入 4.5~5 mm 深度，切断脊髓前外侧部分。

术后并发症：①术侧轻偏瘫；②括约肌与性功能障碍；③两例脊髓前外侧束切断术还可发生自主性功能障碍。

（3）脊髓前连合切开术：痛温觉的二级纤维自后角神经元发出后，经前连合交叉到对侧脊髓丘脑侧束中。行前连合切开术可使躯体两侧的痛温觉缺失。

适应证：用于下肢、会阴和盆腔痛。

手术方法：与一般椎板切除术同。脊髓的切割部位取决于疼痛范围。纵行切开硬脊膜，借助手术显微镜或放大镜找到脊髓后静脉及细的蛛网膜膈所在处即为脊髓后中央沟。将脊髓后静脉牵开，在手术显微镜下，用极薄的刀片严格顺脊髓后正中沟的背腹方向，小心切入 5.5 mm，长度为 25 ~ 40 mm，可切开 2 ~ 3 个脊髓节段。

（4）延髓、脑桥或中脑平面脊髓丘脑束切断术：适用于半侧躯体、肢体及颈根、肩部的癌痛。此方法危险性大，现已少用。

（5）椎管内浸润术：胸腹部癌性疼痛用乙醇或 8% ~ 10% 石灰酸甘油溶液行椎管内浸润术取得较好的确切效果。方法：取高颈段进路时采用硬脊膜外腔浸润术，取腰段进路时采用硬脊膜下腔浸润术。

3）第三感觉神经元的破坏性手术

丘脑破坏术：躯体的多种感觉与感官的上升冲动除嗅觉外在未到达大脑皮质之前，先到丘脑。丘脑是体内感觉系统的第一个转换站，将传入的感觉冲动再组合，转换为特殊的冲动才传送至大脑皮质。

手术破坏目标：①腹后核；②中央中核的后腹侧部；③内髓板及其核；④丘脑枕。

（1）腹后核：司痛温觉及一部分触觉的脊髓丘脑束及三叉丘脑束的纤维与其他的感觉纤维（内侧丘系）在中脑以上即混合在一块，终止于丘脑腹后核。脊髓丘脑束终于腹后核的外侧部分，三叉丘脑束终于腹后核的内侧部分。腹后核的传出纤维主要投射于后中央回，来自该核内侧部的纤维投射于后中央回下部，来自该核外侧部的纤维投射于其上部，来自该核前部的纤维投射于其前缘（Brodmann 3 区），来自该核后部的投射于其后上方（Brodmann 1 区）。立体定向术破坏腹后核，系于顶部离中线 4 ~ 5 cm 行颅骨钻孔。破坏灶的制造，可采用机械切割，药物注射或高频电烙（电极可用单极或双极的）。手术时应根据气脑造影或脑室造影片核对电极位置。

（2）中央中核的后腹部：根据神经解剖资料，脊髓丘脑束仅有 1/3 终止于腹后外侧核，而该束主要部分却终止于中央中核、中央外侧核、束旁核。此外与痛觉有关的上行传导束不仅是脊髓丘脑束，还有脊髓网状束与脊髓顶盖束。电生理学研究发现丘脑中只有后核、中央中核的后腹部才对有害刺激起反应，而腹后外侧核对有害刺激不起反应。遂选用中央中的核后腹部为目标点进行立体定向丘脑破坏术来制止顽痛。

手术方法与一般定向手术相同。具体目标点在矢状面上是 AC ~ PC 线（前、后连合的连线）的中点后 7 ~ 13 mm（目标点的中央在中点后 10 mm 处）向下 0 ~ 3 mm；冠状面上是中线外侧 7 mm 处。

（3）内髓板及其核：丘脑内髓板及其核可分前、中、后三部分。前部与情绪活动有关，中部与运动活动有关，后部与感觉活动有关。后部包括中央中核，束旁核，中央外侧核，界核；各核的纤维投射到大脑皮质第二感觉区。

感觉通路内有髓的 A—Delta 纤维所传导的"快痛"冲动及无髓的 C 纤维所传导的"慢痛"冲动均可达丘脑内髓板后份各核的神经元内。内髓板后份对特异性感觉系统具易化作用，反过来特异性感觉系统又可对内髓后份起抑制作用，构成感觉的间脑控制系统。对顽固性疼痛病例行内髓板后份立体定向破坏灶可获良好止痛作用。先行气脑造影，显示第三脑室，应用立体定向仪，使穿刺针指向颅骨枕部，沿正确方向插至丘脑内髓板处。

（4）丘脑枕：接受来自腹后外侧核、板内核的多数传入纤维。丘脑枕的纤维投射至顶叶后份的 5 区与 7 区（躯体精神区），特别是投射至顶—枕—颞三角区的 39 区与 40 区（躯体认识区），还投射至枕叶的 19 区（视觉辨认区）、18 区（精神视觉区）。立体定向丘脑枕切断术治疗弥散性转移性疼痛，幻肢痛，精神性疼痛取得良效。

立体定向丘脑枕切断术的手术方法与一般定向手术相同。目标点的选择，矢状面上是在基线（室间孔与后连合的连线）中点后方 17 mm 或后连合后方 4～5 mm，向上 4 mm；冠状面上是中线外侧 16 mm。

4）大脑的止痛手术：大脑皮质遂将粗感觉转变为痛觉认识与痛觉情感使"疼痛"，成为一种"痛苦"。痛觉认识（位置、性质、强度、原因）是在顶、枕、颞区进行的。痛觉情感与前额叶功能有关。丘脑腹后核、中央中核的后腹侧部、内髓板及其核、丘脑枕将粗感觉传递至大脑顶叶的 1 区、2 区、3 区（躯体感觉区），5 区与 7 区（躯体精神区）和顶—枕—颞交界处的 39 区与 40 区（躯体认识区），枕叶的 18 区（精神视觉区）、19 区（视觉辨认区）。前额叶皮质（9 区、10 区、11 区、12 区）和额叶眶面皮质（3 区、14 区）接受丘脑内侧核的投射纤维，大脑半球内面的扣带回（23 区、24 区）接受丘脑前核的投射纤维。

（1）顶叶皮质切除术：因手术后止痛效果欠佳，复发率较高，更为严重的是常并发癫痫，故现已弃用。

（2）前额叶的止痛手术：适应证为不易用其他方法止痛，或其他方法止痛无效的癌痛；慢性疼痛患者，因疼痛过久，有病态人格者。

①前额叶白质切断术。外侧进路（Freemann – Walts 法）：切割平面位于侧脑室前角及冠状缝的前面。标志是：矢状面从眉间向上 12～13 cm；眶外缘后方 3 cm，颧弓上 5 cm（即翼点）。此平面实际上在上方与冠状缝重合，向下方通过侧脑室前面，再向下达蝶骨嵴。上方进路（Scarff 法）：从眉间沿矢状缝向上后 12 cm 处，向一侧或两侧各行冠状切口长 7 cm。在切口中点行一颅骨钻孔，并用咬骨钳将之扩大为 3 cm 大小。

②化学性前额叶切断术：择用上述两种进路之一，于穿刺针内分别向左、右侧前额叶内注入 10% 普鲁卡因 10 ml。

③额叶皮质局部切除术：切除范围是从冠状缝前 5 cm 开始，切除约长 4 cm，宽 4 cm 的一片皮质，其内缘需顺大脑镰向内下切除约 1/2 cm。切除范围包括 9 区、10 区与 46 区。

（3）扣带回的止痛手术：由于神经生理学、神经病学及神经外科学的进展将扣带回和海马回所形成的 Broca 边缘叶称为"情绪脑"，目前称之为"边缘系统"。扣带回在边缘系统中占重要地位，对情绪有重大作用，疼痛与情绪是不可分割的。切断或破坏扣带回，可治疗伴有焦虑、抑郁等情绪障碍的顽固性疼痛；对颈部恶性肿瘤引起的顽固性疼痛效果甚好。

①扣带回切除术：仅切除双侧扣带回前半部。行右额开颅术，骨瓣后缘相当于由眉间向上后 13 cm 处。

②立体定向扣带束切断术：手术方法与一般立体定向手术相同。自眉间上方 9 cm，离中线 1.5 cm 处钻孔。行脑室造影确定放置电极方位。正位片上，电极穿刺方向稍偏内，其尖端应在侧脑室外上角的内侧。侧位片上，电极尖端应位于侧脑室前极的后方

3～4 cm，在侧脑室表面上方 1 cm 处。

5）功能性垂体切除术：所谓功能性垂体切除术，系指切除正常的垂体腺，以达到治疗依赖激素癌（主要是乳腺癌、前列腺癌，其次是甲状腺癌、卵巢癌）的骨转移性。

（1）禁忌证

①有肝转移者。

②严重贫血并骨髓弥散性转移者。

③多发性脑转移者。

④双侧肺转移并胸腔积液者。

⑤卵巢转移并腹水者。

（2）方法

①经颅内额下入路：行额部开颅术，从脑膜内进行颅内操作，抬起额叶，显露视交叉区切断垂体柄后，将剥离子导入鞍隔下，逐步谨慎地剥离垂体，如能保持垂体包膜完整，可顺利地将垂体完全摘除。

②经颅外蝶骨进路：手术采用气管内插管麻醉，取半坐位，头向后仰 45°左右。在上唇及上齿龈交界处做横切口，两侧到犬齿。将鼻黏膜自鼻中隔和鼻腔底部撬起，切除下 1/3 鼻中隔软骨、硬膜和下部犁状骨。打开蝶窦后，尽量推开窦内黏膜。然后在 X 线及手术显微镜控制下打开鞍底，分离、切除垂体。将鼻黏膜放回原位，鼻内填入凡士林纱布，术后 24～48 小时取出，缝合黏膜。

对进行功能性垂体切除术的患者，于术前、术中、术后均应给予激素治疗，以加强患者的应激反应，防止或减少术后发生肾上腺皮质危象，减少因下丘脑损伤而发生的反应。术后出现尿崩症者可用垂体加压素，以鞣酸盐油剂的作用最长，每次肌内注射 0.1～0.5 ml，可维持 3～5 天。或用后垂体粉剂，经鼻道吸入，每剂 20～50 mg，可维持 3～4 小时。也可用垂体后叶素，每次皮下注射 0.5～1.0 ml（每毫升含 5～10 U），每日数次。

（3）鞘内注射乙醇垂体溶解术

①禁忌证：绝对禁忌证有败血症，颅内压增高，急进性溃疡病；相对禁忌证有耳、鼻、喉感染，明显的止血机制紊乱。

②方法：患者仰卧，头呈过伸位固定在能透过 X 线的头架上。在 X 线电视荧光所控制下，调整穿刺针方向，使之正对蝶鞍后床突稍下方并严格居中线。针进抵鞍底时，可用小木槌轻敲几下帮助穿过。待看清针已在鞍内，拔出针芯，如无血及脑脊液流出，则注入少量乙醇。

③术后：a. 定时测量血压、脉搏、呼吸；b. 记录尿量，测量尿比重；c. 行激素替代疗法。

6）交感神经手术

（1）交感神经：交感神经低级中枢位于胸₁至腰₃脊髓节段侧角（中间外侧柱）的交感神经核。由此核发出节前纤维（有髓纤维）经脊髓前根出脊髓后即离开脊神经，构成白交通支，进入脊椎两旁的交感神经节，换神经元后发出节后纤维（无髓纤维）经灰交通支进入脊神经，供应血管壁、汗腺和立毛肌；另一部分从交感神经节发出的纤维，直接支配内脏、腺体和内脏血管。

（2）交感神经节和交感神经干：交感神经干是由两条交感神经节连成的神经索，在脊柱两旁对称纵列。交感神经节又称椎旁神经节，每侧有 22~24 个。其中颈部 3 个，即颈上、中、下神经节。在胸腰部和骶部，神经节按身体节段排列，计胸节 11~12 个，腰节 3~4 个，骶节 4~5 个。在骶部，二交感神经干逐渐接近，在尾骨处合成单个的尾神经节。

兹将与交感神经切除有关的神经节分述如下：

①颈下神经节：形状不规则。左右两侧分别位于颈部第七颈椎横突基部与第一肋骨之间，在脊椎椎体的前外侧面，居肋骨胸膜凹的间隙内。左侧颈下神经节较右侧者低。此神经节常与第一胸节融合成星状神经节，居锁骨下动脉后方，接近椎动脉的起始部。

②腰交感神经链：左右两侧分别自第一肋间隙向下至第 11 肋处，位于相应的椎体旁。

③手术指征：a. 创伤后肢体痛，交感神经创伤后肢体痛中的灼痛、灼性神经痛。b. 血管性病变，对于肢体血管痉挛性疾病交感神经节切除术效果较好。血栓、脉管炎、胶原病引起的血管闭塞适于此手术。c. 心绞痛，胸 1~5 交感神经节切除术可治疗心绞痛。证实有冠状动脉痉挛时才可用交感神经节切除术，此术式的治疗机制可能为阻断痛觉的传入纤维及阻断交感神经血管运动纤维。d. 诊断性交感神经节封闭术，在交感神经节切除术之前，应常规行交感神经节封闭术，如封闭有效，可以行切除术。

④术后并发症：a. 术后神经痛，表现为术后 7~10 天发生神经痛，多在夜间发生，有时疼痛严重，一般可于术后 1~3 个月内自行缓解，疼痛严重者可口服卡马西平治疗；b. 盗血现象，交感神经节切除后造成动静脉短路而使血流量增加，可能加重肢体缺血。

⑤各部位交感神经节的手术方法

星状神经节切除术：星状神经节切除术适用于治疗上肢神经性灼痛。在气管插管全身麻醉下进行，防止术中胸膜损伤破裂导致呼吸功能障碍。患者取仰卧位，颈下垫一枕头，使头部后仰。于锁骨上 2 cm 处取一横行切口，切开皮肤，牵开胸锁乳突肌，暴露前斜角肌，可见臂丛及锁骨下动脉在其外侧缘穿出。切断肩甲舌骨肌后膜，沿斜角肌深面分离臂丛神经和锁骨下动脉并切断斜角肌。分离锁骨下动脉分支甲状颈干，在其近端结扎并切断。锁骨下动脉的内侧可见椎动脉，椎动脉内侧为颈总动脉。星状神经节及其交通支即位于椎动脉近端内侧，锁骨下动脉后方，颈$_7$横突或第一肋骨颈的浅面。术中应注意保护胸膜顶及胸导管。胸膜顶位于锁骨下动脉的前下方。胸导管位于左下静脉后方从纵隔穿出，汇入颈静脉角。切断交感神经干和各交通支，摘除神经节。

胸交感神经节切除术：胸交感神经节切除术常用来治疗因交感神经功能紊乱引起的上肢痛，如雷诺病、心绞痛也有效。上肢交感神经节前纤维来自胸$_{2~7}$白交通支，其神经元位于颈中、下和胸$_{1~3}$交感神经节。

患者常规行气管插管全麻，取侧卧或俯卧位。以第三肋为中心。背部中线旁 3 cm 处纵向切口，切开深筋膜和椎旁肌肉。将肌肉牵拉开暴露前方横突及第二肋内侧。在骨膜下切除第二肋内侧 4~5 cm，同时咬除胸$_2$横突。切肋骨时注意在骨膜下进行，以免损伤胸膜。如果术中术野暴露不充分，可同时切除第三肋内侧及胸$_3$横突。钝性分离第1～4肋深面胸膜，直至椎体，并暴露椎体侧方。术中如有胸膜损伤，应及时缝合，在靠近椎体外侧缘的胸膜表面，可看见或触及纵形分布的条索样结构，即为交感神经干。在交感干第二、三肋间神经相交处可找到结节条索样结构的第二、三胸交感神经结节。切断交通支，然后将第二、三胸交感神经节切除。双侧胸交感神经节切除术可以一期完成。

如手术中胸膜破裂，大量气体进入胸腔内，为了减少术后气胸，在切除神经节后，关闭切口缝合肌肉时，应行正压呼吸，使肺部膨胀，排除胸腔内气体，或手术后立即行胸腔穿刺排气，以减少手术后不适。

腰交感神经节切除术：腰交感神经节切除术用于治疗交感神经功能紊乱的下肢痛、下肢血管痉挛或闭塞性血管疾病。腰交感神经节切除术要切除腰$_{1\sim4}$交感神经节、交通支及其节间的交感链。

患者在全麻下手术，仰卧位，患侧腰部垫高。切口由腋中线下肋缘斜向内下至脐下2～3 cm，达腹直肌外侧缘。切开皮肤，皮下组织、肌肉达腹膜，在腹膜外间隙向后分离，经腰方肌和腰大肌前面，达椎旁。接近椎旁时可见输尿管附于后腹膜表面，注意保护，输尿管在腹膜外面随腹膜推开，腰大肌内缘处右侧者可见下隙静脉，左侧者可见腹主动脉。交感神经链贴在锥体外侧表面，存在于腰大肌和椎体之间的脂肪组织中。右侧者须向内侧牵开下隙静脉。交感链为一条索状结构，每隔2～3 cm有一质地韧的膨大的结节。寻找到交感神经干后，沿之向上和向下寻找神经节，一般第二腰交感神经节的交通支是向上走行，第三腰交感神经节交通支多为水平方向向外分出，第四腰交感神经节多在髂外动脉后，其交通支向下走行。游离第二、三腰交感节并剪断其交通支，然后将该节连同一段交感干一并切除。如需切除第一腰交感节，还应向上寻找，一般多在膈肌脚处可以找到。此外，腰交感神经节经常有变异，系2个神经节融合在一块，这时看到交感神经节较正常者大，且呈长圆形或柱形。

两侧手术者若患者情况允许可一次进行。亦可在第一次手术后2～3周，再做另一侧手术。

胸腰交感神经和内脏神经切除术：胸腰交感神经和内脏神经切除的范围取决于疼痛的部位。食管下端病变疼痛切除内脏大神经或胸$_{9\sim12}$交感神经节；胃小肠疼痛切除两侧内脏神经；肝胆疼痛切除右侧内脏大神经；胰腺病变切除两侧内脏大神经或腹腔神经丛；输尿管上段病变，切除同侧内脏小和最下神经或腹腔神经丛，或者胸$_{10}$至腰$_1$交感神经节，输尿管下段病变切除肾丛或胸$_{11}$至腰$_1$交感神经节。

全麻，俯卧位，中线旁5 cm纵向切口，从12肋下缘向下直至腰$_1$横突水平，然后拐向外侧至髂嵴上方。切口上部钝性分离背阔肌和下锯肌，下部切开腰筋肌，暴露骶棘肌外缘以及第11、12肋骨的内侧部分和腹肌的筋膜附着点。切断骶棘肌肌骨附着处，向内侧牵开，暴露12肋内侧端。切除12肋内端及胸$_{12}$横突。先将胸膜自膈肌和第9～11肋骨的内侧部分、椎体侧面分离，向前外方牵开达椎旁。在腰大肌的上部找到膈肌的弧形边缘，内弓韧带。以此为起点，向前将膈肌切开一段，长4～5 cm。在膈肌脚前方分离出腹腔神经节，内脏大神经即进入此神经节的上端。将神经和神经节之间联系切断，并沿内脏大神经向上分离切断其交通支，至第9肋上方。内脏小神经在腹腔神经节下方，进入其下端，找到后同样处理。内脏最大神经伴交感神经链进入腹腔找到后亦作切断。沿途切断各交通支，分别在胸$_8$与胸$_9$、腰$_2$与腰$_3$交感神经节之间切断交感神经链。

骶前神经切除术：骶前神经切除术最适用于治疗子宫体的原发性痛经，子宫的痛觉传入经骶前神经。也可缓解慢性间质膀胱炎引起的疼痛。手术采用腰麻或全麻。仰卧头低位，以脐中心作旁正中切口，长 10 ~ 12 cm。切开腹腔，显露腹主动脉分叉和骶骨岬。沿中线切开后腹膜，向两旁分开，显露主动脉下方及两髂总动脉间的疏松组织。疏松组织中的神经丛和腹膜后淋巴结以钝性分离显露。在腹主动脉分叉处，即在右髂总静脉的上端，将附有神经的疏松组织结扎后一并切断。然后继续向下分离，至左髂总动脉的末端，约长 5 cm，再予结扎后切断。分离过程中找出来自腰$_4$交感神经节的交通支加以切断。止血后缝合后腹膜。

2. 刺激法止痛手术

对于顽固性疼痛，如癌痛、截肢术后的残端痛和幻肢痛，都可用刺激法止痛。刺激术前，需对患者举行常规体检、神经系统检查、精神病学及心理学检查，以利于治疗及观察疗效。

1）皮肤传入性刺激法

（1）电针针刺疗法：按疼痛部位，选择针刺穴位，进行电针针刺疗法，常可获止痛效果。

（2）电极刺激法：放置刺激性电极于疼痛部位，进行刺激，每次 3 ~ 4 小时，每日 2 ~ 3 次，共 1 ~ 3 日，亦可获镇痛效果。

2）脊髓后柱刺激法：过去多采用脊髓后柱直接刺激法。近年来则采用硬脊膜外脊髓后柱的间接刺激法。即应用硬脊膜外麻醉的操作方法，将 2 个微电极放置于硬脊膜外腔背部，连接到一个可埋藏的脉冲发生器，上肢痛者放置于颈$_7$ ~ 胸$_1$，下肢痛者放置于胸$_{12}$ ~ 腰$_1$。

3）丘脑腹后外侧核刺激法：主要治疗下肢的患肢痛。目标点（靶点）标志是：矢状面为后连合前缘向前 3 mm，下方为第 3 脑室平面。放置一个白金的双极电极，两极相距 4 mm，连接到一个可埋藏的脉冲发生器上，此脉冲器内有一刺激器，可放数个小电池，并有一个磁性开关，此开关可经皮外的磁棒作用使之动作。

3. 硬膜外腔内注入吗啡止痛

适用于幻肢痛，晚期癌肿的持续性疼痛。

方法：穿刺及置管方法与日常硬膜外麻醉法相同，特殊之点有：①穿刺点需与疼痛最严重的神经节段一致；②吗啡的常用剂量为 2 mg/10 ml 生理盐水，一次注完。一般于 2 ~ 15 分钟疼病可获解除，且可持续 7 ~ 36 小时。剂量须随个体差异适当调整；③注射后需严密观察循环、呼吸及神志等生理功能的改变；④放置导管连续用药的患者，要十分注意各个操作环节的无菌处理。

4. 颅神经止痛术

头面部疼痛主要由三叉神经痛和舌咽神痛引起，下面分述两种神经痛的手术治疗。

1）三叉神经痛：是一种常见的、有代表性的神经痛，为头面部痛常见的病因，三叉神经痛的治疗方式有药物治疗与手术治疗，常见的手术方式有以下几种：

（1）三叉神经根经皮穿刺射频损毁术：经皮穿刺三叉神经根射频损毁最早始于 1935 年由 Kirschner 施行，后来几经改进广泛应用于临床作为治疗三叉神经痛的有效方法。

①适应证：对于药物或其他治疗方法无效的原发性三叉神经痛者，尤适于高龄患者及全身疾病不宜开颅者。

②手术方法：手术在局麻下进行。电极直径 0.9 ~ 1 mm，表面绝缘，尖端裸露 5 mm。患者取仰卧位，患者取头部向上，先在颧弓中点前 1 cm 处做一标记，作为穿刺方向的记号。进针点位于颧骨结节的下方 1.5 cm，内方 0.5 cm 处。此点大致正对第二上臼齿，约在口角外侧 3 cm。穿刺方向为向上、向后和向内，与头颅的矢状而成 15° ~ 20°角。从侧面看，对准颧弓上的标记。从进针点到卵圆孔的距离为 5.5 ~ 6 cm。穿刺方向是否正确可根据以下几点核对。a. 穿刺针的指向太低时，进入鼻咽部。这时刺入 6 cm 以上仍不能触及颅底；b. 穿刺针太高、太向内侧或太向外侧时，将在 4.5 ~ 5 cm 处接触颅底；c. 当穿刺到卵圆孔时，患者常感剧烈疼痛。从卵圆孔此前缘到半月节的距离为 6 ~ 10 mm，平均为 8 mm。电极穿刺针与斜坡边缘的交点是上颌支神经根的位置，沿此穿刺方向再推进 5 mm 是眼支神经根的位置，沿此穿刺方向从斜坡边缘退出 5 mm 是下颌神经根的位置，而穿刺的电极尖到达斜坡边缘时的位置，应离蝶鞍底 5 ~ 15 cm，故电极尖的穿刺深度不超过斜坡边缘后方 10 mm，不会损伤其他神经。

③射频参数：a. 神经根刺激参数是：方脉冲、10 ~ 75 MHz、脉宽 1 毫秒、0.1 ~ 0.3 V；b. 神经根损毁：65° ~ 75°，1 分钟。

④疗效及并发症：首次射频损毁术的止痛率为 85% ~ 95%，术后复发者约 50%，在一年以内，对复发者再次行电射频损毁通常仍有效。

术后并发症包括面部异常感、咀嚼肌无力、神经性角膜炎、复视、视力障碍、颅内感染等。

（2）三叉神经周围支撕脱术：主要适用于高龄或身体状况较差，药物治疗无效，疼痛又仅限于单支的患者。其疗效为平均疼痛缓解 33 个月。

①眶上神经撕脱术：适用于局限在第一支的疼痛。术前剃去眉毛，于眉内做横切口，自眼眉内端内外延伸 2 cm，切达骨膜。暴露眶上神经及其内侧的滑车上神经。将上述神经切断，用血管钳分别夹住远近端，将近端撕脱几厘米，远端尽量从皮下切除。

②眶下神经撕脱术：可经口内或口外做切口。找到眶下神经后，于出孔处切断，将其近端及远端撕脱，撕脱方法如前述。

③下齿槽神经撕脱术：沿下颌角下缘做切口，向上掘起皮肤，分开肌肉及骨膜，钻开骨皮质，暴露下齿槽神经，钩出神经，将其撕脱。神经管内堵塞骨蜡。

（3）微血管减压术：Gardner 于 1959 年首先报告微血管减压术治疗三叉神经痛有效；现三叉神经显微血管减压治疗三叉神经痛，获得满意的效果。其手术的理论依据是认为三叉神经痛的主要原因是由于后根受邻近血管的压迫，导致神经纤维脱髓鞘而引起神经传导短路。

适应证：①药物或其他治疗无效的原发性三叉神经痛；②疑为三叉神经痛，需做脑桥小脑角探查术者。

禁忌证：其他器质性病变或多发性硬化症引起的疼痛。

手术方法：可在局麻或全麻下进行。耳后乳突切口，乳突内上方开颅，切开硬脑膜。放置手术显微镜，用显微脑压板将小脑牵开。放脑脊液，在脑桥小脑处可见三叉神经后根，剪开贴附在神经根上的蛛网膜，直至见到神经根穿入脑桥的部分，寻找压迫后根的血管。最常见的压迫血管是小脑上动脉，其次是静脉、小脑前下动脉、基底动脉和小脑后下动脉。在神经根与压迫血管的间隙中，插入显微圆头剥离子，轻柔分离粘连，将减压材料从血管和神经根间隙塞入。减压后，常规关颅。

判断神经受压的标准：①受压部位必须在距离脑桥 0.5~1.0 cm 的范围内；②血管与神经接触或神经被推移；③三叉神经入脑干段有压迹。

疗效与并发症：手术近期有效率为 90%~95%，远期随访有效率为 70%~91%。并发症少见，罕见小脑梗死、颅神经损伤、无菌性脑膜炎。

（4）三叉神经感觉根切断术：三叉神经感觉根切断术根据其入路不同又分为以下3种。

颈部硬膜外入路三叉神经感觉根切断术：本术式适用于药物或其他方法治疗无效的三叉神经 2、3 支痛的患者。此法操作简单，并发症少，效果可靠，比较安全。①手术方法：患者取坐位，局麻，自耳前 2 cm 的颧弓上缘起向后上做长约 6 cm 切口。切开颞肌筋膜，分离颞肌切开骨膜达颅骨，钻颅骨骨孔一个，咬除骨质扩大骨窗直径达 4 cm，骨窗下缘要达颅中窝底。用脑压板抬起颞叶，沿脑膜中动脉沟寻找棘孔。电凝切断脑膜中动脉，再找到卵圆孔，沿下颌神经向后分离，显露半月节及感觉根。用钝钩提起第2、3 支即后根外侧 2/3 的纤维，距半月节以上 5 mm 分次剪断。②疗效与并发症：有效率 80% 左右，术后复发率约为 15%。其并发症包括同侧咀嚼肌瘫痪、周围性面瘫及面部感觉异常等。

经颅硬膜内入路三叉神经感觉根切断术：此法适用于硬膜与颅底或半月神经节固有膜粘连紧密者。其优点为不需切断脑膜中动脉，减少分离时的疼痛与出血，不致损伤岩浅大神经。颅外手术步骤同硬膜外法。弧线切开硬脑膜，在硬膜下显露后根与半月神经节的感觉纤维，并选择性切断。

经颅后窝入路三叉神经后根切断术：此法优点为止痛效果好，复发率低。减少运动根损伤，但手术危险性较大。人们多采用改良式耳后小切口小骨窗向桥小脑角探查。注意保护面、听神经。

（5）三叉神经后根减压术：此法适用于年轻患者。其手术入路为颞入路，抬起颞叶后于三叉神经孔的两侧夹住并切断岩上窦，使半月节及感觉根得到充分减压，而不需要切断感觉根，能保存三叉神经的生理功能。但复发率高（35%~60%），其手术理论根据是认为三叉神经痛的原因为岩骨嵴对三叉神经后根的压迫。

2）舌咽神经痛：是一种出现于舌咽神经分布区的阵发性剧烈疼痛，早期与三叉神经痛混为一谈，常见的手术方式有以下几种：

（1）舌咽神经根切断术。手术方法：局麻或全麻下耳后切口，乙状窦下缘入路开颅。打开硬脑膜，放出脑脊液减压，抬起小脑，暴露出颈静脉孔，辨认汇集在该孔的舌咽、迷走及副神经。舌咽神经位于最前方，单根较粗，与迷走神经之间有明显的狭窄间隙。迷走神经由数根细小纤维束所组成。局麻时分离迷走神经时可引起呕吐，用神经钩将舌咽神经钩起，这时将引起剧烈疼痛，如疼痛部位与临床相符，可用钩刀或微型剪刀将神经切断。如疼痛部位涉及外耳深部，为迷走神经耳支影响所致，应同时切断迷走神经前方1～2根根丝。神经切断后疼痛不再发作，同侧舌后1/3味觉丧失，软腭、扁桃体区及舌根部麻木，咽部干燥不适，轻度软腭下垂及短暂性吞咽困难。

疗效：有效率为90%，复发率为4.7%，多在术后2～6个月复发。

（2）舌咽神经根微血管减压术：麻醉、切口、骨窗形成和硬脑膜切开均与舌咽神经根切断术相同。显露颈静脉孔和舌咽、迷走、副神经，将小脑半球向内上方牵开，刺破蛛网膜，放出脑脊液，待脑压降低后，将小脑半球向后内和上方牵开，找出颈静脉孔和舌咽、迷走、副神经。舌咽和迷走两神经自脑干发出后，向前、向内走行至颈静脉孔、副神经根与小脑脑桥角处向前行走。舌咽神经仅一根，且较迷走神经粗大，单独自蛛网膜包裹，独自穿过一个硬脑膜孔，很容易与迷走神经的根区别。显露压迫神经的血管襻多在舌咽、迷走神经出脑干处，可见椎动脉或小脑后下动脉压迫神经。在显微镜下细心游离压迫神经的动脉，并在神经与血管间填入适当大小的涤纶片或特氟隆棉。对与舌咽神经粘连的增厚蛛网膜和小脑亦应进行松解。自神经血管减压术应用临床后，不仅解除了疼痛，又保留了神经功能的完整性，优点较多，是最有效的治疗方法。

（3）经皮穿刺舌咽神经射频毁损术：仅适用于造成声带麻痹的头颈恶性肿瘤所致的继发性舌咽神经痛的患者。

（4）延髓束切断术：20世纪60年代初有人应用延髓束切断术来治疗舌咽神经痛，当时疗效满意。但并发症多，故未被普遍采用。

（三）其他止痛疗法

1. 皮肤刺激

按摩、热敷、冷敷等皮肤刺激能有效解除紧张和疼痛。热敷的方法包括湿热敷、温水浴、热水袋、电热毯、烤灯、日光浴等，冷敷的方法有冰袋、冷水浸泡、冷湿敷等，也可达到消炎止痛作用。

2. 适当的活动

如适当的运动、改变姿势、变换体位等有助于缓解疼痛。

3. 针灸治疗

中医传统的针灸止痛方法疗效十分显著，尤其对神经疼痛的治疗效果甚至优于药物疗法。经大量的临床实验和观察研究表明，针刺利用可控制的低振幅频率的电流刺激局部组织，或兴奋深部组织包括肌肉在内的牵张、压力等多种感受器，通过各种传入神经纤维将信息传入中枢神经系统，在中枢神经系统的各级水平阻遏或调制伤害性信号的传递和感受。电针的传入冲动主要进入中枢神经系统，激活内源性阿片肽镇痛系统、非阿片肽镇痛系统和经典递质系统而达到镇痛效果。

4. 经皮肤电刺激神经（TENS）

这是根据痛觉产生的闸门控制学说和电针镇痛而发展起来的一种方法。这种方法常被用于慢性疼痛，刺激电极可放在某些穴位、疼痛部位或邻近关节。其镇痛范围限于同一脊髓节段或同神经支配区。根据刺激脉冲的频率及强度不同，其作用机制也不尽相同，低频低强度刺激可兴奋神经干中粗的神经纤维。在脊髓水平，粗神经纤维的冲动可抑制细神经纤维或中间神经元对痛觉信号的向上传递。如果刺激较强，则可激活脑内源性镇痛系统，通过下行抑制作用抑制痛觉信息在脊髓的传递。

5. 按摩疗法

按摩又称推拿，是中医药的一个重要组成部分。治疗时，医生不用针药，而是在患者身体一定的部位或穴位，沿经络运行路线或气血运行的方向，施以各种手法而达到治疗目的。换言之，就是医生根据病情，运用相应手法，矫正骨与关节解剖位置异常，改善神经肌肉功能，调整脏器的功能状态。它对多种疾病，如关节脱位、颈椎病、肩周炎、肱骨外上髁炎、腰肌劳损和腰椎间盘突出症等有效。

6. 物理疗法

简称理疗，在疼痛治疗中应用很广。它的方法种类很多，常用的有电疗、光疗、磁疗和蜡疗等。电疗法中常用的有短波、超短波和微波等高频电疗，以及直流电离子导入、感应电、电兴奋和间动电疗法等。光疗法常用红外线疗法，有近红外线和远红外线2种。理疗的主要作用是消炎、消肿、镇痛、解痉、改善局部血液循环、提高组织新陈代谢、软化瘢痕和兴奋神经肌肉等。

7. 心理疗法

心理因素在慢性疼痛治疗中起着重要作用。心理疗法中的支持疗法是医务人员采用解释、鼓励、安慰和保证等手段，帮助患者消除焦虑、忧郁和恐惧等不良心理因素，从而调动患者主观能动性，增强机体抗病痛的能力，并树立信心，为配合治疗创造良好条件。除支持疗法外，还有催眠、暗示、放松、认知以及生物反馈疗法等。

8. 患者自控镇痛（PCA）

是一种新的给药技术，即把镇痛药预置于镇痛泵（机械性或电动性）内，患者根据疼痛的程度自己给予药物。具有用药方便、及时、个体化、镇痛效果确切、不良反应少、符合患者心理、减轻医护人员工作量等优点，是目前手术后、急性创伤后、晚期癌症疼痛的常用镇痛方法。为了保证用药的有效和安全，使用前需对镇痛泵进行设置，主要包括镇痛药物的浓度、首次负荷剂量、单次指令剂量、锁定时间、持续给药的背景剂量、单位时间内最大限量等。根据给药的部位 PCA 分为静脉 PCA，硬膜外 PCA、皮下PCA、外周神经阻滞 PCA、穴位 PCA 等。PCA 所用的药物主要为阿片类镇痛药或（和）局麻药。常用的 PCA 给药模式为①单纯 PCA：患者完全自控，感觉疼痛时或活动引起疼痛前自行按压给药键。②持续给药＋PCA：持续输注一定的背景剂量，维持一定的镇痛程度，患者感觉疼痛时或活动引起疼痛前自行按压给药键，此方式可减少患者的给药次数，提高镇痛效果。③负荷剂量＋持续给药＋PCA：先由医务人员给一个负荷剂量，再持续输注一定的背景剂量，患者感觉疼痛时或活动引起疼痛前自行按压给药键。此方式能够较快产生镇痛作用，多用于急性创伤后。

（张仁芝）